[意] M. 里纳尔迪　MARCO RINALDI

[美] S. D. 甘兹　　SCOTT D. GANZ　　　　主编

[意] A. M. 莫托拉　ANGELO MOTTOLA

邵现红　等译

计算机引导技术
在牙种植、骨移植及修复重建中的应用

Computer-Guided Applications
for Dental Implants, Bone Grafting, and Reconstructive Surgery

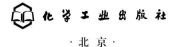

·北京·

本书分为3部分。第1部分介绍了口腔种植的基本理论和外科操作的基本原则；第2部分41个不同类型的临床病例，1800多张全彩图片，展示了计算机引导技术在牙种植与修复难点病例的应用和治疗过程；附录对骨移植手术使用三维技术的规范进行了说明。

本书适用于口腔种植医师及相关医学生。

图书在版编目（CIP）数据

计算机引导技术在牙种植、骨移植及修复重建中的应用/［意］M. 里纳尔迪（Marco Rinaldi），［美］S.D. 甘兹（Scott D. Ganz），［意］A.M. 莫托拉（Angelo Mottola）主编；邵现红等译. —北京：化学工业出版社，2016.10
书名原文：Computer-guided Applications for Dental Implants, Bone Grafting, and Reconstructive Surgery
ISBN 978-7-122-27730-5

Ⅰ.①计…　Ⅱ.①M…②S…③A…④邵…　Ⅲ.①计算机-应用-种植牙②计算机-应用-骨骼-移植术（医学）③计算机-应用-整形外科学-修复术　Ⅳ.①R782.12-39②R687.3-39③R628-39

中国版本图书馆CIP数据核字（2016）第173792号

Computer-guided Applications for Dental Implants, Bone Grafting, and Reconstructive Surgery edition/by Marco Rinaldi, Scott D. Ganz, Angelo Mottola
ISBN 978-0-323-27803-4
Copyright©2013 Edra Lswr SpA Tutti i diritti riservati.
　　　　　©2016 Elsevier Inc.
Authorized translation from the English language edition published by Elsevier Inc., originally published in Italian by Edra Lswr SpA.
本书中文简体字版由Edra Lswr SpA. 授权化学工业出版社独家出版发行。
未经许可，不得以任何方式复制或抄袭本书的任何部分，违者必究。

北京市版权局著作权合同登记号：01-2016-7358

责任编辑：杨燕玲　邱飞婵　　　　　　　　　　　　装帧设计：史利平
责任校对：吴　静

出版发行：化学工业出版社（北京市东城区青年湖南街13号　邮政编码100011）
印　　装：北京瑞禾彩色印刷有限公司
889mm×1194mm　1/16　印张31½　字数1154千字　2016年11月北京第1版第1次印刷

购书咨询：010-64518888（传真：010-64519686）　售后服务：010-64518899
网　　址：http://www.cip.com.cn
凡购买本书，如有缺损质量问题，本社销售中心负责调换。

定　　价：498.00元　　　　　　　　　　　　　　　　　　版权所有　违者必究

翻译人员名单

邵现红　黄海蓉　刘云峰　徐京燕

徐俊峰　郑　谧　黄倩云　丁周宇

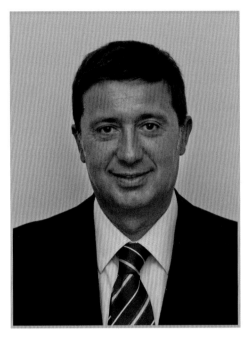

Marco Rinaldi

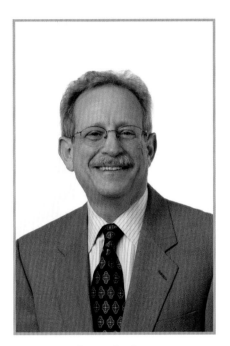

Scott D. Ganz

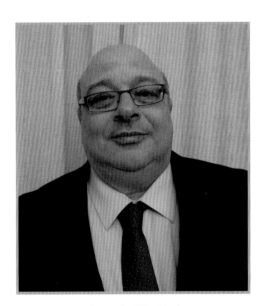

Angelo Mottola

原著编写人员

Luca Amorosa, MD
Maggiore Hospital
Bologna, Italy

Luca Boriani, MD
Rizzoli Orthopedic Institute
Bologna, Italy

Alessio Esposti
Biomedical Engineer
Materialise
Leuven, Belgium

Alessandro Gasbarrini, MD
Rizzoli Orthopedic Institute
Bologna, Italy

Gino Latini, MD
Medical Director
Hospital of Fano
Fano (PU), Italy

Giovanni Mazzotti[*]**, MD, PhD**
Professor of Anatomy
University of Bologna
Bologna, Italy

Stefano Pagnutti, PhD
Biologist
Bioteck srl
Vicenza, Italy

Sandro Rosa, MD
Private Practice
Bologna, Italy

Alessandra Ruggeri, DDS
Professor of Anatomy
University of Bologna
Bologna, Italy

Valter Teti, MD
Sant Orsola-malpighi Hospital
Bologna, Italy

[*]已故。

随着CT/CBCT的不断普及，三维影像、3D打印技术的日渐成熟，数字化技术在口腔医学领域的应用也越来越普遍，尤其是在口腔种植方面。然而，一直以来，对于计算机引导的种植技术在以下两个方面，不同的专业人士都有各自不同的观点：① 种植数字化技术是为熟练者提供疑难问题解决方法的，还是为初学者更加便利而发挥作用的；② 如何减少该技术在使用过程中的偏差，或者说临床应用时怎样才能实现更准确的预测和更精确的引导。对于第一个问题，EAO 2012年关于"计算机引导的种植和软、硬组织关系"的共识作了较有代表性的回顾。与常规种植相比，该技术并没有降低对手术医师的要求，针对该技术的必要培训和训练也是十分必要的。本书原著的三位作者在计算机引导的种植相关技术方面通过长期的探索，积累了丰富的经验和大量的案例。特别是Ganz教授多年来从事计算机引导技术的研发、设计和临床应用，在这一领域有独特的见解，发明了诸如开窗导板、植骨导板和新穿颧种植导板等。2015年5月19日恰逢本书英文版在美国出版发行时，在多米尼加的一次学术会议上偶遇Ganz教授，得知此书是以临床应用案例为主的一本书，深感国内缺乏此类书籍，当即与Ganz教授约定在国内翻译出版此书。

本书的最大特点是以临床案例为主。书中包含导板在常规种植、骨移植和修复重建三个方面的内容，共有41个案例。内容涵盖了单牙、多牙、上颌窦底提升、上下颌无牙颌和穿颧种植等常规导板的应用病例。既有应用导板行简单植骨和上下颌骨全牙弓复杂植骨重建；也有如何进行个性化移植骨的预成塑形和植入；还有关于利用导板进行埋伏牙拔除的案例。书中用一定的篇幅介绍了通过各种方式倾斜植入种植体来避免不必要的植骨和多次反复的手术，对种植医生十分有启发意义。在如何检查、确定导板的准确性和安全性方面，三位作者都有自己的见解和方法，很值得借鉴。众多精彩之处这儿就不一一赘述。

在本书翻译的过程中得到了国大口腔谢欣昌、汪荟、皮翌晨、邵皓博等的大力协助，郭伟疆主任以及王琳编审的支持，也将本书的出版成为现实，还有许多同行和朋友也通过互联网给我们提供帮助，在此向他们诸位表示衷心的感谢。因本书内容包含大量外科临床专业手术操作，翻译过程中难免有疏漏之处，请各位读者海涵并请不吝指正。

邵现红

2016年8月于杭州

当患者缺失牙齿时，临床医师总会下意识地认为，无论留存多少骨量，种植都是最佳的解决方案。

想象一下，如果你在小人国行医，而你现在要去治疗如格列佛先生那样的巨人。你就会马上意识到，由于他巨大的体型，植入种植体是不可能的。

本书旨在向医师提供合理的策略和规范，用于诊断、评估及成功治疗各种解剖结构异常的患者。为阐述治疗中重要的概念和原理，临床案例都用连续的图像和视频作演示。本书的目的并非强调种植治疗的优点，亦非为了凸显治疗中所需种植体的种类、直径、长度及其数目，因为这些应该由临床医师做出最终决定。不过，我们也尽力解释了我们的理论依据和治疗方法的选择，治疗方法的决策是基于每天都要困扰临床医师的潜在问题——"有足够的骨头吗？"——而做出的。

今天，与以往不同，大量不同生产线提供长短、宽窄及很多方面的性质大不相同的牙科种植体。因此，植入某种种植体所需骨量的估计一直是种植体生产企业考虑的事情，因为可计算特定骨容量中能容纳的最大或最小的种植体，再生产相应的种植体。不过，在某些特殊情况下，骨头的容量实在太小，以至于最小的种植体也无法植入。也就是说，有些潜在的种植位点没有足够的骨量植入种植体，治疗过程中面临障碍。这个情况十分普遍，它可用3D影像技术很好地可视化显现，如计算机断层扫描（computed tomography，CT）和辐射量更小的锥形束CT（cone beam CT，CBCT）。

虽然有关种植的文献将骨组织从广义上进行分类，但是常常从诊断到确定治疗方案之间几乎没有供患者选择的空间。当我们遇到骨量不足这种障碍而不得不放弃植入种植体时，还有什么其他选择吗？本书的目的就是详细地说明这个问题的两种解决方案：①"去除"障碍；②"避免"障碍。

遇到骨量不足时，"去除"障碍需要通过重建缺损的骨组织以修复种植位点。事实显示多种骨移植法可以最大限度地保证重建的成功。小的缺损基本都可以在种植前或种植同时采取颗粒状骨移植和骨引导再生完美的解决。然而，大量的骨缺损是个很大的难题，因为口腔内能提供修复缺损所需骨量的供骨区并不多。

也就是说，在许多情况下，口外取骨是必需的，这就意味着需要行全身麻醉，增加创伤，将提高并发症的发生率，延长治疗周期并增加费用。另外，我们必须基于患者的年龄和健康状况来考量重建疗法是否适合。

"避免"障碍可以提供其他创伤和侵袭性较小的替代方案。骨内种植体倾斜种植或种在特定的位置以避开诸如上颌窦或颏孔等重要结构的成功案例在文献中均有记载。这些解决方案包括了Jean F. Tulasne（1992）操刀的翼上颌种植；Paul Tessier提出（1989）和Brånemark设计的穿颧种植体的使用；Parel（2001）提出的远处锚定法；Krekmanov（2000），Aparicio（2001）和Malo（2003）报道的种植体的倾斜式植入。在临床实践中，我们常常遇到由于各种原因而必须放弃复杂的骨重建患者，而倾斜式植入法似乎提供了更少创伤、更便宜、更快捷的解决方案。然而，倾斜式植入并不简单，特别是在重要的结构旁植入时需要极高的精准度。

使用常规的诊疗技术很难设计倾斜式植入。全景断层摄影可提供概况图像，但是由于其固有的变形而无法提供准确的数据。CT和CBCT牙科扫描可通过结合容积重建与横截面、垂直截面以1∶1的比例真实还原三维模型。只有当种植体的植入垂直于咬合平面（与截面平行）时才能在这些图像中添加种植导板。单个截面视图对倾斜式植入来说是不够的，若不应用先进的设计软件，很难如我们预想的那样植入种植体。在手术中，仅依靠打开全厚瓣和肉眼观察并不足以提供关于深部结构足够的信息。我们曾有过"徒手"植入种植体的经历，即使是做得最好的"近似手术"，其精度也远远达不到要求。

因此，我们用CT/CBCT和可以精确模拟植入种植体过程的软件来寻求另一种解决方法。现在，我们可以先在电脑上做一个虚拟的手术，然后委托专业的制造商用3D打印技术来制作树脂模型和一系列的手术导板，实现将虚拟计划转移到临床现实中。大多数情况下，计算机引导的外科可以通过先进的诊断软件，结合模型、特殊的钻头和有关的手术器械，提供准确并可行的解决方案。尽管导板技术大多数的应用都被局限于种植体植入，我们希望可以通过这些先进的工具来改善骨移植的过程。

新的植骨重建数字化工作流程包含了联合应用3D打印模型和手术导板。我们提出了一套关于供骨区与受植区评估的规范，其中包括了窦底骨增量过程和在此过程中使用手术导板的规范，以增加手术的准确度和降低并发症。

现在，我们可以用CT扫描获得患者的数据，并用3D打印制作上、下颌的生物树脂模型，在手术开始前，在这个模型上预演所有的手术步骤。我们无法想象没有这些先进技术的帮助，手术将会怎样。

我们很肯定，在需要避开解剖难点和植骨重建的案例中，计算机辅助是十分必要的。同时我们也觉得，就种植外科而言，创造性地应用快速原型技术的计算机引导外科是最具发展前景的。这项技术已在神经外科学中应用于颅骨成形，在矫形外科中用于制作缺失骨结构的3D原型。在牙种植修复重建中，利用3D打印技术制作颌骨模型的应用将显著地改善诊断和治疗过程。

计算机引导的外科过程一方面可利用三维诊断信息让患者知晓治疗方案，另一方面也是种植团队成员间的交流工具。通常在做出诊断后，会有不同的方案提供给患者，而患者也难以取舍。骨移植的目的是为后期或同期植入种植体创造基础，从而完成修复重建。计算机屏幕上显示的三维图像清楚地描绘了患者个体的解剖状况和推荐种植方案的模拟情况，对患者而言更易理解。也可以在软件中设计手术和修复的结果，提供真正的"以修复为导向"的种植修复。受过教育的患者在治疗方案的选择中扮演着毫无争议的主要角色。因此，三维影像和计算机产生的模拟图像承担着重要的交流和医疗法律文书的功能，有利于促进医患关系。

本书第1部分的基本理论和外科操作基本原则，将在第2部分的临床病例中体现，这些内容完全服务于临床。通过与博洛尼亚大学解剖学院的合作，把种植解剖的主要难点也列入在本书中。通过干燥颅骨和尸体，我们将常见手术错误展示给读者，这些错误往往导致严重的损伤和并发症。我们认可现有的技术可成功应用在上颌后牙区种植修复，而我们在这阐述的是在上颌种植碰到障碍时上颌窦底骨增量的全新概念和方法。因此在本书编写中，邀请了两位耳鼻喉专家专门用一个章节对临床相关的上颌窦的病理生理学知识做了回顾。

关于患者的全身状况评估和麻醉管理，由两位麻醉师用一个章节作了详细的阐述。患者健康状况和麻醉方式选择与临床干预方式（有创还是无创）及治疗方法密切相关。本书中所记录的临床病例旨在展示如何运用一些新技术克服解剖结构上的障碍，这些技术包括微创不翻瓣手术、不植骨手术、种植体倾斜植入以避免伤及重要的解剖结构、少量和大量植骨手术。书中既记录了一些常规的门诊临床病例，也有需要全身麻醉住院的复杂临床病例。每个临床病例都记录了术前全身和口内状况、术前诊断和考虑、手术过程主要的相关手术步骤、术后讨论及照片。此外，部分临床病例拍摄成了录像，可在这个网址www.rinaldidentalimplants.com观看。

我们希望书中的信息对您有一定的启发性并对您的日常医疗实践有所裨益。也企盼你们喜欢这本书，并对您今后的临床实践有帮助。

一定要记住Ganz医生所说的："当我们生活在三维的世界里，却被二维的概念所束缚那是非常危险的。"

Marco Rinaldi
Scott D. Ganz
Angelo Mottola
（邵皓博　邵现红 译）

目录

附录　使用三维技术的骨移植手术规范

第1部分

理论和基本原理

第 1 章

种植体植入的解剖学概要

Giovanni Mazzotti[1]，Alessandra Ruggeri

骨的可塑性

成功的种植意味着掌握上下颌复合体的相关知识、结合外科基础操作和修复技术。诊断阶段，首先需要完全了解患者个体重要的解剖结构，包括血管、神经和面部肌肉各个平面。其次，每个需要种植的位点必须先评估现有的骨皮质和骨松质。随着三维成像、CT和CBCT的出现，台式电脑及笔记本电脑的增加，以及各种治疗软件的熟练运用，使得医师在评价患者骨骼解剖的能力和水平呈指数递增。

这些软件的运用，使得临床医师能深入地在空间的各平面进行快速、简单的诊断分析和精确评价三维影像。然而，为了精确诊断，首先需要了解骨的解剖结构。

骨是人体内可塑组织之一，它的形状和结构能根据不同参数，如负载、年龄、体育运动、激素代谢、饮食和环境因素而发生改变。早在17世纪后期，Galileo Galilei描述了体重和骨骼尺寸的相互特征及机械负载对骨生理的影响。近年来这些观察值随着学者们对形态和结构特征相互关系地深入研究得到了进一步发展。临床和实验室证实，压力是影响骨组织致密性的关键因素。从机械角度来看，即使骨在负载的状态下，其压力刺激的主要来源是肌肉收缩。例如，在直立位时肌肉进一步收缩，髋关节所受的力是体重机械负载时的6倍。与此相对的是，我们观察到，在完全失重的状态下的太空飞行中，经过一段时间骨组织中的骨基质和矿物成分会显著性降低，这在下肢和躯干骨中尤其明显。如果失重状态下超过3个月，在返回地球后，骨基质和矿物成分的降低只能恢复部分。

机械负载导致骨改建的机制并未完全阐明。目前，最令人信服的假说是指骨组织的能力，特别是有机基质，在负载时产生电信号。当骨受到机械负载时，在压应力的一侧产生负电荷，骨发生沉积；而在拉应力一侧产生正电荷，骨发生吸收。实验模型也证实了这个假说，显示出在电流的作用下，骨沉积发生在阴极，骨吸收发生在阳极。骨的沉积和吸收过程与骨组织改建持续动态地相互作用，骨的破坏和重建贯穿一生的各个阶段。

另外，在不同区域预测骨密度时需要设备分析。

骨密度的变化不仅受到代谢和饮食的影响，也受到咬合负载、咀嚼肌、咬合和体位的影响。在口腔种植学中，这些观点能够运用于骨-种植界面的生物学和咀嚼肌负载时骨-种植界面发生的反应。对任何需要进行种植植入的位点，都必须进行精确的测量。许多骨密度的分类在现代种植学中已经被描述过了，例如1970年，Linkow基于骨小梁的特征和骨陷窝的大小定义了3种骨结构；1985年Lekholm Zarb和Albrektsson基于皮质骨和松质骨的比例提出了4种骨型。Msich-Judy分类也将骨密度分为4类（D1 ~ D4）（第5类与不成熟骨相关，在此不赘述）。

① 仅仅或者主要是密质骨。

② 厚的密质骨包绕一个中心区域，其中骨小梁致密。

③ 薄的密质骨包绕一个中心区域，其中骨小梁致密。

④ 薄的密质骨包绕一个中心区域，骨小梁非常疏松，内含大的腔隙（de Oliveira 2008）。

随着CT成像的出现，这个技术能基于每层CT扫描的灰阶值来定义骨密度。医用CT决定骨密度的测量单位为亨斯菲尔德（Hounsfield）。此外，Norton在2001年对骨分类另外的参数进行了描述。

咀嚼压力在颅骨的分布

咀嚼压力在颅骨内沿着特定的方向传导。下颌骨是一个可移动的游离骨块，受力时将力传导至固定的上颌骨。

从前面观，上颌骨有两个突：额突和颧突。尽管颧骨体积小，但是体部坚硬，这与它功能特征和完全由骨皮质构成有关。在功能上，颧骨是主要传导咀嚼压力的支柱，与上颌骨连接，向前与额骨连接，内侧与蝶骨大翼相连，向后与颞骨颧突相连。

力沿着特定的平面传导（图1-1）。通过额平面传导的力，内侧通过上颌骨的额突，外侧通过颧骨的颞突和额突，在两侧围绕骨性眼眶（图1-1a）。骨性眼眶由额骨的眶上缘和上颌骨的眶下缘构成，内侧是上颌额突，外侧是颧骨。这样，整个前部眼眶周边是力分布的第一区域。

颧骨在后方与颞骨的颧突相连，形成颧弓。颞骨的颧突可见两个明显的隆起：一个横向的突起即关节结节,它是颞下颌关节的一部分;一个向后的纵向隆起,向后到达颞骨鳞面,像一个精致浮雕,在乳突的前面平缓地与顶骨下颞线相延续。

颞线是颞肌的附着处,特别是颞肌后上肌束附着于颞下线,颞筋膜附着于上方,向前与顶骨的颞线汇集形成坚固的垂直支柱。垂直支柱将额骨的前面和侧面分开形成颞窝。

颅骨侧面的椭圆形区域始于颧骨与颧突相延续,延伸至颞骨鳞部,转而与顶骨的颞线相连,汇聚于额骨的眶突。额骨的眶突与颧骨的上部连接于颧额缝,形成颞线。

力的传导方向,从颧骨向后汇集至椭圆形区域(图1-1b)。颞肌的上部延伸至整个表面,附着于颧骨的颞面和额骨、蝶骨大翼的大脑面、颞窝、顶骨和颞骨鳞。颞肌附着于下颌骨的喙突,显示了整个肌肉负载在颅骨中的分布传导。头颅的侧方是力的主要传导区,在这一区域形成骨密质,大量的咀嚼肌附着于此。

许多动物,特别是食肉动物,颞肌覆盖了颅骨的整个侧面,附着于正中嵴,此处以矢状缝为标志。这也支持了颅骨是内骨骼而不是外骨骼这一论点。

第三条力传导线经过眶突穿过颧骨,此处为眶的底壁和外侧壁(图1-1c)。眶突的垂直部与蝶骨大翼的前缘相连,为眶下裂前界。力通过蝶骨大翼,传导至蝶骨体部,与对侧毗连。因此颧骨是咀嚼压力分布的主要结构。

骨密质因为其结构致密能非常好地支持种植体,此结构在种植中唯一可能被损坏的是颧神经,穿眶外侧壁之颧骨,分成颧面支和颧颞支,分布于颧、颞部的皮肤。

颧神经来自面神经的副交感节前纤维在翼腭神经节内交换神经元后,节后副交感纤维经颧颞支最终加入泪腺神经分布于泪腺。

蝶骨的翼突分为两板,翼内、外板的上部在前面融合,下部分离形成翼切迹,内、外板向后分开,其间形成翼突窝,翼内肌附着于此。翼外肌起始于翼突外板的外侧面,蝶骨大翼的颞下面和颞下嵴。

蝶骨翼突的两板,内板窄而长,外板宽而薄,与蝶骨大翼的体部和翼交界处相连。在两板之间蝶骨体的下部,翼管矢状延伸,两板的前嵴融合在一起,形成了翼腭窝的后界;向下,前嵴融合在上颌结节处;下部,两板分离,内有腭骨锥突。翼突和腭骨锥突在上颌结节融合处主要由骨密质组成,能为种植体提供支撑。需要特别注意的是,在此结构内侧,腭前神经和腭降动脉行于翼腭管内,离开翼腭管后形成腭大动脉。翼突的大小在厚度、高度和深度上会有很大的变化,翼突的发育和最终的形成直接与翼内肌的大小相关。

这进一步证实了肌肉活动与骨发育的关系。

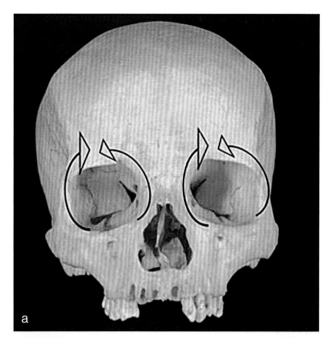

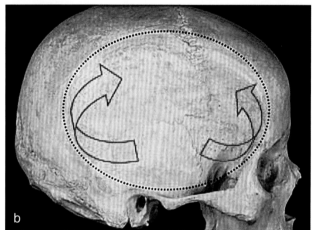

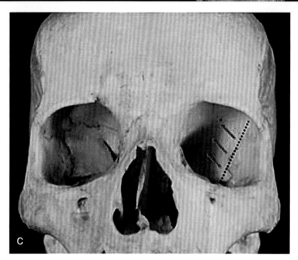

图1-1 咀嚼压力在颅骨的分布

a.颅骨的额面。如箭头所示,力的传导线在眼眶的前缘,通过上颌骨的额突和颧骨。b.颅骨的侧面。力的传导线在侧面形成了一个椭圆形,始于颧骨,沿颧弓向上向后止于顶骨颞线,此处是颞肌的附着处(如虚线所示)。c.颅骨的额面。如箭头所示,在眼眶外侧壁,颧骨与蝶骨大翼的前缘相连,力通过此线传导至颅底

解剖问题与无牙颌

颞下窝

颞下窝位于下颌支的内侧，颞下和颧骨区域，因此不易发现。颞下窝向前与上颌骨的上颌结节相通，向上与颞区相通，向后与腮腺区相通，内侧与翼腭窝相通，向下与咽部相通（图1-2）。这些区域相互交通，眼眶或者鼻腔的渗出物或肿瘤可以到达颞下窝，对于炎症和肿瘤的传播有重要意义。它的形状不规则，类似倒置的锥体形。

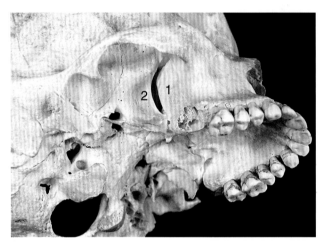

图1-2 颅骨的外侧面，翼腭窝
标志点1翼腭窝前壁，与上颌结节相应。标志点2后壁，与蝶骨翼突的前面相应

颞下窝包括前壁、后壁、外壁和内壁。前壁为上颌骨体的颞下面和颧骨的后面；后壁为腮腺区的前面；颧弓和下颌支构成外壁，形成了颞下窝入口的骨屏障；内壁在深部与翼腭窝相连，两个区域的边界是旁正中矢状面，此矢状面从翼突外板的外侧面延伸至上颌结节。

上颌结节相对于矢状面外侧的区域属于颞下窝，相对于矢状面内侧的属于翼腭窝，上壁的内侧或基底由蝶骨大翼的颞下面构成。这个水平面，从内向外由蝶骨大翼的外侧面与颞下嵴区分开，蝶骨大翼的垂直部为颞下窝的内侧。上壁沿着平面向外侧伸展，从颞下嵴延伸至颧弓。翼内肌的附着点从颞下窝的顶点至下颌角。颞下窝容纳了以下结构。

- 翼内肌、翼外肌。
- 颌内动脉。
- 下颌神经。

颌内动脉和颞浅动脉是颈外动脉的终末支，在腮腺实质深部分为两支。颌内动脉长4～5cm，向前上内迁行，它的起始点距离颅底大约2cm，起始部在下颌髁状突颈部内后方，这个邻接关系在行下颌髁突切除术时存在高风险。颌内动脉大概有14个分支，终支是蝶腭动脉。

在这些分支中，除了营养肌肉的动脉和脑膜动脉外，以下几点非常重要。

- 下牙槽动脉，下行进入下颌神经管。
- 上牙槽后动脉发出分支向前穿过上颌结节，到达上颌窦和上颌磨牙。
- 腭降动脉，进入翼腭管；颞下窝静脉形成两个广泛吻合的静脉丛。
- 前方的牙槽静脉丛是由穿过上颌结节小静脉汇合而成，与上牙槽后静脉广泛吻合，汇入面静脉，向后与颌内静脉相吻合。
- 后方的翼丛，其内侧与翼突基底相邻，外侧方与翼肌相邻。翼丛与颌内静脉相延续，与颞浅静脉汇入颈外静脉。

颞下窝静脉丛通过脑膜中静脉和静脉丛与颅内静脉窦交通，出颅后与上下颌神经伴行。下颌神经是三叉神经中唯一的混合神经，它与源自咀嚼神经核的运动神经汇合；这支神经分为颅外和颅内段，颅内段非常短，大约1cm，经卵圆孔出颅，从蝶骨大翼的内面，下行直接进入颞下窝，内侧是翼外肌，外侧是咽鼓管。

出孔后，下颌神经形成许多分支，特别是肌肉神经，下行4cm分成两大终支：舌神经和下牙槽神经。最初，两条神经并行于翼内肌与翼外肌之间，然后在翼内肌和下颌支之间，最后舌神经走行于口底黏膜，到达舌尖。下牙槽神经进入下颌神经管。

下颌神经和颌内动脉及它们的分支穿过由疏松结缔组织包绕的颞下窝，在受到外力时，这些疏松的结缔组织为神经血管提供缓冲。

翼腭窝

翼腭窝位于面部深区，分离其他解剖结构后，翼腭窝才能暴露出来。它位于内侧，解剖位置深于颞下窝或颧区，所以很多研究者认为它是颞下窝最内侧、最深的部分。因为有许多重要的解剖结构贯穿其中。翼腭窝被比作一个倒置锥体形，它的体积变化取决于上颌和蝶窦的发育，高2cm，基底宽1cm，它的边界为一个基底，一个顶点和四壁：内侧、外侧、后和前壁（图1-2）。基底为蝶骨底部，与蝶骨的蝶窦在同一平面上，形成了一个圆拱；内侧壁为腭骨垂直板；外侧壁为翼上颌裂的范围；后壁为蝶骨翼突；前壁与上颌结节对应，特别是在上颌结节的内侧属于翼腭窝，外侧隶属于颞下窝；隶属于翼腭窝的部分有2～3个孔供上牙槽后神经和动脉通过。

圆孔位于眶上裂内侧端之后下，上颌神经从此穿过。翼管位于下方，同名神经和动脉由此穿过。内侧壁由腭骨的垂直部形成，垂直部上缘有蝶突和眶突，两突之间的凹陷形成蝶腭切迹。蝶突与蝶骨相连，眶突向后形成了眼眶。

蝶腭切迹与蝶骨体部相连，合成蝶腭孔，此孔连接翼腭窝和上鼻道后部，通蝶腭血管和鼻后上神经。翼腭窝外侧壁与颞下窝相邻，在两个区域的边界是一个假想面，即颞下窝的内壁。翼腭窝的顶点向下，由上颌结节、翼突和腭骨的垂直部构成。成人的这个解剖位置，3块骨头结合成一个坚固的骨支柱。

翼腭管和副腭管在翼腭窝的内侧开放。虽然翼腭窝容积很小，但其容纳的神经血管结构非常重要。上颌动脉进入翼腭窝和上颌结节相毗邻，有时候会留下沟形压迹（图1-3）。颞下窝是腭降动脉的起点，腭降动脉穿过腭管，其动脉终末端穿孔至口腔为腭大动脉。此处结构非常重要，因为在上颌结节取骨或者种植体植入过程中，翼上颌区种植体的植入会意外刺穿动脉，而导致严重的并发症（图1-4）。上颌神经经蝶骨的圆孔出颅达翼腭窝。它斜向前外，经眶下裂入眶，行于眶下沟、眶下管内，出眶下孔到达面部。在翼腭窝段，发出分支：脑膜中神经和颧神经。颧神经分为颧面支和颧颞支，分布于颧颞部的皮肤。来自面神经的副交感节前纤维在翼腭神经节内换神经元后，节后副交感神经纤维经颧神经最终加入泪腺神经。上颌神经是上牙槽后神经和上牙槽前神经的起源，前者穿过上颌结节到达上颌磨牙区，后者分布于上颌尖牙和切牙。翼腭窝内的神经节主要是翼腭神经节和蝶腭的Meckel神经节，为脑部的副交感神经节，如一颗小扁豆大小，位于上颌神经下方，蝶腭孔的外侧。

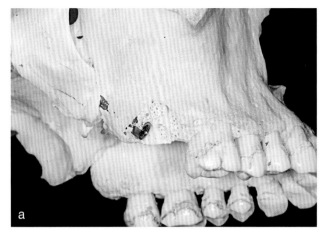

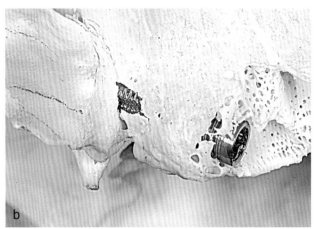

图1-4 a.颅骨的侧面和翼腭窝。翼上颌区种植体植入上颌结节、翼突和腭骨的锥突的结合处。b.放大的影像。融合的3块骨头为保持种植体的稳定提供了坚固的支柱

神经节接受来源于翼管神经纤维。翼管神经纤维包括交感神经纤维，支配软腭提肌和悬雍垂提肌的运动和感觉的神经纤维，面神经的副交感纤维。以上提到的这些纤维仅仅通过翼管，而副交感神经纤维是终止于此处的神经节。许多神经是来源于翼腭神经节，如鼻后上和腭神经（图1-5和图1-6）。

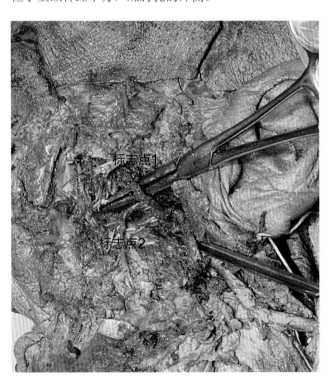

图1-3 翼腭窝区域的尸体解剖，显示颌内动脉的第一部分和分叉
标志点1显示了颌内动脉的走行，分叉后进入翼腭窝内侧的深部。
标志点2显示了与下颌动脉并行的分支，向下走行

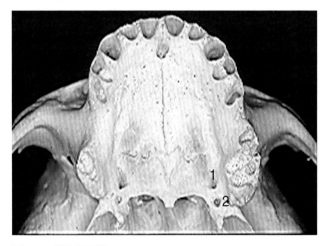

图1-5 颅骨的硬腭
标志点1显示腭大孔，标志点2显示腭小孔

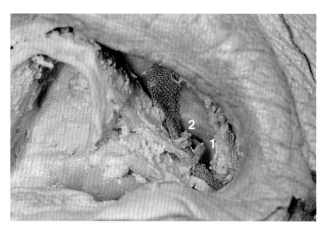

图1-6　硬腭尸体解剖显示咀嚼黏膜分离至腭大孔

标志点1位于分叉前的腭大动脉。标志点2为腭大神经

上颌窦

　　上颌骨与面部其他主要的骨骼一样是含气骨，内含上颌窦与鼻腔相通。位置、体积和上颌窦的解剖形态是上颌后牙区种植体植入时候最常见的问题。拔牙后牙槽嵴的萎缩，限制了上颌窦牙槽骨在垂直高度和水平宽度上的骨量。因为常常需要在这一区域修复缺失牙列，许多手术设计用于克服这些解剖问题。这些方法有些旨在将上颌骨的空腔通过骨移植形成种植体植入所需要的新骨；另外的方法则尝试避开窦腔的，如种植体倾斜植入（图1-7～图1-9）。

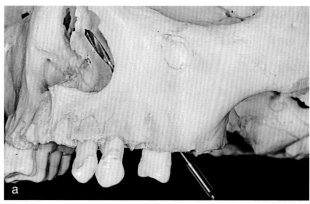

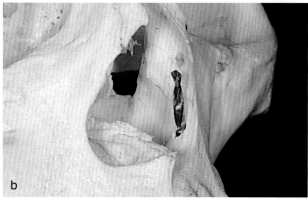

图1-7　颅骨的额面观

a.上颌牙槽突；b.前磨牙区打孔模拟植入倾斜的种植体。风险是穿透鼻腔

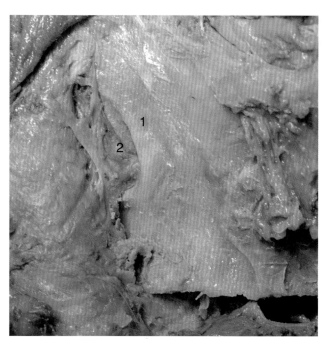

图1-8　额面区尸体解剖

鼻腔前孔放大，梨状孔。标志点1显示出犁状孔的边缘。标志点2显示出鼻腔的内衬黏膜

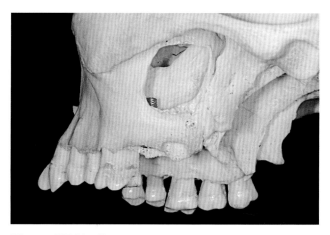

图1-9　颅骨侧面观

上颌牙槽突和通过上颌骨进入上颌窦。种植体在磨牙区会导致上颌窦底的穿孔

　　上颌窦口与对应的鼻腔相通，开口在中鼻道（图1-9）。上颌窦的形状在出生的时候初步形成，在恒牙萌出后发育结束。

　　然而，因为骨的进行性吸收，如骨质疏松和咀嚼压力的减小，上颌窦腔在个体的一生中都是在增大的。上颌窦的变化因人而异，一般平均体积是11～12cm³；最大可达25～30cm³，延伸至周围骨，特别是跨过额突上至颧骨和腭骨的眶的内侧缘；最小至2～3cm³，非常罕见。在此种情况下，骨壁非常厚，牙根距离上颌窦非常远。一些窦包含了内部的隔板或骨板（常常是不完全的）会形成更小的腔隙，渗出物会积液于此。当进行上颌窦骨增量时，必须在术前仔细分析这些骨板，因为这会成为手术过程中的问题，偶尔它会在上颌窦骨增量中被用到（见第2章）。上颌窦的形态结构如果没有CBCT或CT是不能被识别出来的，因此，强烈推荐对于包含在这区域的任何手术，都必须用三维成像技术进行术前评估。

鼻腔黏膜覆盖上颌窦，通过上颌窦裂延续。如果炎症发生，黏膜容易水肿增厚，而覆盖上颌窦裂。上颌窦被描述为锥体形腔，可分为一底、一尖及前、后、上、下四壁。锥体形的基底是鼻腔的内侧壁，上颌窦口在中鼻道水平与鼻腔相通（图1-9）。上颌窦口很大，在骨性结构中，它后方被腭骨的垂直部和下鼻甲封闭，下鼻甲向前和向后分别在上颌额突和腭骨的垂直部与鼻甲嵴相连。正常情况下，下鼻甲下方的上颌窦口部分被黏膜封闭；有时此处的黏膜会被一个或者多个的副窦孔穿通（人群比例为20%）。

事实上，上颌窦口是一个长7～8mm的管道，大约宽4mm，方向为从前向后、从外向内、从下向上，它开口在中鼻甲，位于筛骨钩突后方和筛泡的下方。这个方向使导管插入非常困难；而且，开口的上方是前筛骨小室和额鼻管的开口，引流额部的炎症。因此，当额窦和筛窦发生炎症时，这些脓性渗出会流入上颌窦内，如果不予治疗，会导致上颌窦炎症。上颌窦底被下鼻甲平分成上部和下部。在上颌窦更低更前的位置是鼻泪管的开口，泪液可从此流出。行上颌窦从下鼻甲处引流术时，开口在窦口后方2cm处。

上颌窦的顶

上颌窦的顶点位于外侧与颧骨内面对应。窦的大小取决于上颌窦气化程度。颧骨能被窦腔完全侵占，延伸至整个颧骨的骨壁。

上颌窦的壁

上颌窦的前壁对应颊部，向上，到达眶下缘；下界变化很大，在尖牙或者第一前磨牙的根尖处，这个壁非常薄，约1mm（图1-10）。向前，它呈现一个压迹即尖牙窝，眶下缘下4～5mm为眶下孔，同名神经穿过，是上颌神经的末支。后壁和底壁由上颌结节构成，一壁延续着另外一壁隆起的曲线。因此，很难在两者间建立起一条清晰的界限。向下，在后壁与下壁的交界处，上颌结节与蝶骨的翼突并列。上壁构成了眶底，前缘是眶缘的一部分，后缘形成眶下裂前缘的大部分，中部有眶下沟，向前、内、下通眶下管并以眶下孔开口于上颌体的前部。眶下管在上颌窦内向前下行走，整个行程中，眶下神经在窦前壁的骨壁内发出上牙槽神经分支。考虑到骨壁的厚度（1mm）很薄与黏膜旁的骨小管相邻，可以理解上颌窦炎症引发的牙神经痛，上颌窦炎症治疗后症状消失，因此疼痛常常是暂时性的。

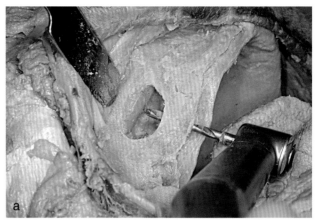

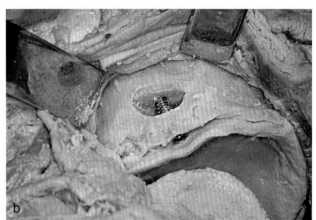

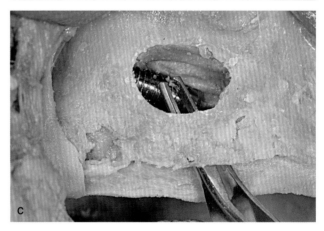

图1-10 a.额平面的尸体解剖；b.上颌牙槽突。牙槽嵴厚度不足和牙槽突垂直向萎缩会导致种植体植入磨牙区时上颌窦底的穿孔；c.上颌窦腔的种植体移位

下颌骨：下颌舌骨线

下颌骨体部的内面自第三磨牙后部向前延伸到正中线的下端，有一条坚硬的骨嵴，为下颌舌骨线（图1-11a，b）。在解剖结构上识别这条线，对于在此处植入种植体十分重要，如果在二维全景片中没有意识到这个问题（图1-11c），术中会发生严重的出血。在种植体植入的钻孔过程中，如果触碰到舌侧的骨皮质，此时操作者会感觉到非常强的抵抗力而增加转孔的压力；如果此时穿出了下颌舌骨线骨皮质，它会穿

透进入一个血供非常丰富的舌下区，有严重出血风险（图1-12～图1-16）。出血后的临床表现为口底抬高、呼吸受阻、纵隔堵塞及文献报道的严重的并发症。

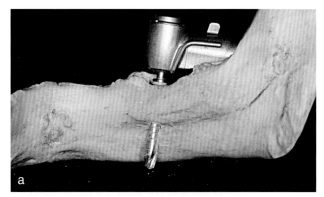

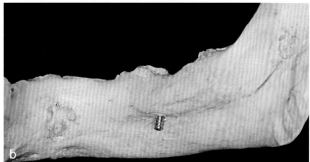

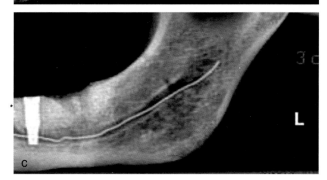

图1-11   a.下颌骨的内面显示操作者的错误，钻意外过度舌倾；b.穿孔涉及舌下区域，损害了此区域的结构。如果穿孔在附着于舌骨线上的舌骨肌，图上由蓝线标出，就会进入舌骨上区和颌下区；c.二维全景片，不能显示出术中的错误，在第一、第二磨牙区，舌侧皮质骨穿孔会损坏下颌舌骨肌动脉。下颌舌骨肌动脉行走于下颌舌骨沟内

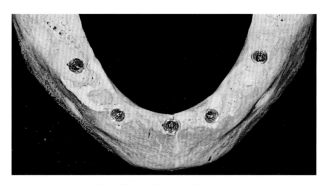

图1-12   在一个干的下颌骨上植入5个种植体
俯视向，与操作者的视角一致，种植体看起来位于正确的位置

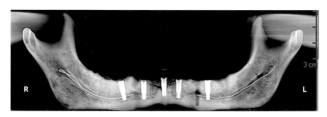

图1-13   下颌骨X线片（全景片）显示
种植体的长度适当（X线片可见，下牙槽神经受到了侵犯）

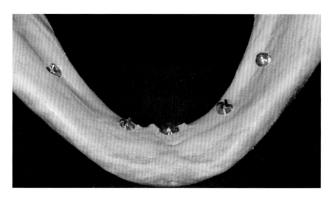

图1-14   从下颌骨的底部观，在种植体植入时出现一系列的问题
下牙槽神经没有被种植体穿透，但是口底的解剖结构被破坏，所有的种植体穿透了舌侧的皮质骨

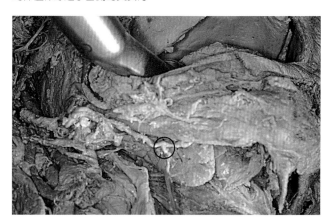

图1-15   在尸检中发现图1-13所描述的错误
钻（圈标出来的）穿透了舌侧的皮质骨，破坏了舌下动脉等重要的解剖结构

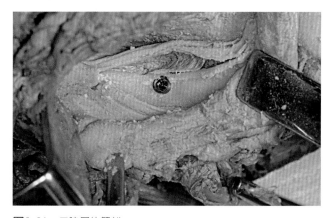

图1-16   口腔尸体解剖
在剥离了口底黏膜以后，附着于下颌舌骨线的下颌舌骨肌被暴露出来。在此病例中，下颌骨和牙槽突萎缩导致口底和下颌舌骨线变浅

下颌舌骨线附着了大量有力的肌肉。下颌舌骨肌是降颌肌，形成了口底。下颌舌骨肌分成明显的上下两头，上头被口内黏膜覆盖，形成口腔的壁，是舌在静止时底部黏膜的界限，命名为舌下区（图1-16）；下头形成了颌下区，与颈部相通，皮肤覆盖，形成舌骨上区（图1-17）。舌下区是口底的前部，它是三角形，顶点向前，与切牙的后部区域相对应。舌下区的后部和曲线与舌体深部对应；此区域的左右两侧与下颌牙弓形一致，此区域与舌下动脉毗邻，术中有出血风险。

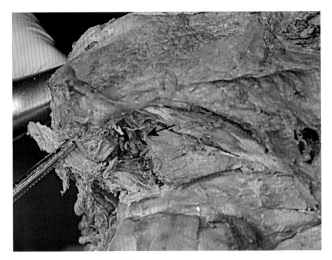

图1-17 舌骨上区域尸体解剖
如箭头所示显示钻穿透下颌舌骨肌，进入颌下区

整个的舌下区域被口腔黏膜覆盖，光滑透明，呈粉色。在中线处增厚，形成褶皱，从舌腹至舌尖，将舌与口底相连，与牙弓平面保持一致，此褶皱称为舌系带。在舌系带后部的两侧，可见一个小的结节或者乳头，称为舌下肉阜，是舌下腺和颌下腺分泌导管（wharton导管）开口处。口底抬高后再观察舌下区，前外侧方是下颌骨体部的内面（在下颌舌骨线的上方可以观察到一个小的压迹即舌下窝，此处容纳舌下腺），内后方是舌骨舌肌，上方是口底黏膜，下方是下颌舌骨肌。

舌下区容纳了很多结构：舌下腺、下颌下腺延长部、颌下导管（Wharton导管）、舌动脉和大约2mm舌动脉的分支、舌下静脉和舌神经。舌神经是下颌三叉神经的分支，在第三磨牙区非常表浅，前行深入，在颌下导管处形成袢，再向前到达舌下腺和舌尖腹部。舌骨上区域与颈部的前部和上部对应，外侧被胸锁乳突肌前缘包绕，向下与舌骨水平一致，向上为颌骨的下缘，上至下颌角。从最外层，它依次被皮肤、皮下的组织、血管、细小的表浅的神经、舌骨上筋膜和筋膜下层覆盖。舌骨上筋膜来源于颈部健膜，它的外表层与颈阔肌一致，富含神经血管；深层形成下方肌肉的鞘膜，构成筋膜下层。这些肌肉包括二腹肌、茎突舌骨肌、下颌舌骨肌、舌骨舌肌。整个下颌舌骨肌属

于舌骨上区域，组成它的大部分，将舌骨上区域与舌下区的上部分开。下颌舌骨肌前束附着于下颌舌骨线，正中融合在结缔组织的正中缝处；后束附着在舌骨上。

除了肌肉，筋膜下层还容纳了颌下腺（图1-18）、淋巴结、深部的血管和神经。颌下腺位于颌下区，下颌舌骨肌的下前方。这个区域外侧是下颌舌骨内面（与颌下窝对应，位于下颌舌骨线的下后方），内上方为下颌舌骨肌和舌骨舌肌，外下方是颈筋膜。颌下腺由一个大的体部和小的延长部组成。这个体部主要位于颌下窝内，内下方与下颌舌骨肌相邻，向后与二腹肌和茎突舌骨肌相邻；来源于面动脉的颏下静脉和动脉，行于颌下腺的外侧面（图1-18）。小的延长部，在下颌舌骨线和下颌舌骨肌的上方，内侧与舌骨舌肌相邻。

颌下腺的分泌通过一个长而厚的颌下导管到口腔。导管起始于颌下腺的内面，然后在下颌舌骨肌与舌骨舌肌之间前行，经过舌下区，开口于舌下肉阜，与舌系带在同一水平面。舌动脉，是颈外动脉的分支，移行于舌骨舌肌的后缘，向前穿过颌下区，到达颏舌肌，纵贯舌体，止于舌尖部。在到达舌体前的移行过程中，舌动脉是舌下动脉的起点，在口底移行，向内进入舌下腺，为黏膜和腺体提供血供。舌动脉与起始于面动脉的颏下动脉分支吻合。面动脉是颈外动脉的分支，到达舌骨上区域，从下向上，从后向前，行走于下颌舌骨肌的外侧面，后方为二腹肌和茎突舌骨肌，行经颌下腺，然后环绕下颌下缘，最后到达面部区域。在此移行过程中，它发出颏下分支（图1-18）。在骨联合和下颌支的种植或者供骨的手术过程中，上述被描述的血管和神经均有可能涉及，如果术中损伤这些结构会导致很难控制（可采用电凝或结扎止血）的口底出血，表现为口底上抬和呼吸道阻塞（图1-19）。因此在手术过程中需要骨膜下翻瓣或在钻孔时需要对这些结构给予充分的保护。另外，术前种植位点用三维成像进行充分的准备，避免舌侧皮质骨穿孔。

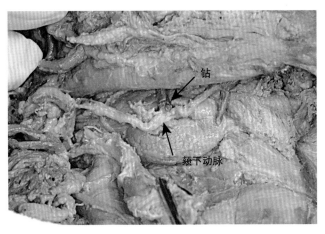

钻

颏下动脉

图1-18 舌骨上区的尸体解剖
钻穿入颌下区可能会损伤颏下动脉

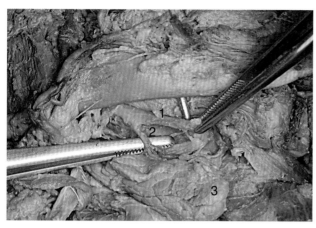

图1-19 舌骨上区的尸体解剖
钻穿入颌下区会损伤舌神经1，吻合支2，进入颌下腺3

下颌管和颏孔

下颌骨位于面部的低位、正中、前面。下颌骨主要由一个马蹄形的体部组成，从体部发出两个下颌支。下颌体分内外两面：外面和内面；上下两缘：牙槽突和下颌下缘。牙槽突由两个平行骨板组成，内侧和外侧，由小的骨板相连，牙间隔限制了容纳牙齿的牙槽窝的范围。下颌支起始于体部的后侧，形成了一个圆的下颌角，在形状上是矩形的。下颌支有两面：外侧面和内侧面，与体部的对应面相连。外侧面是扁平的，咬肌粗隆是咬肌的附着点。在内侧面的中部，面更平缓，下颌管行走于下颌骨内。在下颌舌骨线下方，下颌神经管的开口向后内，开口处有一个小骨板，此小骨板向上生长发育非常多变，即下颌小舌（图1-20）。

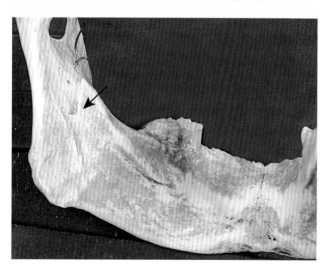

图1-20 下颌骨内侧面，箭头所示下颌管的入口，即下颌小舌

下颌管的起始处大小通常只有4mm，然后逐步缩减至2mm，是一条曲线，前上凸起，向外侧移行进入颊侧皮质骨，常常在牙槽窝下，在每个牙槽的根尖处通过小孔与牙槽窝相连。这个管被分成3段：后段、中段和前段。后段在入口处，倾斜向前向下，位于下

颌支内；中段近似水平位于磨牙区与下颌骨体部的舌侧皮质骨板十分靠近，这一段与第三磨牙的根尖距离6mm，与第二磨牙距离7mm，与第二前磨牙距离大约9mm。在它的中段，下颌管的中段从舌侧向颊侧到达体部的颊面，至最深点距离根尖大约10mm。第三段是前牙段，起始于第二前磨牙根尖孔水平，前上向偏颊外侧。第三段行走1cm后形成颏管分支，颏管向外走行于下颌骨的前区，止于颏孔，位于第二前磨牙。此处下颌管趋于狭窄继续向前，行走牙根下方，在切牙区形成一个细长的管，即切牙管。

来源于下颌管上壁的细小的神经血管交错于牙槽窝和牙根的根尖区域。

力经牙齿传导至牙槽骨，因此，牙齿缺失以后牙槽突会萎缩。相反，下颌骨下部的皮质骨和正中联合区域由于肌肉束附着于此，保持其坚固。

随着下颌骨进一步的萎缩，下颌管的位置会发生变化。当骨吸收到上缘时，这个管逐渐向中心移动，因此改变了它原来的外形。Cawood和Howell在无牙颌分类中对此进行了描述（Cawood and Howell in their classification of the edentulous jaws. Int J Oral Maxillofac Surg, 1988, 17: 232-236）。这个下颌管容纳了下牙槽动脉，此动脉是颌内动脉的分支，延着下颌管下牙槽发出许多分支，这些小分支穿过根尖孔进入根管，为牙髓提供充足的血供。另外，颏动脉起始于牙槽动脉，出颏孔，向前进入颏区的软组织。

下颌管包含了下牙槽神经，与三叉神经的后内侧分支（第五对脑神经）并行（图1-21）。下牙槽神经和下牙槽动脉通过下颌孔进入下颌管内贯穿其中，从上向下，从后向前，从舌侧到颊侧，许多小分支起始于下牙槽神经在牙槽水平穿透进入牙根尖，然后这些神经分布到每颗牙及其牙周和牙龈组织。在前磨牙区的邻近区域，下牙槽神经的一个分支进入颏管（图1-22～图1-24）出颏孔，即颏神经，支配颏部软组织的感觉，最后下牙槽神经穿过切牙管成为切牙神经。

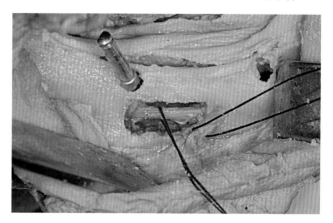

图1-21 下颌牙弓的口腔尸体解剖
在剥离黏膜后，骨被暴露出来，下颌骨体部的外侧面开窗，暴露位于下颌神经管的下牙槽神经，图中由缝线牵引

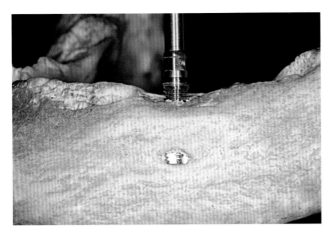

图1-22　下颌骨前磨牙区的外侧面
钻的方向错误，过于偏向前庭沟，导致颏孔区穿孔

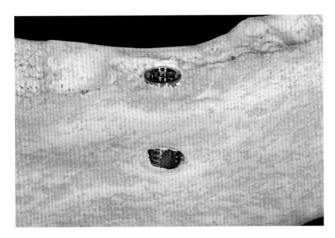

图1-23　下颌骨在前磨牙区的外侧面
种植方向错误导致颏孔区穿孔

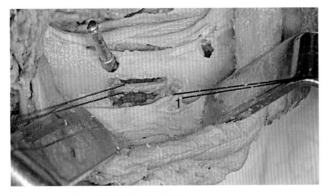

图1-24　口腔在下牙弓区的尸体解剖
显示了下颌管和下牙槽神经的走行。标志点1显示了颏神经存在与下颌神经管穿过颏孔到达颏区软组织

拔牙后上下颌骨的萎缩

随着牙齿缺失，咀嚼功能降低，牙槽骨吸收过程开始。上下颌骨不同决定了其吸收模式不同。在上颌骨，吸收主要是水平的，影响骨的厚度和前庭沟，呈向心性吸收；在下颌骨，吸收取决于不同区块，前牙区水平吸收明显，后牙区垂直吸收更明显。这些吸收使患者产生了颌骨间关系的变化，导致了进行性下颌前突。最终，骨萎缩导致3类错𬌗，伴随着颌间垂直距离的增加和老龄化的外貌。因为在功能缺乏时骨的质量会降低，因此骨密度在上下牙弓也大量降低。萎缩的程度和骨的密度，即使在同一个体，不同的区域也会发生实质性的变化。然而，许多因素会加速这些过程，如钙和维生素D的缺乏，特别是在绝经期的女性中或者是大量摄入咖啡因者会导致骨吸收。同时，局部因素比如严重的牙周病、不良修复体、大量吸烟会导致骨吸收。软组织解剖结构上也会发生变化，出现附着龈萎缩，口底的肌肉附着变浅。

下颌骨中下牙槽神经变浅；上颌骨中上腭变的平坦，前庭沟变浅，上颌窦体积增加，这些变化导致口角降低和下垂，呈现"哭脸形"。产生这些变化的原因是因为支持骨的萎缩。

许多学者对于骨吸收提出了各种骨吸收的分类，仅在某些小细节上有所不同。其中大家公认的是Cawood和Howell分类（1988），几乎所有的科学文献都参照此分类。

余留骨的质量

Cawood和Howell分类

Cawood和Howell分类尽管不同个体吸收特征不同，将其总结集中于两个主要因素：首先是牙缺失后基骨没有明显变化，其次是所有个体具有相似吸收的模式：在下颌骨前牙区，骨吸收主要在前庭（水平向和向心性），后牙区主要是垂直向的；在上颌，骨吸收主要是水平向和向心性的（主要是在前庭区）。作者将临床情况分为6类（表1-1）。

Lekholm、Zarv和Albrektsson分类

1985年，Lekholm、Zarb和Albrektsson提出分类，此分类在学术界与Cawood和Howell分类一样，享有盛名。骨的质量影响了骨-种植界面和种植体的稳定性（表1-2）。

Mislch分类

1990年，Mischs的分类与Lekhohn和Zarb相似，区分了4种形态的骨密度，Mish将骨分成4类（表1-3）。

D-Ⅰ型皮质骨是仅仅存在于前部下颌骨，D-Ⅱ型是多孔的骨皮质和致密的骨松质存在于双侧下颌骨后牙和上颌骨前牙区（罕见于下颌骨前区），D-Ⅲ型多孔的骨皮质和疏松的骨松质存在于上颌前牙区（罕见于上下颌后部），D-Ⅳ是疏松的骨松质存在于上颌后牙区。

表1-1　Cawood和Howell分类（1988）

分类	描述
分类Ⅰ	有牙殆牙槽骨
分类Ⅱ	即刻拔牙的牙槽骨
分类Ⅲ	牙槽嵴丰满，在高度和宽度上都足够
分类Ⅳ	刃状牙槽嵴，高度足够，宽度不足
分类Ⅴ	扁平牙槽嵴，高度和宽度都不足
分类Ⅵ	牙槽骨条件很差，基骨明显丧失

表1-2　Lekholm、Zarb和Albrektsson分类（1985）

分类	描述
Ⅰ型	致密的骨皮质
Ⅱ型	致密的骨皮质和致密的骨松质
Ⅲ型	薄的骨皮质和大量致密的骨松质
Ⅳ型	非常薄的骨皮质和疏松的骨松质

表1-3　Misch分类（1990）

分类	描述
密度D-Ⅰ	致密骨皮质
密度D-Ⅱ	多孔的骨皮质和致密的骨松质
密度D-Ⅲ	多孔的骨皮质和疏松的骨松质
密度D-Ⅳ	疏松的骨松质

（黄海蓉 译　丁周宇　邵现红 校）

参考文献

Bruggenkate CM, Krekeler G, Kraaijenhagen HA, Foitzik C, Nat P, Oosterbeek HS. Emorragia del pavimento della bocca secondaria a perforazione linguale durante l'introduzione di impianti: relazione su casi clinici. *Quintessence Int*. 1993; 12: 805-810.

Cawood JI, Howell HA. A classification of the edentulous jaws. *Int J Oral Maxillofac Surg*. 1988; 17: 232-236.

Devlin H, Horner K, Ledgerton D. A comparison of maxillary and mandibular bone mineral densities. *J Prosthet Dent*. 1998; 79: 323-327.

de Oliveira RC, Leles CR, Normanha LM, Lindh C, Ribeiro-Rotta RF. Assessments of trabecular bone density at implant sites on CT images. *Oral Surg Oral Med Oral Pathol Oral Radiol Endod*. 2008; 105: 231-248.

Givol N, Chausu G, Halamish-Shani T, Taicher S. Emergency tracheostomy following life-threatening hemorrhage in the floor of the mouth during immediate implant placement in the mandibular canine region. *J Periodontol*. 2000 Dec; 71(12): 1893-1895.

Isaacson TJ. Sublingual hematoma formation during immediate placement of mandibular endosseous implants. *J Am Dent Assoc*. 2004; 135: 168-172.

Jonasson G, Bankvall G, Kiliaridis S. Estimation of skeletal bone mineral density by means of the trabecular pattern of the alveolar bone, its interdental thickness, and the bone mass of the mandible. *Oral Surg Oral Med Oral Pathol Oral Radiol Endod*. 2000; 92: 346-352.

Laboda G. Life-threatening hemorrhage after placement of an endosseous implant. *J Am Dent Assoc*. 1990; 121: 599-600.

Lekholm U, Zarb GA, Albrektsson T. Patient selections and preparation. Tissue integrated prostheses, Chicago: Quintessence Publishing Co. Inc. 1985; 199-209.

Lindh C, Nilsson M, Klinge B, Petersson A. Quantitative computed tomography of trabecular bone in the mandible. *Dentomaxillofac Radiol*. 1996; 25: 146-150.

Lindh C, Obrant K, Petersson A. Maxillary bone mineral density and its relationship to the bone mineral density of the lumbar spine and hip. *Oral Surg Oral Med Oral Pathol Oral Radiol Endod*. 2004; 98: 102-109.

Lindh C, Petersson A, Rohlin M. Assessment of the trabecular pattern before endosseous implant treatment: diagnostic outcome of periapical radiography in the mandible. *Oral Surg Oral Med Oral Pathol Oral Radiol Endod*. 1996; 82: 335-343.

Linkow L, Chercheve R: Theories and techniques of oral implantology, Vol I, St Louis, Mosby, 1970.

Mason ME, Triplett RG, Alfonso WF. Life-threatening hemorrhage from placement of implants. *J Oral Maxillofac Surg*. 1990; 48: 201-204.

Norton HR, Gamble C. Bone classification: an objective scale of bone density using the computerized tomography scan. *Clin Oral Implants Res*. 2001; 12: 79-84.

Shahlaie M, Gantes B, Schulz E, Riggs M, Crigger M. Bone density assessments of dental implant sites: 1: Quantitative computed tomography. *Int J Oral Maxillofac Implants*. 2003; 18: 224-231.

von Wowern N. General and oral aspects of osteoporosis: a review. *Clin Oral Investig*. 2001; 5: 71-82.

Marco Rinaldi，Scott D. Ganz，Angelo Mottola，Stefano Pagnutti，
Alessandro Gasbarrini，Luca Boriani

引言

Marco Rinaldi, Angelo Mottola

病理因素及其他原因引起的牙齿缺失经常造成种植所需骨量不足。在骨质被破坏的临床病例中，最主要的工作是进行骨缺损的修复与重建，以保证种植体植入所需骨量。Federico Hernandez Alfaro 曾说过，骨缺损修复与重建是每一个口腔颌面外科医生面临的巨大挑战。生物材料在骨重建时必不可少。尽管每个患者的临床表现和手术情况不尽相同，无论是外科骨钻上的少量骨屑可用于填充小范围的骨缺损，还是大块骨质可用于恢复严重骨缺损，这些都看作是取骨和骨移植过程。口腔生物材料的移植在牙科临床治疗中应用广泛。通常这些材料使用时预后好且成功率高，但应用有一定的适应证和禁忌证；它们可以用来减少取骨过程中患者的创伤，有时也被手术者用来解决难以获取充足骨量时所面临的技术困难。

所有研究人员一直在追求更好更可靠的材料。外科专家所受的教育一直以来都是自体骨更可靠，尽管这点有时与某些文献的报道不相同。但是自体骨一直以来被认为是移植材料的"金标准"，这已经被自体骨广泛成功应用的临床案例所证实。目前，骨移植重建有不同的治疗方案可供选择，患者可选择不同的治疗方法。例如，无牙颌患者可以先采用骨移植进行骨重建手术，然后进行多颗牙种植及精密义齿修复，也可以植入较少的种植体，采用向远端倾斜的植入方法，利用现有骨质制作多伦多桥，或者甚至只植入两颗种植体进行简单的覆盖义齿修复（图2-1）。由于患者的身体状况及经济能力的限制，可供选择的治疗方案也会相应减少。因此，制定治疗计划时必须综合考虑技术的临床适应证及患者自己的选择。我们显然无法为每位患者进行骨重建修复骨缺损以支持种植体，但是通过精确的诊断及手术方法，我们可以治疗比预期更多的患者。评估每位患者情况时，必须要考虑愈合及骨再生所需时间。理想情况下，当计划要拔除牙时，如情况允许，患者又不着急完成治疗时，医师或许可以避免拔牙和骨移植同时进行，或者可以通过添加生物材料如1-PRF（一种自体血液产品），甚至有时候可以仅仅通过精确缝合牙龈瓣保护自然血凝块从而保存拔牙位点（图2-2和图2-3）。

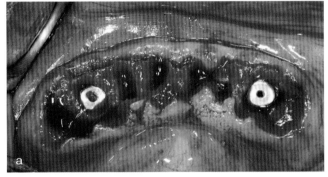
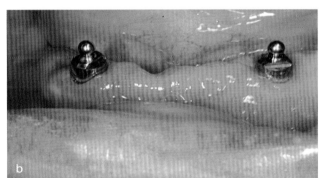

图2-1 若治疗计划允许，可不处理骨缺损，而选择条件适宜的部位进行种植
a.在种植体上制作覆盖义齿；b.如果治疗计划更宏大，则不可能完成这样的种植

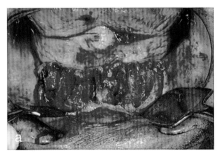
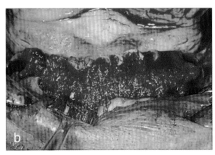
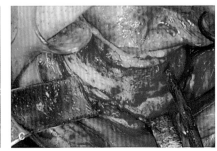

图2-2 a.拔牙后牙槽窝状况；b.植入同种冻干骨（BTM，里佐利矫形外科研究所，博洛尼亚，意大利）；c.植骨4个月后

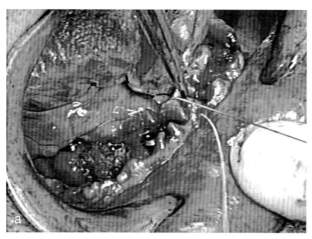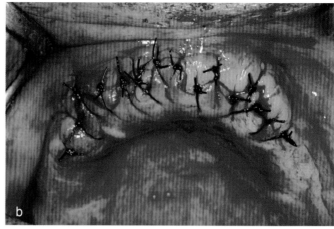

图2-3　拔牙后，为保护血凝块及植入的生物材料，用舒夏特（Schuchardt）缝合法，将颊、腭侧牙龈乳头交叉对位缝合（a.和b.）

骨移植的适应证

Marco Rinaldi, Angelo Mottola

　　骨移植有绝对适应证和相对适应证。绝对适应证是指骨缺损的高度和（或）宽度严重不足，无法支持任何种植体植入。而相对适应证是指骨重建后能够可植入足够数量的种植体。如前所述，基于临床医师的学识和经验，他们可以选择是否需进行骨重建。因此在本书中所展示的案例将不再考虑短种植体和窄颈种植体。但每个临床医师需要判断在哪些情况下可以使用非标准的种植体，或在哪些情况下需要进行骨组织重建以获得足够高度和宽度来使用标准种植体（图2-4）。建议全面评估患者，包括患者的期望值和全身健康情况，进而根据患者具体情况灵活制定治疗计划，而不仅仅是通过测量高度或宽度的数值决定手术可行性。其他需要考虑的主要包括冠根比、颌间距离、对颌牙情况、咀嚼力、功能异常、错𬌗畸形、美学期望值、牙龈生物型、笑线及义齿修复类型。骨高度或宽度不足导致无法种植，这是骨移植的绝对适应证（图2-5）。

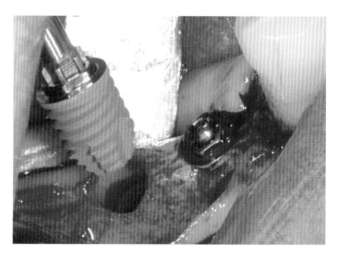

图2-4　长度为7mm的短种植体
在某些情况下，短种植体为骨移植提供一种替代方案（Nobelspeedy，短种植体，诺保科，哥德堡，瑞典）

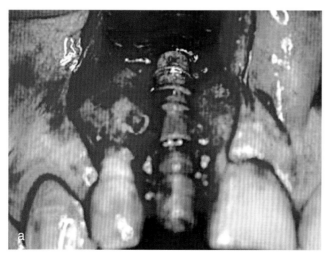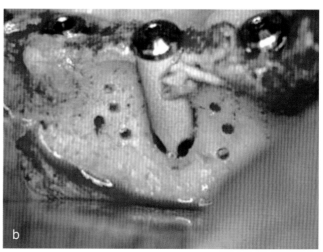

图2-5　受植区骨缺损使种植体无法植入（骨移植的绝对适应证）

骨高度或宽度缺损，但骨移植后可以在理想位置植入标准种植体（直径、长度），这属于相对适应证范畴（图2-6和图2-7）。实际上，若有充足骨量，医师可进行以修复为导向的种植手术，使义齿外形及最终修复达到最优化（图2-8）。评估受植区时，有必要采用现代影像学技术如CT，因为仅依据临床检查和二维影像检查是不够的。而且，需要通过三维影像检查对供区的可取骨量进行评估以确定最适合的取骨位置。

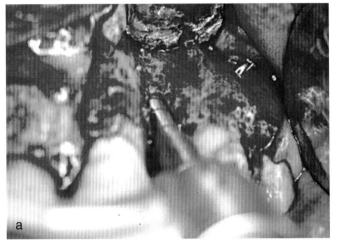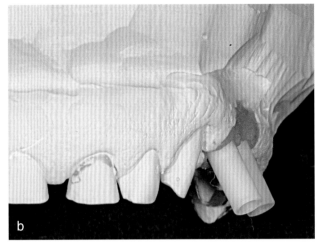

图2-6 受植区骨宽度不足导致种植体偏颊侧倾斜

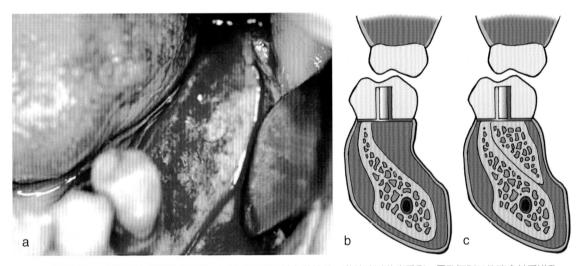

图2-7 a.骨吸收主要发生在颊侧；b.这种情况下植入种植体，种植体过分偏舌侧，导致与对𬌗的咬合关系错乱。c.骨缺损部位植骨后可以改善义齿修复效果（骨移植的相对适应证）

骨再生的生物因素

Stefano Pagnutti

引言

无论是自体骨移植或混合生物材料的骨移植，还是膜引导的骨再生技术，都能激活干预位点的组织再生能力，促进缺损组织再生，从而恢复骨组织的解剖形态及功能。依据骨组织的生物学特性，骨组织再生能力一旦被激活，将发生一系列的生物化学反应、细胞和组织改变，骨组织开始再生。因此，手术既不能改变这些反应发生的顺序，也不能影响其发展的速度。手术有可能为骨再生创造不利的条件，甚至导致骨再生失败。因此，有必要了解骨再生的基本要素及手术中的预防措施。

组织再生三要素

严格来说，从生物学角度看，骨再生的发生与组织三要素密切相关。组织三要素包括生物支架、种子细胞及生长因子（图2-9）。修复骨缺损的材料（自体的或其他来源）提供生物支架。生物支架的作用是为骨再生所需的细胞和组织（如血管）的移植生长提供适宜的空间结构。这个结构非常重要，因为细胞及血管不能在空隙中扩散。移植物对初始骨引导起重要作用，为细胞及组织的增殖提供实体空间并提供框架支持（图2-10）。骨引导不受移植物与受体组织之间生

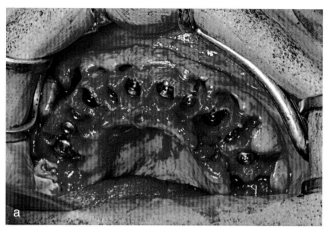
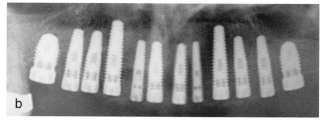
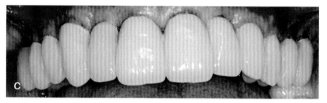

图2-8　a.种植区骨量充足；b.可以选择合适直径和长度的种植体植入；c.制作上部修复体

物化学反应的影响，仅取决于生物材料的物理学特性，特别是形态学特征及表面特征（如孔隙的大小，表面粗糙程度等）。在自体骨移植进行骨重建的病例中，由于其同源性，所以自体骨是最理想的骨移植材料。细胞因素直接影响骨再生的进行，更恰当地说，骨组织中的成骨细胞产生新的基质，随后部分基质矿化成骨。

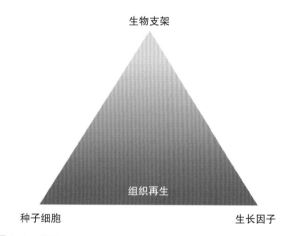

图2-9　组织再生三要素：生物支架、种子细胞及生长因子

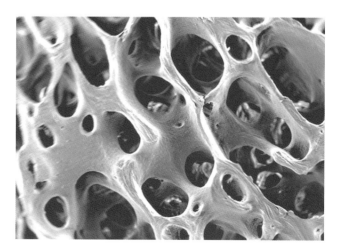

图2-10　松质骨的骨小梁：骨的三维结构为血管和细胞提供框架（骨引导）

在自体骨移植病例中，与取骨造成的持续局部缺血而导致成骨细胞坏死程度相一致，有部分成骨细胞随自体骨移植转移到受植床。这种情况下，移植材料除了前面提到的骨引导作用，还表现出部分成骨作用，也就是直接骨组织生成，这是由于其中的细胞活性的原因。

骨再生的第三个因素就是生长因子，即大量的化学信号，主要是肽类、蛋白类，能激发和调节骨组织再生的各种进程。在骨再生过程中，生长因子是必不可少的，因为骨再生作为一个整体是一个特殊反应，受时间和空间的限制，在自然条件下是不可能产生的。换句话说，生长因子能激发、调整、终止骨再生的一系列进程。通常情况下，生长因子是通过局部浓度改变发挥作用，而不仅仅与有无生长因子有关。另外，在特定的时间点，生长因子的最终作用取决于其中不同生长因子在局部浓度中所占的比例。

同样，生长因子如细胞因子可通过血液运输，也可通过细胞因子的合成、分泌（通过血液运输或存在于受体骨中）从活体组织到达受植区。

再生过程中生长因子及一般的信号分子浓度的变化对骨诱导作用有影响，也就是说，组织及细胞的生物活化反应促进骨组织再生，从而修复骨缺损。在自体骨移植中，这些生长因子的一小部分已经存在于移植物中，但是生长因子主要来自于局部（血液）受植区细胞。这些生长因子浓度的改变，会激发骨再生反应。生长因子对靶向细胞的作用不仅表现在与特异性受体结合后激活靶向细胞、激活特异性细胞内反应（基因的活化或关闭、特异性生物化学途径的上调或下调），也通过发挥趋化作用将同种细胞因子诱导至骨再生位置。

骨再生的发生

血管生成

骨再生过程中，首先进行血管生成（图2-11）。它形成的密集的毛细血管网遍布在骨移植部位。血液循

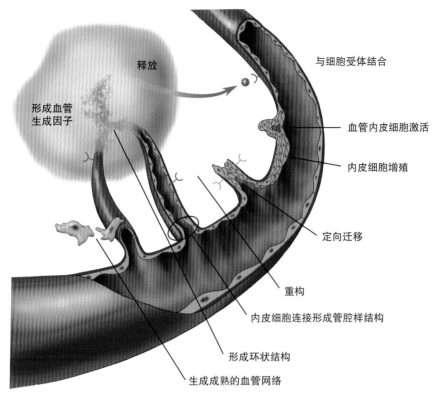

释放

形成血管生成因子

与细胞受体结合

血管内皮细胞激活

内皮细胞增殖

定向迁移

重构

内皮细胞连接形成管腔样结构

形成环状结构

生成成熟的血管网络

图2-11　血管生成的芽生方式：血管内皮增殖，形成环状结构，在移植骨内不断增加

环运输各种细胞因子，毛细血管网的形成使细胞因子进入受植区并进行增殖。在现有血管的基础上以芽生的方式分化出新的血管。在各种生长因子的作用下，血管内皮细胞增殖分化，形成环状结构，随着长度的增加，逐渐充满植骨区。

在血管生成过程中需要多种生长因子的协同参与、相互作用。在由于实体肿瘤血管生长研究而被熟知的生长因子中，最主要的就是VEGF（血管内皮生长因子），VEGF至少有6个不同的亚型。其他生长因子包括PDGF（血小板衍生生长因子）、不同形式的FGF（成纤维细胞生长因子）及TGF-β（β-转化生长因子）家族，也同样重要。PDGF由血小板脱颗粒释放，在血液凝固中起重要作用。有趣的是，血管生成其实是由一连串的炎症信号因子所激发（图2-12）。从进化的角度看，这一现象是当机体遭受创伤时引发的再生和修复一种适应性反应。在这种情况下，利用刮刀、小球钻或者其他工具制备受植床及去除局部骨皮质，不仅促进血供（促进毛细血管的形成），也促进局部炎症反应和血管生成因子浓度的增加。血管生成在骨移植之后的短时间内即可发生（骨移植之后的96h之内），在整个骨再生进程中发挥极其重要的作用。局部血管生成会引起骨缺损部位组织再生。若骨移植材料中未形成血管网，会导致骨吸收（若材料可吸收，如自体骨）；若未吸收，则形成骨结合或者纤维组织包裹。

形态发生

一旦血管在受植区定殖，由特异性生长因子诱导

的血管内皮细胞连接处的通透性改变会导致存在于血管中静止的间充质干细胞从血管中向外迁移。这些间充质细胞还未完全分化，但是有分化为不同细胞类型的潜能（多向分化潜能），如分化为成纤维细胞、成骨细胞。在骨再生的进程中，特异性的分子信号（与某些促血管新生因子信号相同）如骨形成蛋白（BMP）在诱导间质干细胞分化为活跃的成骨细胞中至关重要。这个分化的过程被称为形态发生。从形态发生的分子角度来看，这些生长因子发挥作用离不开特异性的细胞外基质分子。在骨组织中，作为成骨信号的共激活剂的I型骨胶原蛋白（仅存在于骨组织中）至关重要。I型骨胶原蛋白作为骨形态发生的"证实信号"，确保间充质干细胞分化为成骨细胞，使成骨细胞更好地发挥作用。

骨组织生成

间充质干细胞经过主要超微结构的改建，分化为活跃的成骨细胞，这一过程在透射显微镜下清晰可见。显微镜下能明显看到合成分泌性蛋白质的粗面内质网占据细胞质体积的大部分。事实上，活跃的成骨细胞合成、分泌骨细胞外基质（图2-13）。它是蛋白和蛋白聚糖的混合体，基质中的原胶原分子在细胞外合成微纤维、原纤维及骨胶原纤维。成骨细胞的活性由碱性磷酸酶的表达及活性决定，碱性磷酸酶是一种四聚体的表面糖蛋白。这种蛋白存在于不同的细胞亚型中，反映了细胞的不同成熟阶段。尽管普遍认为，碱性磷酸酶在骨矿化进程中发挥至关重要的作用，但其生物

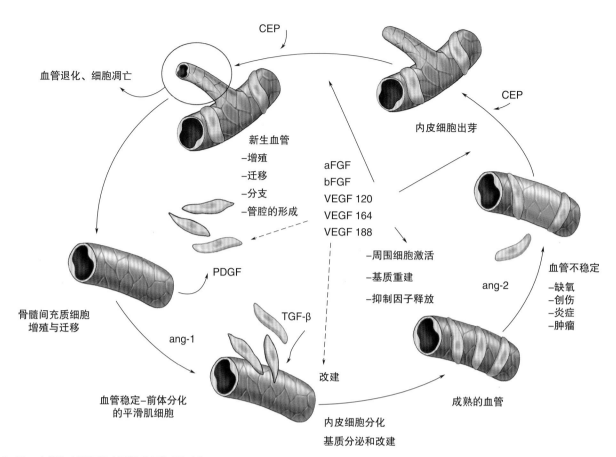

图2-12　血管生成所需的主要的分子信号包括VEGF、IGF、TGF-β、PDGF.CEP.血管内皮细胞紧张素-1/2、血管生成素
PDGF一血小板源生长因子；VEGF一血管内皮生长因子；FGF一成纤维细胞生长因子；TGF-β一转化生长因子β

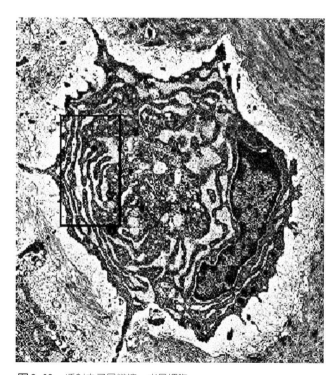

图2-13　透射电子显微镜：成骨细胞
活化成骨细胞的细胞质，富含线粒体，尤其富含分泌合成蛋白质的
粗面内质网。方框部分显示是一部分粗面内质网

学功能至今不是很清楚。从生理学的角度讲，在成骨
进程中，成骨细胞存在于骨小梁周围的单细胞纤维中
（图2-14）。相邻细胞间的连接通道为缝隙连接，连接相
邻细胞基质，保持整个细胞群的新陈代谢的协调性。

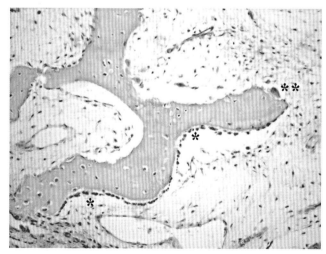

图2-14　成骨细胞沿骨小梁呈线性排列
骨小梁附近的成骨细胞（星号标记）存在于单细胞纤维中。本图中
还可以看到破骨细胞（双星标记）。破骨细胞存在于骨小梁间隙中

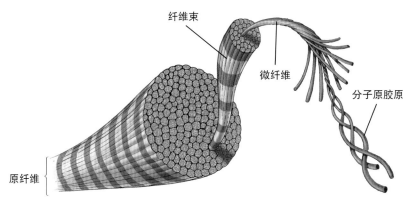

图 2-15 骨胶原结构
成骨细胞分泌的原胶原纤维的分子结构，如微纤维、原纤维、纤维束

成骨细胞分泌的胶原纤维，有典型的横纹结构，间隔约 70nm，是由原胶原蛋白分子的规则排列导致。骨胶原纤维随后引导钙离子和复合磷酸盐的沉积、矿化（骨磷灰石）（图 2-15）。骨胶原纤维矿化的机制仍在研究中，但是最可能的机制是骨胶原的规则排列可以为矿物晶体的形成提供活化中心，促进矿物晶体的沉积（这一物理过程被称为外延附生）。胶原纤维的规则排列使其具有双折射性，这一特性被用于光学显微镜下观察分析组织切片，因为当胶原纤维被偏振光照射时，光线发生折射，使纤维变得非常高亮，用于辨别新形成的组织区域（图 2-16）。由于骨胶原的规则排列，除了再生作用，骨胶原还可以促进特定细胞活动的发生。可以简单回顾一下细胞黏附作用。成骨细胞与破骨细胞都可以与骨胶原结合，是被细胞表面的蛋白识别的结果，如整合素及原胶原蛋白中特异的氨基酸序列，如由精氨酸、甘氨酸、天冬氨酸组成的 RGD 序列。在骨组织生成进程中，部分成骨细胞进入骨小梁，成为破骨细胞（图 2-14）。相邻成骨细胞的细胞质向外延伸的细小管状突起相互连接形成网状结构，成骨细胞间的相互作用通过此网状结构进行；成骨细胞的作用可能是分泌特定的蛋白信号；成骨细胞的其他功能有待进一步研究。

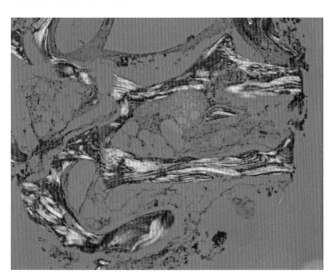

图 2-16 在偏振光下，骨组织切片显示其内部胶原纤维的折射性（Courtesy of Dr. Danilo Alessio Di Stefano.）

破骨细胞吸收

成骨细胞活跃的同时，在骨移植区另外一种细胞系即破骨细胞，它由血液中的单核吞噬细胞系的前体细胞的分化而来。破骨细胞导致骨矿化基质的降解。从细胞形态学的角度来看，破骨细胞很容易辨认，因为它是一种多核细胞，由多个单核细胞融合而成。骨矿化基质降解的第一步是破骨细胞黏附矿物质。随后，破骨细胞在骨矿化区形成封闭的环境，使质膜在矿化区表面形成孤立的封闭区。在这个封闭区内，破骨细胞通过细胞膜上的质子泵和离子通道向内部释放氢离子，可局部溶解骨磷灰石，矿物质的丢失使骨基质内的胶原纤维裸露。密闭区域的形成使破骨细胞靠近矿化区的一侧形成皱褶缘（图 2-17）。超微结构下观察密闭结构，可见细胞特定的支架结构的变化使破骨细胞细胞膜更贴附于骨矿化区。这些变化导致肌动蛋白微丝的超微结构的形成，这一结构在免疫荧光显微镜下清晰可见，这是破骨细胞的特性。从生物化学角度来看，破骨细胞可以特异性地表达、活化某些标志物，其中的抗酒石酸酸性磷酸酶（TRAP），可以作为骨代谢活动细胞外基质中的其他蛋白质如骨涎蛋白、骨桥蛋白的调节剂，从而调节脱磷酸作用水平。这些蛋白质及骨胶原蛋白是破骨细胞与矿化物黏附的主要基板成分，它们的磷酸化、去磷酸化作用与破骨细胞的运动有关。破骨细胞在矿物质表面以变形虫样的运动形式移动，用扫描电镜可以观察到此运动形式下形成的骨吸收的轨迹（图 2-18 和图 2-19）。破骨细胞分离、迁

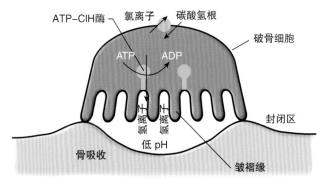

图 2-17 破骨细胞黏附在骨质表面形成封闭结构，在此结构内分泌氢离子，降解骨矿物质

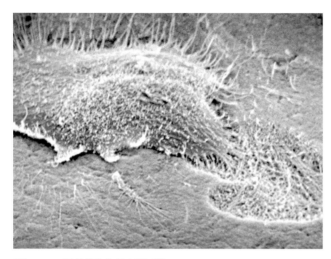

图2-18　破骨细胞在骨表面迁移

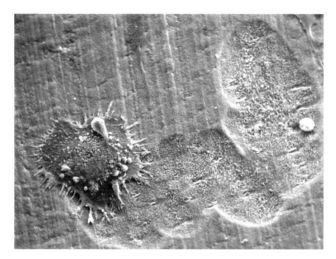

图2-19　破骨细胞在骨表面以变形虫样的运动形式移动，逐渐溶解骨表面

移及黏附过程可以通过细胞外基质中的上述蛋白质的磷酸化与去磷酸化的循环过程进行调节。

骨改建

破骨细胞与成骨细胞的共同作用引导骨改建，骨改建发生的机制为骨组织矿化部分通过持续的吸收与再沉积过程进行改建。持续的骨改建具有两种生理作用：首先，调整骨小梁空间和结构以便于更好的承受静态和动态的负荷；其次，矿化物持续的沉积与吸收可以平衡血钙水平，使其在小的范围内变动。基于以上原因，破骨细胞的活性受多种激素水平的调节，如甲状旁腺激素、降钙素等其他激素。因此，内分泌失调可以导致骨代谢活动的病理变化，如骨质疏松。破骨细胞与成骨细胞的协同作用会导致显著的后果：如果骨移植材料（如自体骨移植）被受体接受进而被破骨细胞分解，那么移植的自体骨块将会被自体活性骨组织取代。相反的，如果移植物为其他替代材料，可能会发生完全不同的结果。

首先，骨移植材料会通过不同的机制被降解（如

水解反应），降解过程中的动能与骨再生和改建过程产生的能量是不一致的。这种情况下，移植材料在被自体骨替代之前降解，导致骨缺损的发生。其次，骨移植材料未被降解，被破骨细胞弱降解或未被破骨细胞降解。这种情况下，骨移植材料会在新骨中存在较长时间。如果骨移植是以恢复美学功能为目的，则这种情况不会产生不良后果；如果骨移植是以植入种植体为目的，那么这种情况会导致功能缺陷（耐受较小负荷）。

爬行替代

在自体骨或同种异体骨移植的皮质骨移植的病例中，骨再生的机制不是新生骨组织的同期形成，而是被称为"爬行替代"的移植改建过程。由于移植皮质骨骨密度较高，受植区骨组织及骨膜的血管再生到皮质骨内很缓慢，那么新生成的毛细血管只能通过稀疏的哈佛小管进入移植骨内部。因此，骨移植后首先发现骨形成的部位是在骨移植材料与受植区的接触表面。这样看来，受植区活跃的破骨细胞导致移植骨部分吸收，继而被成骨细胞作用下形成的矿化板层骨所充填。随着时间的推移，整个移植骨组织会进行改造，成为正常骨代谢的一部分。

受植区的再生潜能

如上文所述，骨再生进程中首先发生血管再生。新生血管首先围绕着骨缺损区的骨表面形成。因此，所有其他条件相同时（骨质、正常代谢条件），骨缺损部位的再生潜能的理论是骨活化表面越大（新生血管可以萌芽），骨缺损体积越小，骨缺损部位再生潜能越大。这是理论上的，不是确定的准则，是在所有其他条件相同的基础上提出的一个设想。这恰好说明骨再生的难点。因此，按照骨再生潜能的大小将骨缺损的范围从小到大分为单壁骨缺损、双壁骨缺损、三壁骨缺损、四壁骨缺损。事实上，骨缺损的体积相同的条件下，血管可以增殖进入的骨缺损表面是骨再生潜能的决定性因素。

临床应用注意事项

基于前面所描述的骨再生的生物化学及生物学机制，血管形成易受临床操作的影响。很显然，受植区的制备及随后的移植材料的植入都会影响血管生成的准确发生。从临床手术的角度来看，应该特别注意受植床的制备，以便确保血管长入移植材料中，去除作为成骨障碍的纤维组织，最重要的是促进早期炎性因子应答反应，活化血管形成的分子机制。因此，任何抗炎药物的局部应用会通过阻止血管形成因子的活化而导致骨再生的失败。在颗粒状骨移植的情况下，建议不要过度挤压骨移植材料，使相邻颗粒间有适当的

空间，以便于血管长入移植材料中。最后，骨移植材料植入后绝对的刚性固定是最基本的，因为移植材料相对于受植区的轻微移动会破坏脆弱的毛细血管网，从而不利于毛细血管的定殖。也就是说，要确保受植区与植入材料的最大接触面积。任何间隙的存在均会成为血管形成不可逾越的障碍，因为血管不可能在空的支架中生成，而是需要物理支架支撑。

骨再生未来会怎样？

目前，良好的临床实践/技术将直接或间接地影响血管形成，是唯一影响骨再生（预备受植区、移植材料的压紧及固定）的因素。然而，理论上讲，血管形成及骨再生的其他阶段可能受不同因素影响。比如会受到骨形成过程中必需的生长因子（主要是骨形成蛋白）的影响。尽管目前花高代价去获得重组蛋白、进行大规模临床应用较困难，但可能这种方式是有希望的。另外，尽管生理活动的激活需要多种生长因子的相互作用，但是这种方法需要单一的生长因子（由于前面提到的价格问题）。

另外，尽管生理活动的激活需要多种生长因子的相互作用，但是这种方法只需要单一的生长因子（由于前面提到的价格问题）。

一种替代方法是利用皮质骨完全脱矿后形成的骨基质（同源或异源）。向骨移植材料中添加来自人或动物的骨胶原，该胶原中含有丰富的可以促进骨诱导的

发生的生长因子。严格意义上讲，这种情况并不是骨诱导作用，只是脱矿的骨基质中含有一定的浓度的生长因子（含量因人而异），它只是促进了骨再生的发生。从理论上讲，另外一种可能的替代方法就是向合成的或天然的支架材料中添加干细胞，增加移植物的成骨能力。然而，法律规定任何一种干细胞只能来自于同一个体，不仅在获取干细胞，包括筛选和增殖干细胞，而且对其进行适当的处理过程中（就像准备和发放药品一样）均存在各种问题，因此将干细胞应用于临床有很长的路要走。

口内取骨

Marco Rinaldi, Angelo Mottola

骨缺损范围较小时，手术可在局部麻醉下进行，必要时可通过静脉镇静（见第5章）加强麻醉效果。通过观察骨缺损部位的三维影像，可精确评估骨缺损范围，以明确供区取骨量。口内主要的供骨区（donor site）是颏联合部位和下颌升支。

少量取骨

除了主要的取骨部位，临床上也可在以下部位获取少量的骨组织，如上颌结节区、颧骨、种植体间及在预备种植位点时产生的骨屑。某些情况下，这些少量骨组织可以用来修补小的骨缺损及充填大块骨之间的空隙（图2-20～图2-26）。

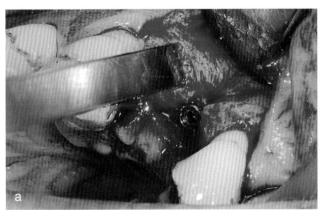
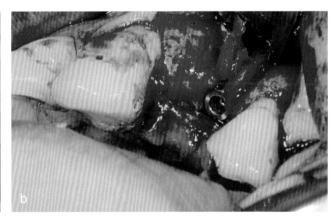

图2-20 a.用骨凿凿取种植体颊侧骨质；b.取得的骨质

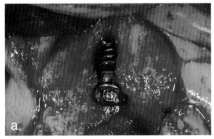
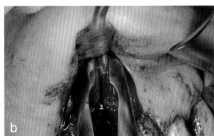
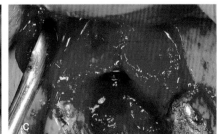

图2-21 a.颊侧骨开裂；b.咬骨钳（Mini Fridmann，马丁公司，图特林根，德国）从颊侧取骨；c.用获取的骨质覆盖颊侧骨缺损部位

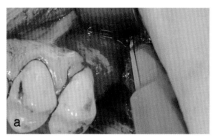
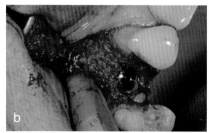
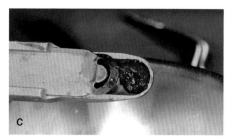

图2-22　a.和b.骨刨；c.方便外科医生获取少量骨屑

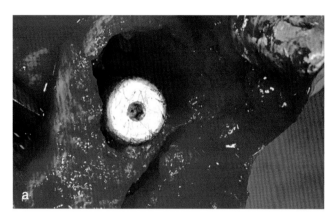
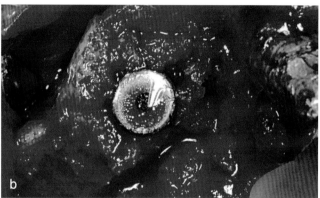

图2-23　取得的骨质用来充填拔牙即刻种植后的牙槽窝间隙a.植骨前；b.植骨后

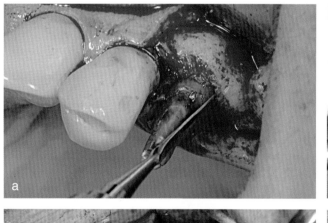
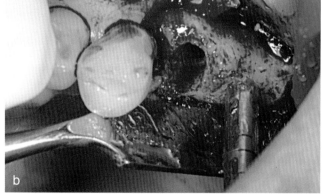
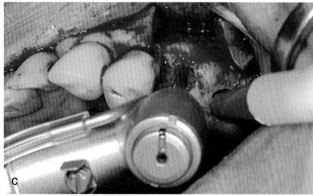
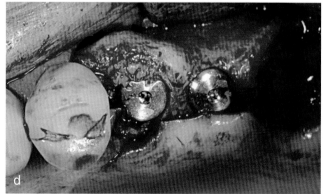

图2-24　a.利用牙周膜分离器（诺保科，哥德堡，瑞典）微创拔除左上颌第二前磨牙的残根；b.用环钻获取左上颌第一磨牙颊侧的骨质，并制备种植窝；c.制备左上颌第二前磨牙种植窝；d.植入两颗种植体（NOBELSPEEDY，诺保科，哥德堡，瑞典）；用环钻取得的骨质用来充填拔牙窝骨缺损

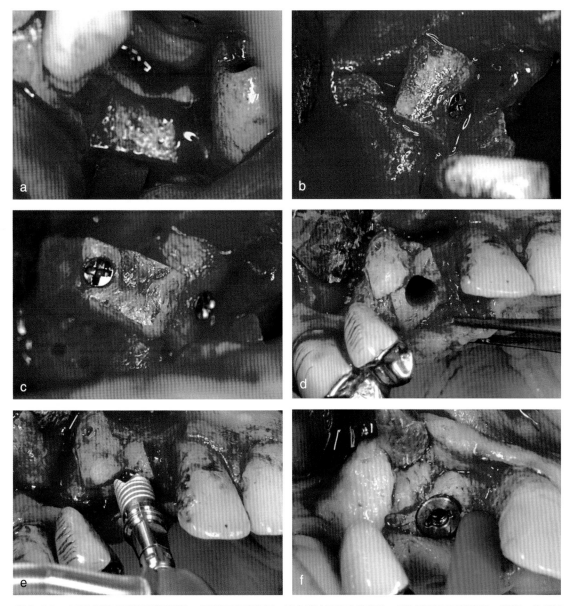

图2-25 由于缺牙区牙槽嵴顶近颏孔，采用固定桥修复，这个部位不植入种植体，所以在该缺牙处取骨，用第一块植骨块恢复上颌骨缺损处的高度；在颏联合处取骨，用作第二块植骨块恢复骨缺损宽度a.缺牙区取骨；b.第一块植骨块置于受植区，恢复骨缺损高度；垂直向螺钉固定；c.第二块移植骨置于骨缺损处第一块移植骨的颊侧，用横向螺钉固定；d.植骨后愈合4个月；e.植入种植体（XIVe Æ，登士柏–费亚丹，慕尼黑，德国）；f.4个月后种植体在移植骨块内形成骨结合

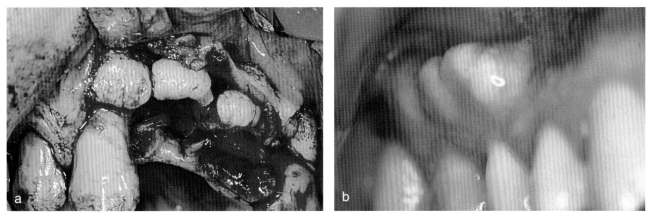

图2-26 如果存在外生骨疣，可以作为移植骨材料

颏正中联合部取骨

取骨区　颏联合部取骨的位置在双侧颏孔、下颌骨底部及下颌前牙根尖区之间。颏部应行CT或CBCT扫描以评估骨的形态及可以利用的骨量（图2-27～图2-31）。著名的"5s法则"提出5mm的安全取骨距离即在下前牙根尖5mm以下（图2-31），距双侧颏孔及下颌骨下缘5mm以上。在现代成像技术应用到日常临床医疗之前，这项法则是重要指南。现在，我们可以通过分析颌骨解剖结构的CT/CBCT三维影像来进行个体化分析。通过计算机软件分析未失真的图像，进行精确测量，制作3D打印树脂模型。这一技术的应用可以模拟外科手术，帮助外科医生在最佳位置取得移植骨。

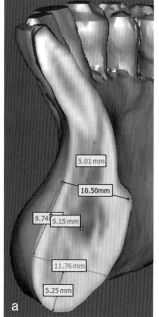
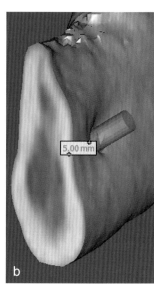

图2-28　种植软件处理后的三维CT影像（Simplant Æ，登士柏种植公司，哈瑟尔特，比利时），可对经任意点的矢状剖面进行测量以下展示的是取骨时应遵循"5s法则"，即距离牙齿根尖下方5mm，距离下颌骨下缘5mm及距离颏孔5mm。遵循"5s法则"不至于取骨太深，可获得约1cm高，5mm厚的方块骨。"5s法则"是通用法则，而目前种植软件的应用可以直接模拟取骨过程、分析解剖难点，使得这一法则临床应用价值不大

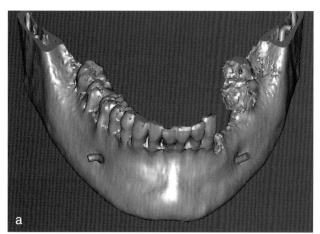

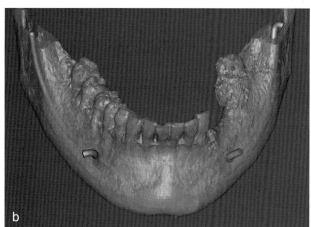

图2-27　a.下颌骨三维CT影像；b.经软件处理后的三维CT影像，通过（Simplant Æ，登士柏种植公司，哈瑟尔特，比利时）改变图像的透明度可以观察深部的解剖结构
用红色标记下牙槽神经的走向

麻醉方法　颏神经麻醉加局部浸润麻醉，麻醉药中加入血管收缩剂可以减少局部出血。麻醉过程中可以采用静脉镇静加强麻醉效果。

切口　颏联合部取骨有两种主要切口（图2-32）。一个是龈沟切口，一个是颊侧切口。龈沟切口适用于前庭沟浅、颏肌张力大的情况，而牙龈有炎症、前牙

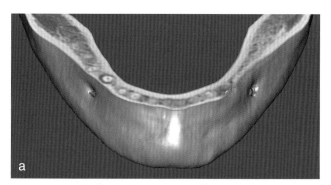

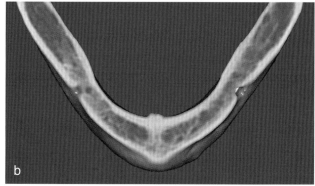

图2-29　种植软件同样可以进行横断面分割。a.这个层面仍然可以看到切牙根尖；在这个层面上取骨会影响到切牙活力，因此应降低取骨的高度，如b所示，经过双侧颏孔的横断面

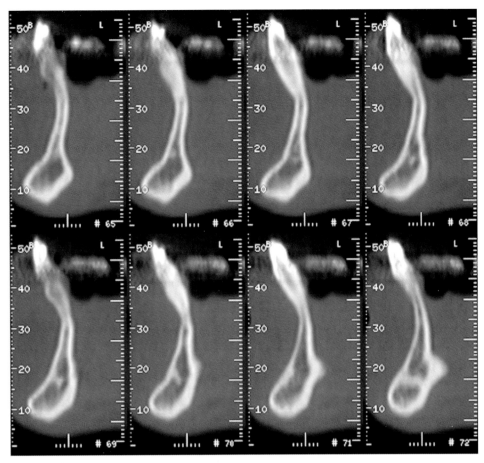

图 2-30　CT矢状面影像显示颏联合部骨质过薄，不适合取骨

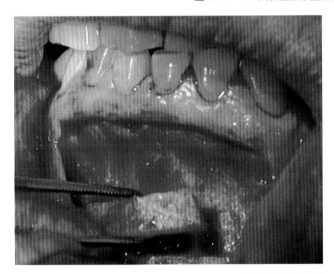

图 2-31　为了避免损伤下前牙根尖及牙髓活力，颏部取骨通常靠近下颌骨基底部

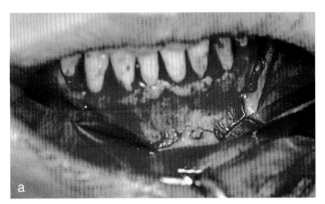

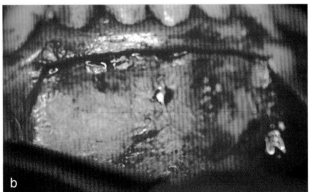

图 2-32　切口类型

a. 牙龈沟切口；b. 前庭沟切口（Courtesy of Edizioni Quintessenza, Milan, taken from Quintessence International, 2001, 7/8：233-240.）

根周骨质丧失及存在冠修复的情况下建议进行颊侧切口。龈沟切口比较保守，因为保留更多的骨膜及肌肉组织结构。通常，需要在第一个切口的远中末端进行松弛切口。取少量骨时，进行线型垂直切口，用环钻取骨。在受植区与取骨区接近的病例中，需要设计合适的翻瓣便于充分暴露受植床，向受植区做延伸切口，不需做松弛切口（图2-33）。

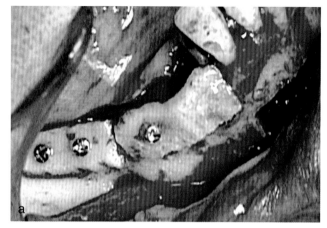

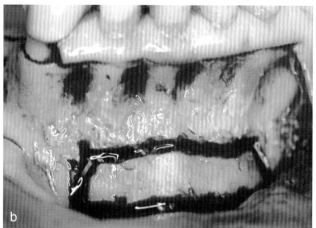

图2-33 供骨区和受植区临近时，仅作单个翻瓣切口

截骨及取骨 先剥离膜龈组织，暴露颏联合部骨质，先标出取骨的范围，可用电钻在周边打孔，也可用标记笔画线，或者用3D模型设计制作的取骨导板确定取骨边界（图2-34）。取骨过程中根据术者的喜好，可能用到不同的器械，如安装在直柄手机或成角度手机上的裂钻，矢状锯或来复锯、金刚砂切片、环锯及超声骨刀（图2-35～图2-37）。在骨质较为致密的情况下，来复锯容易被卡住、打滑，而矢状锯在骨质致密的下颌骨前份及下颌骨升支部位取骨时应用较为方便；矢状锯和来复锯均可用来进行线性切割。金刚砂切片也用于直线切割，使用时需要充分保护软组织。金刚砂切片切割的深度取决于切片的直径。安装在直柄手机上的裂钻可更好的界定取骨范围，而且便于操作，因此应用较为普遍。

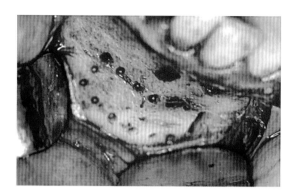

图2-34 钻针打孔确定取骨边界

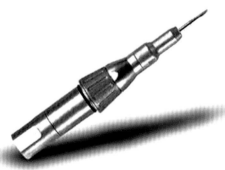

a. 1：1直裂钻

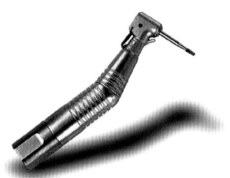

b. 1：1反角裂钻

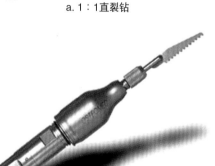

c. 来复锯（速度范围：0～20000cpm）

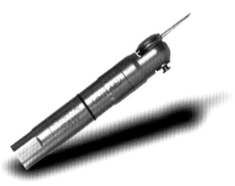

d. 矢状锯（速度范围：0～24000cpm）

图2-35 截骨工具（Osteomed LP，艾狄生，德州）

a.安装在直柄手机上的裂钻；b.安装在弯机上的反角裂钻；c.来复锯；d.矢状锯

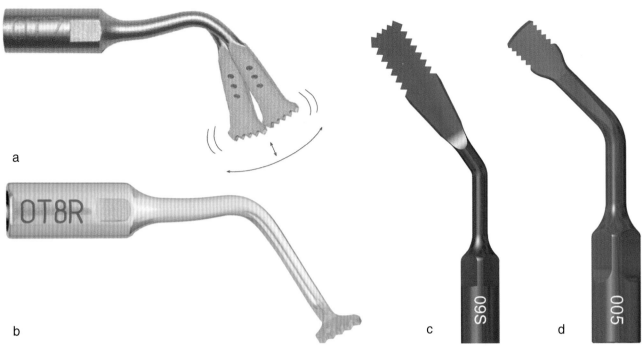

图2-36　超声骨刀工作头

a.OT7；b.OT8R；c.O9S；d.005（a.和b. Piezosurgery Æ，迈创，热那亚，意大利；c.和d. SurgiSonic，Esacrom，博洛尼亚，意大利）

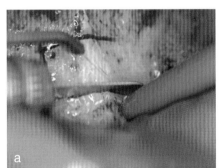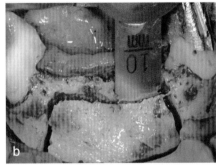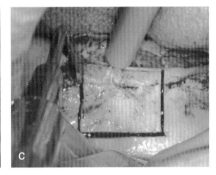

图2-37　a.米复锯，容易被卡住；b.矢状锯，适用于下颌骨削份；c.超声骨刀截骨（OT7）

术者可根据取骨导板的形状沿着导板取骨，也可以将导板当作模板在骨面上画出取骨区的轮廓（图2-38）。由于裂钻的工作长度明确，医师可以控制取骨深度。无论使用哪种技术，取骨不应过深，术前应仔细分析患者CT/CBCT影像，评估解剖结构。一旦确定了取骨范围，接下来就应将移植骨块取出。取出骨块时，先沿着取骨区的边界，在皮质骨上磨出轮廓线，需要注意骨块的转角处的断开，以便于皮质骨的离断。通常情况下，骨块边界完全离断后用骨凿和骨锤可以将骨块轻松取出（图2-39和图2-40）。取骨的量及形状是根据受植区骨缺损确定的。

有时颏联合部的某些解剖特点使该区成为适宜的取骨部位。比如根据实际解剖形状，可以按照受植区的需求，将颏联合部位取得的骨块修整成楔形或L形（图2-41～图2-44）。颏联合部可作为颗粒状骨的来源，这种情况下需要用到环钻（图2-45）。

取骨区的处理及缝合　移植骨取出后，局部应用止血纱布（氧化纤维素纱布）控制出血，特殊情况下，有必要用单极或双极电刀止血。在取骨区的间隙内充填生物材料和（或）生物膜促进局部骨质再生，是好的方法。双层缝合伤口，深层用可吸收线缝合，将颏肌固定在骨膜上；表层固定在黏膜上。缝合时，缝针先向下穿过颏肌，继而向上缝合于骨膜上，或者固定在骨面上。骨缝合技术是在取骨部位上方的骨皮质上钻孔，以便于缝线穿过（Rinaldi 2001）。缝线打结后，可以看到颏肌紧密贴附在下颌骨上（图2-46和图2-47）。与骨膜缝合相比，骨缝合抗力大，以便可以承受最大的重量。颏部伤口持续地受到言语及各种面部表情的影响，很少处于静止状态。这种缝合技术可以避免常见的伤口裂开的并发症。有些作者提倡取骨手术后即刻加压绷带包扎来控制肿胀（图2-48～图2-50）。

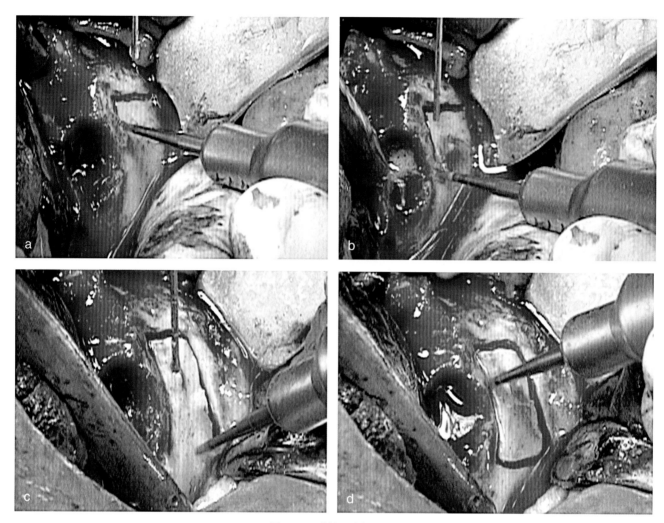

图2-38 颏旁正中部取骨、
a ~ d裂钻切开骨皮质取骨

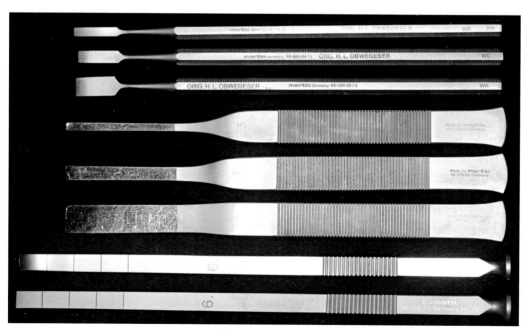

图2-39 骨凿取骨
从下向上依次为Epker、Tessier、Obwegeser骨凿（马丁公司，图特林根县，德国）

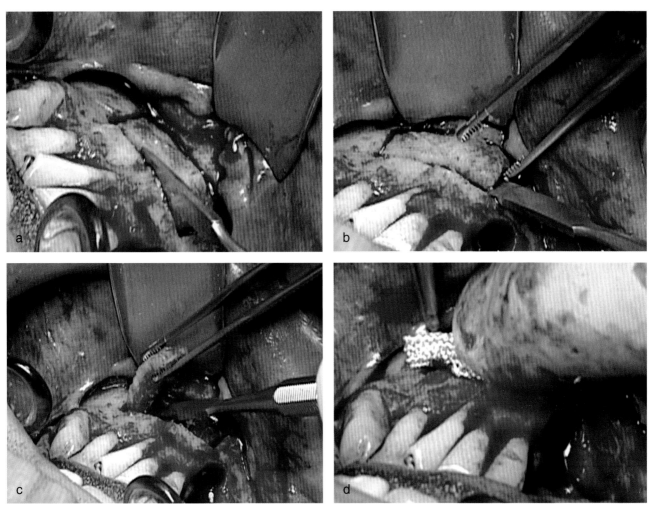

图 2-40　a. 用骨凿确定取骨边界；b. 用骨凿插入截骨缝中撬动骨块；c. 取出骨块；d. 止血纱布止血

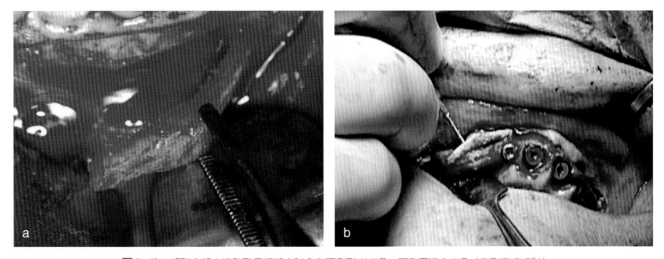

图 2-41　颏联合部中线处取骨后缝全时会在两侧形成成角，可利用这个成角（作引流或减张）
a. 取骨；b. 移植物重建尖牙区隆突

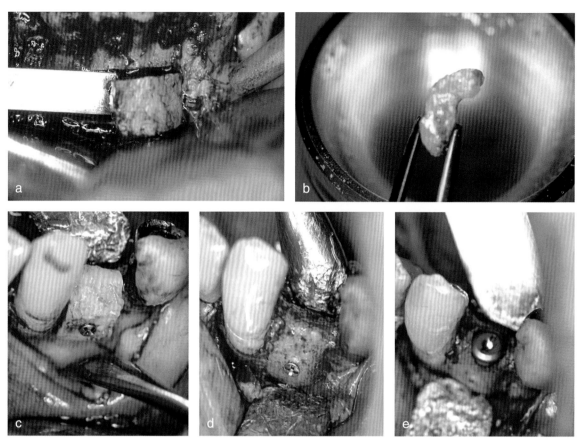

图2-42   L形骨移植
a.取骨；颏联合部中线处的成角度的外形；b.口外塑形；c.上置法植骨、固定；d.预备种植区，去除固定钛钉；e.植入直径4.5mm的种植体（Frialit-2，登士柏-费亚丹，慕尼黑，德国）[a.和b. Courtesy Edizioni Quintessenza，Milan，taken from Quintessence International，2001，7（8）：233-240.]

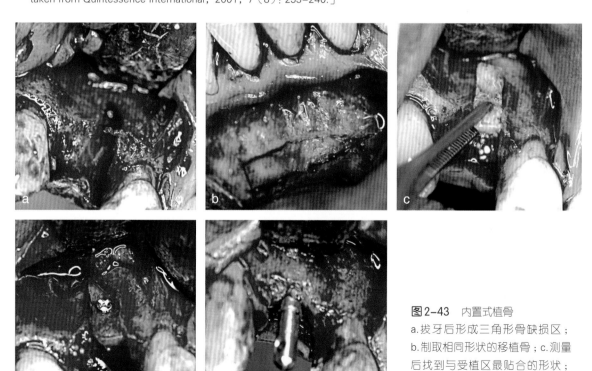

图2-43   内置式植骨
a.拔牙后形成三角形骨缺损区；
b.制取相同形状的移植骨；c.测量后找到与受植区最贴合的形状；
d.螺钉固定；e.预备种植窝，平行杆插入到重建后骨中

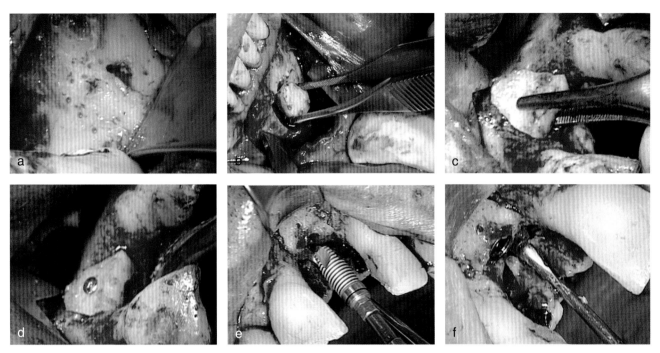

图2-44 三角形骨移植

a.裂钻确定三角形取骨范围；b.倾斜切割，形成骨斜面并从颏联合部取出骨块；c.骨缺损形态决定了移植骨的三角形外形；

d.螺钉固定；e.植入种植体（Certain Æ NanoTite，Biomet 3i，棕榈滩，佛罗里达，美国）；f.种植体就位

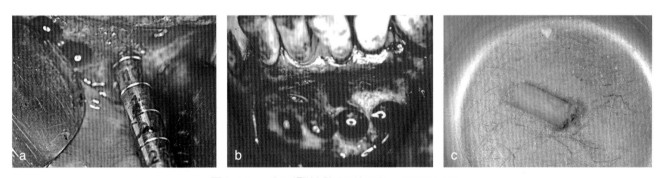

图2-45 a.和b.颏联合处用环钻取骨；c.取颗粒状骨

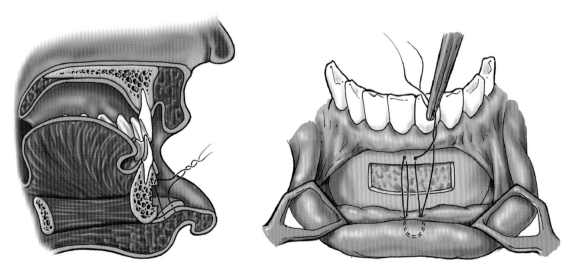

图2-46 颏联合部取骨后骨缝合技术

在取骨区域的上缘骨质钻两个小孔（其他位置也可以）。可吸收线穿过小孔，向深面延伸缝合穿过肌肉。打结后，肌肉组织贴附于骨面。然后缝合黏膜组织

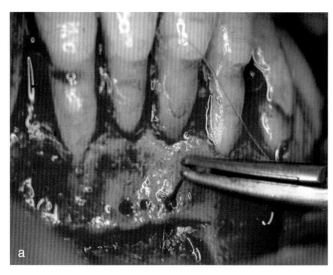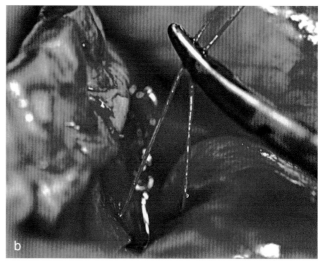

图2-47　骨缝合

a.缝线穿过预制的骨面孔洞；b.牵拉后，肌肉组织附着在骨面［Courtesy Quintessenza Edizioni, Milan, taken from Quintessence International, 2001, 7（8）：233-240］

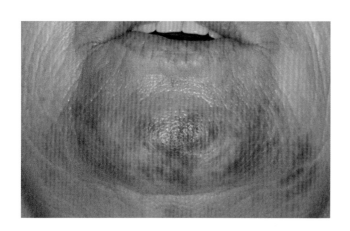

图2-48　颏联合部取骨后，经常出现肿胀、瘀青

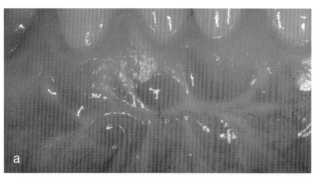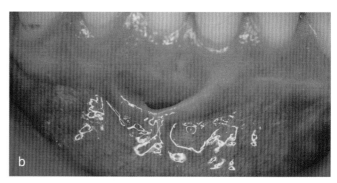

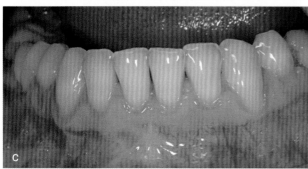

图2-49　颏联合取骨后的软组织愈合

a.前庭沟切口愈合形成瘢痕；b.前庭沟切口延迟性的伤口开裂；c.牙龈沟切口愈合良好

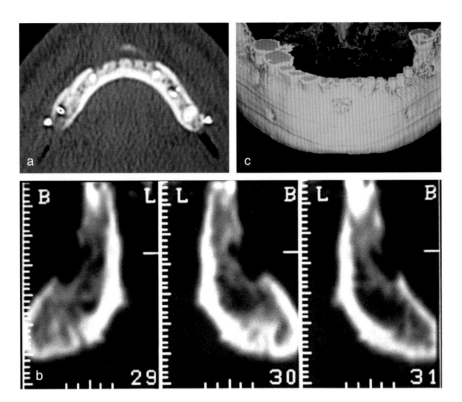

图 2-50　颏联合取骨后的 CT 影像
a. 取骨后的横断面影像；b. 取骨后的矢状位
影像；c. 取骨 3 个月后的三维 CT 影像

下颌体和下颌支取骨

取骨区

　　理论上下颌体和下颌支取骨的位置通常位于颏孔与下颌升支起始部之间（图 2-51）。下牙槽神经由下颌孔入下颌管穿行于下颌骨内，从颏孔处穿出，在最远中处，下牙槽神经最靠近舌侧（图 2-52 和图 2-53）。就如上节所说的颏联合部取骨一样，由于解剖结构的多样性，特别是缺牙与否、骨萎缩程度及准确确定神经位置都是与取骨密切相关的解剖难点，根据二维影像确定取骨区域是非常必要的。现代的种植设计软件可用于精确测量与选择最佳取骨部位。

　　麻醉方法　对于绝大多数患者来说局部浸润麻醉已经足够，一般不建议采用神经阻滞麻醉。局部浸润麻醉便于观察患者的反应，患者可以及时与术者沟通以避免取骨时太过于贴近神经管致其损伤。同样，也可辅以静脉镇静。

　　切口　下颌体和下颌支取骨由于其范围较大，术区切口是多样的。暴露受植床所需做的切口通常视患者的牙列情况而定。就如颏联合部取骨那一节所说，受植区临近取骨区时，术区切口应作相应改良。因此，下颌体和下颌支取骨时可作牙槽嵴顶线状切口，若口内有余留牙可作牙龈沟切口，必要时作辅助松弛切口。但是，下颌体和下颌支后牙部位取骨手术的典型切口多是与骨性阻生智齿拔除手术切口相同。而且，在手术切开翻瓣时要特别注意骨性解剖结构以避免损伤舌神经。

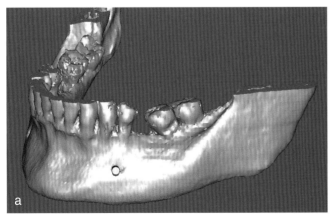

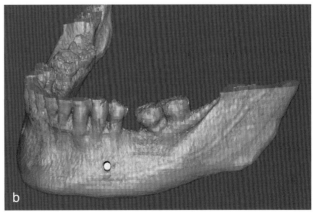

图 2-51　三维 CT 影像显示：下颌体和下颌支的取骨部位位于颏孔与下颌升支起始部之间
b. 图中，通过计算机设计软件（Simplant Æ，登士柏种植公司，哈瑟尔特，比利时）可以改变图像的透明度，并突出下牙槽神经的走行

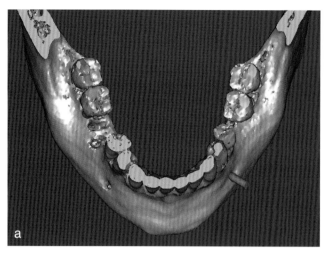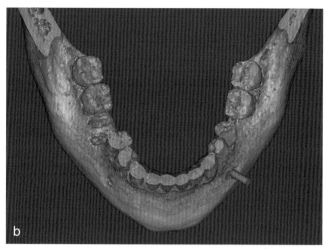

图2-52　三维CT影像上面观：改变图像的透明度并突出下牙槽神经的走行

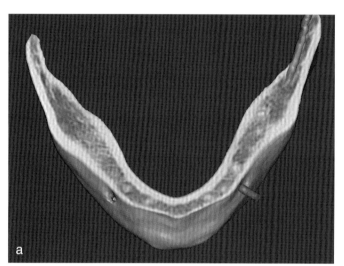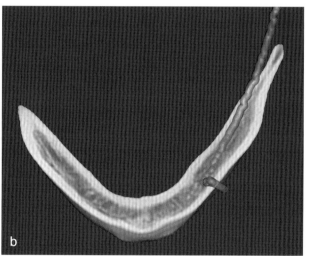

图2-53　三维横断面CT影像（软件的剪切功能）。下牙槽神经于舌侧进入下颌骨，于颊侧穿出
通常下颌管在第一或第二磨牙的位置距颊侧骨壁较舌侧骨壁远

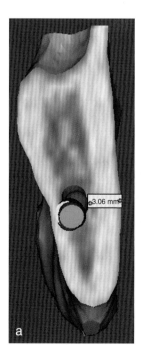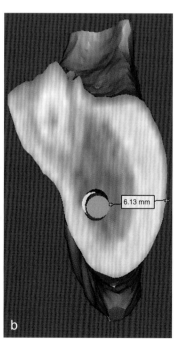

截骨与取骨　当需要植骨时，受植区骨缺损的大小与形状决定了取骨的形态。通过计算机软件设计取骨手术和利用后期制作三维树脂模型模拟设计取骨部位。取骨区的范围可用取骨导板确定或者用电钻在周边打孔。取骨的深度可由矢状位影像测得，或者通过计算机软件的三维横断面或横截面影像测得。所有这些重要的测量均可通过计算机软件进行（图2-54和图2-55）。下颌体和下颌支处的取骨方法与颏联合部相同，可用不同的器械。可用骨锤和骨凿取下合适的大小和形状的骨块（图2-56～图2-58，图2-39）。

图2-54　下颌管在起始部位距颊侧骨壁很近，接近中间部位时两者之间距离逐渐增加，随后当下颌管靠近颏孔时两者间的距离又逐渐缩短
采用计算机软件（Simplant Æ，登士柏种植公司，哈瑟尔特，比利时）进行三维影像测量，下颌管的起始部位a.及下颌管中间部位b.

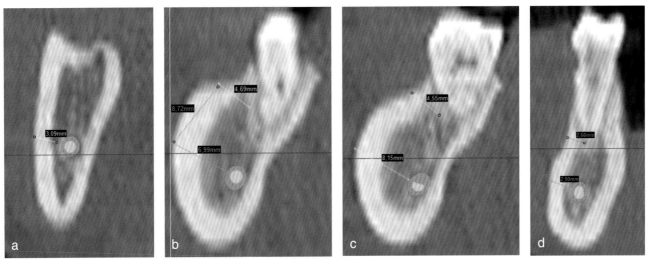

图2-55 计算机软件（Simplant Æ，登士柏种植公司，哈瑟尔特，比利时）矢状位影像上，测量下颌管与颊侧骨壁之间的距离（用红色标记）最远中部位该距离较近（a），磨牙区域距离增加（b），在第一与第二磨牙之间达到最大值（c），接近颏孔时距离又逐渐缩短（d）

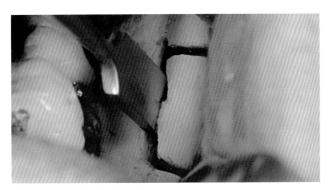

图2-56 口内有余留牙时在下颌体取骨

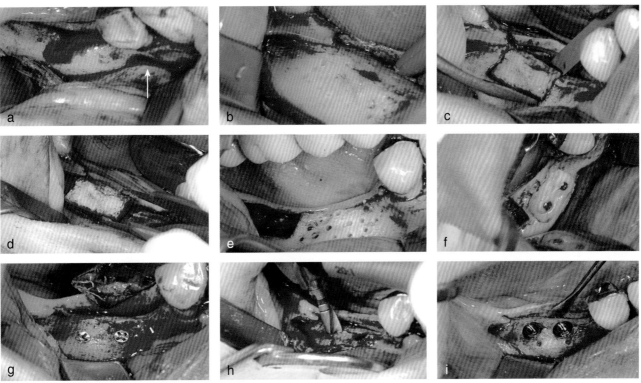

图2-57 在下颌体取骨并移植到邻近的磨牙区
a.确定颏孔的位置（如箭头所示）；b.划定取骨区域范围；c.用骨凿撬动骨块；d.取出骨块；e.预备受植区皮质骨；f.螺钉固定；g.愈合4个月后情况；h.预备种植区；i.植入两颗种植体（NanoTite，Biomet 3i，棕榈滩，佛罗里达，美国）

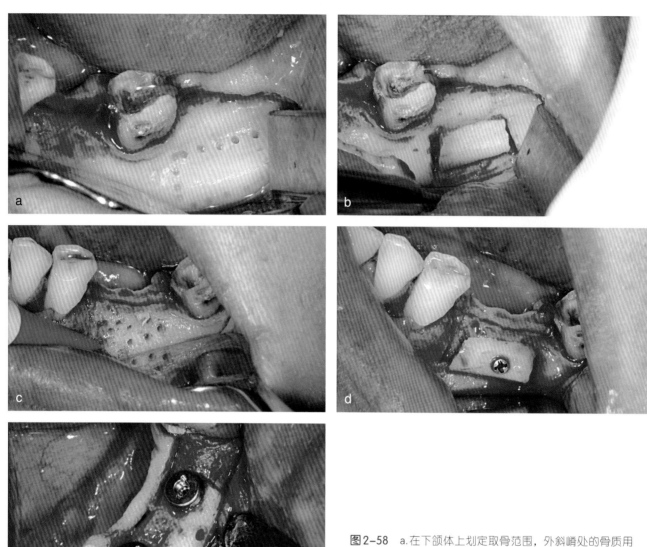

图2-58　a.在下颌体上划定取骨范围，外斜嵴处的骨质用于移植；b.移取骨块；c.预备受植区；d.旋转180°植入骨块（取决于取骨的位置），外斜线边缘处骨可用于重建牙槽嵴顶，移植骨的大部分可用于重建骨侧壁；e.4个月后移除钛钉，植入两颗种植体（XIVe Æ，登士柏–费亚丹，慕尼黑，德国）

　　取骨区的处理及缝合　为控制出血，通常采用术区轻敷止血纱布，尽量减少电刀使用以免损伤下牙槽神经，该神经通常位于取骨区域的底部（图2-59a）。取骨区间隙内可填塞生物材料来促进骨重建（图2-59b，图2-60）。通常来说，这个区域采用单层缝合就足够了。

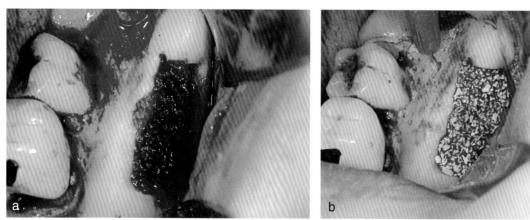

图2-59　a.术区轻敷止血纱布；b.取骨区放置生物材料（Endobon，Biomet 3i，棕榈滩，佛罗里达，美国）

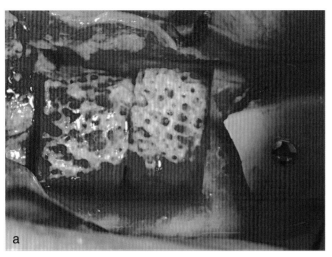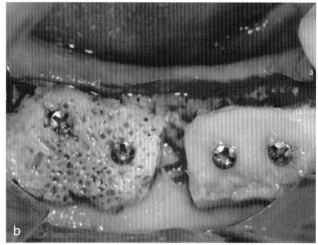

图2-60 a.在下颌体取骨区置入取自马的骨块移植物（OX，Bioteck，阿尔库尼亚诺，维琴察，意大利）；b.螺钉固定移植骨块并植入另外一层骨质覆盖其上

自体髂骨移植

Alessando Gasbarrini, Luca Boriani

与胫骨、腓骨等相比，髂前上棘和髂后上棘可提供最宽的皮质骨及松质骨，而且每个移植骨块可提供三面的皮质骨。其他部位的骨移植通常伴随着并发症高及术后愈合慢等缺点。建议自体骨移植手术在静脉镇静麻醉或全身麻醉下于手术室中进行。当移植的骨质仅作为骨引导填充物时，对其形状及硬度并无要求，取的骨质可以是碎骨片。当移植的骨质需要具备一定机械结构时，髂骨移植时需要包括皮质骨及附着的海绵状的松质骨。当移植的骨质需要具备一定抗力结构时，髂骨移植时需要全厚骨块（两面皮质骨甚至三面皮质骨移植物）。为了得到一个楔形移植骨块，应在髂翼上作一个90°切口。髂骨移植时为获得较好的骨结构，采用骨锯效果较骨凿好，后者使用时常伴随着微小骨裂。

髂前上棘和髂后上棘取骨的效果可能与术者的偏好及手术台上患者体位（上–仰卧–前或俯卧–后）有关，但是差别也并不大。笔者建议手术取骨时选择髂嵴前外侧壁，这个位置取骨较容易，能保证患者仰卧，而且易切取皮质骨、松质骨、皮髓质骨或两面皮质骨、三面皮质骨（图2-61）。

当需要移植较多的松质骨时，需在髂后上棘处作切口，该切口仅数厘米就可获取较多骨质。但这种移植方法具有一定的限制性，取骨手术时患者采取俯卧位，但进行口腔手术时患者需要仰卧位，要在术中变换体位。髂嵴移植也可用于血管化骨移植，但肋骨和腓骨移植更合适。在种植手术中血管化自体骨移植术有一定的禁忌证，并且需要具有显微手术经验，才能减少取骨区并发症的发生。

并发症

这种取骨方式的最主要风险，特别是采用骨凿而

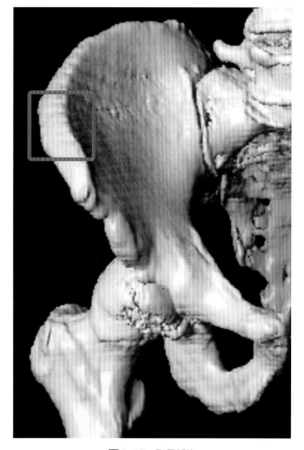

图2-61 取骨部位

不是骨锯时，是取骨时会导致产生一定的骨裂，通过髂骨，可到达髂臼，导致患者一段时间必须制动。为了避免发生这种情况，取骨时建议在最远端位置或者在两个远端角之间进行钻孔以阻断应力传播。大范围的全厚髂骨移植（三面皮质骨）会导致肌疝。手术时尽量保存骨嵴可降低肌疝的发生。取骨时可能会发生神经或血管损伤或变形，但如果手术操作小心谨慎，可以避免并发症的发生。

在髂嵴前部取骨时股骨皮肤和髂腹股沟神经可能会有损伤，如果手术切口在髂后上棘前方8mm以上，上臀神经可能会有损伤。当牵拉髂嵴下缘时放置在髂骨外侧壁的拉钩可能会损伤臀上皮神经。在髂前上棘处截取大范围的三面皮质骨是最影响美观的。因此建议保持髂前上棘完整性，取骨时尽量往后，然后缝合肌肉时尽量覆盖骨缺损以恢复美观。绝大多数并发症如动静脉瘘、假性动脉瘤、输尿管损伤、髂前上棘裂、骨盆不稳定等虽然有报道，但极少见。

外科手术技术：髂嵴前外侧壁处取骨

只要患者没有显著肥胖，经髂嵴前外侧壁处取骨很容易暴露髂骨。建议术前进行骨盆影像学检查以排除结构改变或骨畸形的可能性（图2-62）。影像学检查可采用标准骨盆前后位或骶髂关节前后位。有必要评估取骨区的大小与结构，因为切口大小与取骨量、皮下脂肪含量是成正比的（图2-63）。

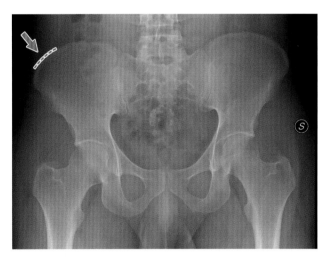

图2-62 术前进行骨盆的影像学检查排除结构改变或骨畸形的可能性（箭头表示取骨位置）

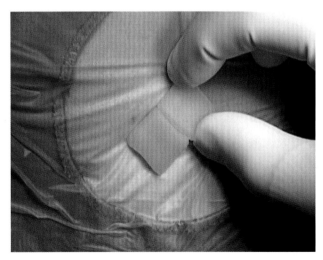

图2-63 在髂嵴皮肤上放置取骨导板

患者必须采取仰卧位，在身体同侧臀部下放置硅胶垫，充分暴露髂前上棘和整个髂嵴。最佳的手术部位是在髂嵴外侧面，避免损伤股外侧皮神经（通常于腹股沟韧带下方走行，距脊柱中下方约15mm）。若损伤则会导致异常股痛（大腿外侧触痛或感觉迟钝，据报道有1.3%的发生率，一般能在12个月内自愈）。因此应避免在髂嵴前方区域取骨，或者在髂前上棘水平确认、分离、保护股外侧皮神经。应采用尖锐刀片在髂嵴边缘作一皮肤半圆形切口，沿髂嵴向上。然后，用一个单极电刀切开皮下组织，直至外斜肌筋膜和臀大肌表层部分的连接处。臀大肌牢固附着于髂棘外缘，因为有Sharpey纤维嵌入骨质中。因此，有必要采用单极电刀继续进行髂嵴与周围组织的分离以完整暴露髂骨的骨架结构（图2-64）。

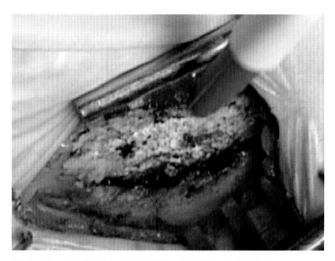

图2-64 采用单极电刀暴露髂嵴，分离肌腱，减少出血

只要髂骨翼面得以暴露，那么笔者建议使用宽头骨膜分离器，会很容易暴露取骨区。切取髂骨供骨区中间部分通常足以获得一侧含有松质骨-皮质骨的骨块，这样可保持髂前上棘的侧面解剖形态。当切取的骨块不必包括骨嵴上部，或者在儿童取骨时，笔者建议保留包括髂骨上表面的骨质，（这是为了保护肌腱和软骨，或者从医学美学方面考虑）或者至少保留髂嵴的一部分。可保持髂嵴上缘和外侧缘的边缘连续性，以避免破坏供骨区的正常外形（图2-65）。同时，取骨时，必须在骨膜下进行良好而彻底的解剖分离，以最大限度地减少出血。

如果只需要一侧皮质-松质骨块，那么所附着的肌肉组织必须从供骨区一侧（最好是内侧面）进行解剖分离。如果需要获得包括双层骨皮质中间含有松质骨的3层骨块，那么在嵴中间和侧面分离后，还需要在髂前上棘前、后方向上截开才能完整取下供骨骨块（图2-66）。在需要取得双层皮质骨骨块的病例，可根据移植骨的模型，在髂嵴侧面下方行中间截骨取得，而保留髂嵴。如果仅需要获得小片或碎片状供骨骨段，

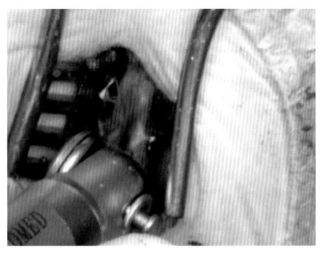

图2-65　用摆动锯切骨，锯沿髂骨棘长轴切开，以保持髂骨翼外形

可以通过骨外侧开窗获取。切开皮质骨骨板（嵴顶、内板或外板）后，可以用刮匙获得大量的松质骨骨粒。

楔形骨段可以采用动力锯很容易的获得（动力锯通过室温生理盐水不断冲洗来降温避免锯骨过程造成

的骨灼伤）。后部取骨的病例，笔者建议采用与髂骨棘垂直并且和上臀神经平行的切口以避免神经的损伤。取出供骨块后，必须通过止血钳或者单极划双极电凝来彻底止血。通常情况下，来自海绵状松质骨的出血比较多，必须引起足够重视。通常根据医师的喜好，各种外科手段和止血材料都可以用于创口止血。笔者推荐在截骨面用骨蜡或棉垫压迫止血，或用诸如可吸收明胶海绵（100%提纯的猪明胶）等止血材料填充取骨区。可吸收编织缝线用间断缝合方法分层缝合创口（2号缝线缝合筋膜层、0号缝线缝合皮下组织），放置CH12负压引流并用单独丝线将其固定于皮肤上。持续引流24h后，采用4.0透明可吸收缝线进行皮内连续缝合（图2-67）并用石膏固定。为了减少术后疼痛，手术创口可用局部麻醉药物（罗哌卡因或者丁哌卡因）进行浸润。根据文献报道，76%的患者有超过预期的轻度疼痛，视觉模拟评分表（VAS）的平均值为4。在没有严重早期术后并发症前提下，91%的患者在麻醉清醒后可以自由下床活动。

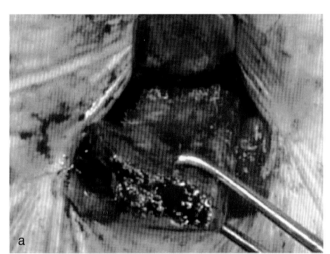

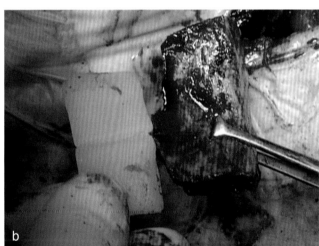

图2-66　a.切开后，可以通过很小的切口获得很大的移植骨块；b.移植骨块与植骨导板对比（Harvest Guide）

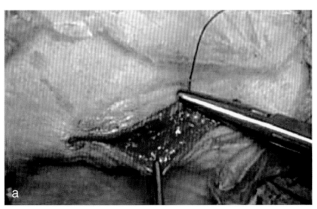

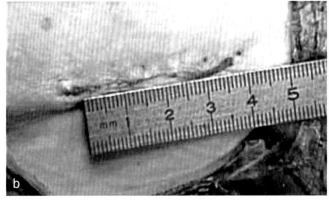

图2-67　a.必要的情况下，比如创面出血较多，可放置负压引流以防止血肿形成，并从筋膜下到皮下进行分层缝合；b.表皮层可以进行皮内缝合，以获得理想的美观效果

外科技术：从髂后上棘（PSIS）取松质骨

供区

髂后上棘（PSIS）在骶髂关节侧方。其表面标志明显程度具有较大的个体差异，尤其与表层的脂肪组织厚度密切相关。

为了更好准确地定位髂后上棘（PSIS），可以沿着髂嵴向后上方触摸，可触及一个小凹陷，称之为"髂小切迹"。在解剖学上，"髂小切迹"位于髂后上棘和髂后下棘之间。

定位髂后上棘的最好方法是示指和中指双指触诊，臀大肌位于其外侧而背长肌位于其内侧。骶结节韧带位于髂后上棘（PSIS）的下半部分，髂腰韧带位于其上半部分，而骶髂韧带位于中间。

髂后上棘（PSIS）外形类似"截头圆锥体"，去除顶端后很容易从锥体内部获得需要的供骨组织。

麻醉技术

完成髂后上棘（PSIS）的体表定位后（图2-68和图2-69），开始进行局部麻醉（麻醉药物的选择可以根据患者的具体情况进行选择，可以考虑起效迅速的药物与作用持续时间较长的药物联合应用，如2%的利多卡因＋罗哌卡因）。可以在麻醉剂中加入少量碳酸氢钠以减少注射疼痛，也可以单纯采用牙科卡式注射器注射（图2-70）。随后进行手术区消毒（聚维酮碘、酒精溶液均可）。对碘过敏患者可采用Amuchina消毒液加亚甲基蓝消毒。也可以采用自带粘接孔的成品灭菌条，该消毒条为独立包装的预成品。透明粘接抗菌膜不仅可以获得更好的无菌效果，且无刺激，可以更好地保护周围组织。

手术入路　手术切口可以是纵向或横向的，横向切口与皮肤皱褶方向一致，可以获得更好的美观效果。切口长度取决于手术视野的深度，对于一个中等体格的患者而言，通常情况下1～2cm的切口就足够了

（图2-71和图2-72）。金属手术刀片切开皮肤后，用单级电刀切开皮下组织，辅以骨膜分离器、拉钩等，暴露髂骨骨面（图2-73和图2-74）。

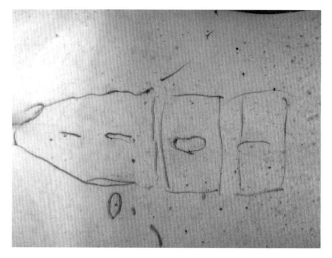

图2-69　通过触诊确定髂后上棘（PSIS）后，在皮肤表面标记好

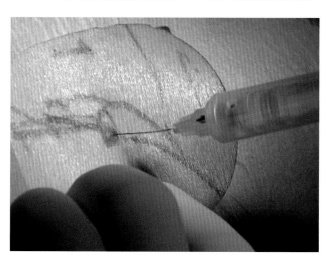

图2-70　髂后上棘（PSIS）浸润麻醉

因为可以在局部麻醉下进行手术，髂后上棘（PSIS）是口腔外科医师喜欢的取骨位置

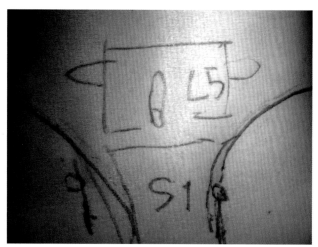

图2-68　在第一骶骨（s₁）外侧确定髂后上棘的位置，侧面至骶髂关节

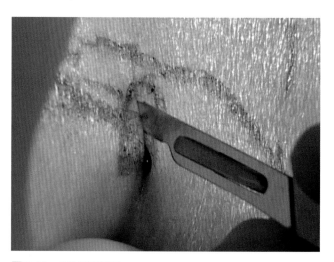

图2-71　横向皮肤切口

沿着皮肤皱褶的横向切口可以获得更好的美观效果

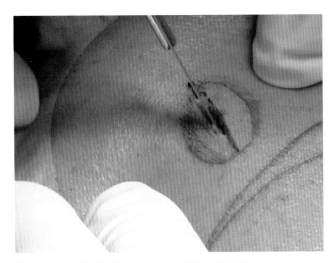

图 2-72　如果取松质骨，1 ~ 2cm 的切口就足够了

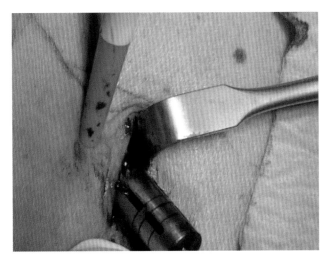

图 2-75　去除骨锥尖端

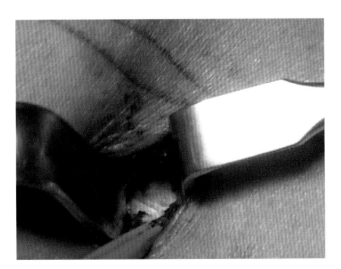

图 2-73　暴露髂后上棘（PSIS）

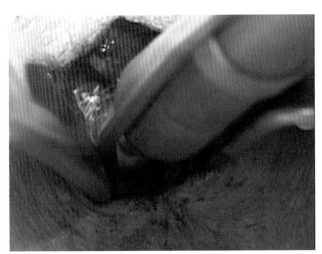

图 2-76　直机上环钻去除骨锥尖端

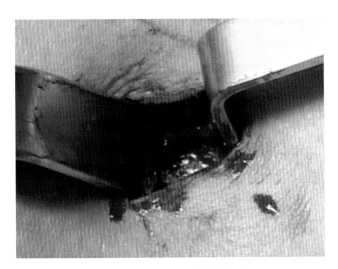

图 2-74　髂后上棘（PSIS）尖部呈截头圆锥体形

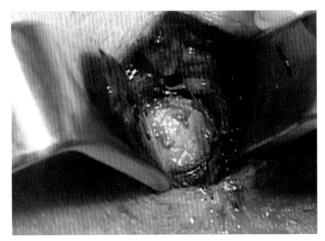

图 2-77　去除尖端部分后

可以用"切割"骨凿或者"弯尖"骨凿来行圆锥上方的开窗。其中"弯尖"骨凿的尖端可能是正方形、长方形或者椭圆形。另外，也可以用摆锯、超声骨刀或者高速球钻（图 2-75 ~ 图 2-77）。

截骨术和取骨　去除表层的皮质骨后，取骨可以用直头或弯头刮匙或者其他类似工具进行（图 2-78 和图 2-79）。根据需取的移植骨骨量刮取适量的松质骨。由于骨的神经支配主要位于骨膜，所以在先前麻醉良好的前提下，取松质骨不会引起疼痛。

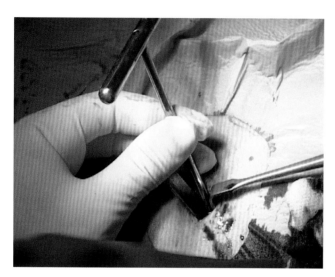

图2-78 用取套管针取骨

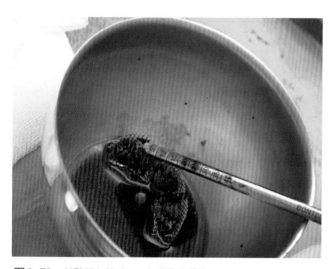

图2-79 从髂后上棘（PSIS）截取的骨块

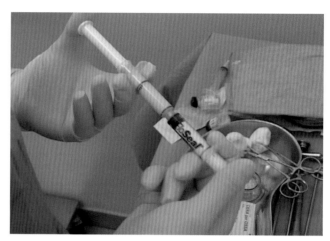

图2-80 止血剂（Floseal，Floseal，百特健康公司，迪尔菲尔德，伊利诺伊）

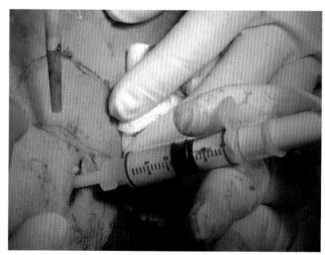

图2-81 将止血剂置入髂后上棘切口以协助止血

供区的处理和缝合 最后，供区骨组织创面的止血可以用"骨蜡"。取骨后留下的缺损区可以用不同密度、含或不含凝血酶的可吸收止血材料填充（如Spongostan，Floseal）（图2-80和图2-81）。

创口彻底止血后，用消毒液冲洗，分层缝合（图2-82）。膏药型免缝带（"Steri-Strip"）可以应用到皮肤创面的关闭。

术后处理 最后，术后即刻下床活动是可能的。术后3d，可以应用非甾体消炎药或者局部冷冻疗法来控制术区疼痛和炎症反应。

术后2周可以去除固定用的石膏。通常情况下，创口的愈合可以看出切口的痕迹，但没有明显的瘢痕（图2-83）。

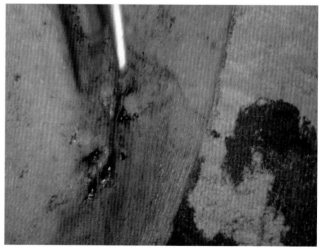

图2-82 手术切口分层缝合

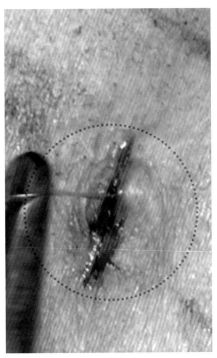
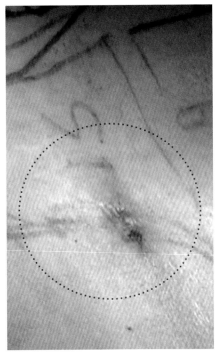
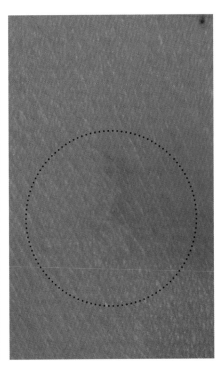

图2-83 皮肤切口愈合期。从左到右：皮内缝合、10d后、6个月后

受植床的准备

Marco Rinaldi, Angelo Mottola

　　受植床必须经过良好的准备才能植入移植骨段。首先，受植床必须经过彻底清理并保证没有任何结缔组织存留；其次，必须在受植床表面进行密集的打孔或者去除皮质骨以促进出血、血管再生并提供成骨物质在移植骨段和受植床之间的传递通路（图2-84）。有研究者（de Carvalho，2000）进行相关动物（犬）实验，将骨移植于3种不同的受植床：未制备的皮质骨区、进行钻孔的受植床和去皮质骨的受植床。分别在术后45d和90d取材，并进行组织学检查。结果发现，在45d取材的动物组，未进行制备的皮质骨受植床组有部分区域可以发现纤维结缔组织长入受植床，并且可见移植骨发生部分吸收；在钻孔受植床组，在受植床与移植骨段之间多数区域可见互相结合并有不成熟骨组织生成；而在去皮质骨受植床组可见受植床与移植骨段之间广泛结合。45d后，在打孔组和去皮质骨组均可见活体骨组织。术后90d取材组研究发现，未进行任何处理的皮质骨组大量纤维结缔组织长入移植骨段与受植床间隙；而在打孔受植床组和去皮质骨受植床组均可见新骨组织的生成并且移植骨段与受植床完成融合。因此得出结论，移植骨的生长情况取决于受植床的准备。事实上，在未进行任何准备的皮质骨受植床组标本上，常观察到的是纤维结缔组织的长入和骨块的吸收，而在打孔组和去皮质骨受植床组的标本上更常见的是移植骨与受植床的融合及骨量维持良好。尽管有很多关于在受植床皮质骨上打孔是否有利于移植骨成活的

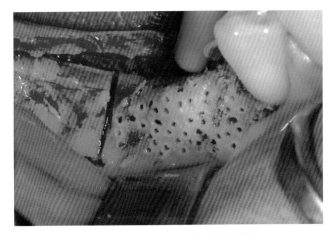

图2-84 皮质预备以促进新生血管形成及移植骨结合

研究，但并没有就此达成共识（Zanetta-Barbosa等，2009）。然而，对受植床进行良好准备和移植骨塑形以促进两者更准确的贴合，是移植骨的再血管化、形成骨结合乃至其最终成活仍然是骨组织移植手术中最重要的步骤。

移植骨的体外塑形

Marco Rinaldi, Angelo Mottola

　　为了使移植骨具有更适宜于受植床的外形，进而获得理想的再生骨组织形态，对在供区获得的移植骨段进行塑形是非常必要的。如前所述，对移植骨外形的修整具有重要的意义并且是骨移植手术不可或缺的步骤。对移植骨段外形的修整必须根据缺损区的具体

情况和移植骨段的固定方法进行（图2-85和图2-86）。

　　从供区获得的移植骨可以切割为数块以更好地与颌骨受植区的弯曲表面相吻合，或者可用下颌正中联合所取骨塑形成"L"形。笔者强烈建议移植骨块必须严格塑形以适应受植区的外形，并且所有移植骨段的塑形都是体外进行的，建议提前制作光固化树脂模型以进行精确的骨块塑形，并牢记固定骨块微型螺丝的位置（图2-87）。

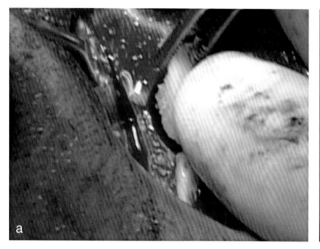
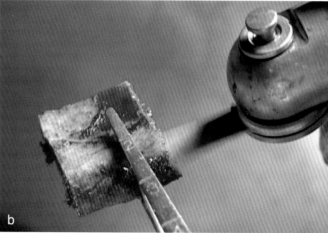

图2-85　a.骨块塑形的目的是为了取得与植骨区骨缺损一致的外形；b.用矢状锯对移植骨块进行塑形

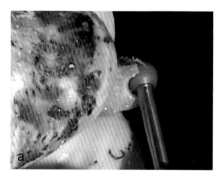
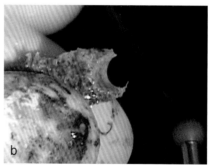
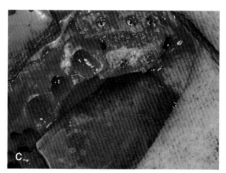

图2-86　a.用球钻将移植骨块塑形；b.将骨块修整为半月形；c.这样移植骨块可与圆形牙槽骨密贴

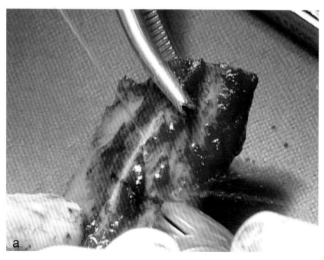
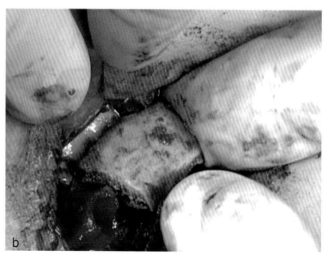

图2-87　a.将大块的移植骨块进行塑形；b.修剪成需要的大小和外形

移植骨段的固定

Marco Rinaldi, Angelo Mottola

良好的塑形之后，移植骨块置入受植床，此时必需对其进行固定。为了达到这一目标，必须用持骨钳将移植骨紧贴在骨面上，然后用接骨螺钉进行打孔固定。移植骨块的固定可以用接骨螺钉和接骨板

（图2-88和图2-89）。笔者推荐使用小直径（1.2mm）螺丝，因为这些小直径螺丝最适宜于口腔颌面部小型移植骨段的固定而不会引起损伤。可用一定数量的螺钉集中或者分散固定整个骨块，但应避免造成骨块折断。应对移植骨段进行坚强内固定以避免其移位，并紧贴受植床以促进移植骨与受植床的完好结合（图2-90～图2-94）。

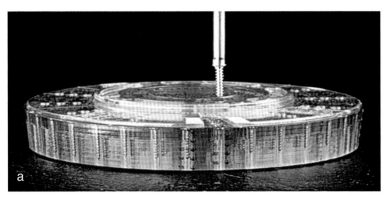
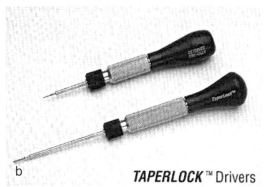

图2-88 骨块固定套装（Osteomed LP，艾狄生，德州，美国）
a.微型螺丝；b.配套的螺丝刀

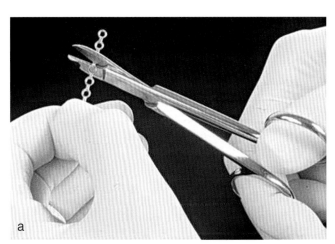
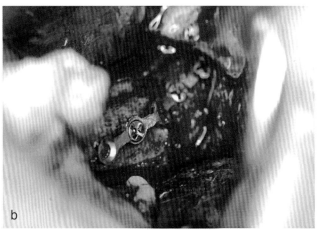

图2-89 在一些病例中，可用接骨板对移植骨块进行内固定（Osteomed LP，艾狄生，德克萨斯，美国）

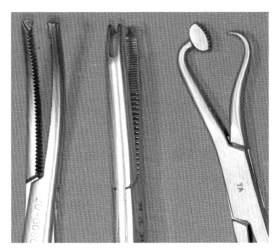
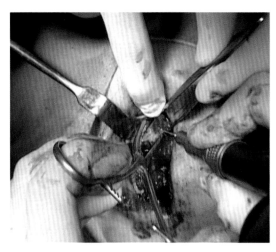

图2-90 在制备螺丝孔和骨块内固定时，需要用持骨钳固定移植骨块

图2-91 骨块固定有时非常复杂，需要多人合作完成

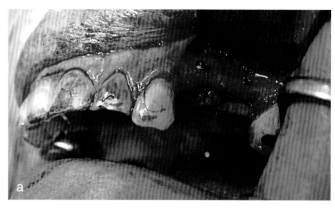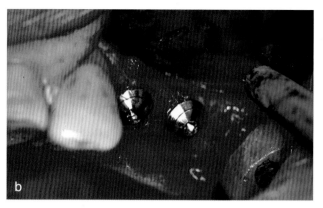

图2-92　移植骨块必须准确置入骨缺损的位置

a.在这个病例，移植骨块植入到腭侧；b.如果移植骨块植入在颊侧，那么和植体将植入偏向颊侧的位置。植入两颗种植体（士卓曼，巴赛尔，瑞士）

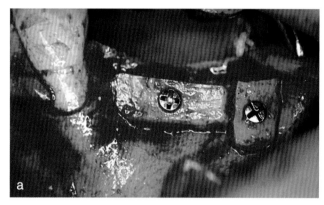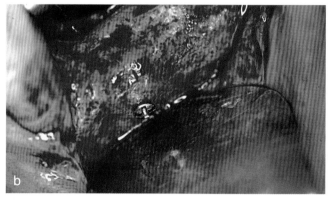

图2-93　移植骨的植入可激活一系列不同原因的再生机制。因此，植入两块较小的骨块（a）可能导致比移植骨更大范围的骨再生的发生（b）［A Courtesy of Quintessence Publishing，Milan，taken from Quintessence International，2001，7（8）：233-240］

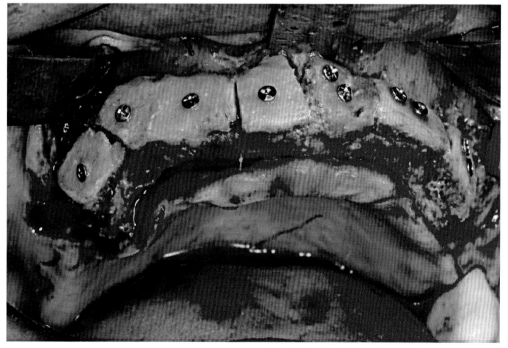

图2-94　受植区预备、骨块塑形、坚强固定对于骨组织移植的成功必不可少

同时，精准的外科操作明显影响移植骨块的整合

（徐俊峰 译　邵现红 校）

骨劈开术：狭窄骨嵴的劈开及扩展

Marco Rinaldi, Angelo Mottola

在一些有骨厚度/宽度不足（Cawood-Howell class Ⅳ）病例中，1984年Osborn首次提出了可以替代传统骨移植的骨劈开/扩展技术。骨劈开/扩展术的手术方法：切开骨嵴，根据具体病例可以附加侧方松弛切口或者不附加松弛切口，采用骨凿或者扩张器将双层皮质骨板分开。骨嵴的切开可以选用锯子、金刚石砂轮、电动手术器械或者适宜的凿子。劈开皮质骨板后，可同期将种植体植入分开间隙或者用接骨螺丝固定分离的骨板，使其在整个骨组织再生的过程中保持间隙，进而获得理想的骨嵴扩展效果。为了周围牙龈组织瓣的无张力缝合，在术区周围附加松弛切口使龈瓣完全无张力覆盖整个扩展间隙。而骨髓腔则无论有无移植物或者生物材料的植入，均与牙槽骨拔牙后同样的过程完成愈合。如果没有在骨劈开术同时植入种植体，可在术后4个月行种植体植入手术。微型骨扩张器械可以插入到两侧皮质骨板之间促使牙槽嵴扩张（图2-95）。

与取骨相比牙槽嵴扩张术创伤更小，但是像所有的外科技术一样，牙槽嵴扩张术的运用仍有适应证及禁忌证。该技术的实施以双侧皮质骨之间有足够量的松质骨为前提。原因有两点：首先，在薄的皮质骨之间寻找劈开平面比较困难；其次，从生物学角度考虑，骨再生及血管生成所需的细胞、生化因子存在于松质骨中。骨移植时在皮质骨中钻孔可促进移植骨与受植区结合，同样可以假设中间没有松质骨成分的两层薄的矿化骨的骨再生能力较低。此外，牙槽嵴较薄的病例骨劈开过程中容易造成边缘性骨吸收及骨折（图2-96a）。为防止骨吸收，建议要保持皮质骨上的骨膜，能为骨再生提供营养支持。在一些病例中，骨劈开术的应用需要经过严格的评估，比如有严重的凹陷性骨缺损的情况。事实上，骨劈开术不能纠正骨凹陷外形（图2-96b）。在牙槽骨基底部的宽度不变的情况下仅扩张最顶端的部分，会使种植体过于的偏向颊侧。

若上颌窦底距离需扩张牙槽骨太近，那么上颌窦可能阻碍骨劈开术的运用，因为骨劈开过程中可能将造成上颌窦底与双层皮质骨同时骨折。为避免这种情

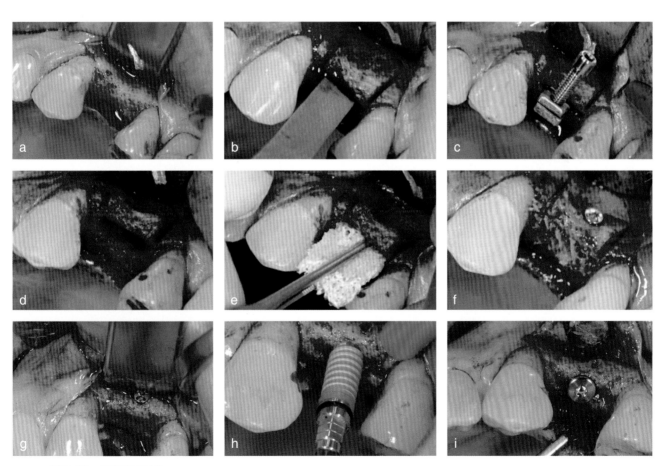

图2-95　牙槽嵴扩张术

a.缺牙区局部牙槽骨厚度明显不足；b.采用骨凿劈开牙槽嵴顶；c.插入骨扩张器（Extension Crest，Gec，Medica，博洛尼亚，意大利）；d.扩张牙槽骨；e.扩张的皮质骨中植入一块去抗原的、可吸收的马皮质骨（OX，Bioteck，阿尔库尼亚诺，维琴察，意大利）；f.用钛钉进行坚强内固定（Osteomed LP，艾狄生，德克萨斯，美国）；g.4个月后再次暴露术区；h.植入种植体（Biomet 3i，棕榈滩，佛罗里达，美国）；i.种植体及覆盖螺丝

况的发生，建议在骨扩张部位前缘可作水平向骨皮质切口，由于抗力性降低，水平向沟槽较易骨折，从而避免劈开过程中造成牙槽嵴向上颌窦底方向的骨折。上颌骨更适合应用骨扩张术，因为下颌骨较致密，弹性差，易发生骨折（图2-97～图2-99）。在下颌骨上松动颊侧骨板时需要作较深的纵向皮质骨切口（图2-100）。

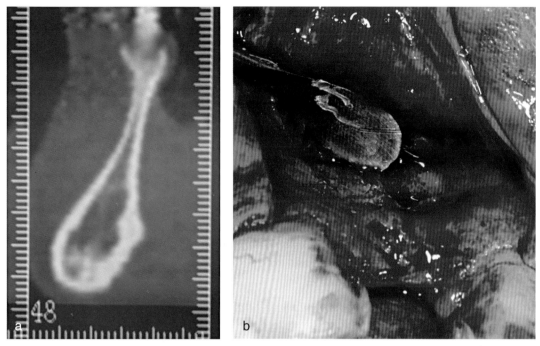

图2-96　a.皮质骨之间缺乏松质骨是牙槽嵴扩张术的相对禁忌证；b.骨劈开术不能纠正骨凹陷。这种情况下更适合进行颊侧骨移植，因为单纯牙槽嵴扩张会导致种植体过分向颊侧倾斜

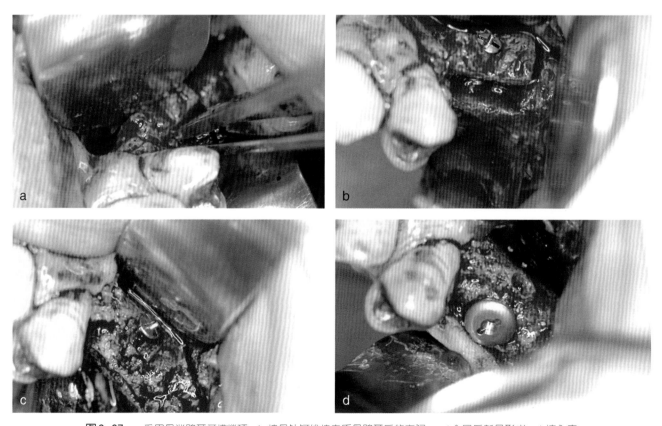

图2-97　a.采用骨凿劈开牙槽嵴顶；b.接骨钛钉维持皮质骨劈开后的空间；c.4个月后新骨形成；d.植入直径5.5mm的种植体（Frialit-2，登士柏－费亚丹，慕尼黑，德国）

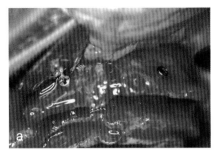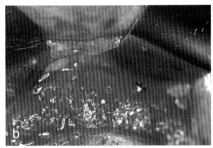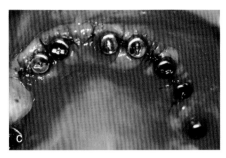

图2-98 矢状骨劈开及骨扩张。a.和b.当牙槽嵴需要进行扩张的长度较大时，呈弧形的牙槽嵴需要作纵向骨切开；c.此病例中植入7颗种植体［A Courtesy of Quintessence Publishing, Milan, taken from Quintessence International, 2001, 7（8）: 233-240］

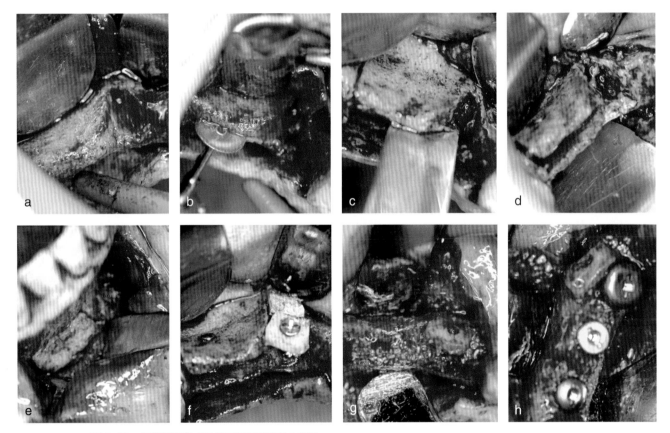

图2-99 牙槽嵴扩张术及侧面骨移植的联合应用

每一项外科技术的实施都有明确的适应证。在这个病例中，尖牙区颊侧骨板缺损需要行骨移植，而前磨牙区狭窄的牙槽嵴顶可行骨扩张。a.尖牙区颊侧骨板缺损，前磨牙区牙槽嵴顶狭窄；b.用薄金刚砂片进行牙槽嵴顶骨切开；c.用骨刀分离皮质骨；d.接骨螺钉固定皮质骨；e.颏联合部取骨；f.尖牙区固定移植骨；g.4个月后的愈合情况。颗粒状骨的形成局部放置骨替代材料的结果（Algipore Æ，登士柏-费亚丹，慕尼黑，德国）；h.术区分别植入ϕ5.5mm、3.8mm、3.8mm的种植体（Frialit-2，登士柏-费亚丹，慕尼黑，德国）；［A Courtesy Quintessence Publishing, Milan, taken from Quintessence International, 2001, 7（8）: 233-240］

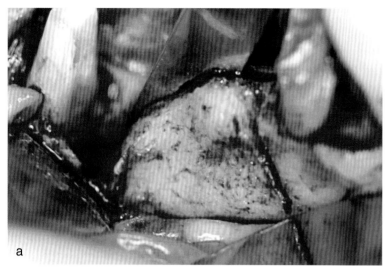
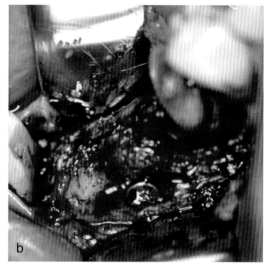

图2-100　a.在下颌骨进行牙槽突扩张术时，需作深的垂直切口，这更有利于松懈没有弹性的骨瓣；b.4个月后愈合情况

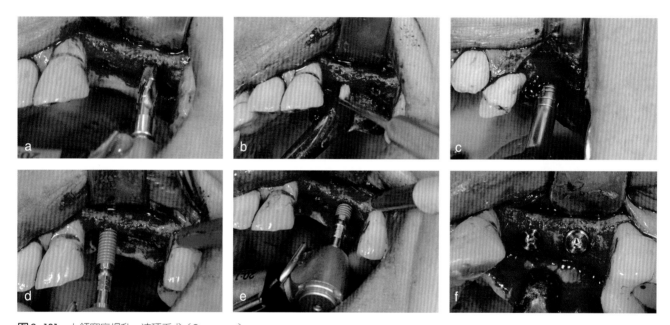

图2-101　上颌窦底提升：冲顶手术（Summers）

a.用环钻代替第一个先锋钻预备种植窝，取一圆柱状骨块；b.将取出的骨放入种植窝；c.用窦底内提升工具（Osteotome）行窦底提升；d.植入第一个种植体（Certain NanoTite TM，Biomet 3i，棕榈滩，佛罗里达，美国）；e.植入第二个种植体；f.安放覆盖螺丝后的种植体

上颌窦骨移植

Marco Rinaldi, Angelo Mottola

　　上牙弓后部种植的主要解剖学障碍之一就是上颌窦的存在。在临床病例展示这一部分，将会描述克服这些解剖学障碍的方法——倾斜种植体或者行上颌窦底骨移植手术来提升上颌窦底，从而可以植入足够长度和直径的种植体。经上颌窦侧壁开窗行窦底提升手术在1980年提出，很快经牙槽嵴通路的手术方法也提出来了。1996年，骨整合学会（AO）组织了一次专家讨论会，评价这些手术的效果。20世纪90年代，对上颌窦的处理还是很少，然而之后尽管对移植材料、临床指征及手术程序问题仍存在不同的观念，上颌窦底骨增量手术已经成为种植学家的技术和文化背景的一部分。上颌窦骨移植的外科手术基本分为两种：第一种经由牙槽嵴进路（图2-101）；第二种是传统的侧壁进路（图2-102～图2-108a～k）。这两种方法通常被称为微创的和大创伤的窦底提升法。事实上，它们的名字从语义学角度来看，就反映了它们的复杂性和不同的临床适应证。

　　经牙槽嵴手术包括一定长度的种植窝的预备，然后用内提升工具（Osteotome）冲击上颌窦底骨壁，使其折断，当然，不能损伤上颌窦黏膜。轻柔地抬起骨折片，将移植骨或生物材料填入。这也被称为"闭

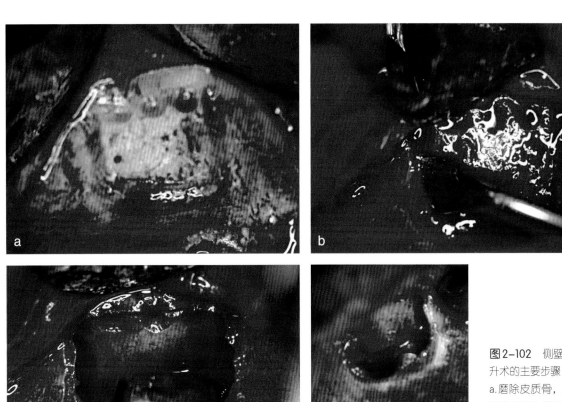

图2-102 侧壁开窗上颌窦底提升术的主要步骤
a.磨除皮质骨，准备开窗；b.从边缘分离上颌窦黏膜；c.抬起上颌窦黏膜（在此病例中同时抬起开窗骨板）；d.形成一个接纳移植骨的空腔

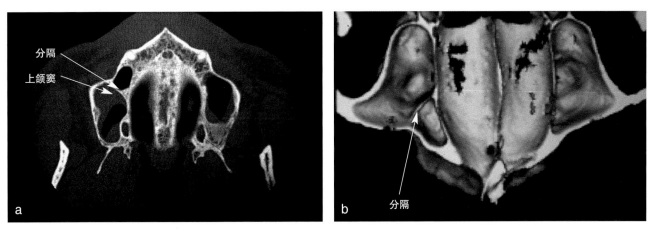

图2-103 根据手术设计的不同，上颌窦分隔的存在既是有利因素也可以是不利因素
事实上，分隔的存在影响开窗进入上颌窦。但是，通过合理的手术设计，分隔有利于固定窦内移植物。a.左侧上颌窦分隔；b.CT三维影像显示右侧上颌窦分隔

合式"手术。侧壁开窗手术是直视下在上颌窦外侧壁开窗，进入窦腔，提升上颌窦黏膜，这也被称为"开放式"手术。一些作者倾向于去除所有开窗处骨板，另一些更喜欢将骨壁推入窦腔，形成一个新的窦底。人们提出了很多基于基本手术的变异术式。包括分层充填不同的移植材料。各种天然的或人造的材料以大块的或小颗粒的形式被用作移植物。并且还发明了很多外科器械用于分离上颌窦黏膜，其中甚至包括水囊。

经牙槽嵴冲顶手术比侧壁开窗术创伤要小得多，但它的最大不利之处是不能在直视下很好地控制上颌窦黏膜的完整性。经牙槽嵴手术通常应用于少量植骨病例，而更多的植骨需要通过侧壁开窗手术实行。这些手术的细节都有相关的科学文献和许多专门的著作阐明，在这一章笔者也将会展示其观点，并阐述方法。

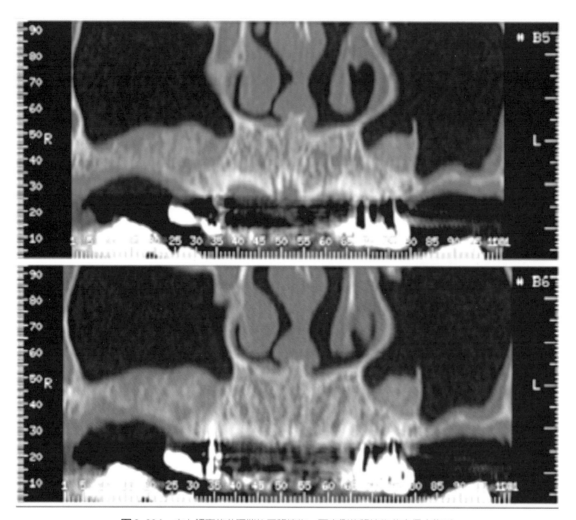

图2-104   左上颌窦的分隔挡住了移植物，而右侧的移植物分布得太靠后

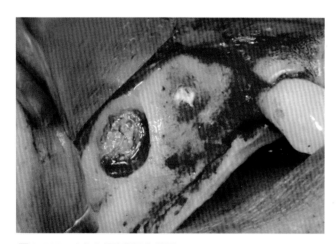

图2-105   有的上颌窦侧壁非常厚

在上颌窦底骨高度不足的情况下，有必要评估两个方面：第一，骨高度不足是由于牙槽骨萎缩还是窦腔气化所致；第二，评估上颌窦的骨再生能力。如果高度的丢失是由于牙槽骨萎缩所致，那么用上置式植骨手术重建牙槽突比窦底提升要合理。因为重建适当

的咬合关系，需要增加相当大的垂直高度。而对于骨再生能力，必须考虑到当进行了上颌窦骨移植后，像任何其他骨移植一样移植骨必须与受植区骨组织能结合。因此，对行何种手术更合适的考量，和之前描述的对骨缺损形态与它的再生能力的关系的考量是一样的（见"受植区的再生潜能"一节）。

最重要的评估涉及骨所需要增量的程度：几个毫米的骨量（2～3mm）与在上颌窦这个容量巨大的窦腔中增加1cm以上的高度两种情况差异很大。就期望达到的垂直高度的增加所需要的移植骨量来说，从近中壁到窦侧壁的距离也必须考虑到。第二个评估与上颌窦壁骨的再生能力有关，仅有一薄层皮质骨的上颌窦底与仍有一定量的松质骨的上颌窦壁骨，两者骨再生能力是不同的。另外也有必要考虑到是否剩余的骨量能稳定地支持种植体，在窦底提升后可以同期种植；或者，如果缺乏稳定性，种植体必须在几个月后等待移植骨稳固后再植入。这些考量是分类的基础，为基于不同骨缺损程度而选择不同的治疗方案提供依据。

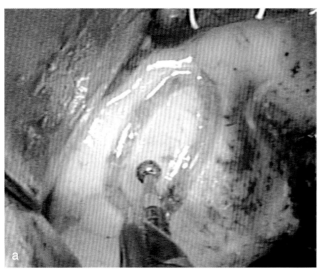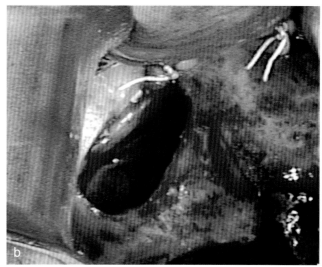

图2-106　笔者倾向于椭圆形开窗，没有锐利的边缘会损伤窦黏膜

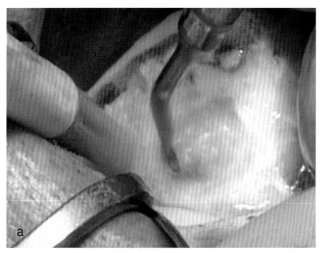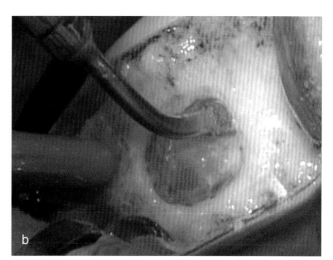

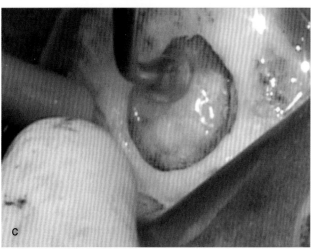

图2-107　超声骨刀应用于窦底提升
a.用OP3去除颊侧骨；b.邻近上颌窦黏膜处用
OT1微动切开骨边缘；c.用EL1开始分离窦黏膜
（Pizeosurgery Æ，迈创，热那亚，意大利）

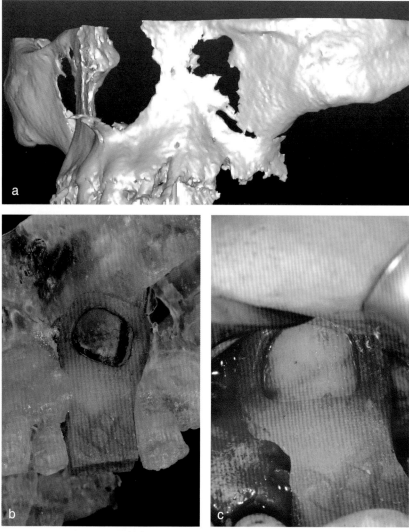

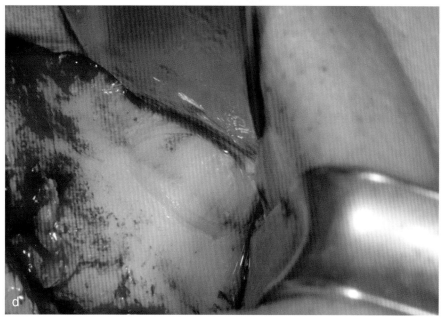

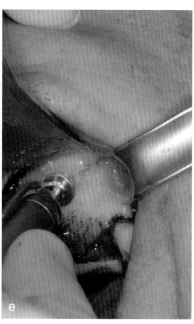

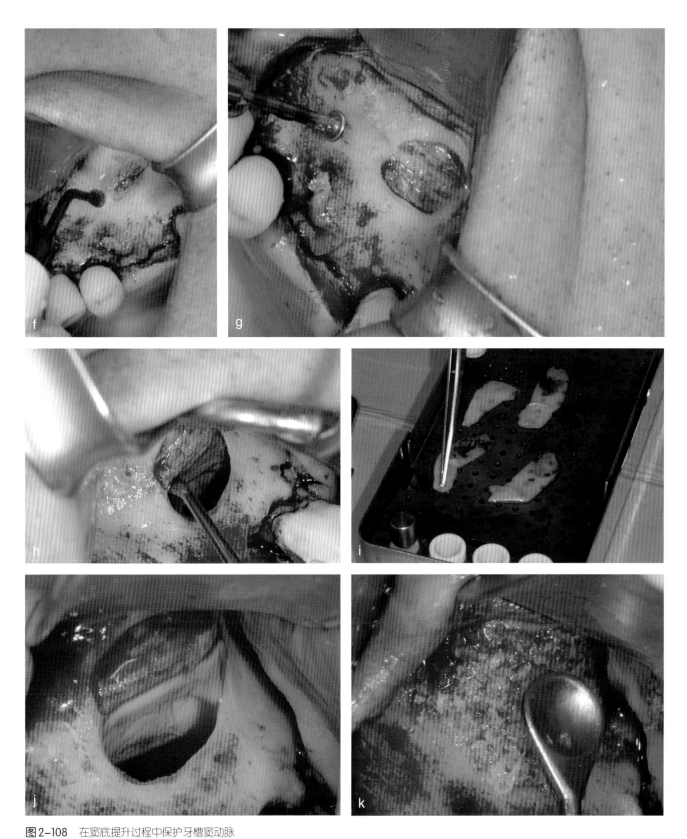

图 2-108　在窦底提升过程中保护牙槽窦动脉

a.CBCT三维影像显示在窦壁上有很粗的牙槽窦动脉存在。b.开窗导板就位于3D打印模型上。动脉穿越设计好的窦壁开窗部位。c.开窗导板就位于骨面上。可以通过半透明的骨壁看见动脉。d.骨面上的窦开窗设计。e.用大金刚砂车针磨除骨，并削薄窦壁。（DASK System，登腾，韩国）。f.联合使用超声刀头（Esacrom，博洛尼亚，意大利）分离动脉。g.完全分离动脉。h.在动脉下方提升窦黏膜。i.离心患者血液所制备的L-PRF（富白细胞，血小板纤维蛋白膜）。j.L-PRF膜置于窦黏膜下。k.完成窦底骨移植

1998年Jensen提出了以下基于上颌窦底剩余骨量的分类法。

A类：＞10mm的剩余窦底骨量。

B类：7～9mm。

C类：4～6mm。

D类：1～3mm。

E类：骨缺失，上颌窦暴露。

与此分类相关，笔者提出了最合适的提升手术及移植材料。

Jensen认为，对于A类和B类（7～10mm）上颌窦建议行牙槽嵴冲顶手术，同期种植，并使用生物材料。对于C类（4～6mm）上颌窦，采用侧壁开窗窦底提升手术，同期种植。可能会使用到生物材料和自体骨。对D类上颌窦，建议采用侧壁开窗窦底提升手术和自体骨移植，但需延期种植。

另外一些笔者提出了基于窦底剩余骨量的分类，用于指导手术类型的选择。最常见的窦底提升术后并发症有上颌窦黏膜穿孔、出血、感染、移植失败及种植体移位进入上颌窦。对于适应证和禁忌证参见第4章。

用于取骨和移植的3D打印模型和手术导板

Marco Rinaldi, Scott D Ganz, Angelo Mottola

三维成像

过去的40年来，口腔种植学已成为可提供给缺牙患者的最具预见性的替代治疗。值得注意的是，患者缺失的不仅仅是牙齿，还有周边的软硬组织。患者可能出现膜龈缺失，角化组织消失，骨吸收导致该位置不适合进行种植体植入。并且，早期的牙种植重建概念考虑的是将种植体植入有足够骨量的位置，而不是牙齿需要修复的位置。为了确定哪些解剖结构骨量不足，是否邻近重要结构，二维放射线照片是最早可供选择的成像形式。20世纪80年代末至90年代初，三维成像技术使临床医师有机会使用CT，可以比以前的二维胶片更为准确地将患者个性化的骨骼显现出来。

计算机硬件及软件应用的改进给新的人机交互治疗设计分析软件提供了基础。这种软件可以解密CT扫描数据的数字化语言，并允许临床医师做出正确的测量，评估潜在的可能的种植位点，理解骨缺损的三维影像的含义，帮助确认是否需要进行植骨。在过去的20多年里，新的低剂量CBCT设备的出现使三维成像技术成为种植和相关手术最重要的诊断和设计的工具，对医师和患者来说变得更加便利。三维诊断技术成为"引导性外科"中使用外科导板、手术模板及其他方式的工具，并且更深入地扩展到应用于骨移植手术的设计和操作中。

最近，国际种植牙专科医师学会（ICOI）对在牙种植学中使用CBCT发表了共识报告（牙种植学，2012），此报告有助于更深入地认识和明确此种重要的诊断形式的作用。报告指出有3种不同分类的CBCT辅助的引导性手术："被动""半主动"和"主动"。被动手术是指利用数据来评估解剖情况、测量，用或不用治疗设计软件。半主动手术包括将医学影像数据以DICOM格式导入互动治疗设计软件中，以及其他一些第三方设计软件中，可以依据这个数据制作手术模板，模板在手术过程中起辅助作用的。最后，该共识将"主动"定义为使用手术引导软件和硬件。该共识结束时做出以下推荐和声明：

> 使用CBCT要求掌握一套专业技术，而此技术直到现在还没有在牙科学校的本科水平阶段或研究生水平阶段教授。因此，建议为患者提供种植牙手术的临床医生对3D诊断和手术设计概念应有丰富的知识，并且熟悉种植设计软件的应用。

同一时期，美国口腔颌面外科学会（AAOMR）针对牙种植学中放射医学的作用发表了更新版的立场声明，原先的声明中没有包含CBCT成像技术的相关内容。在2000年美国口腔颌面外科学会（AAOMR）发表的关于成像技术在种植治疗设计中的作用的立场声明中，当时是这样表述的：

> 复习近年来的文献后，AAOMR建议在种植病例中使用某些形式的横断面成像技术。对大部分接受种植的患者来说可以选择常规的横断面X线体层扫描来获得信息。

10多年后，随着CBCT的引进，AAOMR认识到了CBCT在牙种植成像领域的临床应用中起着重大的作用。2012年发表的立场声明作了以下陈述：

> AAOMR特别地建议横断层面成像用于评估所有牙种植位点，CBCT是获得该信息的成像方法。

横断层面成像并不是新技术，它因为低剂量的CBCT成像设备的到来和被认可而重新焕发生机。理解和使用CBCT成像形式下所显示的所有影像需要进一步的培训，因此，教育的重要性不能被低估。然而，必须强调的是每个患者的表现都是独特的，在最终诊断期，没有一个单一视图会比其他的更重要。对4个基本影像必须有仔细的评估：① 横断面；② 全景；③ 矢状断面；④ 三维重建。这些影像单独地，以及叠加在一起，提供足够的诊断信息用于完成治疗设计（图2-109a～d）。正如Ganz在1992年以后的很多出版物中所描述的，人机交互的治疗设计软件极大地增强了临床医生评估潜在种植位点的能力。

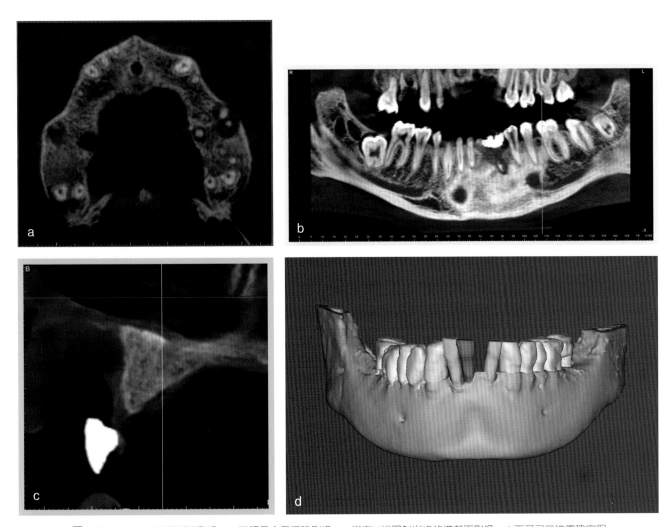

图2-109 a.上牙弓横断面影像；b.下颌骨全景重建影像；c.带有X线阻射义齿的横截面影像；d.下牙弓三维重建容积

横截面可视化

横截面有助于帮助确认一个潜在的种植位点，但对观察骨和设计的修复体之间的关系没什么帮助（图2-110）。因此，常常建议诊断开始阶段，先制作一个诊断蜡型，根据诊断蜡型制作扫描义齿和（或）复制患者现有的义齿（图2-111）。根据扫描义齿所指示的位置，在计算机软件中可模拟将种植体植入到牙槽嵴中理想的位置（图2-112）。在某些软件还能生成虚拟的牙齿，这对于在骨中寻找最合适的种植位点非常有用。（图2-113）先进的软件还具备这样的性能，在软件中临床医师可以从种植体生产商的种植体库中选择特定长度和直径的种植体（橙色），并模拟植入到相应的种植位点；还可以模拟基台（黄色）在修复空间的走行（图2-114）。更为直观的是，可通过软件"剪裁"或断层功能观察各个层面的状况，就像在图2-115中所见。面部的凹陷程度（绿色箭头）及腭骨的外形（红色箭头）可以清楚地显现，提供给医师有关骨和种植位置的很有价值的诊断信息。

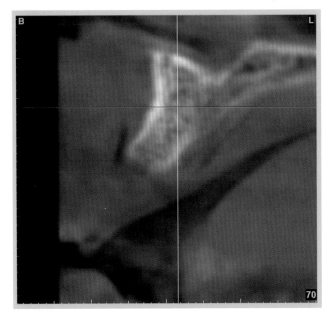

图2-110 一个潜在的种植位点的横截面影像

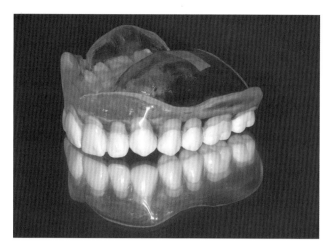

图2-111 用含有放射线阻射物的树脂牙复制原义齿，用作扫描模板

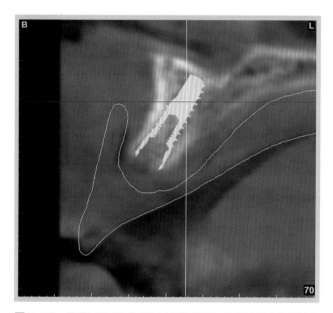

图2-112 根据扫描模板的指示（绿色线条），在相应位点模拟植入种植体

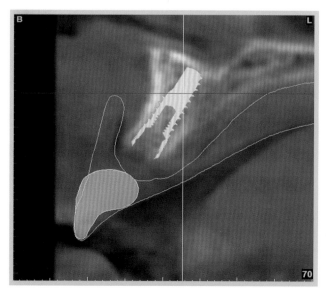

图2-113 由种植设计软件生成的虚拟牙齿（黄色）

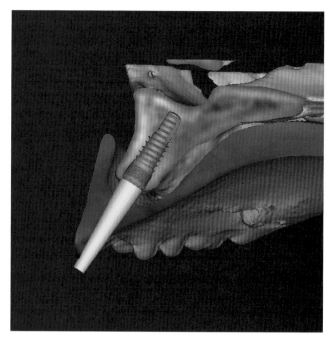

图2-114 模拟种植体上显示一个基台（黄色），此种植体从软件自带的种植体库选取，与实际的相同

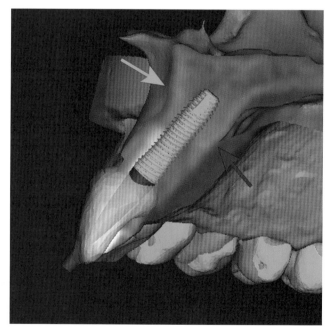

图2-115 通过软件的剪裁功能，对三维容积作出切面，揭示了面部凹陷程度（绿色箭头）和腭骨的形状（红色箭头）

可用骨的"区域"，被称为"骨三角"（TOB）。或在三维语言中，称为"骨金字塔"，对此三角的认识可以给医师提供一个简单的决策树来评估潜在的种植位点。TOB是位于任何一拟种植位点横截面上的一个假想的三角形（图2-116）。三角形的底边是在面部或颊侧骨板最宽处取一个点（1）然后连接到舌侧或腭侧骨最宽处的第二个点（2）。第三点在牙槽突顶上方连接形成三角形的顶点（3）。一旦这个三角区建立，就决定了以下的信息。

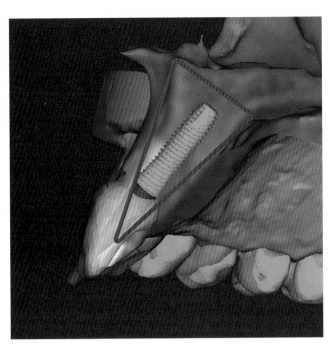

图2-116 种植体放置于"骨三角"中

- 评估三角区内的骨组织，包括检查皮质骨板的存在或缺失，颊/舌侧皮质骨板的形状和厚度，以及三角区内骨的相对密度。尽管诊断软件可以测量亨氏单位的骨密度值，对CBCT来说这个值并不能准确评估骨密度，因为它事实上仅应用于医疗级别的CT设备。因此注意这个词"相对"用来区分显示为白色的不透明结构，显示为黑色区域的空气，以及灰度值介于这两者间的任何可见区域。
- 确定是否有足够的骨量用于植入种植体。如果量不够，那就用骨移植进行种植位点扩增。
- 识别面部或舌侧凹度的存在。
- 用正确的测量方法来评估种植位点中可植入种植体的长度和直径。
- 使用柱形或锥形的种植体设计。
- 使用一段式或两段式种植设计。
- 基台类型取决于是螺丝固位修复还是粘接固位修复。
- 如果需要种植位点扩增，使用何种移植的类型，也就是说是需要软组织移植，还是颗粒状骨移植，抑或是块状骨移植或任何其他生物材料的移植，以获得足够的骨量以植入种植体。

螺丝固位修复设计还是粘接固位修复设计

为了充分重视以修复为导向的口腔种植学，基于骨三角的概念，在动手术刀之前就可以做好大部分决策。在三角区内骨量充足的种植位点中，临床医师可通过调整种植体的植入位置，来选择螺丝固位或者粘接固位。种植体的类型、长度和直径可以预先设计

好，也可以根据现有的种植体生产商的信息，从不断改进升级的软件库中选择。在软件允许的情况下，基台"突起"常用来观察种植体和修复体之间的连接方式。使用这个方法，整个的种植体-基台-牙复合体变得逼真。根据修复选择螺丝固位或粘接固位，就可以确定种植体最终的植入位置和最终的基台选择。如图2-117中根据形成的角度，基台突起的轨迹可以帮助决定应该使用螺丝固位还是粘接固位。从所建议的修复体切缘画出一条到种植体顶部的线（点A到点B）。然后，基台突起轨道与这条线之间形成的角度可以用于决定哪种基台最合适基台末端出现在牙齿的唇面切缘，因此，需要一个预成的或个性化的铸造基台用于粘接固位的修复体。

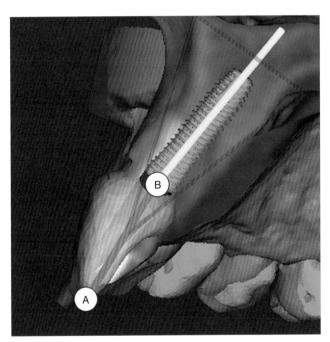

图2-117 根据种植体突起的轨道和从牙齿切缘（A）到种植体顶点（B）所形成的角度，可以帮助决定修复类型（即螺丝固位或粘接固位）

如果从TOB的尖划出的线平分三角形的底边，种植体可能被最大量的骨所包绕。这个TOB初始种植位点，有利于即刻稳定性，但当通过合适的基台与所需修复体连接时，需要更进一步的确认（图2-118a）可以看到种植体的轨道、模拟基台及虚拟牙。在三维的牙槽骨和虚拟牙中，可以看到逼真的种植体和基台，它的位置提示采用粘接固位修复体（图2-118b.c.）。

因此，为了彻底地了解骨三角概念，它必须与治疗计划中的修复阶段联系起来，理想化地来说，在特定的临床病例中，CBCT扫描之前，应先与诊断/技工室阶段联系起来。随着数字牙科的发展，以及口内光学和桌面技工室扫描设备的使用，扫描前的临床和技工室准备也有改进。诊断蜡型或口内印模可以数字化，创造出一个虚拟的STL模型，可以与CBCT数据集叠

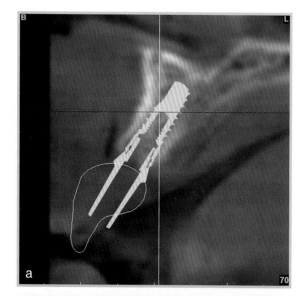

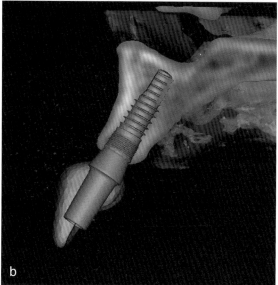

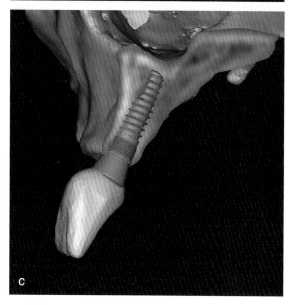

图2-118　a.和b.在虚拟牙中逼真的种植体和预成基台。三维的"剪裁"影像显示的种植体，基台和牙复合体揭示了粘接固位修复体的位置c.

加或融合，进一步提高诊断、治疗计划及可能的种植和骨移植手术模板制作的准确性（图2-119a.～c.）。

此外，当有牙齿时，在需要精确评估软组织生物型和厚度的区域，一般不使用扫描图像模板，建议在扫描之前放一个棉卷或类似的不阻射装置在唇/颊区来抬高嘴唇，笔者称这项技术为"抬唇"技术（图2-120）。

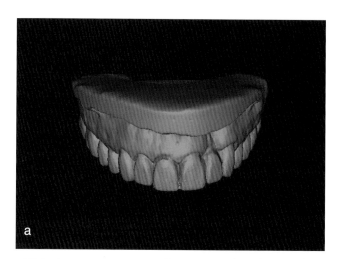

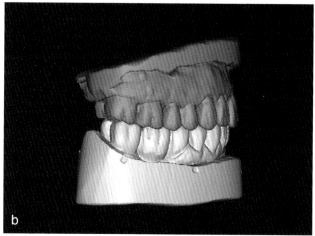

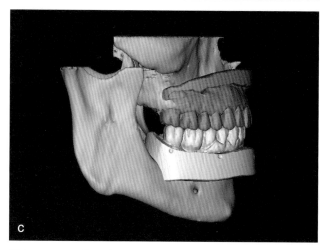

图2-119　a.上颌骨诊断蜡型的光学扫描；b.上、下颌咬合在一起的诊断蜡型；c.显示光学扫描（STL）文件与锥体束CT三维容积图像融合

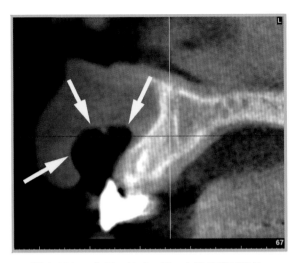

图2-120 "抬唇"技术，用一个棉卷将牙槽骨、牙和唇隔开，有助于评估目标区域

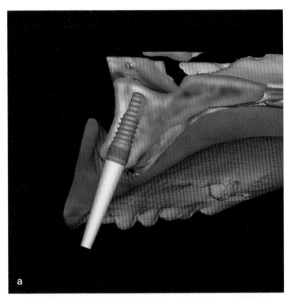

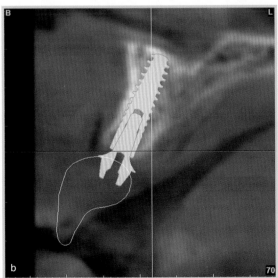

图2-121 a.对一个螺丝固位修复体，种植体根尖部分必须旋转向设计的种植位点的唇/颊侧；b.在横截面和虚拟牙中可见一个螺丝固位的基台

对于螺丝固位修复设计，种植体根尖部分必须朝向设计的种植位点的唇/颊侧旋转（图2-121a.）。经过放射模板，可见到种植体和基台突起（黄色）的轨迹。在软件中可选择一个螺丝固位基台，就像在图2-121b.中横截面和虚拟牙中所看到的一样。使用"选择性透明化"功能，可使虚拟牙半透明，可以更清楚地看到黄色基台穿过牙的舌面或舌面隆突处（图2-122a.）。可在图2-122b.见到不透明的虚拟牙和种植体/基台复合体，从切端看，基台突起被牙体包裹（图2-122c.）。

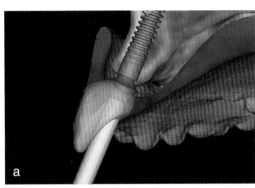

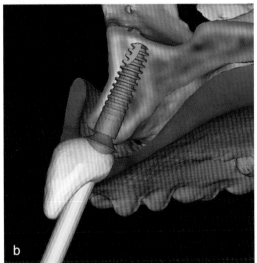

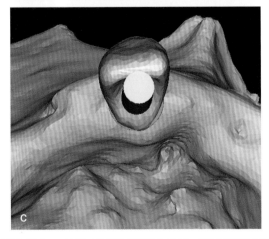

图2-122 a.使用"选择性透明化"功能，可以检查基台在半透明的虚拟牙中穿行的情况；b.不透明的虚拟牙和种植体/基台复合体；c.基台突起被牙体包裹（从切端看）

引导性种植外科手术的Ganz-Rinaldi分类

通过复习文献，结合我们的临床经验和基于对引导性牙种植术手术应用的演变和发展的理解，对于引导性种植手术和引导性移植手术，包括上颌窦底骨增量手术，我们提出了一个新的、基于CT/CBCT的分类方法。

引导性种植手术分类代表了最高水准的科技及应用。3个基于三维CT/CBCT扫描影像的分类：① 徒手诊断；② 模板辅助；③ 全程模板引导。

徒手诊断

做好CBCT扫描后，可以使用医疗设备自带的软件直接在计算机屏幕上观看图像。通过横断面、横截面、全景及三维重建的没有变形的图像可了解解剖标志，并可评估现存骨量、皮质骨板和潜在的某个或多个种植位点。横截面影像可以显示出某个特定的磨牙位置骨缺损的范围，并可在横断面中得以确认（图2-123a，b）。在软件中可以做测量，也可以在所有视窗中评估潜在的种植/骨移植位点，仅凭单一的图像不足以做出正确的设计。DICOM数据也可以被导入任何一个当今正在使用的种植设计软件，这些软件可能包含了其他的特性来辅助正确地诊断和手术设计。三维重建清楚地显示了上颌骨第一磨牙区颊侧洞穿

（图2-123c）外科医生将审视这些信息，并进行徒手外科手术。在种植体植入或骨移植过程中不使用模板。

模板辅助

这个方案需要将DICOM数据导入合适的种植设计软件，在软件中可以模拟种植设计，也可以将制作外科导板或模板的数据导出。一个三维重建影像显示了上颌窦行骨增量后，预备植入种植体（图2-124a）。使用先进的虚拟咬合功能，计划植入的种植体可以设计在修复体殆面中央（图2-124b）。利用软件的选择性透明化功能，可进一步确认在上颌后部和虚拟牙中设计的种植体相互间是否平行（图2-125a）。一旦种植体位置确定下来，软件能够生成模板图样（图2-125b）。模板会通过研磨生产出来，或通过快速原形技术打印出，这取决于所使用的软件和技师的专业技能。

根据患者情况不同，外科模板有几种形式。它们是牙-支持式、黏膜支持式和骨支持式。理想的目标是通过嵌入在模板中的套管，来准确控制种植位点的制备过程。根据软件和模板类型的不同，模板辅助方式对植入角度和制备深度的控制程度也不同。使用标准设计模板可获得完美的结果，并可减少并发症。图2-126a上是手术前上颌骨后部图像。术后软组织愈合后图像可见完美的种植体位置和适合修复的角化组织质量（图2-126b）。

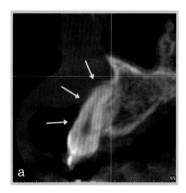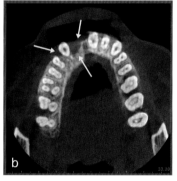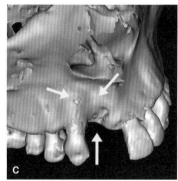

图2-123　a.横截面影像显示上颌磨牙周围骨缺损的程度；b.横断面影像（黄色箭头）确认了骨缺损的程度；c.三维容积重建（箭头）将骨缺损程度清楚地可视化

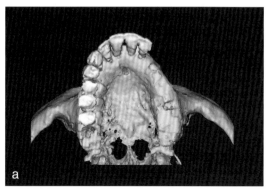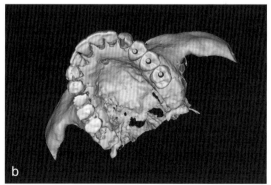

图2-124　a.上颌窦骨增量手术后的上牙弓殆面图像，预备进行种植设计，b.使用先进的软件性能，可以建立虚拟的咬合关系来帮助设计种植体植入

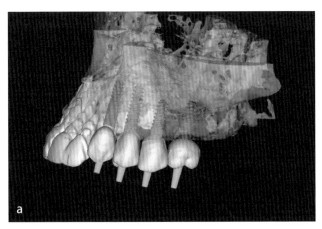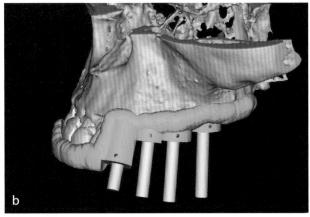

图2-125 a.使用"选择性透明化"功能，确认了计划植入种植体间的相互间相对的平行关系；b.根据设计生成的虚拟模板

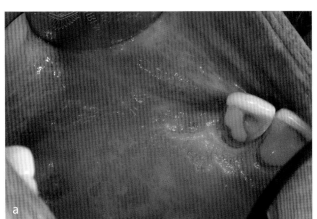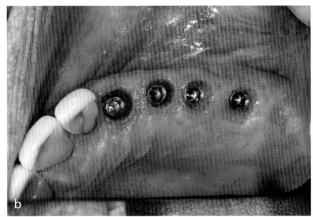

图2-126 a.上颌后牙区种植预备术前观；b.术后软组织愈合显示完美的种植体植入位置

全程模板引导

就像前面的流程，全程模板引导要求将DICOM数据导入治疗设计软件，经评估、分析后最后用于制作外科导板。软件中有一个称为"区域增长"的功能，它可以将各种不同密度的解剖结构分离开来。牙根可以从上颌骨中分离出来以帮助正确设计种植体的植入位置（图2-127）。通过选择性透明化功能，调整骨透明度，可为医生临床诊断提供非常有用的信

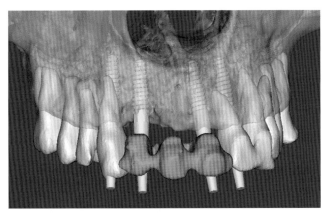

图2-127 利用软件的"区域增长"功能，可以根据骨密度将各种解剖结构分离开来，如牙根和原有的固定桥

息。一旦确定了种植体的位置，软件会生成模板图样（图2-128a）。这种方法的准确性完全依赖于经导板套管进行钻孔和引导种植体植入到恰当深度的过程，在有些病例中甚至是控制种植体内旋转多边形对应的方向。

模板通过快速原型技术打印，然后嵌入不锈钢套管（图2-129a，b）对种植体抗旋转特性的控制最早由作者（Ganz）提出，称为"第五维度"。要行完全的模板引导，还需要有厂家定制的专用工具。种植体生产厂商定制的专用工具可通过模板实现对钻孔过程和植入种植体过程的控制。就这个例子而言，通过模板，只要经不同类型种植体钻头上的止停装置，就可控制不同直径钻头的序列制备过程（图2-130a，b）。一旦制备好种植位点，种植体连到相应的携带体上，采用手机和马达推荐的速度和扭力，经套管引导植入种植体（图2-131a，b）。

当患者有上颌牙槽骨前部和后部的缺损，CBCT影像更有助于对是否需骨移植作出判断。图2-132a三维重建影像中，可以看到上颌前牙区的骨缺损，模拟植入的两个种植体和两个绿色基台突起。种植位点有骨量不足时，需要骨增量。软件的发展使得我们可以通过模拟骨移植功能，来协助对种植位点进行总体的评

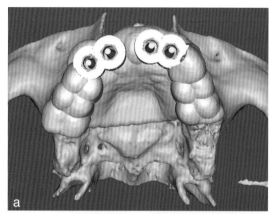

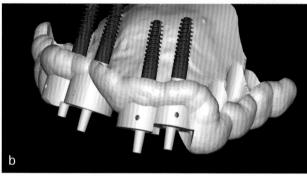

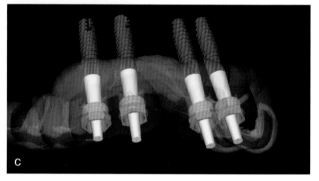

图2-128　a.一旦确定虚拟种植体位置，就可以生成虚拟模板；b.准确性完全依赖于经模板套管钻孔的过程，以及经模板套管引导种植体植入到恰当深度的过程；c.在某些病例中，甚至是控制种植体内抗旋转多边形的植入方向

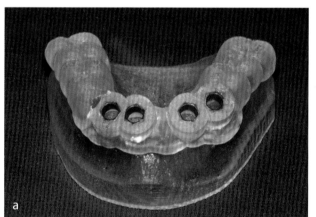

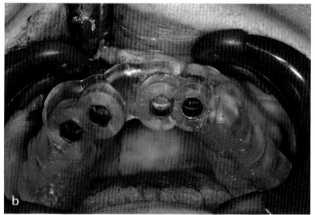

图2-129　a.由快速原型技术打印的模板；b.金属套管的嵌入

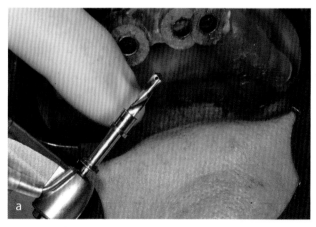

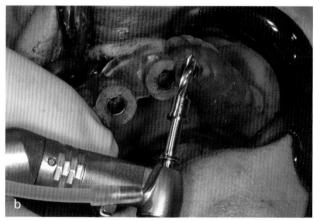

图2-130　a.创新的种植专用"止停钻"，允许不同直径的钻能在模板引导下完成序列制备；b.钻上方小的止停构件

估，从而正确地设计上颌骨重建手术（图2-132b）。侧面影像提供了对缺损的更进一步的了解，想要的修复体以虚拟牙呈现，模拟的移植骨量可以给修复体提供足够的支持（图2-133a，b）。

使用选择性透明的概念，种植体、基台、虚拟牙复合体可以完全可视化，可以评估它与所需移植骨量的关系（图2-124a，b）。对同一个患者，左上颌第一磨牙区在横截面中（黄色箭头）表现出严重的骨吸收（图2-135）。充分地了解骨吸收的程度和上颌窦底的完整性，有助于诊断及针对此处的情况制定治疗计划。在横断面影像和三维容积重建中可以确认颊侧皮质骨板的缺损（黄色箭头）（图2-136a，b）。

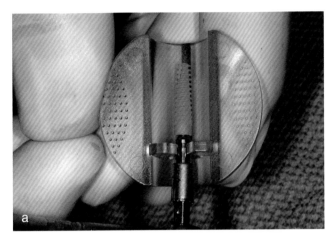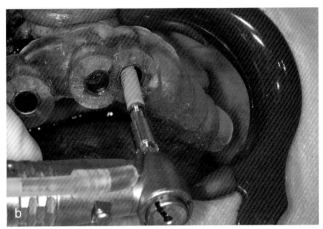

图2-131　预备好种植位点后，将种植体连接到特定生产商的种植体携带体上（a），用于（b）通过模板植入种植体，这称为全程模板引导

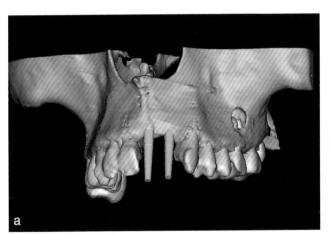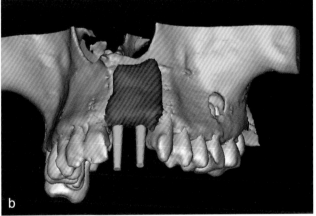

图2-132　a.在三维容积重建中可见上颌牙弓骨量不足并模拟植入了两个种植体；b.先进的设计软件可在骨量不足的种植位点行模拟骨移植

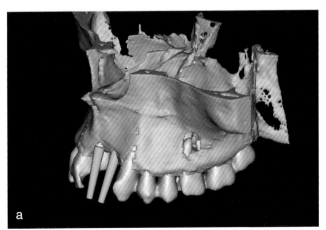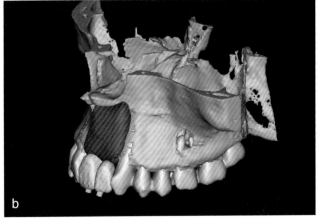

图2-133　a.侧面影像提供了对缺损的更进一步的了解；b.从虚拟牙中看到模拟的移植骨量（品红色）可以为理想的修复体提供支持

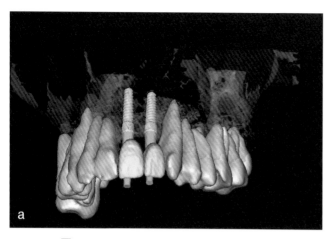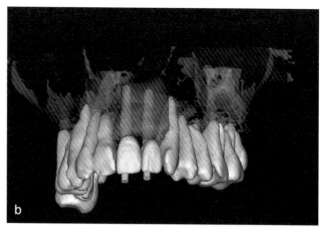

图2-134　a.使用"选择性透明化"功能将参照邻牙进行的种植体植入可视化；b.将所需支持种植体的移植骨量可视化

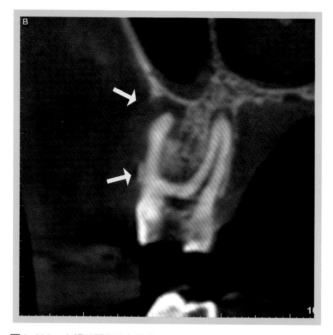

图2-135　上颌后区磨牙在横截面上显示出严重的骨吸收（黄色箭头）

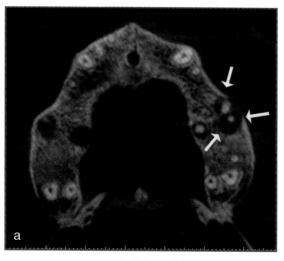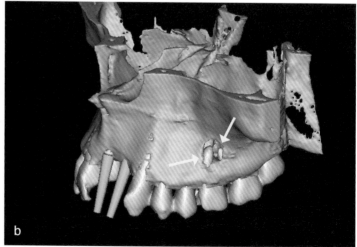

图2-136　在横断面影像（黄色箭头）（a）及三维重建容积（箭头）（b）中确认颊侧骨板的缺损

笔者主张任何CT/CBCT引导的种植体植入手术的最重要方面是诊断，随后是对修复目标的理解，替代缺失的牙齿，并且当需要的时候，替代或增加周围软硬组织使患者最大限度地恢复功能和美观。因此，"这不是扫描，是设计"总结了仔细地设计和彻底地了解现有的先进软件和硬件工具的重要性。然而，使用引导性手术用于牙种植不能仅限于了解种植位点或使用模板引导种植体植入，还应该包含多种辅助的步骤可以帮助临床医生获得外科及美学重建的目标。

在容积重建中可以清楚地将上颌窦可视化，从而有助于设计骨增量手术（图2-137a）。基于患者的修复需要，种植体位置可以设计在空的上颌窦中（图2-137b）。上颌窦可以用模板的移植容积"充填"来帮助预测需要多少实际的骨量来支持设计好的种植体（图2-138a）。剪裁功能揭示了三维容积重建的一个层面，显露出模拟移植骨（绿色）中的种植体（图2-138b）。三维容积重建的侧面影像有助于设计侧面进路的窦外科手术（图2-139a）。应该设计好手术进路，使其位于适当的位置以便在不损伤到上颌窦黏膜

的情况下恰当地充填窦腔（图2-139b）。以下图示简要介绍了如何制作外科导板用于正确地引导侧壁开窗手术，这把引导性骨移植术带到一个新的水平。窦移植模板，或者说一个"开窗导板"的实际的制作及使用将在本书后面章节介绍。一旦完成移植，等移植骨成熟，下一个目标将是植入种植体。因此，建议做术后CBCT检查来设计最理想的种植位置（图2-140）。移植的骨量应该满足植入足够长度和直径的种植体的需要，用以支持理想的修复体。在软件中，可以测量垂直向和水平向植骨的量。对这个临床病例来说，垂直向为17.67mm，水平向为14.63mm（图2-141a）。移植的骨量足以支持植入一个直径4mm，长度12mm的标准种植体（图2-141b）。

本书的重点是针对骨量不足需要种植的患者介绍创新的概念和解决方案，展示多种外科技巧，介绍6种新的手术规范，这些都是得益于以下的先进科技：三维软件的应用、3D打印和骨移植的窦底骨增量手术模板设计的改进。

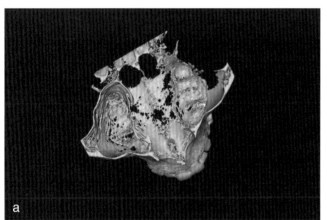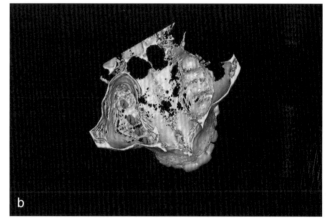

图2-137　a.在重建的容积中可以清楚地观察双侧上颌窦；b.这有助于在上牙弓后区设计植入4个种植体

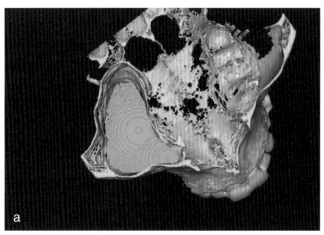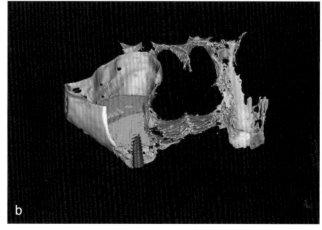

图2-138　a.可以模拟上颌窦底骨移植来预测需要多少骨量；b."剪裁"图像（三维容积横截面影像）

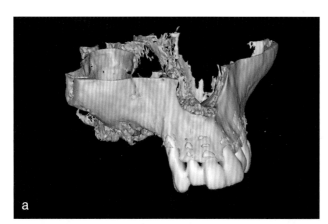

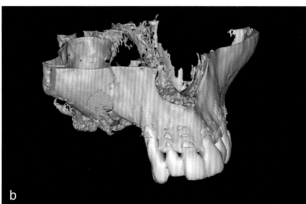

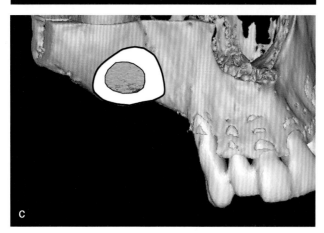

图2-139   a.三维容积侧面影像可以帮助设计侧壁进路（开窗）；b.用于恰当地充填上颌窦腔；c.制作开窗导板

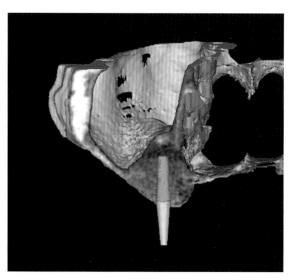

图2-140   术后锥体束CT（CBCT）扫描显示实际的骨充填，并且提供必要的信息用于设计将种植体植入新移植的骨

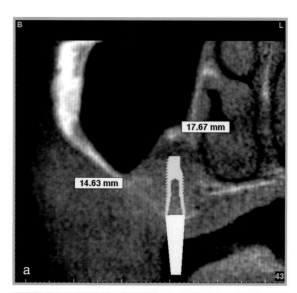

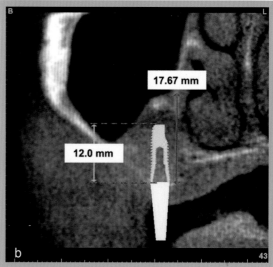

图2-141   a.软件提供的工具可以测量移植充填骨的垂直高度和宽度；b.移植物可以很容易地容纳一个标准的4.0mm直径12mm长度的种植体

使用三维技术的骨移植外科规范

因为自身固有骨质量和邻近重要结构的特殊性质，上颌骨后区的解剖给了临床医师在牙种植修复重建方面独特的挑战。不管牙是存在还是缺失，上颌后区牙槽骨密度比口腔任何区域都要低。上颌骨后区双侧还容纳了两个上颌窦，它们在大小和容积上变化很大，并包含间隔和骨内血管。解剖变异和骨的形态会极大地影响到大的多根牙的治疗模式，并且阻碍在上颌后区放置种植体。

上颌窦从出生开始发育，成为大的充满空气的腔体。通常，作为多种病因学因素的结果，一个或两个上颌窦可能会有病理过程——经常因为无症状或没有进行CBCT扫描而未被发现。窦腔会因作用于内壁的大气压力而扩张，这个过程称为气化。因此，气腔形成可以减少牙槽骨的高度，主要是垂直向的，当牙缺失需要种植时，减少了可利用的骨量。窦气化会随着年龄增长而增长，并伴随着牙的缺失而发生，因此窦底骨的高度常常不足，不能支持合适尺寸的种植体来替代磨牙。在可能的情况下，上颌窦形态的局限性可以通过将种植体以一定角度植入来克服，当骨量不足，这样可以避免涉及上颌窦。当想恢复后牙咬合关系时，可以在窦腔内行骨移植来形成新的根基，以植入种植体，这是一个已被接受的、成功的治疗方法。

窦底骨增量手术的两个基本技术是侧壁开窗进路（见附录中规范1和规范2）和经或跨牙槽嵴进路（见附录规范3）。这两个手术方法基于进路类型分别被称为"大"和"小"窦底提升。不同的进路能植入的用于重建种植位点的骨量也不同。它们的名字从字面上就可以反映出它们的复杂性和不同的适应证。经牙槽嵴进路仅能增加3～4mm垂直高度，以便移植之后种植体的植入。推荐以下情况采取侧壁进路：需要大量植骨来稳定多个种植体，牙槽骨高度不足但需要同期种植的情况。

二维全景片及根尖放射线片在准确评估患者的解剖情况上存在着固有的局限性，尤其是在确认错综复杂的上颌窦形态时。通常在外科手术中，翻开软组织后，暴露侧壁，窦腔的内边缘是看不见的，外科医师必须猜测其形状、大小，不仅是窦底的位置还有整个外侧壁到内侧壁之间的容积；而这只是依赖于二维的放射影像。如果侧壁进路的开窗位置选择不准，尽管位置不太理想，手术也会成功。骨横隔、隐窝、漏斗管及不规则的窦内表面都会妨碍上颌窦黏膜完整的分离，导致它破裂，从而使手术变复杂。

三维CT/CBCT诊断成像技术给临床医师提供了有用的工具，便于医生评估、观察，以及为上颌窦骨增量后患者制定合适的种植修复治疗方案。此外，可将CT/CBCT扫描获得的DICOM数据导出，用来制作和患者头颅实际大小相同的3D打印解剖树脂模型。除互动三维计算机图像外，有一个实物模型使临床医师能全面地检查术区的解剖结构，改良手术设计，增加手术安全性，为制作窦模板或开窗导板提供了基础。我们相信，通过这些技术手段来设计的合理的方案可显著提高手术的安全性和有效性。

现代的放射诊断技术（CT/CBCT）使临床医师能获得非常可靠的患者的骨骼解剖影像。将这些影像和种植设计软件整合，就可行模拟上置式植骨或窦内植骨（图2-142和图2-143）。CT数据通过3D打印和其他方法（见第3章）可制作出非常精确的骨骼模型。通过3D打印模型，可以三维地评估需要矫正的骨的缺

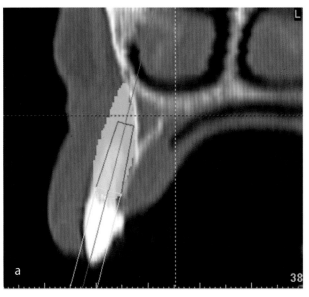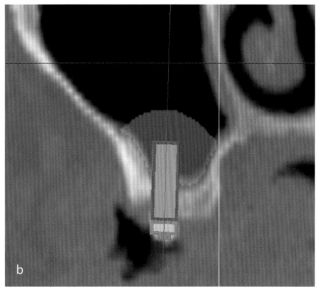

图2-142 可以用设计软件模拟和计算上置式植骨（a）和窦腔骨移植（b）的容积

损。也可以通过使用树脂块或其他材料来模拟骨移植（图2-144）。笔者设计制作并且成功地测试了一系列的外科导板。导板是由技师在3D打印模型上直接制作的（由笔者创造的导板被标上星号）。这些导板的使用方法在临床病例部分详细说明。一旦确认了需要矫正的骨缺损的形态，设计好重建手术，就可以用树脂块行模拟块状骨移植。通过这种方法，就可能制作出导板来进行移植（植骨导板*）（图2-145～图2-150）。

了解需要多少骨以后，可以制作一个和供区骨尺寸相当的特别定制的导板（取骨导板*）（图2-151）。定位导板（定位导板*）可以用来确认最合适的供区取骨位置，比方说，颏正中联合（图2-152和图2-153）或下颌骨体升支前缘（图2-154～图2-156）。因为已经通过软件设计评估并确定最合适的位置，这些导板可以更快速准确地定位取骨部位，加快手术速度和安全性。也可制作帮助定位囊性病变或阻生牙位置的定位导板（图2-157～图2-159）。笔者开发了一种用于侧面

开窗的窦底提升手术的导板，来定位和打开进入窦腔的通道（图2-160～图2-167）。确认开窗形态、大小和位置并画到3D打印树脂模型上。根据这个信息，技师直接在3D打印模型上制作导板。

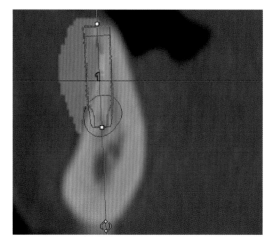

图2-143　计算机设计的骨移植，能够容纳一个种植体

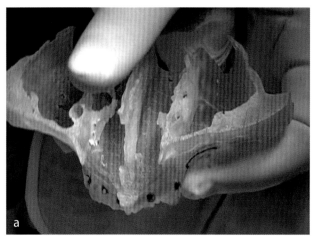
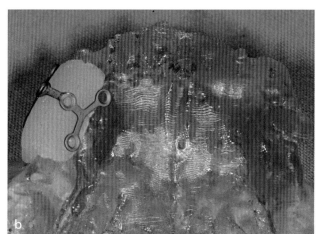

图2-144　两个无牙颌颌骨的3D打印模型（Simplant登士柏种植公司，哈瑟尔特，比利时）
a.从上面看上颌窦和鼻腔；b.模拟上置式植骨和钛板弯制

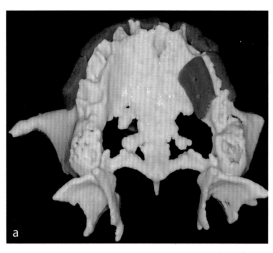
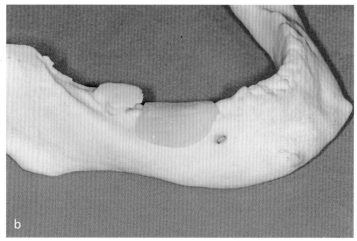

图2-145　在3D打印模型上模拟植骨（3D Replay，罗马，意大利）
a.上颌骨；b.下颌骨

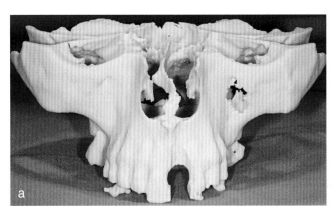
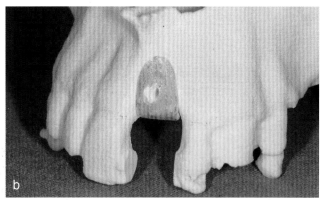

图2-146 根据缺损的特性，个性化定制的人工骨移植物，可以在3D打印模型上仿制出来
a.三维模型；b.研究植骨块和固定螺丝位置（骨块是用Engipore材料制成，是一种多孔羟磷灰石）（Fin-Ceramic Srl，法恩扎，意大利）

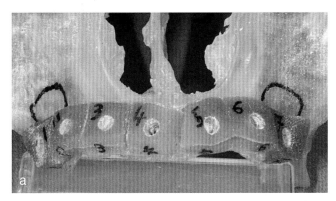
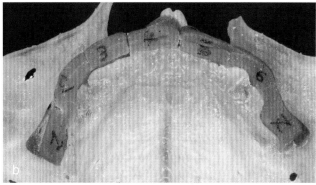

图2-147 在3D打印模型（Simplant登士柏种植公司，哈瑟尔特，比利时）上行一系列上置式植骨模拟（见临床病例1）。在3D打印模型上，评估缺损的程度，设计重建手术。模拟非常有用，因为它增加了手术的准确性和速度。移植骨块用树脂块来模拟（移植导板*）

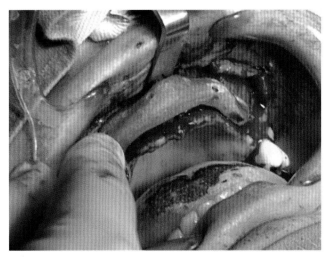
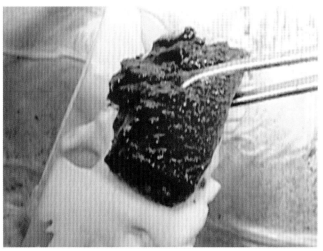

图2-148 在模型上，可制作导板用于确定合适的固定螺钉的位置。这个导板用于定制合成骨的移植而不是用于自体骨移植

图2-149 在受植区的三维模型上测量所需取骨的大小；取骨大小适合移植需要

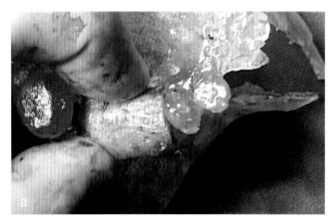
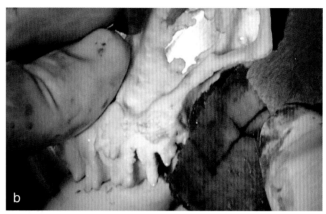

图2-150　可在3D打印模型上完成精确的测量和移植准备
a.带牙齿的3D打印模型；b.无牙的3D打印模型

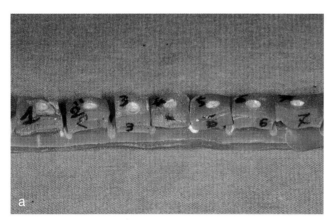
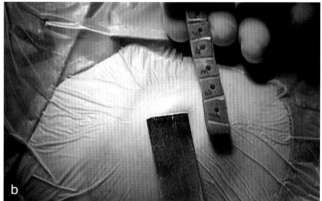

图2-151　a.一个用于取骨的导板（取骨导板），它的制作是把所有树脂块排成一行，连成一条尺寸相同的杆；b.导板指示了需要取的骨量

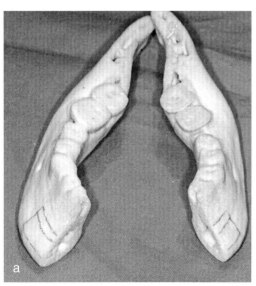
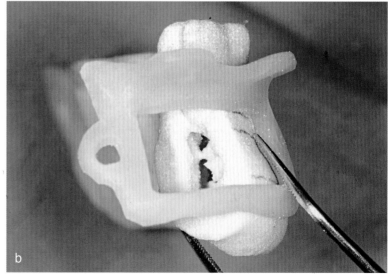

图2-152　3D打印模型可以分段
a.在颏联合正中分段；b.取骨导板放于模型上用于评估厚度

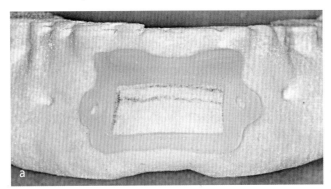

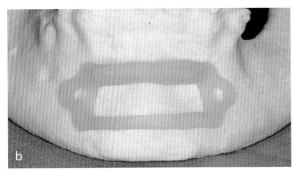

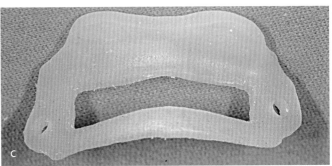

图2-153 用于颏正中联合取骨的导板（取骨导板）。遵循5s原则：距牙根尖距离，距颏孔距离和距下颌骨基底距离

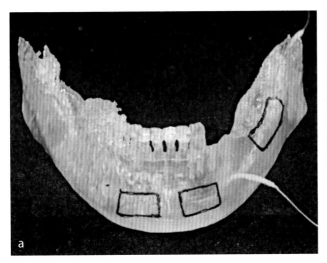

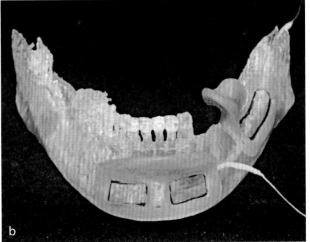

图2-154 用于颏正中联合部和下颌骨体升支前缘取骨的导板（取骨导板）
a.在三维模型上画出最合适的供区位置。牙线经下牙槽神经管从颏孔穿出；b.用于颏正中联合及下颌骨体升支前缘取骨的导板。导板可以有不同形状。图中的导板有一个小手柄及一些小孔用于通过固定螺钉固定到骨面上。遵循距牙根尖、颏孔、下颌骨基底5mm距离的原则

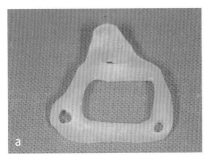

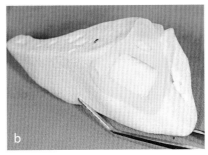

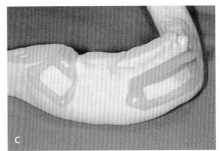

图2-155 a.用下颌骨体升支前缘取骨的导板；b.在分段的三维模型上的导板；c.必须选择是从下颌体部取骨还是从颏正中联合取骨，或者两者皆取

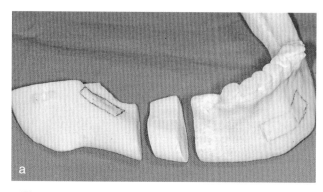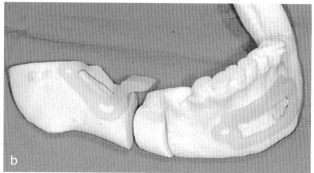

图2-156   用于下颌骨体升支前缘和颏正中联合取骨的导板。已经确定并已画好取骨的位置（a）在画线处制作导板（b）。有可能需要将模型分段（3D Replay，罗马，意大利）

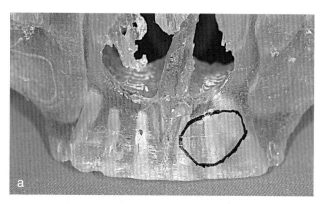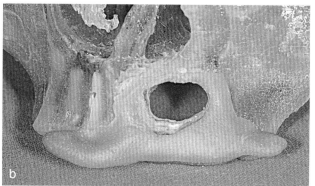

图2-157   用定位导板（定位导板*）来确认前庭膨隆的深部结构或病变（此病例中是一个囊肿，见临床病例2）；原则和窦底提升手术一样
a.开窗在前庭的膨隆，在3D打印模型上由于骨质变薄而成透明状；b.定位导板放于牙槽嵴顶（无牙颌患者）

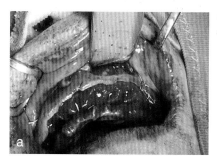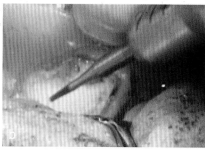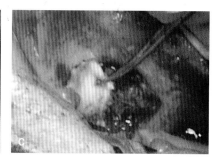

图2-158   使用定位导板（见临床病例2）
a.导板就位于颊侧骨面；b.沿着导板外形用球钻切割颊侧骨壁；c.去除颊侧骨板，暴露囊肿

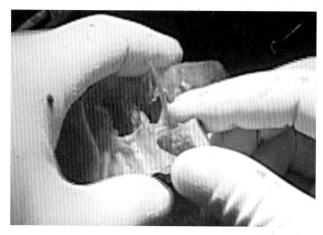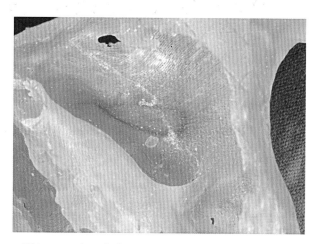

图2-159   在3D打印模型上模拟植骨（见临床病例2）

图2-160   在3D打印模型上画出的侧壁开窗进路（从上面看窦内侧面）

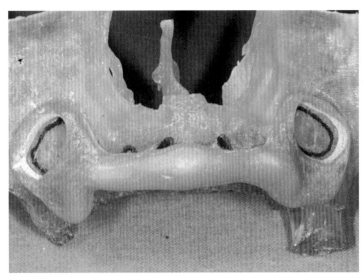

图 2-161 用于窦底提升的导板（开窗导板*）
它使我们可以在手术中找到最合适的开窗进入窦腔的位点。根据开窗设计在3D打印模型上制作导板（见附录规范1）

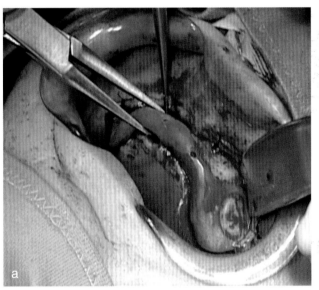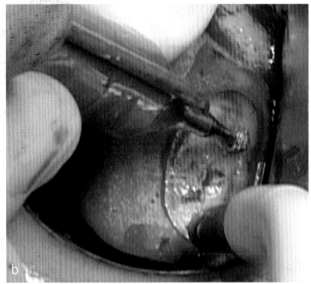

图 2-162 用于窦底提升的导板（开窗导板*）
a.导板置于患者骨面上；b.用球钻或皮肤划痕笔标记开窗边缘，使用导板作为模板（见临床病例20）

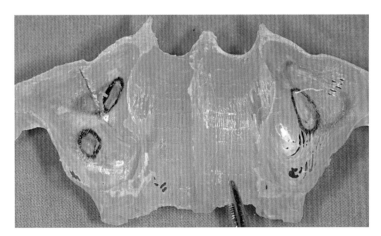

图 2-163 由于上颌窦骨隔的存在，可在3D打印模型上设计两个进窦通路，或者至少可以在其他位置设计开窗以避开骨隔

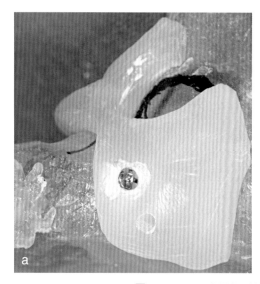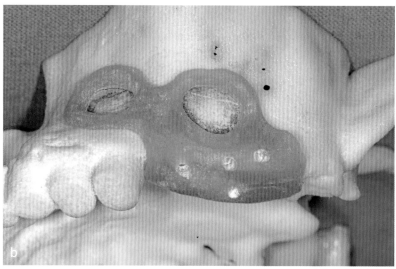

图2-164 a.固定螺丝可将导板固定在稳定的位置；b.无牙的区域对稳定导板非常有用。

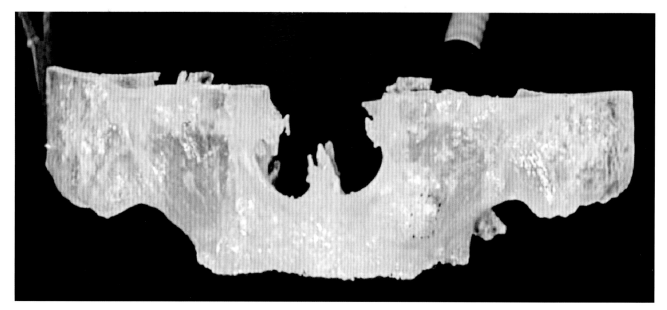

图2-165 模型的透明度有助于确认左上颌窦边界

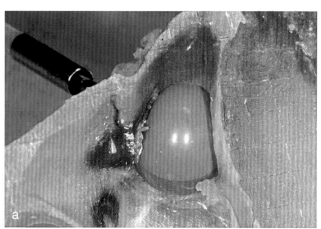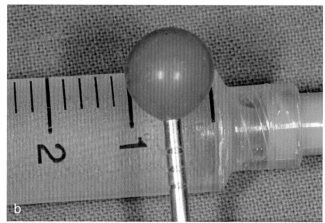

图2-166 在3D打印模型上，可以计算移植骨的容积，如果用水囊（EMS，美国Osseous技术公司，纽波特比奇，加利福尼亚，美国）提升上颌窦底黏膜，可以预测术中的情况（a）。水囊膨胀抵达上颌窦前壁，并且可以在模型上估算所用的盐水的量（b）

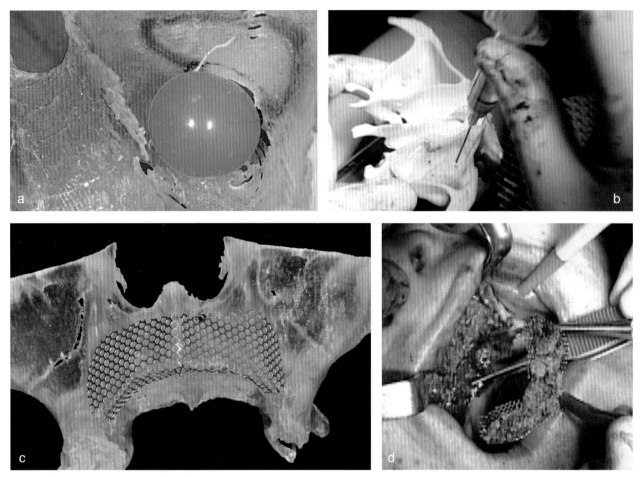

图2-167 利用3D打印模型,可以评估上颌窦形态的多样性,并决定是否要用水囊法提升

a.不考虑上颌窦前壁的限制,水囊本身的容量是很大的;b.使用注射器注水在上颌窦腔的方法,可以精确地计算所需移植骨的容积;c.根据3D打印模型将钛网塑形,这样钛网和受区可更好地贴合;d.将从后上髂嵴取的松质骨(PSIS)填入钛网,然后植入到患者上颌骨

皮瓣的修整

Marco Rinaldi, Angelo Mottola

完成了植骨手术后,软组织龈瓣必须完全覆盖移植骨,但因为骨移植而导致骨容量增加后,软组织的量常常不足。重要的是必须记住软组织的覆盖对骨的结合、保护和移植骨从其中获得血供是非常重要的。事实上,皮瓣的裂开将会把移植物暴露于口腔细菌中,经常导致感染,最后引起移植物完全的或部分的坏死。因此,在皮瓣下方行骨膜松弛切口并且作正确减张缝合,达到一期关闭创口非常重要(图2-168~图2-170)。

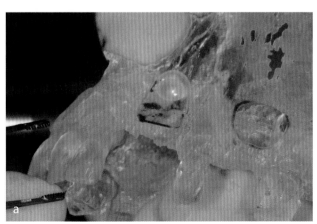
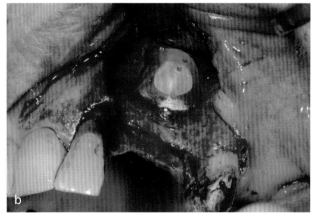

图2-168 a.3D打印模型可用于选择最合适的组织扩张器(Osmed,Ilmenau,Germany);b.组织扩张器放置并固定于骨上

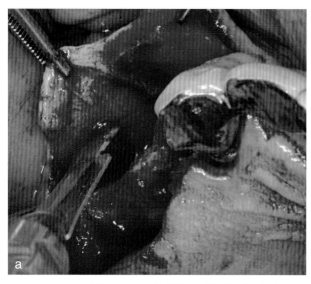
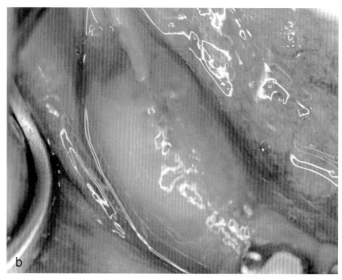

图2-169   a.作骨膜下切开用于延长皮瓣；b.骨移植以后，皮瓣必须要覆盖部位的容积有时候是相当大的

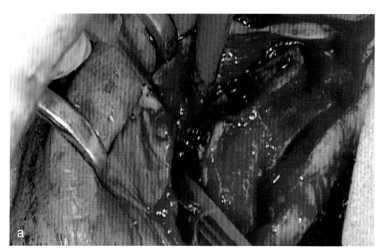
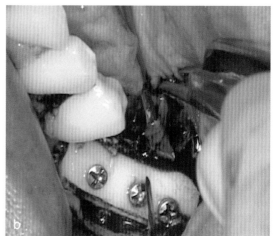

图2-170   a.骨膜瓣松弛切口；b.舌侧瓣的伸长，从舌侧瓣分离下颌舌骨肌

愈合的时间

Marco Rinaldi, Angelo Mottola

　　种植体植入的最佳时间必须满足两个矛盾的要求：它必须防止移植骨快速吸收但也得有足够长时间，等移植骨结合并成熟。

　　对于移植的生物学请参阅骨再生的生物学基本理论。记住这点很有用：种植体通常至少在骨重建3个月或4个月后植入（图2-171）。移植区整个的形态处在骨结合和吸收的动态变化过程中。移植的骨片段在受植床、移植骨内、在骨膜中和在流入的血液中诱导各种再生活动。受植床的质量，受植床的血管化，移植物的稳定性，肌肉收缩，修复体的负重，以及种植体植入前骨愈合的时间也都是相关因素。就像移植物会经历显著的吸收过程，移植骨也会对其之后骨容量的增加起到刺激再生的作用。

紫外光催化和定制化取骨

　　紫外光催化是用特定波长和强度的紫外线（UV）处理钛表面，引发物理化学和生物学的效应。紫外光催化功能可以将钛表面从疏水性变为超级亲水性，分解并去除积聚在过老化的钛表面的碳氢化合物，优化静电状态。其生物学效果在体内、外试验中均有报道。一个组织形态定量分析研究揭示经紫外光催化的种植体的BIC（骨种植体接触）最大水平可达到98.2%，而未处理的种植体是53%。经紫外光催化的种植体在体内骨结合的增强，和成骨细胞在其表面的迁移、吸附、细胞黏附、分化和增殖功能有关（APIB2015）。

　　提高种植体的骨结合非常重要，尤其在骨质量差的情况下，因为这种情况经常需要再生处理（图2-172a～c）。

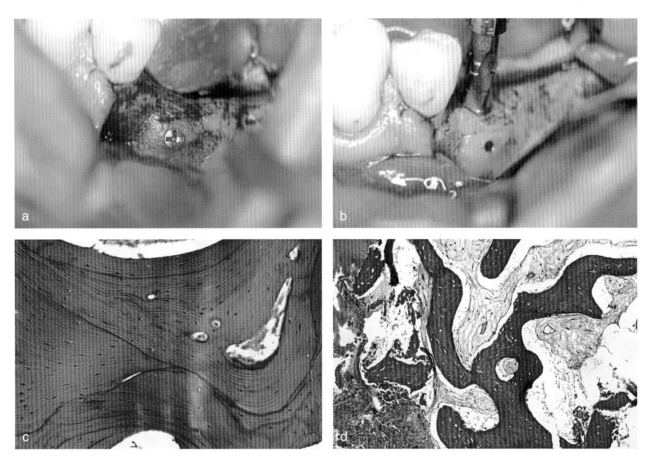

图2-171 侧壁开窗窦底提升植骨后4个月

a.取出一柱状骨块；b.组织学检查；c.d.4个月时活检，伊红染色：组织学检查发现活的骨松质中有破骨细胞吸收的小陷窝。在骨髓腔，可观察到一些吞噬了含铁血黄素的巨噬细胞。这个图是有活力的骨，具有正常的骨组织结构，没有坏死区，处于移植手术后的创伤修复和出血引起的改建状态中［b.、d.courtesy Quintessence Publishing，Milan，taken from Quintessence International，2001，7（8）：233-240］

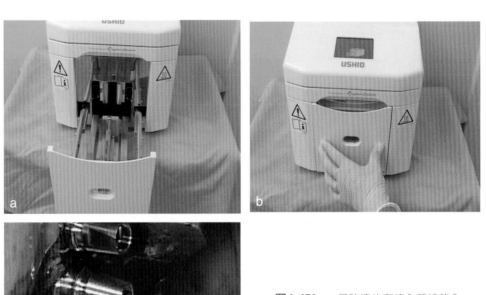

图2-172 a.牙种植体在植入前被放入Super Osseo机器中（USchino Inc.）进行紫外光催化处理；b.种植体表面有具备切割功能的螺纹；c.血和血清沿着紫外线处理过的种植体表面移动，这会加速和增强骨结合

在软件中设计好移植骨的形状，并按此要求预备一块自体骨用于移植，这样的技术已经在研究中（图2-173a ～ c）。

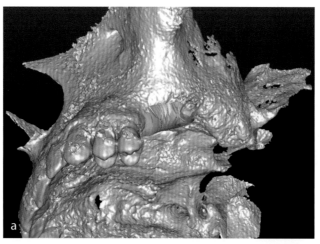

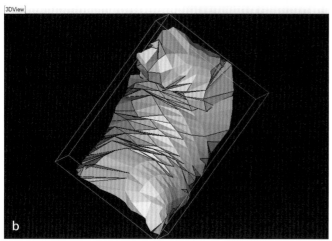
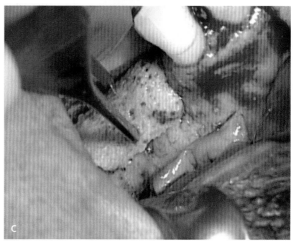

图2-173　a.计算机设计的移植（O&O，Simplant登士柏种植公司，哈瑟尔特，比利时）；b.移植物的形状；c.植入定制的自体骨用于增加牙槽骨高度

不良反应和并发症

Marco Rinaldi, Angelo Mottola

　　皮瓣裂开和移植物暴露是愈合阶段随时都会发生的并发症。供区皮瓣裂开多见于从颏正中联合处取骨的病例，从下颌升支处取骨的很少发生。血肿和瘀青很常见，因为取骨区常伴有出血。一个不利的临床指征是从黏膜组织可触及固定螺丝，这提示了大量的移植骨吸收。这个症状提示骨从螺丝头部开始退缩，是由于骨吸收导致的。翻开皮瓣，可以通过测量骨面和螺丝头部的距离来准确估计吸收的程度（图2-174和图2-175）。

　　一定程度的移植骨吸收是生理性的。事实上，此区因为同时有吸收和再生过程，骨质处于重新排列和动态平衡的状态当中。很多资料表明，与源于软骨内的骨吸收相比，源于膜内的移植骨像下颌骨和颅骨的吸收程度很低。鉴于从口腔内所能采集到的骨量之

少，这个数字令人安慰。反之对于在口外取骨的病例，这种吸收几乎可以忽略不计，因为对于取骨量几乎没有什么限制。因此考虑到预期的吸收，骨缺损可以过矫正或过量植骨。移植骨的坏死和感染与吸收相比是完全不同的情况。在这个病例中，坏死部分必须马上清除（图2-176）。其他可能发生于取骨和移植手术的并发症是与供区和受区神经血管结构相关的并发症（图2-177）。现代放射诊断和图像处理技术在避免这些并发症上起到了重要作用。

　　骨是支持承受负重和运动功能的活组织，它的反应来自它的细胞功能。如果保证它们的存活，移植必将成功。如果在它的新家，它将抵抗压力，提供支持，存活，它将会按照要求，在形态和结构上做出调整……

——John Marqis Converse：Reconstructive Plastic Surgery，Piccin，1987

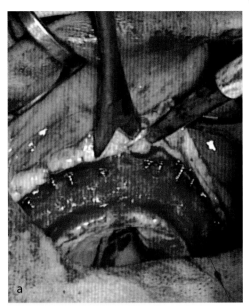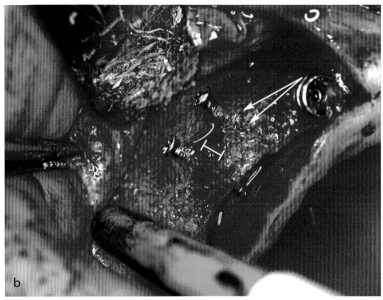

图2-174 通过测量螺丝头部到骨面的距离可以很容易地评估移植骨的吸收状况
当螺丝置入时头部与骨处于同一水平，因此缺失的部分是由于骨吸收引起的

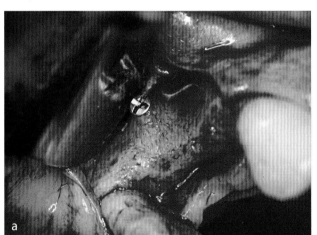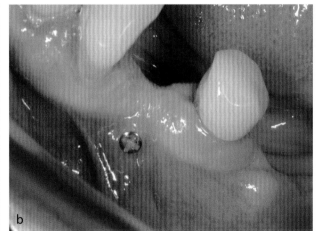

图2-175 a.部分移植骨吸收，骨从螺钉体部退缩；b.骨吸收的情况下，螺钉会暴露

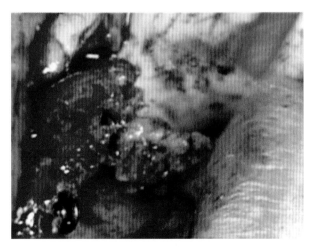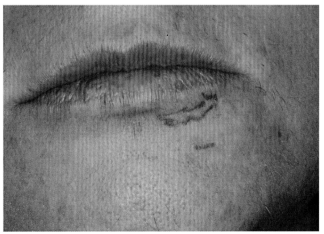

图2-176 去除坏死的骨

图2-177 从下颌升支取骨后在下颌左侧第一前磨牙、下颌左侧第二前磨牙、下颌左侧第一磨牙区植骨，出现的感觉异常区域

（郑 谧译 邵现红校）

参考文献

Academy of Photofunctionalized Implants and Biomaterials, www.photofunc-implant.org/about-us (Accessed April 2, 2015).

Aichelmann-Reidy ME, Yukna RA. Bone replacement grafts: The bone substitutes. *Dent Clin North Am* 1998; 42: 491-503.

Anamali S, Avila-Ortiz G, Elangovan S, Qian F, Ruprecht A, Finkelstein M, Allareddy V. Prevalence of the posterior superior

alveolar canal in cone beam computed tomography scans. *Clin Oral Implants Res*. 2015; 26: e8-e12.

Andersson B, Odman P, Carlsson GE. A study of 184 consecutive patients referred for single-tooth replacement. *Clin Oral Implants Res*. 1995; 6: 232-237.

Angelopoulos C, Aghaloo T. Imaging technology in implant diagnosis. *Dent Clin North Am*. 2011; 55: 141-158.

Arisan V, Karabuda ZC, Ozdemir T. Accuracy of two stereolithographic guide systems for computer-aided implant placement: a computed tomography-based clinical comparative study. *J Periodontol*. 2010; 81: 43-51.

Att W, Ogawa T. Biological aging of implant surfaces and their restoration with ultraviolet light treatment: A novel understanding of osseointegration. *Int J Oral Maxillofac Implants*. 2012; 27: 753-761.

Att W, Hori N, Takeuchi M, Ouyang J, Yang Y, Anpo M, Ogawa T. Time-dependent degradation of titanium osteoconductivity: An implication of biological aging of implant materials. *Biomaterials*. 2009; 30: 5352-5363.

Barone A, Crespi R, Aldini NN, Fini M, Giardino R, Covani U. Maxillary sinus augmentation: Histologic and histomorphometric analysis. *Int J Oral Maxillofac Implants*. 2005; 20: 519-525.

Baslé MF, Lesourd M, Grizon F, Pascaretti C, Chappard D. Type I collagen in xenogenic bone material regulates attachment and spreading of osteoblasts over the beta1 integrin subunit. *Orthopade*. 1998; 27: 136-142.

Becktor JP, Isaksson S, Sennerby L. Survival analysis of endosseous implants in the grafted and nongrafted edentulous maxillae. *Int*

J Oral Maxillofac Implants. 2004; 19: 107-115.

Bell WH. Current concepts of bone grafting. *J Oral Surg*. 1968; 26: 118-124.

Benavides E, Rios HF, Ganz SD, An CH, Resnik R, Reardon GT, Feldman SJ, Mah JK, Hatcher D, Kim MJ, Sohn DS, Palti A, Perel ML, Judy KW, Misch CE, Wang HL. Use of cone beam computed tomography in implant dentistry: the International Congress of Oral Implantologists consensus report. *Implant Dent*. 2012; 21: 78-86.

Berry RL, Edwards RC, Paxton MC. Nasal augmentation using the mandibular coronoid process: Report of a case. *J Oral Maxillofac Surg*. 1994; 52: 633-638.

Bilezikian J, Raisz L, Martin TJ. *Principles of bone biology*. St. Louis: Elsevier, 2008.

Block MS, Kent JN. *Endosseus implants for maxillofacial*

reconstruction. Philadelphia: WB Saunders, 1995.

Block MS, Kent JN. Sinus augmentation for dental implants: THe use of autogenous bone. *J Oral Maxillofac Surg*. 1997; 21: 204-209.

Boyne P. Bone grafting in the osseous reconstruction of alveolar and palatal clefts. *Oral Maxillofac Surg Clin North Am*. 1991; 3: 589-597.

Bråemark PI, Grådahl K, Worthington P. *Osseointegration and autogenous onlay bone grafts: reconstruction of the edentulous atrophic maxilla*. Hanover Park, Ill: Quintessence, 2001.

Breine U, Bråemark PI. Reconstruction of alveolar jaw bone. *Scand J Plast Reconstr Surg*. 1980; 14: 23-48.

Buck BE, Malinin TI. Human bone and tissue allografts: preparation and safety. *Clin Orthop Relat Res*. 1994; 303: 8-17.

Burchardt H. Biology of bone transplantation. *Orthop Clin North Am*. 1987; 18: 198-196.

Cassetta M, Dell'Aquila D, Vozzolo SV, Bollero R. Terapia implantare computer assistita. *Dental Cadmos*. 2007; 75(6): I-XXXIX. Cawood JI, Howell RA. A classification of the edentulous jaws. *Int J Oral Maxillofac Surg*. 1988; 17: 232-236.

Chan HL, Benavides E, Yeh CY, Fu JH, Rudek IE, Wang HL. Risk assessment of lingual plate perforation in posterior mandibular region: a virtual implant placement study using cone-beam computed tomography. *J Periodontol*. 2011; 82: 129-135.

Chan HL, Misch K, Wang HL. Dental imaging in implant treatment planning. *Implant Dent*. 2010; 19: 288-298.

Chiapasco M, Zaniboni M, Rimondini L. Autogenous onlay bone grafts vs. alveolar distraction osteogenesis for the correction of vertically deficient edentulous ridges: A 2-4

year prospective study on humans. *Clin Oral Implants Res*. 2007; 18: 432-440.

Chiapasco M, Ferrini F, Casentini P, Accardi S, Zaniboni M. Dental implants placed in expanded narrow edentulous ridges with the extension crest device: A 1-3 year multicenter follow-up study. *Clin Oral Implants Res*. 2006; 17: 265-272.

Civitelli R. Cell-cell communication in the osteoblast/osteocyte lineage. *Arch Biochem Biophys*. 2008; 473: 188-192.

Cobden RH, Thrasher EL, Harris WH. Topical hemostatic agents to reduce bleeding from cancellous bone. *J Bone Joint Surg Am*. 1976; 58: 70-73.

Colterjohn NR, Bednar DA. Procurement of bone graft from the iliac crest. *J Bone Joint Surg Am*. 1997; 79: 756-759.

Converse JM. *Reconstructive plastic surgery*. Philadelphia: WB Saunders, 1987.

Coventry MB, Tapper EM. Pelvic instability: A consequence of removing iliac bone for grafting. *J Bone Joint Surg Am*. 1972; 54: 83-101.

Crenshaw Jr AH. Surgical techniques and approaches. In: Terry Canale S, ed. *Campbell's operative orthopaedics*. St Louis: Mosby, 2003.

Datta HK, Ng WF, Walker JA, Tuck SP, Varanasi SS. The cell biology of bone metabolism. *J Clin Pathol*. 2008; 61: 577-587.

de Carvalho PS, Vasconcellos LW, Pi J. Influence of bed

preparation on the incorporation of autogenous bone grafts: A study in dogs. *Int J Oral Maxillofac Implants*. 2000; 15: 565-570.

D'haese J, Van De Velde T, Komiyama A, Hultin M, De Bruyn H. Accuracy and complications using computer-designed stereolithographic surgical guides for oral rehabilitation by means of dental implants: a review of the literature. *Clin Implant Dent Relat Res*. 2012; 14: 321-335.

Di Stefano DA, Cazzaniga A. *Chirurgia ossea ricostruttiva preperimplantare*. Milano: Elsevier, 2008.

Drago CJ, Lazara RJ. Immediate provisional restoration of Osseotite implants: A clinical report of 18-month results. *Int J Oral Maxillofac Implants*. 2004; 19: 534-541.

Drago CJ, Lazara RJ. Immediate occlusal loading of Osseotite implants in mandibular edentulous patients: A prospective observational report with 18-month data. *J Prosthodont*. 2006; 15: 187-194.

Elian N, Wallace S, Cho SC, Jalbout ZN, Froum S. Distribution of the maxillary artery as it relates to sinus floor augmentation. *Int J Oral Maxillofac Implants*. 2005; 20: 784-787.

Ella B, Sédarat C, Noble Rda C, Normand E, Lauverjat Y, Siberchicot F, Caix P, Zwetyenga N. Vascular connections of the lateral

wall of the sinus: surgical effect in sinus augmentation. *Int J Oral Maxillofac Implants*. 2008; 23: 1047-1052.

Friedlaender GE. Bone grafts: THe basic science rationale for clinical applications. *J Bone Joint Surg Am*. 1987; 69: 786-790.

Ganz SD. The triangle of bone—a formula for successful implant placement and restoration. *Implant Soc*. 1995; 5: 2-6.

Ganz SD. Mandibular tori as a source for onlay bone graft augmentation: a surgical technique. *Pract Periodontics Aesthet Dent*. 1997; 9: 973-984.

Ganz SD. Use of stereolithographic models as diagnostic and restorative aids for predictable immediate loading of implants. *Pract Proced Aesthet Dent*. 2003; 15: 763-771.

Ganz SD. Presurgical planning with CT-derived fabrication of surgical guides. *J Oral Maxillofac Surg*. 2005; 63(Suppl 2): 59-71.

Ganz SD. Techniques for the use of CT imaging for the fabrication of surgical guides. *Atlas Oral Maxillofac Surg Clin North Am*. 2006; 14: 75-97.

Ganz SD. The reality of anatomy and the triangle of bone. *Inside Dentistry*. 2006; 2: 72-77.

Ganz SD. Defining new paradigms for assessment of implant receptor sites. The use of CT/CBCT and interactive virtual treatment planning for congenitally missing lateral incisors. *Compend Contin Educ Dent*. 2008; 29: 256-258, 260-262, 264-267; quiz 268, 278.

Ganz SD. Implant complications associated with two- and threedimensional diagnostic imaging technologies. In: Froum SJ, ed. *Dental implant complications—etiology, prevention, and treatment*. West Sussex, UK: Wiley-Blackwell; 2010: 71-99.

Ganz SD. Cone beam computed tomography-assisted treatment planning concepts. *Dent Clin North Am*. 2011; 55: 515-536, viii. Ganz SD. Focus on: CBCT technology. *Dent Today*. 2012;

31: 17.

Ganz SD. Utilization of three-dimensional imaging technology to enhance maxillofacial surgical applications. In: Miloro M, Ghali GE, Larsen P, Waite P, eds. *Peterson's principles of oral and maxillofacial surgery*. Shelton, CT: People's Medical House—USA; 2012: 179-200.

Ganz SD. Dental implantology: an evolving treatment modality. *Compend Contin Educ Dent*. 2013; 34: 628-629.

Ganz SD. Dental implantology: An evolving treatment modality. *Cone Beam International Magazine of Cone Beam Dentistry*. 2014; 1: 10-14.

Garg AK, Morales MJ, Navarro I, Duarte F. Autogenous mandibular bone grafts in the treatment of the resorbed maxillary anterior alveolar ridge: Rationale approach. *Implant Dent*. 1998; 7: 169-176.

Gautschi OP, Frey SP, Zellweger R. Bone morphogenetic proteins in clinical applications. *ANZ J Surg*. 2007; 77: 626-631.

Gelbart M, Friedman R, Burlui V, Rohrer M, Atkinson B. Maxillary sinus augmentation using a peptide-modified graft material in three mixtures: A prospective human case series of histologic and histomorphometric results. *Implant Dent*. 2005; 14: 185-193.

Geng JP, eds. *Sinus Implant Surgery*. Nanjing: JiangSu Science and Technology Press; 2010.

Haas R, Baron M, Zechner W, Mailath-Pokorny G. Porous hydroxyapatite for grafting the maxillary sinus in sheep: Comparative pullout study of dental implants. *Int J Oral Maxillofac Implants*. 2003; 18: 691-696.

Happe A. Use of a piezoelectric surgical device to harvest bone grafts from the mandibular ramus: Report of 40 cases. *Int J Periodontics Restorative Dent*. 2007; 27: 241-249.

Harsha BC, Turvey TA, Powers SK. Use of autogenous cranial bone grafts in maxillofacial surgery: A preliminary report. *J Oral Maxillofac Surg*. 1986; 44: 11-15.

Heiple KG, Goldberg VM, Powell AE, Bos GD, Zika JM. Biology of cancellous bone grafts. *Orthop Clin North Am*. 1987; 18: 179-185.

Hernandez Alfaro F. *Bone grafting in oral implantology: techniques and clinical applications*. Hanover Park, Ill: Quintessence, 2006.

Hofschneider U, Tepper G, Gahleitner A, Ulm C. Assessment of the blood supply to the mental region for reduction of bleeding complications during implant surgery in the interforaminal region. *Int J Oral Maxillofac Implants*. 1999; 14: 379-383.

Hunt DR, Jovanovic SA. Autogenous bone harvesting: A chin graft technique for particulate and monocortical bone blocks. *Int J Periodontics Restorative Dent*. 1999; 19: 165-173.

Hutmacher DW, Cool S. Concepts of scaffold-based tissue engineering: THe rationale to use solid free-form fabrication techniques. *J Cell Mol Med*. 2007; 11: 654-669.

Jarcho MJ. Biomaterial aspect of calcium phosphates: Properties and applications. *Dent Clin North Am*. 1986; 30: 25-47.

Jelitte G. Completing a mini sinus lift with implants using Ostim bone augmentation paste. *DPR*. 2004; 1: 1-14.

Jensen OT, Shoulman LB, Block MS, Iacono VJ. Report of the sinus consensus conference of 1996. *Int J Oral Maxillofac Implants*. 1998; 13(special Suppl): 11-45.

Jones AAM, Dougherty PJ, Sharkey NA, Benson DR. Iliac crest bone graft: Saw versus osteotome. *Spine*. 1993; 18: 20-48.

Jung J, Yim JH, Kwon YD, Al-Nawas B, Kim GT, Choi BJ, Lee DW. A radiographic study of the position and prevalence of the maxillary arterial endosseous anastomosis using cone beam computed tomography. *Int J Oral Maxillofac Implants*. 2011; 26: 1273-1278.

Katsoulis J, Pazera P, Mericske-Stern R. Prosthetically driven, computer-guided implant planning for the edentulous maxilla: a model study. *Clin Implant Dent Relat Res*. 2009; 11: 238-245.

Keeley EC, Mehrad B, Strieter RM. Chemokines as mediators of neovascularization. *Arterioscler Thromb Vasc Biol*. 2008; 28: 1928-1936.

Keller E, Tolman DE, Eckert SE. Maxillary antral-nasal inlay autogenous bone graft reconstruction of compromised maxillae: A 12-year retrospective study. *Int J Oral Maxillofac Implants*. 1999; 14: 707-721.

Keramaris NC, Calori GM, Nikolaou VS, Schemitsch EH, Giannoudis PV. Fracture vascularity and bone healing: A systematic review of the role of VEGF. *Injury*. 2008; 39(Suppl 2): S45-S57.

Khoury F. Augmentation of the sinus floor with mandibular bone block and simultaneous implantation: A 6-year clinical investigation. *Int J Oral Maxillofac Implants*. 1999; 14: 557-564.

Kremer C. Preoperative stereolithographic model planning in craniomaxillofacial surgery. *Phidias Newslett*. 1999; 2: 1-3.

Krennmair G, Krainhöner M, Maier H, Weinläder M, Piehslinger E. Computerized tomography-assisted calculation of sinus augmentation volume. *Int J Oral Maxillofac Implants*. 2006; 21: 907-913.

Krüger E. BdIII/2.S.1085, München-Berlin: Urban & Schwarzenberg, 1959. Citato in: Operationslehre für Zahnarzte, Buch- und

Zeitschriften-Verlag. Die Quintessenz. (in Italia: Eberhard Krüger: Tecnica chirurgica odontoiatrica, Padova: Piccin Editore, 1977). Lanza R, Langer R, Vacanti J. *Principles of tissue engineering*. New York: Academic Press, 2000.

Lawrence TK, Garfin SR, Booth RE. Harvesting autogenous iliac bone grafts: A review of complications and techniques. *Spine*. 1989; 14: 1324-1331.

Azzara RJ. Transplantation of a preosseointegrated implant from the mental area to a maxillary sinus graft. *Int J periodontics Restorative Dent*. 1995; 15: 538-547.

Lazzara RJ, Testori T, Meltzer A, Misch C, Porter S, del Castillo R, et al. Immediate Occlusal Loading (IOL) of dental implants: Predictable results through DIEM guidelines. *Pract Proced Aesthet Dent*. 2004; 16: 3-15.

Leong DJ, Chan HL, Yeh CY, Takarakis N, Fu JH, Wang HL. Risk of lingual plate perforation during implant placement in the posterior mandible: a human cadaver study. *Implant Dent*. 2011; 20: 360-363.

Lin MH, Mau LP, Cochran DL, Shieh YS, Huang PH, Huang RY. Risk assessment of inferior alveolar nerve injury for immediate implant placement in the posterior mandible: a virtual implant placement study. *J Dent*. 2014; 42: 263-270.

Linstrom RD, Symington JS. Osseointegrated dental implants in conjunction with bone grafts. *Int J Oral Maxillofac Surg*. 1988; 17: 116-118.

Lockhart R, Ceccaldi J, Bertrand JC. Postoperative maxillary cyst following sinus bone graft: Report of a case. *Int J Oral Maxillofac Implants*. 2000; 15: 583-586.

Longoni S, Sartori M, Braun M, Bravetti P, Lapi A, Baldoni M, Tredici G. Lingual vascular canals of the mandible: the risk of bleeding complications during implant procedures. *Implant Dent*. 2007; 16: 131-138.

Lundgren S, Moy P, Johansson C, Nilsson H. Augmentation of the maxillary sinus floor with particulate mandible: A histologic and histomorphometric study. *Int J Oral Maxillofac Implants*. 1996; 11: 760-766.

Male AJ, Gasser J, Fonseca RJ, Nelson J. Comparison of onlay autologous and allogenic bone grafts to the maxilla in primates. *J Oral Maxillofac Surg*. 1983; 42: 487-499.

Malmquist JP. Evidence based update on sinus grafting. Academy of Osseointegrated 20th Annual Meeting, March 10-12, 2005, Orlando, Fla.

Mangano C, Bartolucci EG, Mazzocco C. A new porous hydroxyapatite for promotion of bone regeneration in maxillary sinus

augmentation: Clinical and histologic study in humans. *Int J Oral Maxillofac Implants*. 2003; 18: 23-30.

Marchetti C, Pieri F, Corinaldesi G, Degidi M. A long-term retrospective study of two different implants surfaces placed after reconstruction of the severely resorbed maxilla using Le Fort I osteotomy and interpositional bone grafting. *Int J Oral Maxillofac Implants*. 2008; 23: 911-918.

Mardinger O, Abba M, Hirshberg A, Schwartz-Arad D. Prevalence, diameter and course of the maxillary intraosseous vascular canal with relation to sinus augmentation procedure: a radiographic study. *Int J Oral Maxillofac Surg*. 2007; 36: 735-738.

Mardinger O, Manor Y, Mijiritsky E, Hirshberg A. Lingual perimandibular vessels associated with life-threatening bleeding: an anatomic study. *Int J Oral Maxillofac Implants*. 2007; 22: 127-131.

Marino AA, Becker RO. Evidence for epitaxy in the formation of collagen and apatite. *Nature*. 1970; 226: 652-653.

Matsumoto MA, Filho HN, Francischone E, Consolaro A. Microscopic analysis of reconstructed maxillary alveolar ridges using

autogenous bone grafts from the chin and iliac crest. *Int J Oral Maxillofac Implants*. 2002; 17: 507-516.

Meeder PJ, Eggers C. Techniques for obtaining autogenous bone graft. *Injury*. 1994; 25(Suppl 1): A5-A16.

Misch CE. Divisions of available bone in implant dentistry. *Int J Oral Implantol*. 1990; 7: 9-17.

Misch CE, Dietsh F. Bone grafting materials in implant dentistry.

Implant Dent. 1993; 2: 158-167.

Misch CE, Misch CM. Intraoral autogenous donor bone grafts for implant dentistry. In: Misch CE, ed. Contemporary implant dentistry. St Louis: Mosby, 1999.

Mischkowski RA, Selbach I, Neugebauer J, Koebke J, Zoller JE. Lateral femoral cutaneous nerve and iliac crest bone grafts: Anatomical and clinical considerations. Int J Oral Maxillofac Surg. 2006; 35: 366-372.

Moses O, Nemcovsky CE, Langer Y, Tal H. Severely resorbed mandible treated with iliac crest autogenous bone graft and dental implants: 17-year follow-up. J Oral Maxillofac Implants. 2007; 22: 1017-1021.

Mowlem R. Editorial. Br J Plast Surg. 1952; 4: 231. Noble BS. The osteocyte lineage. Arch Biochem Biophys. 2008; 473: 106-111.

Noelken R, Donati M, Fiorellini J, Gellrich NC, Parker W, Wada K, Berglundh T. Soft and hard tissue alterations around implants placed in an alveolar ridge with a sloped configuration. Clin Oral Implants Res. 2014; 25: 3-9.

Ogawa T. UV photofunctionalization of titanium implants. J Cranio-fac Tissue Eng. 2012; 2: 151-158.

Orentlicher G, Goldsmith D, Abboud M. Computer-guided planning and placement of dental implants. Atlas Oral Maxillofac Surg Clin North Am. 2012; 20: 53-79.

Osborn JF. Preservation and reconstruction of the alveolar bone: 8th Int. Conf Oral Surg Berlin June 1983 Jun. In: Hjöting-Hansen E, ed. Oral and Maxillofacial surgery. Berlin: Quintessenz-Verlag, 1984.

Osborn JF. Die Alveolar-Extension-Plastik I und II. Quintessenz. 1985; 36: 9-16 and 239-246.

Ozan O, Turkyilmaz I, Ersoy AE, McGlumphy EA, Rosenstiel SF. Clinical accuracy of 3 different types of computed tomographyderived stereolithographic surgical guides in implant placement. J Oral Maxillofac Surg. 2009; 67: 394-401.

Pelker RR, Friedlaender GE. Biomechanical aspects of bone autografts and allografts. Orthop Clin North Am. 1987; 18: 235-239.

Pikos MA. Block autografts for localized ridge augmentation: I: The posterior maxilla. Implant Dent. 1999; 8: 279-284.

Pikos MA. Block autografts for localized ridge augmentation: II: The posterior mandible. Implant Dent. 2000; 9: 67-75.

Rawashdeh MA. Morbidity of iliac crest donor site following open bone harvesting in cleft lip and palate patients. Int J Oral Maxillofac Surg. 2008; 37: 223.

Rinaldi M. Chirurgia pre-implantologica nelle atrofie settoriali del processo alveolare: Risultati e considerazioni tecniche. Quintessence Int. 2001; 7/8: 233-240.

Rinaldi M. Cyst enucleation and immediate placement of oral implants with custom-made bone graft. Comput Aided Implantol Acad Newslett. 2007: 11.

Rinaldi M. Piccolo rialzo del pavimento sinusale con innesto di idrossiapatite monocristallina (Ostim®): Caso clinico. Implantologia. 2006; 2: 147-152.

Rinaldi M. Stereolithographic models in the planning of reconstructive surgery with bone grafts and sinus lifts. Headlines. 2007: 2.

Rinaldi M, Mottola A. Pianificazione e intervento di rialzo bilaterale dei pavimenti sinusali nella chirurgia implantologica. Minerva Stomatologica. 1994; 43: 179-184.

Rinaldi M, Mottola A. Rialzo sinusale con innesti di osso autologo. Caso clinico. Dental Cadmos. 1995; 15: 32-38.

Rinaldi M, Palmieri P, Golfieri G. Pianificazione prechirurgica per impianti osteointegrati mediante TAC e mascherine in resina acrilica. Il Dentista Moderno. 1992; 6: 1009-1018.

Rinaldi M, Carcello A, Chiari S, Monari S. Pianificazione prechirurgica e valutazione post-chirurgica per l'inserimento di impianti osteointegrati contemporaneo al rialzo del pavimento del seno mascellare mediante TAC e mascherine in resina acrilica. Quintessence Int. 1992; 11: 699-705.

Rodan SB, Rodan GA. Integrin function in osteoclasts. J Endocrinol. 1997; 154(Suppl): S47-S56.

Rosenfeld AL, Mandelaris GA, Tardieu PB. Prosthetically directed implant placement using computer software to ensure precise placement and predictable prosthetic outcomes. Part 2: rapidprototype medical modeling and stereolithographic drilling guides requiring bone exposure. Int J Periodontics Restorative Dent. 2006; 26: 347-353.

Salibian AH, Anzel SH, Salyer WA. Transfer of vascularised grafts of iliac bone to the extremities. J Bone Joint Surg Am. 1987; 69: 1319-1327.

Sammartino G, Della Valle A, Marenzi G, Gerbino S, Martorelli M, di Lauro AE, et al. Stereolithography in oral implantology a comparison of surgical guides. Implant Dent. 2004; 13: 133-139.

Sammartino G, Della Valle A, Marenzi G, Gerbino S, Martorelli M, di Lauro AE, di Lauro F. Stereolithography in oral implantology: a comparison of surgical guides. Implant Dent. 2004; 13: 133-139.

Sampath TK, Reddi AH. Dissociative extraction and reconstitution of extracellular matrix components involved in local bone differentiation. PNAS. 1981; 78: 7599-7603.

Sharp CA, Magnusson P. Isoforms of bone alkaline phosphatase, stem cells, and osteoblast phenotypes. Stem Cells Dev. 2007; 16: 953-963.

Schlegel KA, Fichtner G, Schultze-Mosgau S, Wiltfang J. Histologic findings in sinus augmentation with autogenous bone chips versus a bovine bone substitute. Int J Oral Maxillofac Implants. 2003; 18: 53-58.

Schuchardt K, Fröhlich E. Vorbereitende chirurgiche Massnahmen zur Eingliederung von Prothesen (1959). In: Häupl K, Meyer W, Schuchardt K. Die Zahn-, Mund- und Kiefer-heilkunde.

Shlomi B, Horowitz I, Kahn A, Dobriyan A, Chaushu G. The effect of sinus membrane perforation and repair with Lambone on the outcome of maxillary sinus floor augmentation: A radiographic assessment. Int J Oral Maxillofac Implants. 2004; 19: 559-562.

Sindet-Pedersen S, Enemerk H. Reconstruction of alveolar clefts with mandibular or iliac crest bone grafts: A comparative study. J Oral Maxillofac Surg. 1990; 48: 554-558.

Sjöström M, Sennerby L, Nilson H, Lundgren S. Reconstruction of the atrophic edentulous maxilla with free iliac crest grafts and implants: A 3-year report of a prospective clinical study. *Clin Implant Dent Relat Res*. 2007; 9: 46-59.

Smiler DG, Holmes RE. Sinus lift procedure using porous hydroxyapatite: A preliminary clinical report. *J Oral Implantol*. 1987; 13: 239-253.

Solar P, Geyerhofer U, Traxler H, Windisch A, Ulm C, Watzek G. Blood supply to the maxillary sinus relevant to sinus floor elevation procedures. *Clin Oral Implants Res*. 1999; 10: 34-44.

Springer IN, Terheyden H, Geiss S, Härle F, Hedderich J, Açil Y. Particulated bone grafts: Effectiveness of bone cell supply. *Clin Oral Impl Res*. 2004; 15: 205-212.

Summers RB. A new concept in maxillary implant surgery: THe osteotome technique. *Compend Contin Educ Dent*. 1994; 15: 152-158.

Summers RB. The osteotome technique: 3: Less invasive methods of elevating the sinus floor. *Compend Contin Educ Dent*. 1994; 15: 698-710.

Sumner-Smith G, Fackelman GE. *Bone in clinical orthopedics*. New York: Thieme, 2002 389.

Suzuki S, Kobayashi H, Ogawa T. Implant stability changes and osseointegration speed of immediately loaded photofunctionalized implants. *Implant Dentistry*. 2013; 22(5): 481-490.

Tatum H. Maxillary and sinus implant reconstruction. *Dent Clin North Am*. 1986; 30: 207-229.

Tepper G, Hofschneider UB, Gahleitner A, Ulm C. Computed tomographic diagnosis and localization of bone canals in the mandibular interforaminal region for prevention of bleeding complications during implant surgery. *Int J Oral Maxillofac Implants*. 2001; 16: 68-72.

Testori T, Wallace SS, Del Fabbro M, Taschieri S, Trisi P, Capelli M, et al. Repair of large sinus membrane perforations using stabilized collagen barrier membranes: Surgical techniques with histologic and radiographic evidence of success. *Int J Periodontics Restorative Dent*. 2008; 28: 9-17.

Toffler M. Osteotomie-mediated sinus floor elevation: A clinical report. *Int J Oral Maxillofac Implants*. 2004; 19: 266-273.

Tolman DE. Reconstructive procedures with endosseous implants in grafted bone: A review of the literature. *Int J Oral Maxillofac Implants*. 1995; 10: 275-294.

Traversa G, D'Angeli G, Allario R. Il seno mascellare: Vent'anni di letteratura. *Implantologia Orale*. 1998; 1: 15-28.

Triplett GR, Schow SR. Autologous bone grafts and endossous implants. *J Oral Maxillofac Surg*. 1996; 54: 486-494.

Triplett RG, Schow SR. Oral and maxillofacial surgery advances in implant dentistry. *Int J Oral Maxillofac Implants*. 2000; 15: 47-55.

Tulasne JF: Sinus grafting with calvarial bone. In Jensen OT, ed. *The sinus bone graft*. Chicago: Quintessence; 1999.

Tyndall DA, Price JB, Tetradis S, Ganz SD, Hildebolt C, Scarfe WC. American Academy of Oral and Maxillofacial Radiology. Position statement of the American Academy of Oral and Maxillofacial Radiology on selection criteria for the use of radiology in dental implantology with emphasis on cone beam computed tomography. *Oral Surg Oral Med Oral Pathol Oral Radiol*. 2012; 113: 817-826.

Valente F, Schiroli G, Sbrenna A. Accuracy of computer-aided oral implant surgery: a clinical and radiographic study. *Int J Oral Maxillofac Implants*. 2009; 24: 234-242.

van den Bergh JP, ten Bruggenkate CM, Disch FJ, Tuinzing DB. Anatomical aspects of sinus floor elevations. *Clin Oral Implants Res*. 2000; 11: 256-265.

Vercellotti T, De Paoli S, Nevins M. The piezoelectric bony window osteotomy and sinus membrane elevation: Introduction of a new technique for simplification of the sinus augmentation procedure. *Int J Periodontics Restorative Dent*. 2001; 21: 561-567.

Vicentini P, Abensur DJ. Maxillary sinus grafting with anorganic bovine bone: A clinical report of long-term results. *Int J Oral Maxillofac Implants*. 2003; 18: 556-560.

Vitkow L, Gellrich NC, Hannig M. Sinus floor elevation via hydraulic detachment and elevation of the Schneiderian membrane. *Clin Oral Impl Res*. 2005; 16: 615-621.

Wen SC, Chan HL, Wang HL. Classification and management of antral septa for maxillary sinus augmentation. *Int J Periodontics Restorative Dent*. 2013; 33: 509-517.

Wetzel AC, Stich H, Caffesse RG. Bone apposition onto oral implants in the sinus area filled with different grafting materials. *Clin Oral Implant Res*. 1995; 6: 155-163.

Widmark G, Andersson B, Ivanoff CJ. Mandibular bone graft in the anterior maxilla for single tooth implants: Presentation of a surgical method. *Int J Oral Maxillofac Surg*. 1997; 26: 106-109.

Williamson RA. Rehabilitation of the resorbed maxilla and mandible using autogenous bone grafts and osseointegrated implants. *Int J Oral Maxillofac Implants*. 1996; 11: 476-488.

Winter AA, Pollack AS, Odrich RB. Placement of implants in the severely atrophic posterior maxilla using localized management of the sinus floor: A preliminary study. *Int J Oral Maxillofac Implants*. 2002; 17: 687-695.

Wood RM, Moore DL. Grafting for the maxillary sinus with intraoral harvested autogenous bone prior to implant placement. *Int J oral Maxillofac Implants*. 1998; 3: 209-214.

Zanetta-Barbarosa D, Ferreira de Assis W, Beghelli Shirato F, Christian Gomes Moura C, Jord 鉚 Silva C, Dechichi P. Autogenous bone graft with or without perforation of the receptor bed: Histologic study in rabbit calvaria. *Int J Maxillofac Implants*. 2009; 24: 463-468.

Zijderveld SA, Zerbo IR, van der Bergh JP, Schulten EA, ten Bruggenkate CM. Maxillary sinus floor augmentation using a beta-tricalcium phosphate (Cerasorb) alone compared to autogenous bone grafts. *Int J Oral Maxillofac Implants*. 2005; 20: 432-440.

Zins JE, Whittaker LA. Membranous vs endochondral bone autografts: Implications for craniofacial reconstruction. *Surg Forum*. 1979; 30: 521-527.

Zinser MJ, Randelzhofer P, Kuiper L, Zoller JE, De Lange GL. The Predictors of implant failure after maxillary sinus floor augmentation and reconstruction: a retrospective study of 1045 consecutive implants. *Oral Surg Oral Med Oral Pathol Oral Radiol*. 2013; 115: 571-582.

Marco Rinaldi，Alessio Esposti，Angelo Mottola，Scott D.Ganz

种植设计软件和3D打印模型

Alession Esposti

近些年来，计算机技术和信息技术已经彻底改变了日常生活的所有领域。正如无菌技术出现在外科领域一样，计算机技术和信息技术也正以相同的力量引领着牙科种植行业。

手术前的计划软件

手术前的计划软件为牙种植团队的成员提供了一套新的方法。首先，也可能是最重要的，是该软件可以作为诊断的工具。大约20年前，最主要的影像学方法是简单的二维图像。事实上，在眼睛视线范围内的物体，如果只根据其大小来估测它离我们的距离，大脑需要花费很大力气。同样的原理也可以应用到手术前的计划工具中。通过观察下颌骨的全景X线片，临床医师只能确定下牙槽神经的相对高度，而无法准确确定神经管在下颌骨中的具体空间位置。一直到不久前，还是只能根据临床经验和统计学方法，确定到下颌神经（图3-1）的距离。从此点看来，计算机断层扫描（CT）和磁共振成像（MRI）填补了这一信息缺失的鸿沟。CT一般包含了几百张图像，医生们通过仔细研究这些图片，从中得到他们所需要的答案。通过交互式软件对三维图像进行可视化，医生可以在三维图像中看到与现实完全一样的结构。举个例子，同样一个故事，用较高绘画水平的二维卡通图画表现在纸上比不上同样场景的影视动画表现得深刻。

当三维成像的诊断能力实现以后，三维图像与人的互动性进一步被定义为具有精确手术仿真的能力。依赖于这一软件的运用，一系列的先进工具几乎可以对任何动作进行虚拟仿真。它可结合功能和美学效果，在颌骨种植位点所在范围内选择合适的位置植入。当颌骨的骨量不足时，该软件可以辅助对种植位点进行模拟植骨，同时可以模拟重建出颅颌面手术时软组织的轮廓。这种模拟手术过程不仅是重建小组的所有成员之间及与患者交流的基础，而且可以预览某项治疗潜在的结果，还可以消除患者对手术的疑虑，也可以帮助患者消除错误的期望，因为这些错误的期望可能会导致患者的不满。一旦确定了方案，这个方案和临床手术之间必须建立一种联系。手术中，利用承载了手术方案信息的手术导板或模板等各种工具，医师可以将电脑中的计划方案在患者身上实现。

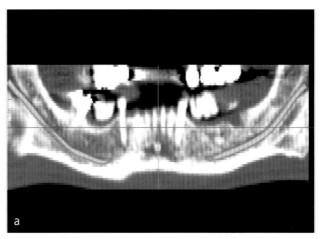

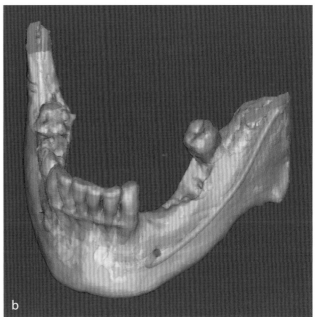

图3-1 通过在市场上可以买到的软件（Simplant，登士柏种植公司，哈瑟尔特，比利时），可见下牙槽神经在传统的二维影像（a）和三维影像（b）之间的区别

三维模拟

在三维环境而不是二维环境进行手术计划的能力为种植团队的所有成员拓展了新的领域。接下来的极端例子完全阐述了这种设计能力拓展的可能性意味着什么。如果下颌骨前磨牙区需要植入一个种植体，最先可能采用的方法就是利用二维全景X线片（OPT）来评估。OPT显示出，在相关区域牙槽嵴顶与神经之间的距离只有7mm。因此，在这个案例中，很明显神

经管上方的骨垂直向高度不足，难以植入种植体。由CT或锥束CT（CBCT）的无失真影像所呈现的解剖结构，显示出了神经与牙骨槽嵴顶的距离事实上只有6mm。二维图像显然无法确定下牙槽神经的空间位置。CT图像精确估测了神经的位置，并且确认了在神经的侧面插入一个种植体仍然是可能的（图3-2）。如果种植体侧面离开牙神经超过1mm的安全距离，那么植入一个长度为13mm的种植体仍然是可能的（图3-3）。在三维空间中进行手术计划和诊断提高了种植手术操作和修复结果的准确性和可预测性。

大多数牙种植体制造商都能提供与他们的种植体尺寸相匹配的透明手术模板，从而在临床医师制定手术计划过程中提供帮助。然而，将种植体模板叠加到二维图像上并不能让临床医师在准确评估潜在的种植位点时，观测到患者的真实解剖结构，还会导致潜在并发症发生的危险。事实上，当利用一个透明模板时，就认为种植体将会沿着参考的二维图像所在平面准确地植入。虽然可以在种植手术中手动纠正种植方向，但这意味着种植体可能会被植入到一个与设计时不同的平面里（图3-4）。笔者认为，通过三维CT/CBCT成像模式使所有相关的结构可视化是至关重要的。

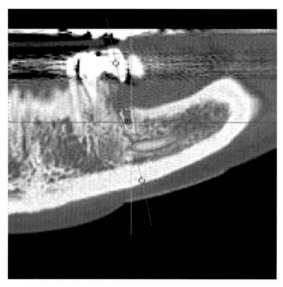
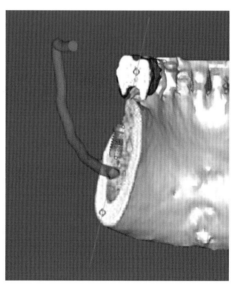

图3-2　从这个全景影像可以看出，在牙槽嵴顶和神经管之间的一个有限可用空间里，唯一可能的植入就是放入一个7mm的种植体。事实上，在三维影像中，可以发现是有足够植入空间

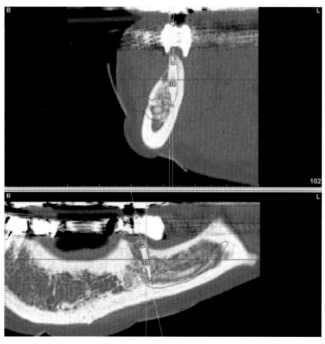
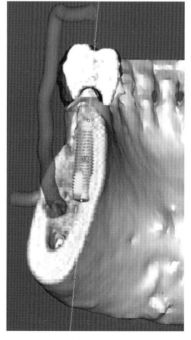

图3-3　通过完整的三维图像，可以设计一个靠近神经相当近的种植方案

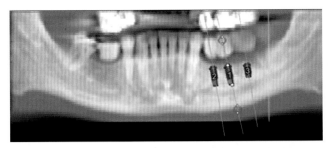

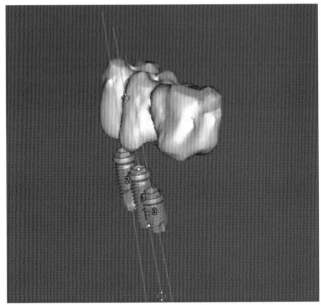

图3-4 全景图像上优良的修复计划（上图）。事实上，通过观察三维影像可以发现，同样的种植体位置相对义齿是完全错位的，因此三维计划非常重要（下图）

3D打印和粉末烧结

3D打印是立体打印中最通用的技术之一，它可以将一个由电脑描绘的虚拟三维物体打印成实物。1987年，3D System公司制造了第一台3D打印机。3D System公司是创始人Charles Hull在1986年成立的一家公司，它开启了这项科技的产业化开发之路。多年来，数量越来越多的同类机器已经在市场上出现。另外，办公室用的桌面3D打印机也已经开发出来，虽然它可能不像大型和更昂贵的机器一样拥有超高的分辨率和质量，但是它可能会很快流行起来（MakerBot. Industries，LLC，Brooklyn，NY USA）。

3D打印现象潜在的物理原理是利用某种塑料材料的独特性能。塑料分为两大类：热塑性和热固性。热塑性塑料就像平常用的大多数塑性材料一样，即加热时熔化。相反，热固性塑料在获得能量时会变得更加坚硬。3D打印所用的树脂正是被处理成具有这样的热固性特性。它们处于流体状态，介于水和蜂蜜之间。为了提供从液态过渡到固态所需要的能量，用激光束来照射树脂表面，其中最典型的是不同紫外线频率的氦镉或者氩气激光，其能量在几十毫瓦左右。在激光

束照射的表面上，树脂分子得到能量与相邻的分子结合在一起而固结，这一过程化学上称为硫桥键联，它同时阻止了分子之间相互移动。宏观上来说，这个转变涉及从液态到固态的过渡（图3-5）。利用这个原理，一个三维物体，比如一个代表患者解剖结构的模型，被虚拟地"切片"，也就是说，讨论中的物体被分成了一系列从底部到顶部的截面（图3-6）。

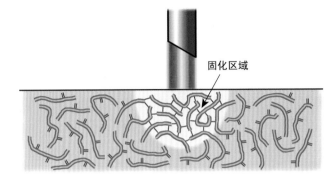

图3-5 激光束照射树脂的表面，分子便获得相互之间结合所需要的能量
这一现象导致物质状态发生了从液态到固态的宏观变化

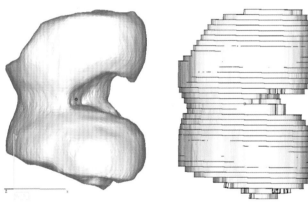

图3-6 这个实体已经被虚拟地分层
当然，这张图片（右边）上的效果已经被有意地放大了；事实上，层与层间的厚度通常是0.05～0.15mm

举个例子，可视化一副由52张单独卡片组成的扑克牌。第一步要求用一个三维软件程序从代表第一层的底部扑克牌开始对每一张扑克牌进行设计。此时，必须向3D打印机传输这一讯息：在建立第一层时，激光必须照射树脂表面上与扑克牌具有相同形状、大小和厚度的区域。随后，将扑克牌底部的第二张卡片可视化，以同样的方式重复工作，直到完成整个扑克牌。结果将得到一块树脂，它是一副原始扑克的真实复制品。图3-7显示了一段激光生成的聚合物轮廓。事实上，我们可以想象，当激光照射表面时，它不只是照射一个点，因为激光束有一个已知的直径，因而在受到照射的地方形成了一个形状像抛物线的聚合体。一旦在被称为"工作台"的多孔钢板上建立了第一个切片，它就会下降与所需要切片层相同厚度的

距离。光敏树脂固化到一定深度后，固化体厚度大于液体树脂新覆盖层的厚度是非常重要的：它能形成搭接区域（图3-8）。这种搭接使层与层彼此相连。如果没有形成搭接，树脂层会在树脂表面浮动和漂移。这可能发生在激光校准出现问题时。从这一点看，搭接阶段开始了（液态光敏树脂系统中的层间搭接与其他立体打印原理相比与众不同）。在固化部分中与大气接触的非常薄的薄层仍然是液态，因为氧气抑制了化学反应。这有利于切片之间进行接下来的必要连接（图3-9）。

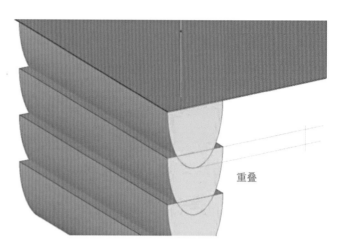

重叠

图3-8　搭接区域使每一层相互连接，称"搭接"

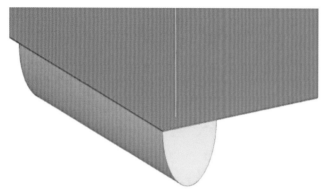

图3-7　一束紫外线激光照射树脂表面，形成了一个聚合体

　　SLA加工出的工件内部含有受阻的液体，并且表面不能被完全固化（绿色部分）。因此在构建完成之后清洗多余的树脂并且用紫外线（UV）炉来进一步固化具有重要作用。在紫外线炉中，零件利用充足的时间进行紫外线辐射，在深处，激光束引发聚合作用。3D打印允许使用者重建任何可以用三维设计软件在电脑上设计出来的形状，因此它已经成为快速成型技术中的主要技术原理。这项技术已被用于在很短的时间内

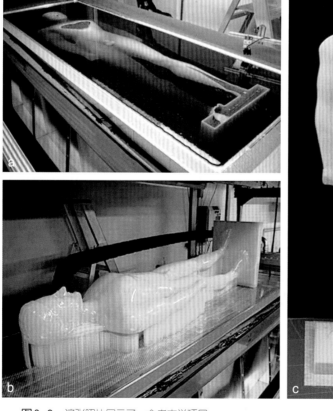

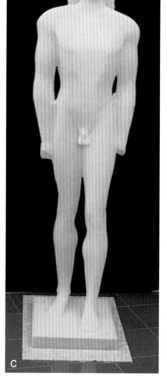

图3-9　这张照片展示了一个考古学项目
对青年男子的雕像进行光学扫描，避免了平常的印模材料可能会造成的损坏。Materialise公司（鲁汶，比利时）用3D打印技术重建了这个三维体（a、b）。雕像（c）高度1.85m

生产轿车的组件或任何一件在大批量生产前需要进行评估的部件（图3-10）。因此快速成型技术已成为一个伟大的设计工具。3D打印的一个重要问题是适合打印的材料种类是有限的，所以很难达到高机械性能，这意味着最后的组件最终将利用不同的制造工艺进行制造。然而，在过去几年里，材料的范围日益扩大。最近，适合与人体接触几小时而对人体组织无害的3D打印材料也已经发展起来。这些材料不能用于植入，但在手术时可以使用。材料的研究目前主要集中在找到可用紫外线固化或类似技术固化的可植入打印材料。

粉末烧结非常适合于医疗应用，是一种与光固化类似的技术。其原理与3D打印相似：加热非常细小颗粒材料，像可塑材料如聚酰胺（商业上称为尼龙），或金属材料如钛。一旦被加热，这些粒子根据预先设计在特定区域中选择性加热融合，与3D打印过程类似（图3-11），能够使尼龙在一些特定的地方熔化。一旦完成，粉块冷却，融化的地方固化。在这一点上，没

有被烧结（技术术语，精确地表明了在微粒熔化基础上的构建技术）的粉末被移除，剩下的就是制造出的对象（图3-12）。这项技术的显著优势是可更好地利用材料的本身性能：这些材料并不会在组建过程中改变分子结构，而是将这些材料，如尼龙或钛，进行融合和冷却。

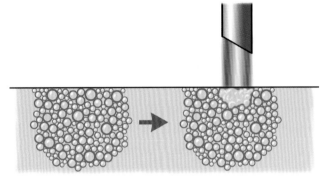

图3-11　在粉末烧结中，激光束将局部的材料颗粒熔化

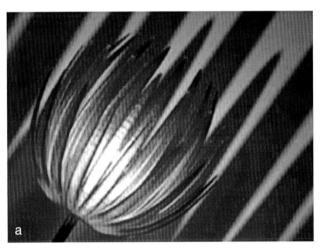
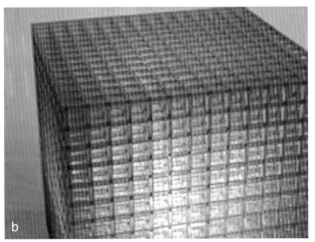

图3-10　通过3D打印技术创造的MGX集合（Materialise NV，鲁汶，比利时）设计工件

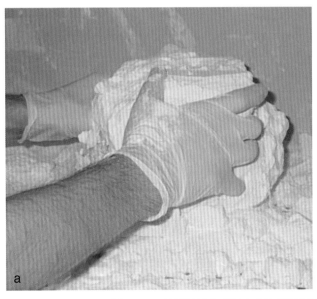
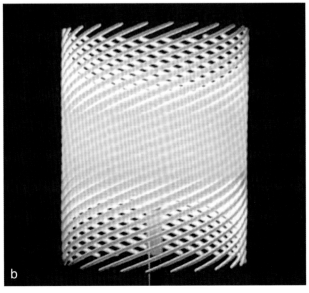

图3-12　该图显示了怎样从完全冷却的粉末块中提取工件（a），成品可以作为灯使用（b）

将模拟转移到临床实践的工具：种植手术导板和快速成型

许多年来，如快速成型技术，包括3D打印及最近的粉末烧结，已经被用于辅助种植手术，就是将虚拟的手术计划转移到患者身上（图3-13）。虽然已经描述了三维种植手术计划的用途，但显然，仅仅有计划是不够的，除非有合适的工具通过手术导板将这个计划转移到患者手术中。然而，我们应该注意，快速成型生成的导板并不是实现指导种植体植入的唯一方式。虚拟导航系统是快速成型技术生成的导板系统的主要竞争对手。通过虚拟导航系统，外科医师可以在屏幕上观看他或她手里拿着的手术器械（钻头）相对于患者的位置，因此形成了手术治疗中的实时手术导航。这些系统的最大问题（除了设备的成本过高）是应用的局限性，如牙科植入物方面。事实上，它确实指出了骨成形的位置和方向，但当它钻到皮质骨和松质骨之间的交界区时，密度差异会将钻头转向低密度区，也就是松质骨区。这就好比为了打孔而在墙上做标记，再将钻头准确地定位在标记上并且垂直于墙壁开始钻孔，钻头却因为其中的障碍物而向右边或左边

偏移。在这种情况下，导航系统给出了误差的精确估计，但无法阻止这种误差产生。相反（除了成本相对较低），手术导板还能给钻头提供机械支持，使它能在整个种植位点制备过程中保持正确的位置。

3D打印导板的原理很简单，它来源于已有的牙技工室的技术；钻孔引导是以患者的石膏模型为基础，钻头的方向和位置是通过黏合在导板上的套管，套管与树脂模型通过胶水粘固，形成引导钻孔的导板。当然，3D打印导板的结构是完全自动化的，正如3D打印分层堆积中描述的那样。三维体的构建是由对解剖结构的支持类型来完成的，这个结构被用来生成指导手术操作的导板。这里有3种基本的导板设计：① 导板可以由患者的骨头来支持（骨支持式），它需要翻瓣手术来暴露骨表面；② 导板由口腔黏膜来支持，它可以实现无翻瓣微创手术（黏膜支持式）；③ 导板可以由剩余的天然牙来支持（图3-14）。在所有情况中，交互式治疗计划软件中定义的三维导板是不同的。在骨支持式导板中，唯一的参考数据是CT/CBCT中所包含的骨骼数据，因为通常根据对象的不同密度差值，可以用分离技术将患者的上颌或下颌骨头从其余的解剖结构中分离出来。

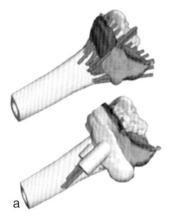
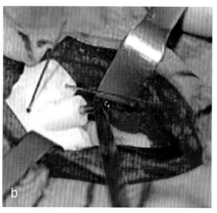
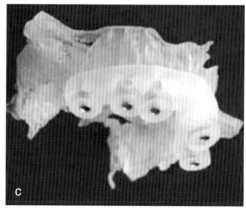

图3-13　关于手术导板的例子
a.虚拟仿真；b.手术操作中的手用截骨导板；c.为了植入种植体的手术导板和相关颌骨模型

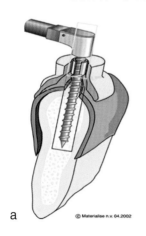
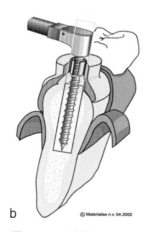
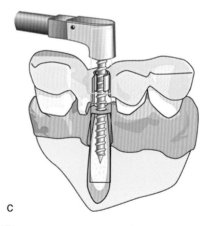

图3-14　手术导板的不同支持类型
a.黏膜支持式；b.骨支持式；c.牙支持式

在黏膜支持式的案例中，很难通过CT/CBCT图像完全显示出软组织。通过诊断义齿（扫描义齿）使软组织在诊断中清晰可见非常必要，也是必须要做的。通过扫描义齿可获得软组织在断层图像上的准确信息。制作扫描义齿的方法主要有两种：制作含有放射阻射物的修复体或创建包含显影标记的修复体。在第一种方法中，用以制造义齿的树脂与硫酸钡或其他显影物质混合在一起。对戴着义齿的患者行CT/CBCT扫描会使牙槽骨与义齿之间的软组织变得清晰可见（图3-15）。

在第二种方法中，我们可以使用现有义齿的复制品，或者拥有合适垂直距离、正中关系、唇支持、发音和美学效果的牙齿诊断蜡型的复制品，只要它们在扫描采集过程中能够保持充分的附着和稳定。这种类型的义齿通常是不显影的，因此必须加入显影标记，如直径已知的不锈钢球：例如将直径为5mm的不锈钢球附着或嵌入义齿中，使义齿在CT/CBCT图像中变得可见。一旦完成扫描，患者的骨骼解剖结构及嵌入的标记在图像上将变得可见。为了使义齿和其中的标记

能够被区分出来，需要对扫描义齿进行单独的二次扫描。然后软件将两个不同的DICOM（医学图像标准和数字化通信标准格式）数据集进行融合，其中一个数据是患者戴着扫描义齿扫描得到的图像，第二个数据是单独对扫描义齿进行扫描得到的图像，其中扫描义齿上叠加或者嵌入了若干基准标记（双扫描技术）。利用这种方式，我们可以完全了解义齿及与其相关的底层骨骼的关系（图3-16）。

另外，我们也可能需要牙支持式导板。通常，相邻牙冠或者修复体的金属伪影会由于"散射"对诊断造成干扰。散影也会对牙支持式手术导板的准确制作造成干扰，因为散影的存在使患者的解剖结构无法进行详细准确的分割，而这是制造导板的前提条件。因此我们经常使用弹性印模材料制造患者口腔石膏模型，然后对石膏模型进行光学扫描（数字化），从而将扫描得到的三维数据输入到种植方案计划软件中。使用软件特定工具，可以将石膏模型准确地叠加到患者的CT图像里，这样可以避免因为散影作用造成对牙齿形态的影响（图3-17）。

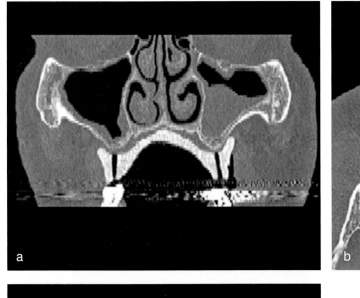

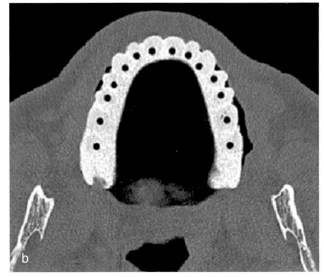

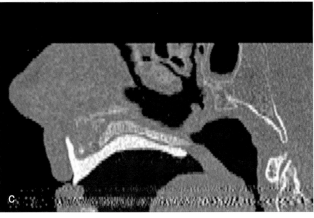

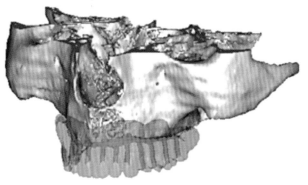

图3-15 通过单扫描方式制作扫描义齿的例子
通过混合树脂和硫酸钡制作的特殊义齿是显影的

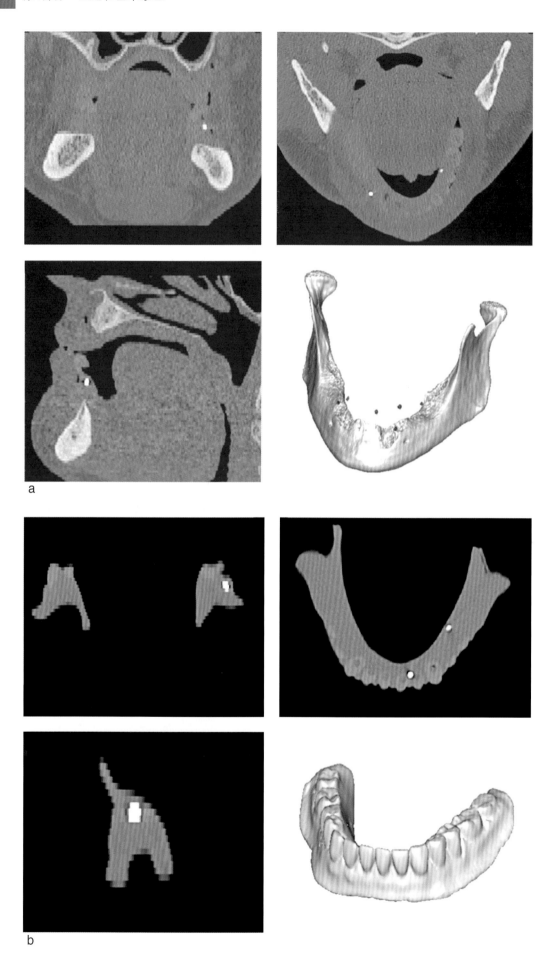

a

b

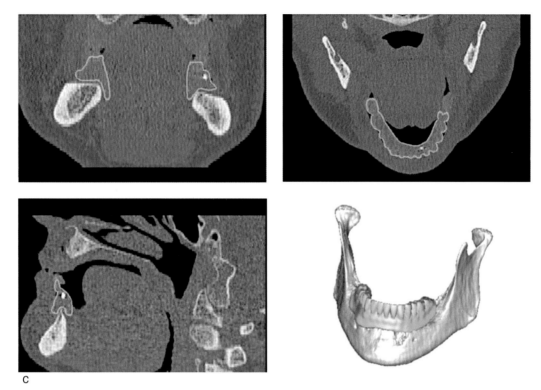

图3-16　采用双扫描方式进行扫描的诊断义齿

a.对戴着义齿的患者进些CT扫描。在扫描中，看不见义齿；只能看见用牙胶制作的显影标记；b.单独对义齿进行二次扫描。扫描过程中适当调整灰度级，可以看见义齿和非常明显的牙胶显影标记；c.扫描义齿通过第二次扫描影像（b）重建，并将其输入到（c）的第一扫描重建模型中

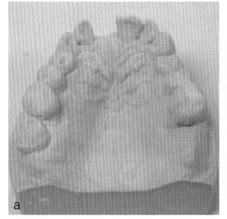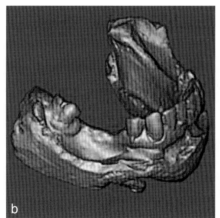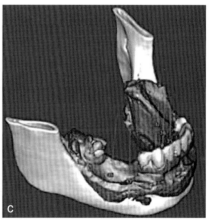

图3-17　在牙支持式案例中，扫描石膏模型（a），然后将获取的三维文件（b）叠加到CT扫描影像中（c）
注解1：在图像处理过程中，分离过程是一个图像识别过程，它能区别出属于某一实体和不属于该实体的部分。

对于上述3种支持类型的导板，在取得相应的三维影像数据后，就可以制作导板了。在牙支持式或骨支持式的案例中，利用种植软件进行三维重建，在确定了种植体的植入方案后，可利用设计软件来设计导板。种植体的植入轨迹决定了导板在口腔中放置的方向，并据此去除相应的倒凹，生成与患者口腔表面吻合的导板表面，这就需要去除导板定位和取出过程中所有的障碍。在导板上，根据钻孔顺序，也就是钻头直径的排列顺序，嵌入特定直径的金属套管。

在黏膜支持式的案例中，扫描义齿本身作为导板最初的虚拟结构。根据虚拟种植体的位置插入钢或钛金属套管，套管的选择根据不同的手术器械尺寸和高度来确定。这些金属套管虚拟地存在于软件中；然后将厚度足以承受机械应力的实际金属套管压入到树脂导板基体中，并将它与树脂结构黏合在一起。导板三维基体的制造是通过前述的3D打印实现的，并将金属套管与立体打印基体部分黏合在一起。金属套管为钻头提供了稳定支持并保护树脂基体，避免有树脂颗粒落入手术区域（图3-18）。

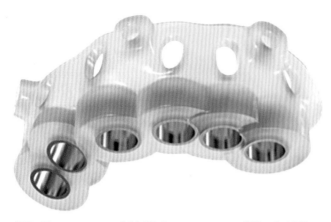

图 3-18 SurgiGuide 手术导板（Materialise NV，鲁汶，比利时）金属套管引导钻头钻孔

无论使用何种类型的导板，只要使用方法正确，都能减少手术操作中出现的困难。将制作精良的手术导板放入到患者的口腔中，并确保外科手术前导板位置的准确性和稳定性。在许多情况下，例如对于完全无牙颌的患者来说，利用在设计和制造过程中计划的螺钉和插销对导板进行机械固定非常必要。同时，导板放入过程中，通过硅胶咬合记录可以进一步提高导板的稳定性和定位准确性。甚至在使用骨支持式导板的案例中，当牙槽骨嵴有较严重的吸收时，导板的固定是有帮助的。

临床指征

Marco Rinaldi, Scott D. Ganz, Angelo Mottola

计算机引导的种植手术的指标是多方面的。3D打印模型在骨移植设计和取骨手术中的作用已经得到了验证。本节提供了使用术前计划软件的一般准则。设计软件系统提高了诊断的准确性，允许对案例进行更详细研究，并且对临床中可能发生的所有情况都可以进行充分考虑，通过设想手术进程中可能发生的各种问题来减少潜在的并发症。举个例子，在美学区中确定种植体的位置实际上比覆盖义齿修复设计中确定多颗种植体的位置更加复杂。当然，计算机或CT辅助的种植手术提供的先进技术，对于了解重要解剖结构与潜在的种植位点之间关系是非常有用的。三维计算机计划在设计倾斜植入的种植方案时非常重要，因为无法将该种植体轮廓叠加到牙齿扫描的矢状面图像中，所以倾斜的种植体会被牙科扫描图像削掉，从而导致只能显示计划种植体中的一部分（图3-19）。当种植位点与矢状面平行时，可以将种植体的轮廓叠加到矢状面上。因此，如果没有计算机的协助，想要完全了解每个患者三维解剖结构的真实情况，以及确定所需要的精度和安全边界的宽度都非常困难。合适的三维诊断技术比医生手术的能力更加重要，因为无论手术能力高低，如果不使用三维扫描，在某些深层结构是无

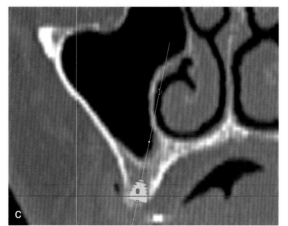

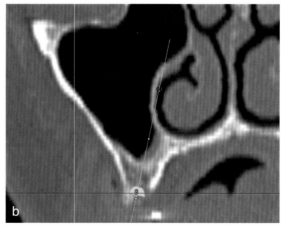

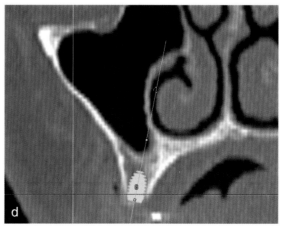

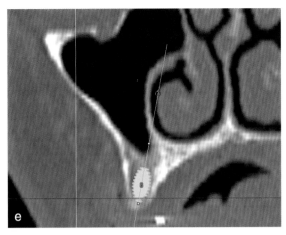
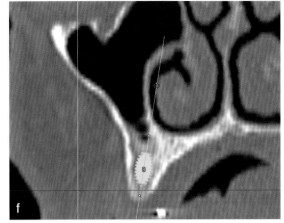

图3-19 将倾斜的种植体植入到上颌窦壁前缘的方案设计

在冠状面影像（a）中确定倾斜角度。种植设计时，种植体不能和种植体平行于矢状面植入时一样，因为在种植体倾斜植入时会穿过若干层CT影像（b～f），而平行时在同一层面

法探查的。例如图3-20中的案例，将倾斜的种植体植入在上颌窦前缘，通过打开上颌窦来观察上颌窦前壁是可行的（如果上颌窦条件允许），但直接打开探查鼻腔侧壁是不可思议的（图3-21，图3-22）。同样的原理也适用于将倾斜的种植体植入在颏孔前面；虽然术中解剖能轻松辨认出颏孔和颏神经，但无法识别出颏神经在近中折返的神经袢的确切位置，因为它完全存在于骨内（图3-23～图3-25）。正是由于这些原因，当计划使用倾斜的种植体来达到期望的修复效果时，必须考虑在这种不植骨手术中使用计算机辅助的种植手术。总之，当你想要提高准确性，并且想详细地研究案例时，必须使用这些系统。笔者让临床医师自行决定在哪些情况下使用计算机辅助的种植手术会比较方便，但请记住：

处于三维世界中，却受到二维概念的约束是一种危险。

——Scott D. Ganz

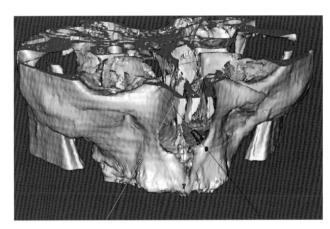

图3-21 手术中鼻腔的整体情况并不可见，种植体的倾斜植入误差可能会导致进入鼻底（与图1-7比较）

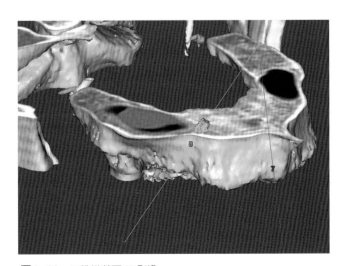

图3-20 三维横截面CT影像

显示了为避开侵入上颌窦而倾斜植入的种植体，上颌窦内有病变。在这种情况下，通过打开上颌窦来探查前壁是不恰当的

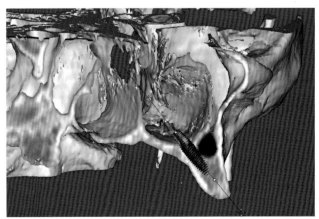

图3-22 倾斜植入的种植体避开了上颌窦，但是穿入了鼻腔（与图1-7比较）

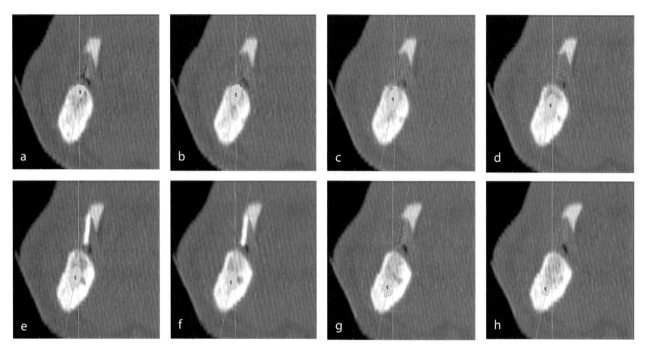

图3-23   当种植体在下颌倾斜植入时，会穿过若干个矢状面
如果没有计算机引导手术，要准确地倾斜植入种植体会非常困难

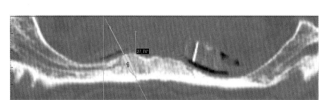

图3-24   在冠状面影像中倾斜27°植入的种植体

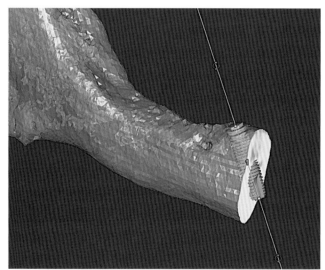

图3-25   术前使用设计软件在三维影像中确定种植体的植入位置是可行的，并使设计倾斜种植体变得更加容易

获取协议和扫描义齿

Marco Rinaldi, Scott D. Ganz, Angelo Mottola

通过合适的CT设备进行数据采集是开展计算机辅助手术的必然要求。螺旋CT和锥束状CT系统都可以使用。图像获取协议建立了一套与所有现代化设备存在或多或少相同点的标准。图像采集必须通过CT进行，其中横断面与咬合平面或者下颌基准平面对齐，而对于没有佩戴扫描义齿的无牙颌患者，需要将横断面与上颌平面对齐（图3-26）。DICOM格式的数据都是以原始格式在CD或互联网中传输的，而且必须在不同设计软件程序中转换后才能使用。一旦将数据转换并导入到特定软件中，解剖结构就可以被"分割"管理。分离技术是最基本的图像细分处理工具，旨在确定并分离出所需要的实体，去除解剖结构中不在感兴趣范围内的部分及可能会影响到对影像解读的部分（图3-27）。

SimPlant和SurgiGuides CT扫描指南

需要的对齐方式和
影像范围

扫描参数

下颌骨

图像大小	512×512
视野范围	140~170mm
切片厚度	1.0mm
每转进给量	1.0mm
重建的切片增量	1.0mm
重建算法骨	骨或者高分辨率
机架倾斜角度	0°

上颌骨

移除金属的义齿、覆盖义齿及首饰
扫描牙齿和扫描义齿
仅需要横断面影像

simplat@materialise.be, www.materialise.com. Tel.belglvm:+32 16 39 66 66, Tel.USA + 443 557 0121

Materialise
Medical

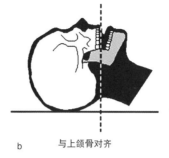
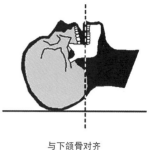

与上颌骨对齐　　　　与下颌骨对齐

图3-26 a.Materialise公司（鲁汶，比利时）推荐的关于扫描流程；b.CT扫描的横断面应该平行于咬合面

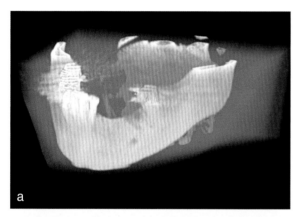

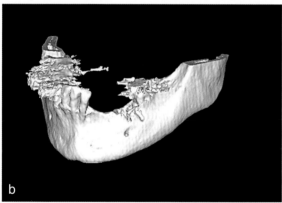

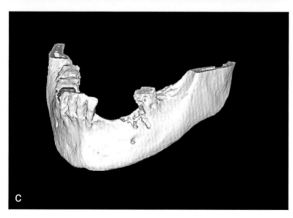

图3-27 软件中的分离重建过程顺序，通过分离
将无关影像去除，生成相应的区域的三维结构

放射模板

当计划进行不翻瓣手术时，为了使软组织在设计方案可见，必须使用由树脂和硫酸钡制作的放射阻射扫描义齿进行断层扫描。在CT/CBCT影像中，牙槽骨与扫描义齿之间的那部分相当于牙龈组织（图3-28）。在使用骨支持式导板的案例中，使用牙齿具有放射阻射功能的模板会非常有帮助，因为该模板可以为手术方案和修复方案的设计提供有用的参考。该模板中，只有牙齿是显影的，而模板基托是没有X线阻射的，这已经足够满足方案设计的需要。

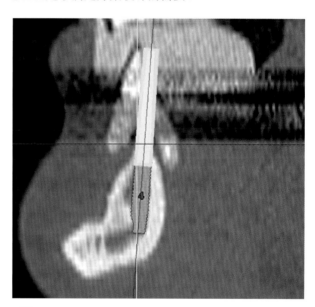

图3-28 在矢状面上CT影像
设计的是螺丝固定义齿，种植体长轴（黄色）准确地穿过了
扫描义齿的舌面。扫描义齿与牙槽骨之间是牙龈组织

在骨支持式导板中，扫描义齿的底部可能是不显影的，因为义齿的基托将会与三维影像重叠，这样牙槽嵴可能无法在三维影像中清晰显示，这取决于设计软件中分割或者容积分离的能力。在本案例的分离过程中，应该将放射模板与患者的骨组织隔开，使放射

模板成为一个单独的物体（对于软件来说），这样可以在观察、设计过程选择让其可见或者隐藏，更有助于诊断。用于单扫描的扫描义齿是牙技工室在诊断蜡型的基础上制作的（图3-29）或者通过临时义齿翻制（图3-30）。而双扫描用到的利用患者现有的义齿，在CT扫描之前就要嵌入放射阻射的标志物。

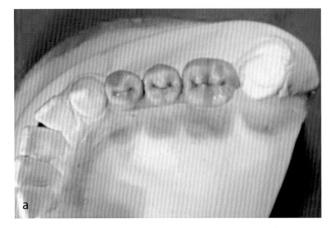
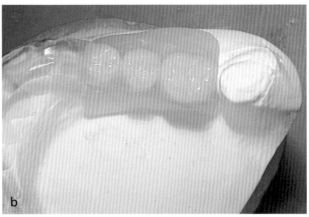

图3-29　制作扫描义齿
a.诊断蜡型；b.扫描义齿

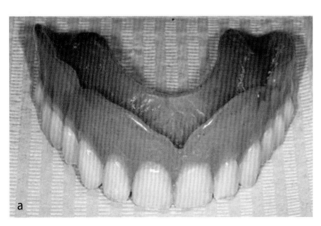
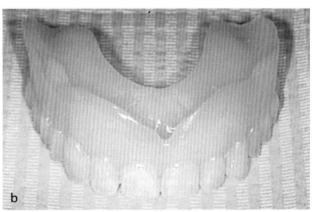

图3-30　制作扫描义齿
a.患者的临时义齿；b.扫描义齿

特点和性能

Marco Rinaldi, Scott D. Ganz, Angelo Mottola

这些软件系统与CT/CBCT牙科扫描图像的处理，为临床病例和其中的种植位点的设计提供了可能。各种各样的软件工具可以协助诊断，帮助临床医生进行制定精确的术前计划。重要的软件功能能够通过对影像的处理和增强来改善诊断评估。下颌神经管可以通过调整灰度值区分出来。整个下牙槽神经管可以用颜色标记，使它在所有影像中都变得突出。软件通过"局部放大"功能放大特定的相关区域，从而加强对每个特殊位点的了解。也可以从任何方向观察影像，也能控制物体并将物体移动到任何位置。通过矢状面或者横断面上任何一点形成的三维截面，可以观察解剖结构的细节。为了能够更清楚地看到深层结构，可以

将三维影像设置成透明显示，Scott Ganz将它定义为"选择性透视"（图3-31）。CT/CBCT影像所固有的不失真特性，使得可以在软件中用测量工具进行测量，以得到高精确度的长度和角度值。当计划从供区取骨或植入种植体时，也可以通过设计软件来测量它们到相邻解剖结构的距离。此外，可以用亨斯菲尔德为单位（体层CT）计算骨密度，并且有些软件可以测量移植骨的体积（图3-32）。设计软件中的种植体是其真实CAD形状，并且可以从软件的种植体库中选择，该种植体库包含了众多厂家的各种型号。一旦在计算机上形成了模拟种植方案，患者可以直接通过计算机屏幕或者彩印图片来观察治疗计划，这可以帮助患者理解治疗计划，加强了医师与患者之间的交流，甚至可以用来教育和训练整个牙齿种植团队。

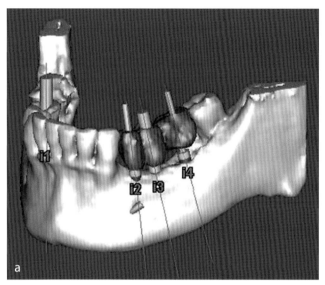

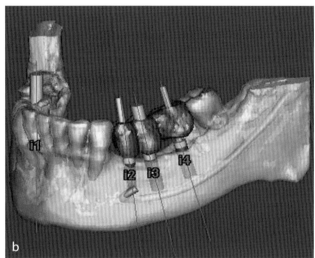

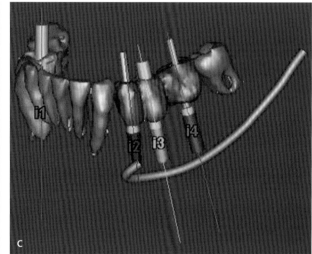

图3-31 术前种植设计软件（Simplant，登士柏种植公司，哈瑟尔特，比利时）具有的一些功能
a.种植方案的三维影像显示了种植体的长轴方向和虚拟牙齿；b.通过调整模型显示的透明度来突出显示内部的深层结构。下牙槽神经进行了着色；c.种植体和下牙槽神经的关系。通过软件中的功能键，在3D影像中可以将某一物体显示或隐藏

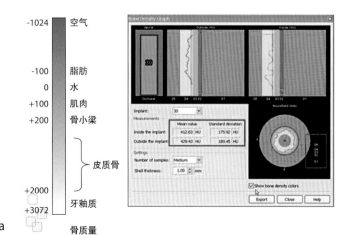

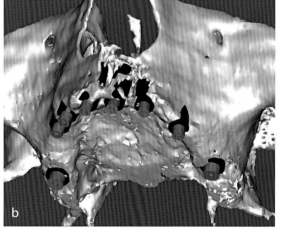

图3-32 其他功能包括用Hounsfield单位计算骨密度（a）和检查种植体的穿行状况（b）

影像

从CT/CBCT扫描的数据集中可以看到4种主要的影像：冠状面影像、矢状面影像、横断面影像和三维影像（图3-33）。影像之间通过色彩指示相互关联，使它能在影像间轻易地切换浏览。

种植设计：软件特征

使用交互式治疗计划软件允许在提供的图像上进行种植方案的设计。可以从制造商的种植体库中挑选种植体，然后直接将它显示在图像上。种植体可以用很多种方式进行操作，以提供最精确的布局方案。可以通过改变种植体的长度和直径使其与种植位点的骨量匹配。可以通过倾斜或旋转种植体使其与理想的修复位置协调。作为连接种植体与修复体的修复基台也可以由种植体库来提供。还可以评估种植体周围牙槽骨的质量及需要植骨的量。通过设置下颌神经管与种植体之间的安全距离，可以通过个性化设计减少发生潜在并发症的风险。如果超过了这一安全距离就会启动警报器。通过自动化处理可以使种植体相互平行地植入，或者可以计算它们的倾斜角来帮助制订修复计划。一旦设计好所有种植体植入，并且在各个影像的不同层面经检查、确定它们的位置后，保存好治疗方案。另外，可以从计算机屏幕上抓取影像，并以医疗法律文档的形式打印出来，作为患者记录。然后可以与种植团队的所有成员分享该种植方案，并向患者展示，从而使患者易于接受该方案。一旦患者接受，下一步就要预定手术导板。

手术导板的类型

Marco Rinaldi, Scott D. Ganz, and Angelo Mottola

正如之前已经提到的，导板可以是黏膜（图3-34a）、牙齿（图3-34b）或骨（图3-34c）支持式的。每种类型的手术导板在种植手术中都表现出其特定功能。骨支持式导板需采用更加传统的种植手术，它是将皮瓣打开，暴露牙槽骨；反之，牙支持式或黏膜支持式导板在种植手术中支持不翻瓣的方法。而不植骨手术的概念指的是：本来这种病例需要植骨的，通过向远中倾斜植入种植体，可以在后部牙槽骨获得足够的骨量

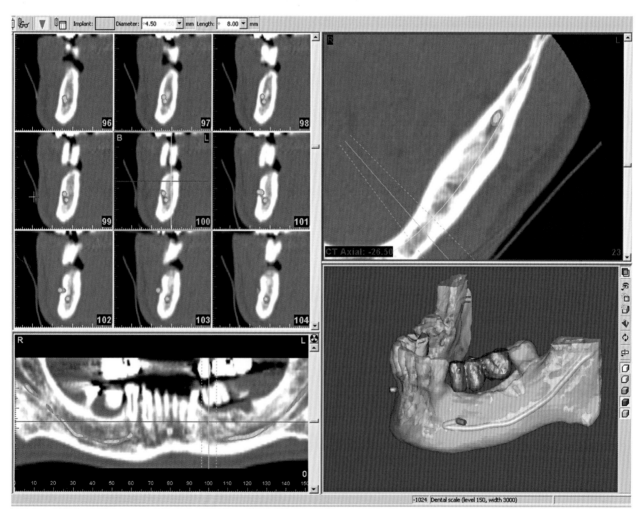

图3-33 SimPlant Æ软件（Simplant，登士柏种植公司，哈瑟尔特，比利时）的4个界面顺时针，从左上角开始依次为：矢状面、横断面、三维图像和冠状面影像

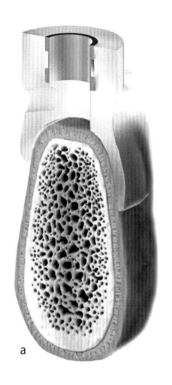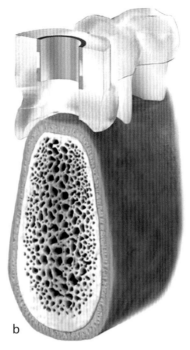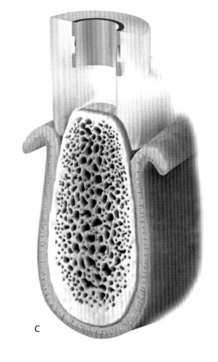

图3-34　手术导板的类型
a.黏膜支持式；b.牙支持式；c.骨支持式

支持，由此可以避免植骨。每种方法都有一定的手术指征和局限性、优点和缺点，我们将在接下来的小节中对其进行分析。

不同类型导板的应用指征

黏膜支持式导板

　　黏膜支持式导板适用于全口无牙颌的患者，并且不需要在植入种植体时翻瓣（不翻瓣），而是使用黏膜环切术在种植位点切除部分黏膜。与翻瓣的方法相比，不翻瓣手术拥有微创性的优点，因而避免了翻瓣带来的创伤，并且减少了所需麻醉药的用量和完成该过程所需要的手术时间；这显著加快了整个种植手术速度。正是这些原因，这种方法也叫作"微创手术"。在治疗方案需要植入很多种植体的情况下，黏膜支持式导板下的不翻瓣手术也可以在几个时间段手术中分别植入若干种植体。不翻瓣手术甚至能让老年人或者全身状况较差的患者，也能够得到令人满意的手术治疗。导板在患者口内的定位通过与患者预先咬出的硅胶咬合记录进行匹配来确定。为了保证黏膜支持式导板在手术中的稳定，建议用螺钉或者其他固定系统来固定导板。导板位置的准确可靠非常重要，因为在不翻瓣手术中很难检验手术操作的结果。

牙支持式导板

　　这种类型的导板同样具有支持不翻瓣手术这一优点，或者可以根据需要设计最小的翻瓣来完成手术。此外，患者的天然牙确保了导板的稳定性及它的正确就位。很显然，牙支持式导板不能用于无牙颌的患者。牙列（牙）支持式导板减少了黏膜支持式导板在导板的正确就位和稳定性方面存在的问题。

骨支持式导板

　　骨支持式导板对于种植患者就手术创伤而言并没有改变。但是，它允许操作者对手术进行更多干预控制，因为医生可以在任何时刻停下来，并可随时检查手术进行的情况。笔者认为，无论是牙支持式导板还是骨支持式导板，对于初学者来说都是极好的教学工具，特别是对于那些刚刚开始学习导板手术的初学者。牙支持式手术导板通常是根据断层影像，利用立体打印得到。从CT/CBCT得到的DICOM图像数据显示了将要构建整个手术计划的"静态影像"。因此，建议合理安排X线检查、手术计划和手术实施的时间。接下来将列出除了不翻瓣手术已经出现的指征外，还罗列了骨支持式导板还应具备的指征。从作者的观点来看，骨支持式导板的使用应包括以下指征。

- 有必要或者医师希望通过目测检查种植位点的制备情况。
- 安全范围变窄（将种植体计划到更靠近危险解剖结构的位置）。
- 黏膜对扫描义齿和手术导板支持的不稳定性，比如严重萎缩的案例。
- 团队其他成员在CT图像处理和放置放射导板时的可靠性。
- 需要对种植位点进行矫正处理（需行骨移植、骨成形术、引导骨再生技术、骨片移植、放入骨膜等）。

- 需要移除在首次修复重建手术中固定的植入体（钛板、钛网、固定钉）。
- 麻醉类型（全身或者局部麻醉）和操作环境（手术室或者牙科诊室，开放式或者无创手术技术，3D打印）。
- 根据美国麻醉医师协会（ASA）指南和治疗计

划将患者分类。当然这些一般性准则中也会存在一些特例（图3-35）。

骨支持式手术导板的定位必须排除软组织的干扰，因此需要翻开较大的皮瓣以充分暴露牙槽骨。手术中最关键的步骤是将导板在患者的牙槽骨上就位，这个位置必须与导板在3D打印模型上的位置一致（图3-36）。定位时必须对导板与牙槽骨的吻合度进行

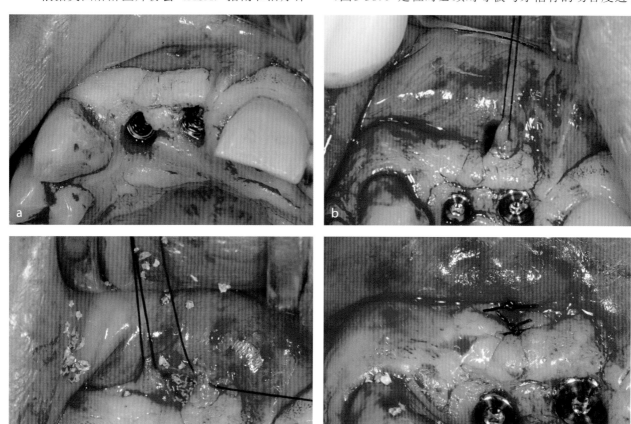

图3-35　在某些情况下，即使采用了不翻瓣种植技术，也可以对种植位点进行植骨
在这个案例中，种植体植入后（Certain NanoTiteTM，Biomet 3i，棕榈滩，佛罗里达，美国），通过前庭行小的直切口，然后通过黏膜下隧道植入生物材料来修补小的骨开裂（Endobon xenograft Æ，Inc.，Biomet 3i，棕榈滩，佛罗里达，美国）

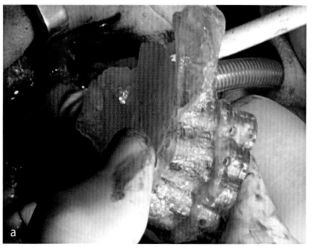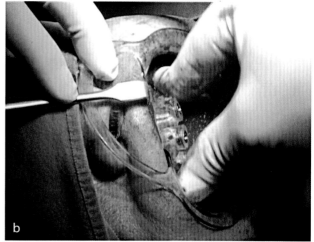

图3-36　检查手术导板的稳定性（密合度检查）
在3D打印模型上检查导板的稳定性（a）和在牙槽骨（b）上检查手术导板的稳定性。在两者上手术导板的位置必须匹配

非常谨慎的检查，因为定位错误可能会带来灾难性的后果，以致对患者造成严重的伤害。导板通常会与3D打印的树脂模型"啮合（吻合）"，因此在患者的牙槽骨上找到导板与模型中相同的"啮合（吻合）"点。事实上在3D打印模型上，导板是不能移动；在通常情况下，导板有特定的戴入方向，在将导板就位到骨面上时反复尝试来找到这一方向。导板的正确戴入位置具有稳定性，处于这个位置中的导板不能滑向其他位置。如果对导板在牙槽骨上的稳定性有怀疑，也可以用螺钉来固定骨支持式导板。

通过目测直观地检查导板在模型上和牙槽骨上的一致性是方便的，虽然这将花费时间去移除和重新戴入导板。导板戴入后，可以检查颏孔、鼻棘，或其他重要解剖标志或结构到导板边界的距离。树脂导板上的"窗口"通常有助于在钻孔的时候进行冲洗冷却，但也可以用来检验导板的就位情况。这些窗口也可以用来估测骨面到导板的距离。如果导板的位置出现问题，或者发现导板的稳定性欠佳，建议放弃导板引导的手术操作，改用传统的徒手操作方法继续进行。

种植位点制备

制作手术导板的目的是为了将计算机中的三维计划转移到外科手术阶段。手术导板可以帮助确定种植体的位置和角度，但是在备孔深度方面作用有限。为了通过手术导板进行完整深度的备孔，必须将种植体长度与软组织的厚度，导管与软组织的距离，以及导管长度相加。通常，很难达到所需的长度，因为缺乏合适的工具或者没有足够长的钻头来通过导板引导达到所需的深度。因此，导板手术需要特定的工具，或者通过种植体制造商的支持去开发所需的工具。这些案例中，在种植位点最后几毫米的备孔时，建议移除导板，用普通的直径钻逐级进行，虽然这样并不完美。最近，专门为引导手术开发的专用手术工具包已经面世，其中包括了专用钻头和不同长度的种植体携带体，这些专用工具可以实现完整的种植备孔并通过导板植入种植体（图3-37）。因此这些系统能够精确控制备孔深度和种植体位置。在技工室使用专用手术工具使制作包含种植体位置的模型变成可能，这样可以在手术

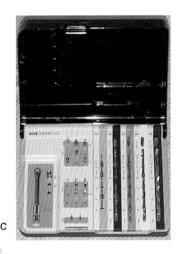

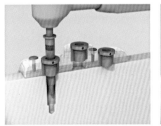

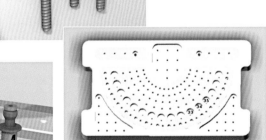

Implant Label	33	34	35
Planned implant length (mm)	13 mm	7 mm	10 mm
Planned implant diameter (mm)	3.75 mm	3.75 mm	3.75 mm
Placement of SAFE SurgiGuide with internal tubes screwed in			
Drilling			
Drill needed (L= ... mm)	13 mm	10 mm	10 mm
Removal of internal tubes - Implant Placement			
Implant placement			
Implant Holders (H= ... mm)	4 mm	7 mm	4 mm

图3-37 计算机辅助种植手术的专用手术工具

a.Navigator system（Biomet 3i，棕榈滩，佛罗里达）；b.SAFEÆ系统（Materialise NV，鲁汶，比利时）；c.Expert Ease

前就制作好临时义齿。在这个案例中，应该在种植体植入后再对牙槽骨做小的修整，而不应该事先对导板下的支撑骨做调整，这样做是必需的（图3-38）。

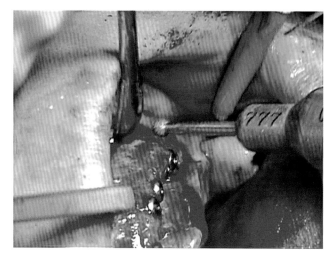

图3-38　对牙槽骨的任何修整都应该在植入种植体之后进行，因为骨支持式导板是根据术前CT影像构建的，因此任何对牙槽骨的调整行为都可能会破坏导板的稳定性

3D成像在口腔外科手术中的应用

手术方案设计软件中的CT影像分析技术对种植手术以外的其他领域也具有许多优势。事实上，三维成像和软件的许多功能对很多口腔外科疾病的诊断和手术计划是非常有用的（图3-39～图3-56）。

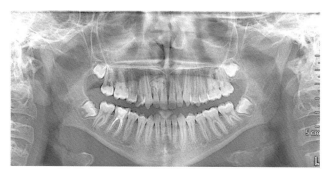

图3-39　牙瘤：OPG显示在上颌右侧侧切牙和上颌右侧中切牙位置存在病变

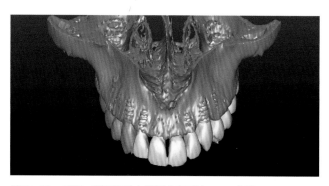

图3-40　牙瘤：将牙齿从上颌骨分离后的3D CT影像

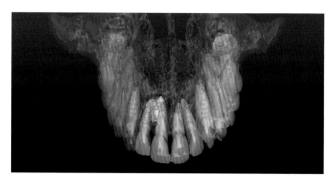

图3-41　牙瘤：将3D影像透明化显示出牙齿与赘生物之间的关系

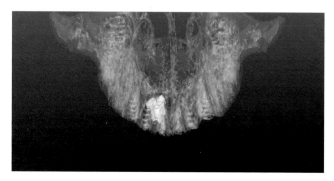

图3-42　牙瘤：将牙齿从影像中隐藏就会显示出位于上颌的赘生物

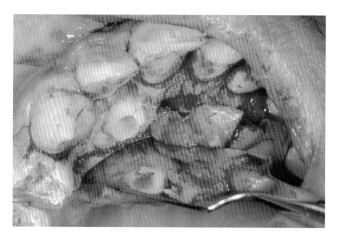

图3-43　牙瘤：为了去除赘生物，开翻上腭皮瓣，显示鼻腭神经

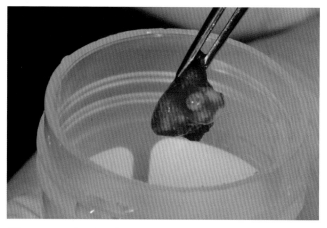

图3-44　牙瘤：去除赘生物。组织学检查证实赘生物是组合性牙瘤

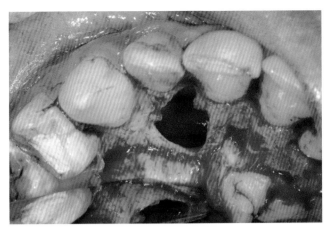

图 3-45　牙瘤：根据牙瘤精确的影像学位置，使用最小限度的去骨方式去除赘生物

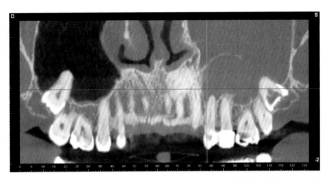

图 3-49　牙源性鼻窦炎：全景影像显示左侧上颌窦已经被完全阻塞。额外的诊断检查证实上颌窦、筛窦、额窦出现了化脓性的鼻窦炎。患者将通过口腔接受 FESS 手术

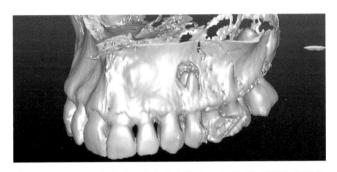

图 3-46　牙源性鼻窦炎：在上颌左侧第一前磨牙位置发生的根尖病变的 3D CT 影像

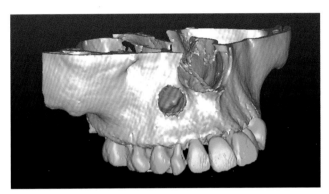

图 3-50　阻生尖牙：上颌骨的 3D CT 影像显示在非常深的位置存在一颗埋伏尖牙。对该阻生牙位置的确定有利于进行合适的外科-正畸联合治疗

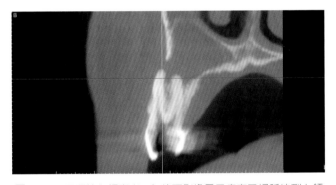

图 3-47　牙源性上颌窦炎：矢状面影像显示病变已经延伸到上颌窦内

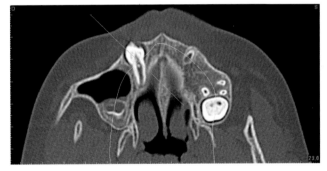

图 3-51　阻生尖牙：尖牙平面的横断面影像，尖牙的根尖端穿透了鼻腔

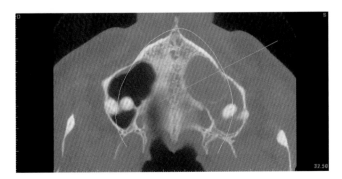

图 3-48　牙源性上颌窦炎：横断面影像显示了在左侧上颌窦囊性病变并伴有上颌窦炎

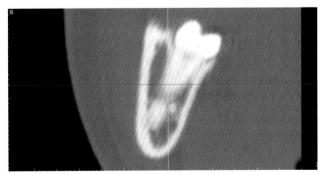

图 3-52　阻生智齿：矢状面影像显示出下颌左侧第三磨牙与下颌神经管之间非常接近的位置关系

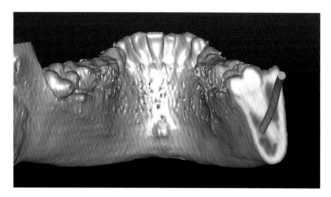

图3-53 阻生智齿：3D矢状断面影像中，下齿槽神经渲染显示

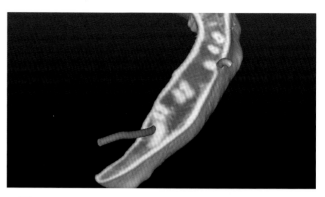

图3-54 阻生智齿：3D横断面影像中，下齿槽神经渲染显示

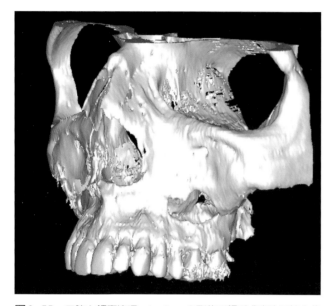

图3-55 口腔上颌窦连通：Le Fort I 型的正颌手术产生了较大的口腔上颌窦连通

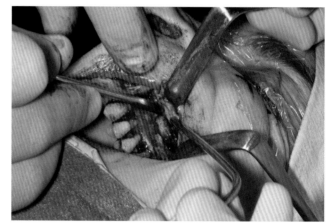

图3-56 口腔上颌窦连通：通过鼻腔（FESS）和口腔进行手术。利用计算机诊断工具设计手术计划

（刘云峰 译　邵现红 校）

参考文献

Al-Harbi SA, Sun AY. Implant placement accuracy when using stereolithographic template as a surgical guide: preliminary results. *Implant Dent.* 2009; 18: 46-56.

Amet EM, Ganz SD. Implant treatment planning using a patient acceptance prosthesis, radiographic record base, and surgical template: 1: Presurgical phase. *Implant Dent.* 1997; 6: 193-197.

Aparicio C, Perales P, Rangert B. Tilted implants as an alternative to maxillary sinus grafting: a clinical, radiologic and periotest study. *Clin Implant Dent Res.* 2001; 3: 39-49.

Aparicio C, Arevalo X, Ouzzani W, Granados C. A retrospective clinical and radiographic evaluation of tilted implants used in the treatment of the severely resorbed edentulous maxilla. *Appl Osseointegration Res.* 2002; 3: 17-21.

Azari A, Nikzad S. Flapless implant surgery: review of the literature and report of two cases with computer-guided surgical approach. *J Oral Maxillofac Surg.* 2008; 5: 1015-1021.

Balshi SF, Wolfinger GJ, Balshi TJ. Analysis of 164 titanium oxidesurface implants in completely edentulous arches for fixed prosthesis anchorage using the pterigomaxillary region. *Int J oral Maxillofac Implants.* 2005; 20: 946-952.

Balshi TJ, Wolfinger GJ, Balshi SF. Analysis of 356 pterigomaxillary implants in edentulous arches for fixed prosthesis anchorage. *Int J Oral Maxillofac Implants.* 1999; 14: 398-406.

Bedrossian E, Rangert B, Stumpel L, Indresano T. Immediate function with the zygomatic implant: a graftless solution for the patient with mild to advanced atrophy of the maxilla. *Int J Oral Maxillofac Implants.* 2006; 21: 937-942.

Brief J, Edinger D, Hassfeld, Eggers G. Accuracy of image-guided implantology. *Clin Oral Implants Res.* 2005; 16: 495-501.

Casap N, Tarazi E, Wexler A, Sonnenfeld U, Lustmann J. Intraoperative computerized navigation for flapless implant surgery and immediate loading in the edentulous mandible. *Int J Oral Maxillofac Implants.* 2005; 20: 92-98.

Ersoy AE, Turkylmaz I, Ozan O, McGlumphy EA. Reliability of implant placement with stereolithographic surgical guides generated from computed tomography: clinical data from 94 implants. *J Periodontol*. 2008; 79: 1339-1345.

Fortin T, Bosson JL, Isidori M, Blanchet E. Effect of flapless surgery on pain experienced in implant placement using an imageguided system. *Int J Oral Maxillofac Implants*. 2006; 21: 298-304.

Fortin T, Champleboux G, Bianchi S, Buatois H, Coudert JL. Precision of transfer of preoperative planning for oral implants based on cone-beam CT-scan images through a robotic drilling machine. *Clin Oral Implants Res*. 2002; 13: 651-656.

Ganz SD. What is the most important aspect of implant dentistry? *Implant Soc*. 1994; 5: 2-4.

Ganz SD. The triangle of bone: a formula for successful implant placement and restoration. *Implant Soc*. 1995; 5: 2-6.

Ganz SD. Mandibular tori as a source for onlay bone graft augmentation: a surgical procedure. *Pract Periodontics Aesthet Dent*. 1997; 9: 973-984.

Ganz SD. CT scan technology: an evolving tool for predictable implant placement and restoration. *Int Mag Oral Implantol*. 2001: 16-13.

Ganz SD. Use of stereolithographic models as diagnostic and restorative aids for predictable immediate loading of implants. *Pract Proced Aesthet Dent*. 2003; 15: 763-771.

Ganz SD. Conventional CT and cone beam CT for improved dental diagnostics and implant planning. *Dent Implantol Update*. 2005; 16: 89-95.

Ganz SD. Presurgical planning with CT-derived fabrication of surgical guides. *J Oral Maxillofac Surg*. 2005; 63(9 Suppl 2): 59-71.

Ganz SD. Use of conventional CT and cone beam for improved dental diagnostics and implant planning. *AADMRT Newslett, Spring Issue*. 2005.

Ganz SD. Techniques for the use of CT imaging for the fabrication of surgical guides. *Atlas Oral Maxillofac Surg Clin North Am*. 2006; 14: 75-97.

Ganz SD. The reality of anatomy and the triangle of bone. *Inside Dent*. 2006; 2: 72-77.

Ganz SD. The reality of anatomy and the triangle of bone. *Inside Dent*. 2006; 14: 182-191. Proceedings of ICOI World Congress XXIV. Suppl Implant Dent.

Ganz SD. 3-D Imaging and cone beam CT is "where the action is!". *Inside Dent*. 2007; 3: 102-103.

Ganz SD. CT-Derived model-based surgery for immediate loading of maxillary anterior implants. *Pract Proced Aesthet Dent*. 2007; 19: 311-318.

Ganz SD. Computer-aided design/computer-aided manufacturing applications using CT and cone beam CT scanning technology. *Dent Clin North Am*. 2008; 52: 777-808.

Ganz SD. Defining new paradigms for assessment of implant receptor sites: the use of CT/CBCT and interactive virtual treatment planning for congenitally missing lateral incisors. *Compend Contin Educ Dent*. 2008; 29: 256-267.

Ganz SD. Restoratively driven implant dentistry utilizing advanced software and CBCT: realistic abutments and virtual teeth. *Dent Today*. 2008; 27: 122, 124, 126-127.

Ganz SD. Using interactive technology: in the zone with the triangle of bone. *Dent Implantol Update*. 2008; 19: 33-38.

Gelb DA, Lazzara RJ. Hierarchy of objectives in implant placement to maximize esthetics: use of pre-angulated abutments. *Int J Periodontics Restorative Dent*. 1993; 13: 277-287.

Graves SL. The pterygoid plate implant: a solution for restoring the posterior maxilla. *Int J Periodontics Restorative Dent*. 1994; 14: 512-523.

Heckman SM, Winter W, Meyer M, Weber HP, Wichmann MG. Overdenture attachment selection and the loading of implant and denture-bearing area: I: In vivo verification of stereolithographic model. *Clin Oral Implants Res*. 2001; 12: 617-623.

Hirsch JM, Ohrnell LO, Henry PJ, Andreasson L, Brånemark PI, Chiapasco M, et al. A clinical evaluation of the zygoma fixture:

one year of follow-up at 16 clinics. *J Oral Maxillofac Surg*. 2004; 62(9 Suppl 2): 22-29.

Hoffman J, Westendorff C, Gomez-Roman G, Reinert S. Accuracy of navigation-guided socket drilling before implant installation compared to the conventional free-hand method in a synthetic edentulous lower jaw model. *Clin Oral Implants Res*. 2005; 16: 609-614.

Hoffman J, Westendorff C, Schneider M, Reinert S. Accuracy assessment of image-guided implant surgery: an experimental study. *Int J Oral Maxillofac Implants*. 2005; 20: 382-386.

Ikumi N, Tsutsumi S. Assessment of correlation between computerized tomography values of the bone and cutting torque values

at implant placement: a clinical study. *Int J Oral Maxillofac Implants*. 2005; 20: 253-260.

Klug C, Schicho K, Ploder O, Yerit K, Watzinger F, Ewers R, et al. Point-to-point computer-assisted navigation for precise transfer of planned zygoma osteotomies from the stereolithographic model into reality. *J Oral Maxillofac Surg*. 2006; 64: 550-559.

Kramer FJ, Baethge C, Swennen G, Rosahl S. Navigated vs. conventional implant insertion for maxillary single tooth replacement. *Clin Oral Implants Res*. 2005; 16: 60-68.

Krekmanov L, Kahn M, Rangert B, Lindström H. Tilting of posterior mandibular and maxillary implants of improved prosthesis support. *Int J Oral Maxillofac Implants*. 2000; 15: 405-414.

Lanes CA. Zygoma implant-supported midfacial prosthetic rehabilitation: a 4-year follow-up study including assessment of quality life. *Clin Oral Implants Res*. 2005; 16: 313-325.

Lazara RJ. Effect of implant position on implant restoration design. *J Esthet Dent*. 1993; 5: 265-269.

Malavez C, Abarca M, Durdu F, Daelemans P. Clinical outcome of 103 consecutive zygomatic implants: a 6-48 months follow-up study. *Clin Oral Implants Res*. 2004; 15: 18-22.

Malò P, Rangert B, Nobre M. "All-on-four" immediate-function concept with Brånemark System implants for completely edentulous mandibles: a retrospective clinical study. *Clin*

Implant Dent Relat Res. 2003; 5(Suppl 1): 2-9.

Malò P, Rangert B, Nobre M. All-on-four immediate-function concept with Brånemark System implants for completely edentulous maxillae: a 1-year retrospective clinical study. *Clin Implant Dent Relat Res.* 2005; 7(Suppl 1): 1-7.

Mandelaris GA, Rosenfeld AL. The expanding influence of computed tomography and the application of computer- guided implantology. *Pract Proced Aesthet Dent.* 2008; 20: 297-305.

Misch Craig M. Evaluating bone defects and simulating corrections using SimPlant planning software and stereolithographic models. *Headlines.* 2003; 2: 4-8.

Nkenke E, Hahn M, Lell M, Wiltfang J, Schultze-Mosgau S, Stech B, et al. Anatomic site evaluation of the zygomatic bone for dental implant placement. *Clin Oral Impl Res.* 2003; 14: 73-79.

Ozan O, Turkyilmaz I, Ersoy AE, McGlumphy EA, Rosenstiel SF. Clinical accuracy of three different types of computed tomography- derived stereolithographic surgical guides in implant placement. *J Oral Maxillofac Surg.* 2009; 67: 394-401.

Palumbo A. L'implantologia moderna guidata dal computer. *Odontoiatria.* 2007: 3-5.

Pamela Leticia dos Santos, Thallita Pereira Queiroz, Rogério Margonar, Abrahao cavalcante Gomes de Souza Carvalho, Walter Bertoni, Regis Rocha Rodriguez Rezende, Paulo Henrique dos Santos, Idelmo Rangel Garcia: Evaluation of bone healing, drill deformation, and drill roughness and classic drilling procedure. *Int J oral Maxillofac implants.* 2014; 29: 51-58.

Parel SM, Brånemark PI, Ohrnell LO, Svensson B. Remote implant anchorage for the rehabilitation of maxillary defects. *J Prosthet Dent.* 2001; 86: 377-381.

Peckitt NS. Sterescopic lithography: customized titanium implants in orofacial reconstruction. *Br J Oral Maxillofac Surg.* 1999; 37: 353-369.

Rinaldi M, Palmieri P, Golfieri G. Pianificazione prechirurgica per impianti osteointegrati mediante TAC e mascherine in resina acrilica. *Il Dentista Moderno.* 1992; 6: 1009-1018.

Rosenfeld A, Mandelaris G, Tardieu P. Prosthetically directed implant placement using computer software to ensure precise placement and predictable prosthetic outcomes: Part 1: Diagnostics, imaging, and collaborative accountability. *Int J Periodontics Restorative Dent.* 2006; 26: 215-221.

Rosenfeld A, Mandelaris G, Tardieu P. Prosthetically directed implant placement using computer software to ensure precise placement and predictable prosthetic outcomes: Part 2: Rapidprototype medical modelling and stereolithographic drilling guides requiring bone exposure. *Int J Periodontics Restorative Dent.* 2006; 26: 347-353.

Rosenfeld A, Mandelaris G, Tardieu P. Prosthetically directed implant placement using computer software to ensure precise placement and predictable prosthetic outcomes: Part 3: Stereolithographic drilling guides that do not require bone exposure and the immediate delivery of teeth. *Int J*

Periodontics Restorative Dent. 2006; 26: 493-499.

Sarment DP, Al-Shammari K, Kazor CE. Stereolithographic surgical templates for placement of dental implants in complex cases. *Int J Periodontics Restorative Dent.* 2003; 23: 287-295.

Sarment DP, Sukovic P, Clinthorne N. Accuracy of implant placement with a stereolithographic surgical guide. *Int J Periodontics Restorative Dent.* 2003; 18: 571-577.

Schiroli G. Protesi precostruita con pianificazione interattiva e stereolitografia: descrizione delle procedure operative di due casi clinici. *Implantologia.* 2005; 2: 61-72.

Schiroli G, Ganz SD. Nuova tecnologia CAD-CAM e implantologia: tre casi clinici con abutment in titanio con design individualizzati. *Quintessence Intern.* 2004; 5bis: 66-72.

Schiroli G, Di Carlo F, Quaranta A. Sistemi di posizionamento stereo guidato degli impianti. Casi Clinici. *Dental Cadmos.* 2005; 2: 1-7.

Stella JP, Abolenen H. Restoration of the atrophied posterior mandible with transverse alveolar maxillary/mandibular implants: a technical note and case report. *Int J Oral Maxillofac Implants.* 2002; 17: 837-879.

Tardieu P. Computer-guided implantology in aesthetic cases. *Clin Oral Implants Res.* 2008; 19: 839.

Tardieu PB, Rosenfeld AL. *The art of computer-guided implantology.* Hanover Park, Ill: Quintessence Books; 2009.

Tardieu P, Vrielinck L. Edentement complet maxillaire avec atrophie osseuse terminale: prise en charge: a propos d'un cas. *Implant.* 2000; 7: 199-210.

Tardieu P, Vrielinck L. Implantologie assistée par ordinateur le programme SimPlant/SurgiCase et le SAFE System. *Implant.* 2003; 9: 15-28.

Tardieu P, Vrielinck L, Escolano E. Computer-assisted implant placement a case report: treatment of mandible. *Int J Oral Maxillofac Implants.* 2003; 18: 599-604.

Tardieu P, Vrielinck L, Roose N. The SAFE System: secure, accurate, flexible and ergonomic implant placement. *Head Lines.* 2004.

Tulasne JF. Osseointegrated fixtures in the pterygoid region. In: Worthington P, Brånemark PI, eds. *Advanced osseointegration surgery: applications in the maxillofacial region.* Chicago: Quintessence; 1992: 182-188.

Valente F. L'utilizzo del SimPlant e SurgiGuides per una corretta osteotomia implantare in chirurgia flapless. *Il Dentista Moderno.* 2005; 4: 101-109.

Valente F, Sbrenna A, Buoni C. CAD/CAM drilling guides for transferring CT-based digital planning to flapless placement of oral implants in complex cases. *Int J Comput Assist Radiol Surg.* 2006; 1(Suppl 1): 413-415.

Valente F, Schiroli G, Sbrenna A. Accuracy and clinical outcomes of computer aided oral implant surgery: a preliminary study on 25 patients. *Int J Comput Assist Radiol Surg.* 2007; 2(Suppl 1): 415-417.

Valente F, Schiroli G, Sbrenna A. Computer aided oral implant surgery (CAOIS): a clinical and radiographic multicenter study on 25 patients. *Clin Oral Implant Res.* 2007; 18: LXXIV.

Valente F, Schiroli G, Sbrenna A. Computer aided oral implant surgery: a clinical and radiographic multicenter study on 25 patients. *Clin Oral Implants Res*. 2007; 18: XXIV.

Valente F, Schiroli G, Sbrenna A. Accuracy of computer-aided oral implant surgery: a clinical and radiographic study. *Int J Oral Maxillofac Implants*. 2009; 24: 234-242.

Valente F, Buoni C, Scarfò B, Mascolo A, Parducci F. Precision of CAD-CAM stereolithographic mucosa-supported drilling guides in flapless implant placement. *Eur J Implant Prosth*. 2006; 1: 15-25.

Valente F, Schiroli G, Sbrenna A, Buoni C, Gazzerro C. Computeraided flapless implantology: combining clinical experience and scientific evidence. *Clin Oral Implant Res*. 2006; 17: XLV.

Van Steenberghe D, Malavez C, Van Cleynenbreugel J, Bou Serhal C, Dhoore E, Schutyser F, et al. Accuracy of drilling guides for transfer from three-dimensional CT-based planning to placement of zygoma implants in human cadavers. *Clin Oral Implants Res*. 2003; 14: 131-136.

Vercruyssen M, Cox C, W Naert I, Jacobs R, Quitynen M. A randomized clinical trial comparing guided implant surgery (bone- or mucosa- supported) with mental navigation or the use of a pilot-drill template. *J Clin Periodontol*. 2014; 41: 717-723.

Vrielinch L, Politis C, Schepers S, Pauwels M, Naert I. Image-based planning and clinical validation of zygoma and pterygoid implant placement in patients with severe bone atrophy using customized drill guides: preliminary results from a prospective clinical follow-up study. *J Oral Maxillofac Surg*. 2003; 32: 7-14.

Widmann G, Bale RJ. Accuracy in computer-aided implant surgery: a review. *Int J Oral Maxillofac Implants*. 2006; 21: 305-313.

Winder J, Bibb R. Medical rapid prototyping technologies: state of the art and current limitations for application in oral and maxillofacial surgery. *J Oral Maxillofac Surg*. 2005; 63: 1006-1015.

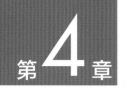
上颌窦：耳鼻喉科专家的作用

Luca Amorosa，Gino Latini

牙种植外科专家与耳鼻喉科专家紧密合作是基于上颌牙槽骨与鼻窦区域的解剖与临床关系。疾病的传播可以通过鼻窦进入其他临近的最主要的区域（如通过颅底、眼眶、筛骨侧壁、泪骨等路径进入颅前窝、颅中窝）从而导致一些潜在的并发症。因此，熟悉鼻窦复合体的解剖生理学知识，是了解病理过程发生的关键。在这一章中，将简明介绍历史背景，重温鼻窦解剖和生理等基本概念，进而阐明种植科医生和耳鼻喉科医生在上颌种植手术术前和术后鼻窦并发症处理中所应扮演的角色。

历史背景

过去的二十几年里，鼻窦的治疗疾病经历了革命性的变革，20世纪90年代末达到了顶峰。20世纪80年代末，功能性鼻内镜手术（FESS）由Stammberger（Stammberger，1986，1990）首次介绍和使用以来，功能性鼻内镜手术（FESS）得到了广泛使用，功能性微创外科概念开始迅速建立。在这项变革的基础上，Messerklinger（1978a，b，1980，1987）和Wigand（1978）在20世纪70年代发现纤毛运动在鼻窦的炎症发生过程中发挥重要作用，并意识到建立引流通道的重要性，这些引流通道包括具有引流和通气作用的宿主整个系统和隐窝。这些引流通道在解剖上可以分为两个部分：一个是窦口鼻道复合体，主要引流上颌窦、额窦和前组筛窦的分泌物；另一个是蝶筛隐窝（SER），主要引流蝶窦和后组筛窦的分泌物。

这些引流通道的堵塞及鼻窦分泌物的滞留会导致炎症现象的开始和激发机体的自我修复。技术的革新、内镜诊断技术的应用以及现代成像技术在解剖学上对"引流通道"进行了更精确的定义。外科过程旨在通过生理性开口，微创恢复鼻窦的通气，而不损伤未发生病理变化的组织（Setliff，1996）。随着内镜手术的发展，对窦口鼻道复合体的解剖认识也发生了变化。"内镜解剖"特别强调了一些过去被忽视的解剖结构，这些"内镜解剖"在鼻窦的生理学中起了重要作用（Messertklinger，1978）。从FESS引入开始，适应证已经逐渐扩展，除了治疗一些炎症疾病，内镜手术目前还用于治疗一些其他的鼻窦疾病，进而淘汰了一些传统技术（Cunsolo，2007）。

通道复合体的临床解剖结构

上颌窦是所有窦腔中最大的一个，也是第一个在胚胎时期发育的窦腔（Sambataro，1995）。它发生在妊娠期的第65～70天，中鼻道黏膜从中央部分外翻，延伸到上颌骨，形成一个腔隙，这个空腔长轴方向为前后向，为3～10mm，体积约1cm^3。从出生开始，上颌窦（伴随着额窦和蝶窦）常常发育成为骨性气腔（在出生时仅有筛骨完全形成）。这种生长发育缓慢大约持续7年，随后的12～14年不规律增长（在各方向上的增长量为每年2～3mm）。由于牙齿的萌出，牙胚占据原始空间，气腔形成时间持续到恒牙完全萌出，而随着恒牙缺失，上颌窦扩展至缺失牙的牙槽突。

	婴儿	成人
长度（mm）	5	34～49
宽度（mm）	10	23～39
高度（mm）	3.5	29～56
体积（ml）	1	13～15

上颌窦内含一个独立的空腔，占据了上颌骨，从眶底延伸到前磨牙和磨牙根部上方，形态呈锥形结构。基底与内侧壁对应，尖端指向外侧。上颌窦在以下解剖结构中占有较高比例：颧骨（50%），牙槽突，腭部（25%），眼眶（25%），筛腭隐窝（很少）。上颌窦为6壁结构。

后壁

后壁是最坚固的上颌窦壁，并与蝶窦前面处于同一水平。上颌窦的后壁的外侧2/3组成翼腭窝的前界，颌内动脉和三叉神经分支行走其中，同时容纳了蝶腭神经节。翼腭窝的侧方毗邻颞下窝，下方为牙槽骨，上方是眶下裂，其内有眶下神经通过。中上部与后筛骨气房相关（偶有薄层骨片突起至窦内，该骨片为筛骨-上颌骨骨板）。

侧壁

侧壁面向颧骨。上牙槽后神经走行于上颌窦侧壁后部区域，支配上颌磨牙、前磨牙及其牙周组织的感觉。

上壁

上壁由眶底构成，眶下管行经此面，内含血管神经束。神经管与上颌骨额突邻近，走行于上颌窦顶部的骨质中。10%的患者中，神经血管经眶下裂直接与上颌窦黏膜接触。上壁的厚度大于邻近眶缘区域的骨厚度，但小于距离眶缘0.4～0.5mm区域的骨厚度。

内壁

内壁包含黏膜，厚薄不均，呈现向前向上的漏斗状的生理性窦口，其形状、高度不一。平均开口直径在2～4mm，其大小与性别无关。从窦底到自然开口高度的测量值平均变化范围在12～40mm。10%～90%的患者中，上颌窦内壁有时有窦口，呈圆形，位于后方称之为后囟门。副孔的直径通常比生理性窦口大（6.5～10mm）（Krmpotic-Nemanic，2003）。上颌窦口开口处在三维空间中的结构称为漏斗，外侧被上颌窦的壁包绕，后部为筛泡，前方和上方为前组筛窦，内侧为钩突（呈镰刀型）。钩突形成了半月裂，漏斗在此处与中鼻道相通。漏斗是上颌窦窦口的重要解剖学结构，因为前部的窦（额窦、上颌窦和前组筛窦）通过此处引流。这个结构在功能学上称为窦口鼻道复合体，如果窦口鼻道复合体阻塞将会导致前部鼻窦炎。通常，在上颌窦的内壁和侧壁结合处形成一个锐角，其他的病例中，许多筛房在窦壁的底部和眶底交叉，这些憩室称为Haller's气房。有时候会阻碍漏斗的引流，导致正常黏膜运送中的变化，从而造成炎症。在一些病例中，这些气房分开，直接与眶底相连。

前壁

眶下神经与前壁紧密附着，支配尖牙区、上切牙及其牙周组织的感觉。

下壁

上颌窦底与上颌骨牙槽突毗邻。最紧密接触的区域主要是上颌第一磨牙、第二磨牙和第二前磨牙，这些牙根决定上颌窦底的突度。30%～40%的患者中，最紧密相邻的可能是第一、第二或者第三磨牙。5%～20%的病例中是第一、第二前磨牙。

第二磨牙骨厚度最小（0.5mm），有时候在牙根尖处会裂开，直接与上颌窦黏膜相连。在2%的病例中，所涉及牙是第二前磨牙、第一和第二磨牙。

上颌窦底的内衬黏膜厚为0.13～0.5mm（Testori，2005），又称Schneider膜。破裂可能是由于牙源性的或者牙科治疗过程中的感染，导致上颌窦炎的产生。较之鼻底，40%的病例上颌窦底在前部与鼻底同一高度，在后部低于鼻底；28%的病例中，上颌窦底完全低于

鼻底高度；26%的病例中处于同一水平；仅6%病例是高于鼻底的。这解释了牙源性导致的某些上颌窦疾病和在上颌窦手术中有可能会损伤上颌牙根。整体而言，上颌窦是一个腔，但在某些情况下会有一些内部的分隔，这些上颌窦分隔有4型。

- **一型**　不完全的额向分隔，将上颌窦分成前后两室，此隔起源于内壁前后的界线，此处上颌骨与泪骨相连。
- **二型**　不完全的骨性突起包绕牙根（占20%～58%）（Ulm，1995）。
- **三型**　此病例较为罕见，在骨的发展过程中，腭骨的上颌突和下鼻甲未能形成上颌窦底，保留在原始的水平位置，此隔通常不完整。
- **四型**　上颌窦完全分隔决定了后部鼻旁窦的形成，这个间隔有两个来源：① Schlungbum型，后部窦，在前后方向上较平坦，开口在较上方，此处有一个开口与中部开口的半月裂孔在同一水平。第二个来源是上颌窦双胚胎的发育。这两个窦腔可以独立地经历各自的病理过程。② 来源于筛骨气房的附腔气化形成。这种情况下副窦导致一些筛窦疾病。

上颌窦区的间隔会导致临床误诊和相关并发症。

血管和神经分布

动脉

① 黏膜内分布着中鼻道动脉（蝶腭动脉的分支）和筛动脉（眼动脉的分支）。

② 上颌骨有面动脉、腭动脉、上牙槽后动脉、上牙槽前动脉和上颌结节动脉（眶下动脉分支）。

静脉

① 在内壁有一些很重要的静脉，如蝶腭静脉。

② 静脉丛：翼丛。

神经分布

上颌分布的神经包括鼻神经，三叉神经第二支的鼻后外侧分支，眶下和上牙槽神经分支。

鼻窦的生理

有关鼻窦的认知有从古代开始就有了。例如，Galen描述的骨骼的多孔性（130-201AD）可追溯到1489年，Leonardo Da Vinci对上颌窦和额窦进行了描述，1651年Higmore再次对上颌窦进行描述，他们的功能是未知的（Passali，1995）。随着时间的推移，提出了许多假说，这些理论来源于3个假说：① 结构假说；② 功能假说；③ 进化假说。

1.结构假说
- 减轻骨骼的质量，进而减轻颈部的肌肉负担。

- 减轻骨骼的质量以利于颈部上头的平衡,改善在直立位置时头颅的运动。
- 颅咽和颅脑的不同比例的生长进而实现对头颅的塑形。

2.功能(或增强作用)假说

- 吸收冲击力防止脑震荡(Rui,1960)。
- 共鸣(然而上颌窦的三维结构和变化与发音能力不相关,上颌窦手术并不能改变它的特征)。
- 减轻声音震动时对骨的传导作用。
- 增大人类的嗅觉区域,哺乳动物的鼻旁窦旨在加强嗅觉,缺乏嗅觉黏膜就没有功能性意义。
- 对于重要结构的隔热作用。
- 通过加湿增强鼻部黏膜的防护,能够通过无菌分泌物来稀释黏液,增加保护因子(IgA,溶菌酶)。

3.进化假说

- 这些窦是人类在进化中水栖适应的结果(Hardy,1960)。通过进化,在颅咽存在的空气保证了在脱离水环境时气道的通畅。其他典型的人类特征也能够验证这一理论,包括直立行走,体毛脱落,皮下脂肪储存,汗液和泪液分泌,以及Shrapnell's膜的存在能抑制声波在液体中的传播。虽然它真正的功能仍悬而未决,进化假说可以更好地解释人类与其他的哺乳动物和灵长类动物相比,具有更大、更多数量的窦腔。

虽然这些鼻旁窦的确切功能尚未明了,但在该结构多发疾病发生发展过程中是需要考虑的一个重要的生物学因素。从这一点来看,生物要素有通气、分泌物引流、纤毛运动和局部的免疫防御。

1.窦通气

一系列现象都有助于解释鼻腔与窦腔的气体交换过程。气体以两种方式进行交换。

- 压力梯度 上颌窦和鼻腔间的压力梯度在呼气产生(当气体进入上颌窦),在吸气初发生逆转(当空气离开上颌窦),每次呼吸,1/1000的上颌窦中的空气被更新。
- 气体的扩散 气体交换取决于温度,部分的气体压力,通气孔的大小和扩张状态。静脉压力改变了通气孔的大小,在直立位时会变大33%。

2.黏膜纤毛运动

上颌窦内黏纤毛上皮促进了上颌窦分泌物向鼻腔的流动。在上颌窦的水平,分泌物的清除遵循着一个基本的模式,即向生理性开口的流动,速率是2L/d或者1cm/min(Dretter,1980)。通过人工造一个低位引流孔,能够通过重力引流,但是纤毛运动仍然是朝向天然开口的。功能手术的发展正是基于这一观察。治疗的方法不再是"根治性的",这而是旨在恢复上颌窦的正常功能,这个运送功能取决于以下因素。

- 纤毛的数量 在急性炎症中,纤毛的量会减少;纤毛在急性炎症后期会再生长。相反,在慢性炎症中,纤毛结构发生了转变,他们失去了微管结构,取而代之的为微绒毛,清除功能受到永久性损坏。
- 纤毛节律性的协调运动 在Kartagener's综合征中,纤毛结构的改变导致了协调运动障碍。
- 黏液层的组成 上颌窦黏液由96%的水,以及由糖蛋白、免疫球蛋白、乳铁蛋白、前列腺素、溶菌酶、白细胞三烯和组织胺构成的剩下的3%～4%(Stammberger,1986)。
- 孔的大小和扩张 大的孔引流是非常快的,而在小的孔引流需要3～4d(Rhor,1984)。

3.局部的免疫防御

- 非特异性

—黏膜纤毛的运输。

—非特异性的抗微生物的物质,如溶菌酶、乳铁蛋白、过氧物酶、蛋白酶。

—炎症细胞,如中性粒细胞和巨噬细胞。

- 特异性 局部免疫系统[NALT(鼻部相关的淋巴组织)]。

如上所述,在窦腔整个系统中的主要单元是孔,窦的通气和黏膜分泌物的引流都依赖于此。任何原因导致这些引流通路的堵塞都不可避免地会导致窦疾病的发生。这些分泌物的聚集是微生物生长的一个理想的场所。所有干扰纤毛运动或者改变黏液组成都是致病因素,包括外源性的(病毒感染,对细菌和真菌过敏,毒性的外环境如抽烟和污染的空气,暴露于低温,吸入冷的或者干的空气,使用抑制纤毛运动的药物)和内源性的(系统性疾病如Kartagener's综合征或者Mounier-Kuhn综合征,脱水)因素都可诱发感染。这些窦复合体的改变,无论是解剖上的改变(钩突、中鼻甲的气化、鼻窦的分隔、鼻中隔偏曲、下鼻道的狭窄)和病理性的病变(漏斗形鼻窦炎、鼻息肉、鼻部的肿瘤)都可诱发感染。

耳鼻喉专家在处理上颌窦植骨和种植体手术中的作用

解剖和生理相关知识的介绍对于了解耳鼻喉专家在上颌窦中种植体的植入和上颌窦提升中的角色非常必要(Pignataro,2008)。窦底提升的过程,实际上是干扰了上颌窦的动态平衡,特别是在鼻窦疾病或者通气改变的情况下,可能引发并发症而影响种植重建的结果。

上颌窦底提升的病例中，耳鼻喉科专家鼻必须参与以下几个阶段。

- 第一阶段（诊断） 来判断上颌窦病变是否存在牙科手术的禁忌证；这些疾病是不可逆的还是可逆的，如果是可逆的，需要进行预防性的治疗。
- 第二阶段（手术阶段） 在治疗阶段（运用药物或者手术），纠正一些病理状态，特别是建立上颌窦的生理性引流。
- 第三阶段（术后） 与耳鼻喉医生的密切合作对于早期意识到和治疗一些医源性并发症是非常必要的，这些并发症主要是由于上颌窦底提升引起的，特别是上颌窦炎。

第一阶段：上颌窦底提升术前耳鼻喉的诊断

术前要查明可能存在的耳鼻喉科风险因素，避免引发上颌窦手术后的上颌窦炎症。所有的治疗必须详细了解患者的治疗史，包括早期的鼻部的外伤，鼻部的手术，鼻旁窦的放疗史，鼻部通气堵塞的病史，慢性或复发性的上颌窦炎，以及其他的一些不良习惯，包括抽烟喝酒，血管收缩药的滥用和可卡因的使用，或者系统疾病。了解患者的身体情况很重要，特别是糖尿病、免疫缺陷病、纤毛运动障碍、系统性肉芽肿（Wegener's，结节病等）和囊性纤维化疾病患者（Testori，2005；Regev，1995）。

随后，运用内镜检查鼻腔、窦口鼻道复合体，在镜下可以仔细查找上颌窦的病理变化和解剖异常，这些变化是否会改变上颌窦通气状况，引起上颌窦的引流的改变。例如：

- 钩突、筛泡和中鼻甲解剖结构的异常，如中鼻甲的气化和鼻中隔的"S"形偏曲（图4-1～图4-3）。
- 鼻中隔的偏曲（图4-4）。

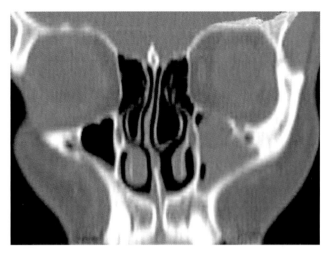

图4-2 双侧泡性鼻甲，一侧慢性增生性的上颌窦炎症，可见大量息肉

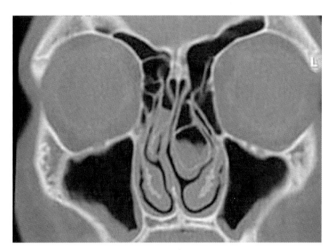

图4-3 大量的单侧泡性鼻甲，包含了一个部分的炎症
鼻中隔向对侧偏曲，同时可观察到由于通气不良所造成的双侧上颌窦轻度炎症

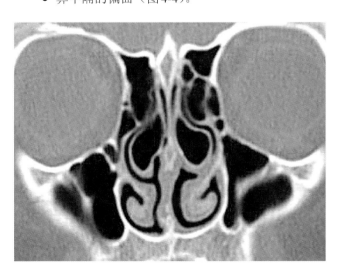

图4-1 冠状面的扫描显示，双侧大面积的中鼻甲的气化和上颌窦内的分隔

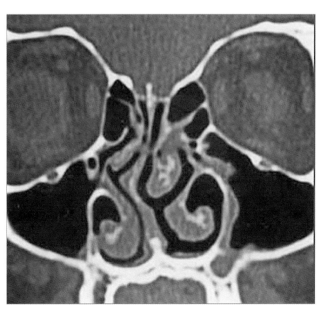

图4-4 冠状位CT影像，显示了鼻中隔偏向左侧，并且对侧筛窦-上颌窦有少量炎性组织

- 鼻息肉（图4-5～图4-9）

诊断阶段使用放射影像观察，特别是CT影像，能很好地观察鼻部和上颌窦。普通病例中，高分辨率的颌面部的CT在横断面和冠状面上的投影不需要对照，因为它利用空气、骨和软组织等天然对照。它能够用于评价：

- 上颌窦的解剖（形状、体积、骨厚度和分隔）。
- 窦内的病理变化［黏膜增厚，窦通气不良的表现，黏膜囊肿（图4-10～图4-14）或者病理性

的分泌物，慢性上颌窦炎（图4-15和图4-16）］。
- 窦复合体中解剖结构的改变（钩突解剖的改变，筛泡，鼻丘气房脱垂，泡性鼻甲，筛泡，鼻中隔"S"形偏曲，Haller's气房）。
- 炎症（图4-17和图4-18）或者鼻窦的瘤样病变

需要进行上颌窦底提升的患者中，虽然有些作者建议仅仅需要对上颌窦疾病病史的患者进行完整的耳鼻喉科检查（Timmenga，2001），常常需要实施一套完整的耳鼻喉科评估。

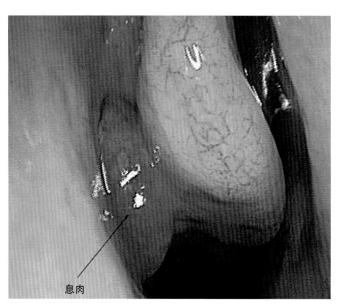

图4-5　右侧中鼻甲的鼻息肉（0°内镜）

息肉

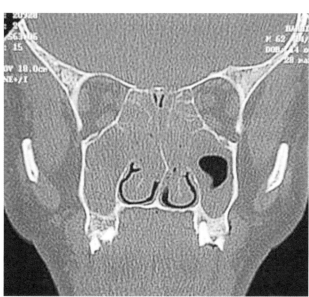

图4-6　大面积的鼻窦息肉

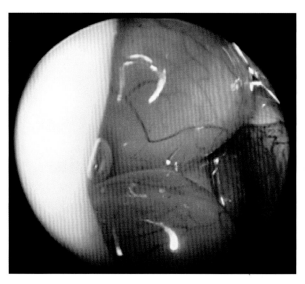

图4-7　鼻息肉（0°内镜）

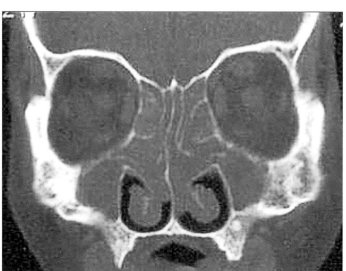

图4-8　大量的鼻窦息肉

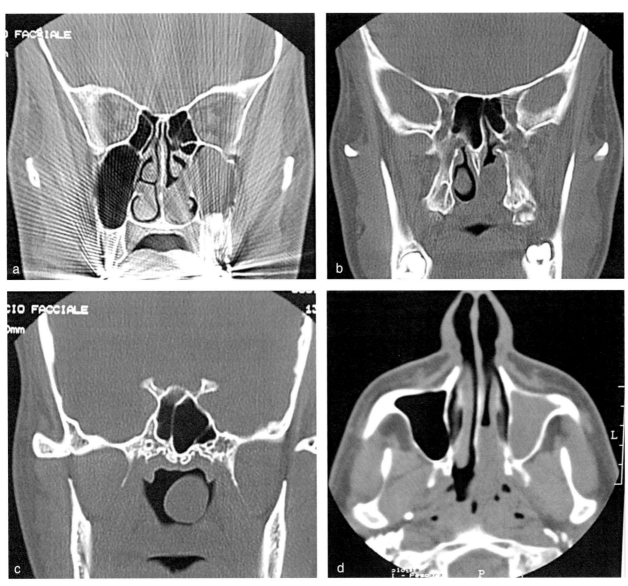

图4-9 左侧的鼻甲息肉
左侧上颌窦被大面积突入鼻腔的鼻甲息肉填满，堵塞了同侧鼻甲和部分的鼻咽

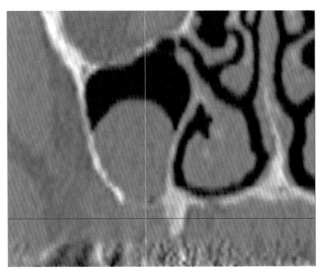

图4-10 右侧上颌窦的囊肿（冠状CT扫描）

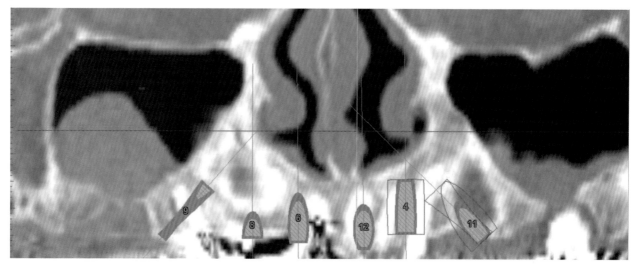

图4-11　右侧上颌窦囊肿（全景CT扫描）

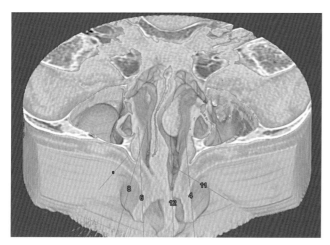

图4-12　右侧上颌窦囊肿（3D CT扫描）

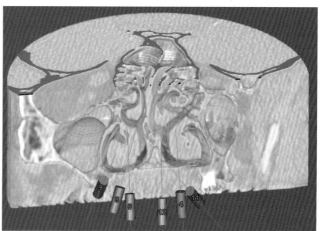

图4-13　右侧上颌窦囊肿（3D CT扫描）

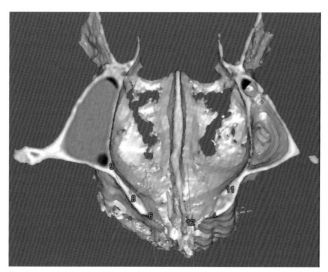

图4-14　右侧上颌窦囊肿（3D CT扫描）

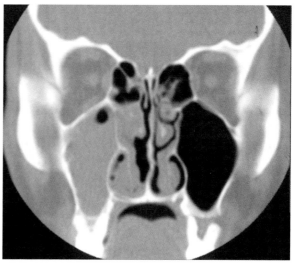

图4-15　单侧慢性上颌窦炎症
软组织占据上颌窦腔，由于积液而形成了一个半月
形液平面，炎性息肉组织占据同侧中鼻道

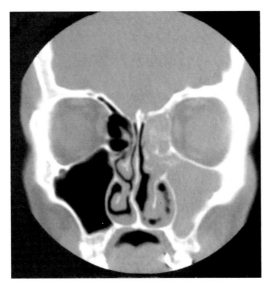

图4-16 单侧慢性的筛窦－上颌窦炎

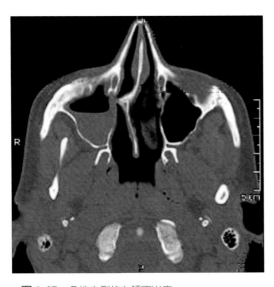

图4-17 急性右侧的上颌窦炎症

上颌窦一半充满积液，与软组织密度同，形成了一个凹向上的半月形，这提示该物质为液体。鼻中隔突向右侧壁，这种解剖异常易于发上颌窦炎症

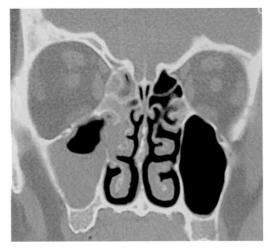

图4-18 单侧上颌窦筛窦的炎症

禁忌证

上颌窦底提升/骨增量的禁忌证经耳鼻喉科评估后分为两类：① 一类是绝对的，当这些并发症是不可逆的；② 一类是相对的，当他们在进行适当的药物或外科治疗后是可逆的。

绝对禁忌证包括：

● 解剖和功能永久性的改变（创伤后、手术后），非手术可校正的，严重影响正常的窦的内稳定状态。

● 慢性窦疾病，病理过程影响黏膜纤毛的清洁功能 囊性纤维化疾病，纤毛的运动障碍 Kartagener's综合征，免疫缺陷（AIDS），使用免疫抑制剂等。

● 系统性结缔组织疾病，鼻部的肉芽肿性疾病（Wegener's肉芽肿、结节病）。

● 恶性病理过程影响上颌窦和相邻的解剖结构。

在这些相对的禁忌证中需要种植前的治疗：

● 任何窦复合体的改变，如窦隔，泡性鼻甲，鼻中隔区的偏曲，Haller's气房，钩突的解剖异常。

● 急性上颌窦炎症。

● 与鼻息肉相关的慢性上颌窦炎症。

● 上颌窦囊肿。

● 前筛窦异物。

● 良性肿瘤。

第二阶段：在上颌窦底提升手术前的耳鼻喉科的治疗

治疗干预包括药物和手术的治疗如果是可逆的，在诊断阶段，旨在恢复上颌窦的引流和通气。2007年，欧洲鼻窦炎和鼻息肉的意见书里给出了急性和慢性鼻窦炎（有或无息肉）的定义和治疗指南。鼻窦炎的定义：

● 主要的临床症状（至少有一点） 鼻堵塞、流涕（前/后滴涕）。

● 轻度的临床症状 有/无面部压痛、有/无嗅觉的丧失或者减退。

● 内镜检查 中鼻道来源的息肉和脓性的黏膜分泌物。

● CT的异常 窦口鼻道复合体的黏膜改变。

● 急性 少于12周，症状完全消退。

● 慢性 大于12周，没有完全的症状消退。

● 严重程度分级 基于一个直观标准由患者评分（0～3：轻度，4～7：中度，8～10：重度）。

鼻窦炎的药物治疗

关于药物治疗鼻窦炎争论了很多年，主要争论的焦点是如何正确使用抗生素治疗和系统性使用激素类药物与抗组胺药物治疗。

急性上颌窦炎的药物治疗

- 疑似急性病毒性上颌窦炎症，不建议用抗生素治疗（Fokkens，2005）。
- 严重的上颌窦炎症，或者在患者急性症状数日未减轻时，建议使用抗生素治疗。这些建议的一线治疗药物是阿莫西林克拉维酸钾，二线治疗药物是二代或者三代头孢菌素，或者氟喹若酮。
- 在严重案例中，口服类固醇能缓解症状。
- 口服抗组胺药物仅仅适用于过敏性患者。
- 在急性的上颌窦炎中，局部使用类固醇，联合局部应用解除充血药，能够缓解症状。

慢性上颌窦的药物治疗

- 抗生素治疗　虽然细菌在慢性上颌窦炎症里的机制并未完全清楚，使用广谱抗生素治疗是（建议的一线治疗药物是阿莫西林克拉维酸钾。二线治疗药物是二代或者三代头孢菌素，大环内酯类药物或者氟喹若酮）是明显效果的，这些抗生素的治疗时间不要少于3周。
- 在伴有鼻息肉的慢性鼻窦炎中，建议使用类固醇药，同样在过敏性患者中推荐使用抗组胺类药物。
- 提倡局部使用类固醇药物。
- 证据显示用等渗的或者是高渗的盐水冲洗的重要性。

手术治疗　在慢性的上颌窦病理变化中，手术指征如下。

- 急性炎症伴眼部和颅内并发症。
- 慢性鼻窦炎，有或者没有鼻息肉，对药物治疗无反应。
- 真菌性鼻窦炎。
- 异物阻塞。
- 黏液囊肿或者良性肿瘤阻塞窦口。
- 解剖异常导致的复发性的急性上颌窦炎症。

无论何时行上颌窦底提升，采用手术方法纠正窦孔复合体的解剖异常，能最大限度降低提升术后的并发症。这些解剖情况如下。

- 鼻中隔偏曲，发病率为54%（Lerdlum，2005）。
- 中鼻甲气腔的形成，发病率约为44%（Stallman，2004）。它有3个变化：球根状的（中鼻甲头部的气腔形成），板状的（中鼻甲基底部的气腔气化），大面积气化（完全气化）。
- 中鼻甲的偏曲，发病率为24%（Lerdlum，2005；Mazza，2007）。
- 过度气化的鼻丘气房，鼻丘气房是指最前方的筛骨气房，发病率为52%（Lerdlum，2005；Mazza，2007）。

- 更罕见的结构异常是钩突（发病率为0.4%～0.25%）和筛泡（发病率为8%）的气化。

当今内镜已广泛地运用于鼻窦手术中，使用硬纤维镜可观看放大后的深部结构，并且通过角度纤维镜（35°、45°等）可以看到隐窝和原来内镜看不到的结构。

内镜的发展促进了微创外科的发展，微创比传统手术可获得更好的效果和术后恢复也更快，这种微创手术简称为FESS，即功能性内镜鼻窦外科。

第三阶段：上颌窦底提升术后的耳鼻喉科并发症的治疗

上颌窦底提升手术过程几乎在所有病例中都会导致炎症反应。但是，只有少数会发展成为慢性上颌窦炎症，影响手术效果。目前研究显示急性上颌窦炎的发生在提升病例中占4.5%，而发展成慢性上颌窦炎的占1.3%（Timmenga，2001）。这些并发症能够被以下一个或多个发病机制所引发。

①56%的病例中会发生穿孔，导致一个临时的纤毛功能的损伤，细菌易于穿透（Kasabah，2003；Regev，1995）。在大面积膜的撕裂中，上颌窦内的植骨材料暴露出来，作为异物导致了上颌窦黏膜的炎症反应，容易导致上颌窦炎的发生（Raghoebar，2004）。

②在上颌窦底提升手术前未诊断出的上颌窦引流障碍。

③由以下原因导致窦道复合体的继发性闭合。

- 暂时性的黏骨膜炎症。
- 上颌窦底的过度提升，特别是在上颌窦底伴有囊肿病例中（观察到比例为1.6%～22%）（Casamassimo，1980；Harar，2007），导致上颌窦引流通路的变窄或闭塞。
- 由于纤毛清除运动，导致的骨移植碎片的移动，特别是＞5mm的移植片（Ziccardi，2001）。
- 急性上颌窦炎是最常见的并发症（Kasabah，2003；Regev，1995），除此之外慢性上颌窦炎较罕见，其他可能的并发症有：
  - 上颌窦的移植物的移位；
  - 上颌窦血肿形成；
  - 口鼻瘘；
  - 死骨形成。

总的说来，为了减少窦底提升术后并发上颌窦炎的风险，推荐预防性使用抗生素；也推荐术后使用局部的皮质类固醇药来减少窦口的充血。种植外科医师和耳鼻喉科专家相互合作，必须确保窦底提升术后上颌窦炎症早期的诊断和治疗。同时，术后的诊断依赖于临床内镜检查和颌面部的CT扫描。治疗可以是药物治疗或手术治疗，后者被用于症状严重的情况。为减少种植体失败的风险和防止诸如细菌性静脉血栓形成等严重并发症的发生，上颌窦炎的及时治疗是十分必要的，细菌性静脉血栓形成可导致更严重的并发症如急性化脓性血栓性静脉炎（Testori，2005；Zimbler，1998）。

在这些严重的败血症病例或者药物治疗失败的患者中，最终只能行手术治疗，这种情况下FESS是最好的方法。某些情况下，这些严重的上颌窦感染，可能需要取出移植材料（Brook，2006），特别是移植物在上颌窦内发生移位进入窦腔的时候（Raghoebar，2004）。这些情况中，特别是当窦口鼻道复合体显示没有明显的病理变化时，不应在窦口鼻道复合体处手术，可从尖牙窝进入。再一次强调替代传统的柯氏手术的方法，是用鼻咽纤维内镜做微创手术（Stammberger，1990；Biglioli，2004）。

（黄海蓉 译　邵现红 校）

参考文献

Arroll B, Kenealy T. Antibiotics for the common cold and acute purulent rhinitis. *Cochrane Database Syst Rev*. 2005; 3: CD000247.

Biglioli F, Goisis M. Access to the maxillary sinus using a bone flap on a mucosal pedicle: preliminary report. *J Craniomaxillofac Surg*. 2004; 30: 255-259.

Brook I. Sinusitis of odontogenic origin. *Otolaryngol Head Neck Surg*. 2006; 135: 349-355.

Casamassimo PS, Lilly GE. Mucosal cysts of the maxillary sinus: a clinical and radiographic study. *Oral Surg Oral Med Oral Pathol*. 1980; 50: 282-286.

Cunsolo EM. Lo sviluppo storico della chirurgia endoscopica dei seni paranasali. In: *La chirurgia endoscopica dei seni paranasali e della base cranica. Quaderno monografico di aggiornamento AOOI (a cura di Presutti L)*. Galatina: Ed torgraf; 2007: 13-27.

Documento di indirizzo Europeo sulla rinosinusite e la poliposi nasale. *European position papers on rhinosinusitis and nasal polyposis. Rhinology;* 2007 (suppl 20). www.rhinologyjournal.com. www.eaai.net.

Dretter B. Pathophysiology of paranasal sinuses with clinical implication. *Clin Otolaryngol*. 1980; 5: 277-284.

Fokkens W, Lund V, Bachert C, Clement P, Hellings P, Holmstrom M, et al. EAACI position paper on rhinosinusitis and nasal polyps: executive summary. *Allergy*. 2005; 60: 583-601.

Harar RP, Chadha NK, Rogers G. Are maxillary mucosal cysts a manifestation of inflammatory sinus disease? *J Laryngol Otol*. 2007; 121: 751-754.

Hardy GH. Was man more aquatic in the past? *The New Scientist*. 1960; 7: 642-645.

Kasabah S, Krug J, Simunek A, Lecaro MC. Can we predict maxillary sinus mucosa perforation? *Acta Medica*. 2003; 46: 19-23.

Krmpotic-Nemanic J, Draf W, Helms J. *Atlante di anatomia chirurgica della testa e del collo*. Roma: Antonio Delfino; 2003. 136-173.

Lerdlum S, Vachiranubhap B. Prevalence of anatomic variation demonstrated on screening sinus computed tomography and clinical correlation. *J Med Assoc Thai*. 2005; 88(suppl 4): S110-S115.

Mazza D, Bontempi E, Guerrisi A, Del Monte S, Cipolla G, Perrone A, et al. Paranasal sinuses anatomic variants: 64-slice CT evaluation. *Minerva Stomatol*. 2007; 56: 311-318.

Messerklinger W. Diagnosis and endoscopic surgery of the nose and its adjoining structures. *Acta Otorhinolaryngol Belg*. 1980; 34: 170-176.

Messerklinger W. *Endoscopy of the nose*. Baltimore: Urban and Scwarzenberg; 1978.

Messerklinger W. Endoscopy technique of the middle nasal meatus. *(Author's trans.) Arch Otorhinolaryngol*. 1978; 221: 297-305.

Messerklinger W. Role of the lateral nasal wall in the pathogenesis, diagnosis and therapy of recurrent and chronic rhinosinusitis. *Laryngol Rhinol Otol (Stuttg)*. 1987; 66: 293-299.

Passali D, Bellussi L. La fisiologia dei seni paranasali. In: *I tumori maligni dei seni paranasali. Relazione ufficiale dell, 82° congresso SIO (a cura di Antonelli AR)* Pacini; 1995: 31-56.

Pignataro L, Mantovani M, Torretta S, Felisati G, Sambataro G. ENT assessment in the integrated management of candidate for (maxillary) sinus lift. *Acta Otorhinolarygol Ital*. 2008; 28: 110-119.

Raghoebar GM, van Weissenbruch R, Vissink A. Rhinosinusitis related to endosseus implants extending into the nasal cavity: a case report. *Int J Oral Maxillofac Surg*. 2004; 33: 312-314.

Regev E, Smith RA, Perrot DH, Progrel MA. Maxillary sinus complications related to ondoosseus implants. *Int J Oral Maxillofac Implants*. 1995; 10: 451-461.

Rohr AS, Spector SL. Paranasal anatomy and pathophysiology. *Clin Rev All*. 1984; 2: 387-395.

Rui L. Contribution a l'étude du roles des sinus paranasaux. *Rev Laryngol Otol Rhinol Bord*. 1960; 81: 796-839.

Sambataro G, Mantovani M, Hillen B. Rapporti anatomo-topografici delle cavità nasali e dei seni paranasali. In: Antonelli AR, a cura di, eds. *I tumori maligni dei seni paranasali. Relazione ufficiale dell, 82° congresso SIO*. Pacini; 1995: 11-30.

Setliff RC. Minimally invasive sinus surgery: the rationale and the technique. *Otolaryngol Clin North Am*. 1996; 29: 115-129.

Setliff RC. The hummer: a remedy for apprehension in functional endoscopic sinus surgery. *Otolaryngol Clin North Am*. 1996; 29: 93-104.

Stallman JS, Lobo JN, Som PM. The incidence of concha bullosa and its relationship to nasal septal deviation and paranasal sinus disease. *AJNR Am J Neuroradiol*. 2004; 25: 1613-1618.

Stammberger H. History of rhinology: anatomy of the paranasal sinuses. *Rhinology*. 1986; 18: 213-218.

Stammberger H. Nasal and paranasal sinus endoscopy: a diagnostic and surgical approach to recurrent sinusitis. *Endoscopy*. 1986; 18: 213-218.

Stammberger H, Posawetz W. Functional endoscopic sinus surgery: concept, indications and results of the Messerklinger technique. *Eur Arch Otorhinolaryngol*. 1990; 247: 63-76.

Testori T, Weinstein R, Wallace S. La chirurgia del seno mascellare e le alternative terapeutiche. *Viterbo: Acme Promodem*. 2005.

Timmenga NM, Raghoear GM, van Weissenbruch R, Vissink A. Maxillary sinusitis after augmentation of the maxillary floor: a report of 2 cases. *J Oral Maxillofac Surg*. 2001; 59: 200-204.

Ulm CW, Solar P, Krennmair G, Matejika M, Watzek G. Incidence and suggested surgical management of septa in sinus-lift procedures. *Int J Oral Maxillofac Implants*. 1995; 10: 462-465.

Wigand ME, Steiner W, Jaumann MP. Endonasal sinus surgery with endoscopical control: from radical operation to rehabilitation of the mucosa. *Endoscopy*. 1978; 10: 255-260.

Ziccardi VB, Betts NJ. Complicanze dell'incremento del seno mascellare. In: Jensen OT, a cura di, eds. *Gli innesti del seno mascellare in implantologia*. Milano: Scienza e tecnica dentistica; 2001; 201.

Zimbler MS, Lebowitz RA, Glickman R, Brecht LE, Jacobs JB. Antral augmentation, osseointegration, and sinusitis: the otolaryngologist's perspective. *Am J Rhinol*. 1998; 12: 311-116.

患者的麻醉用药管理

第 5 章

Valter Teti，Sandro Rosa

在种植手术中，术前的麻醉及注意事项包括：

- 从医学和药理学角度评价患者的情况。
- 体格检查。
- 化验室检查和仪器检查（可能需要进一步检查）。
- 心理评估。
- 术前指导。

术前就诊是为计划最合适的麻醉方法做准备，签订患者知情同意书，根据美国麻醉师协会（ASA）分类法做麻醉风险评估（表5-1）。一般说来，一类和二类患者是可以接受种植手术治疗的；三类患者存在潜在风险，如果这些风险对手术无干扰，那么三类患者也可以接受种植手术治疗。根据手术的种类和口腔外科医生的判断，可选择以下两种麻醉方法。

① 住院患者的全身麻醉。

② 门诊患者的镇静和局部麻醉。

表5-1 根据美国麻醉师协会根据患者体质和对手术危险性进行分类，将患者分为五级

分类	描述
ASA1	体格健康
ASA2	轻度的系统疾病没有功能障碍。慢性支气管炎症，中度的肥胖，控制良好的糖尿病，长期的心肌感染，中等高血压
ASA3	系统疾病有严重的功能障碍。通过治疗控制的心绞痛，胰岛素依赖的糖尿病，病态肥胖，中度换气不足
ASA4	严重的系统疾病危及生命。严重的心脏疾病，难以治愈的不稳定型心绞痛，呼吸衰竭，严重的肾病，肝病或者内分泌疾病
ASA5	无论手术与否，生命难以维持24h的濒死患者。如动脉瘤休克的患者，严重的复合伤

注：ASA—美国麻醉师协会。

住院患者的全身麻醉

患者带入手术室，交接后如有必要，术前使用镇静药和抑制交感神经兴奋的药物。全身麻醉通过静脉给药，术中通过仪器监护。在牙科治疗过程中，由于上气道出血和手术操作的阻挡，导致麻醉过程中麻醉师不易管理上气道。正是因为这个原因外加麻醉时间长，往往需要气管内插管。要将气管插管固定好，同时插管的气囊保持密封。建议用纱布填塞咽腔，来防止可能的误吸。通常使用经鼻插管，插管前局部使用利多卡因减少出血。麻醉时要达到无痛、失忆和持续诱导肌松，术中维持在这一阶段。复苏后给予昂丹司琼和地塞米松可以避免术后的恶心呕吐。手术结束后，当患者气道反射恢复后才可以拔管：一旦取出纱布，开始自主呼吸，就开始给患者供氧（在喉部条件反射恢复以后）拔掉气管插管，带患者入复苏室，进行无创监测。头部偏侧倾斜，朝向一边防止血液和唾液误吸进入口咽。

门诊患者的镇静和局部麻醉

在患者并不需要特别的侵入性手术或者患者的焦虑状态会干扰手术成功时，此时使用这种麻醉方式。这个患者到诊所时是空腹的或者仅摄取了流质食物（如茶水、果汁），在有人陪伴的情况下，在手术结束后能送患者回家。

镇静在国际上被分为3类。

（1）**轻度镇静或者抗焦虑** 患者的认知功能受损，但是患者对于语言的反应通常是正常的，呼吸系统和心血管系统无改变。

（2）**中度镇静或者麻醉** 有语言/触觉应激反应，气道保护性反射正常，维持自发通气功能和循环功能无明显改变。

（3）**深度的镇定和麻醉** 意识抑制，无反复的疼痛刺激患者不易醒来，自发通气不足，气道保护性反射降低。

这3个水平的镇静根据预先制订的方案静脉注入镇静或者麻醉药物，需要铭记于心的是这3个水平代表了局部麻醉向全身麻醉的过渡。有时尽管用药剂量恰当，在镇静过程中在药物作用下可能意外从一个阶段进入另一阶段，因此监测麻醉中患者的生命指征非常重要；在牙科门诊患者中，麻醉程度通常是一度和二度镇静，这些生命指征包括：

- 呼吸。
- 血流动力学参数：心率和心律，无创血压测量。
- 供氧设备，血氧饱和度。

意识水平（等级见表5-2或者表5-3）。表5-2是Ramsey分级，如包括6个等级，麻醉评估等级包括4个。

表5-2　Ramsey分级

等级	描述
1	清醒和焦虑
2	安静的，运动协调
3	能够应答
4	迅速的对刺激做出反应
5	困倦，对某种特定的刺激反应迟钝
6	昏迷，对刺激无反应

另一个监测系统脑电双频指数，这是用于测量麻醉的深度，等级从0～100，通过结合两个值：脑电图和肌电图。信息通过传感器获得，包括4个电极放在患者的额部，连接到显示器，这可以精确检测麻醉的水平（表5-4）。在整个麻醉过程中，麻醉师必须在场。麻醉师的作用是选择用药，使用有效剂量的麻药来达到一个合适的麻醉水平，充分考虑麻醉的可逆性（是指快速的生理和相关功能的恢复，减少术后的不良反应），处理任何的紧急情况和并发症（如从二级到三级中可能出现的上气道的阻塞）一旦麻醉效果达到了镇静阶段，牙科医师就能够在患者完全放松和合作的状态下进行局步麻醉。

表5-3　意识反应程度，根据麻醉评估等级

麻醉得分	麻醉等级	意识等级	语言	应答	通气	自发呼吸
0	无	意识完全清醒，能够意识到自我和周围环境	有	有	有	有
1	轻度	部分的自我和周围环境意识	有限	有	有	有
2	中度	基本无自我和环境意识，很难清醒	有限	有限	有限	有或者无
3	深度	无自我或者环境意识，疼痛刺激也很难醒来	有限或者无	有限	有限或者无	有限
4	全身麻醉	无自我意识或者环境意识，疼痛刺激无法醒来	无	无	有限或者无	有限或者无

表5-4　脑电双频指数

麻醉深度	描述
100	清醒患者
70	镇静
60	深度镇静
40	全身麻醉
0～30	过度麻醉

手术结束后，如果患者清醒并肌力正常后，能够独立行走，此时患者可以在人陪伴下出院。在此之前，需要告知患者和陪同人员由麻醉导致的一些可预见的、在某种程度上而言也是不可避免的不便和可能的并发症，此后他们会收到详细的行为指南并且一直需要跟踪回访到第2天（患者不能开车，喝酒和有危险性的活动）。

药物

许多药物被认为是安全的、有效的、可控的，药物能快速起效和快速消退。中枢神经镇静药物包括苯二氮䓬类，安眠药如异丙酚和阿片类药如芬太尼，或者极短效的如瑞芬太尼。

苯二氮䓬类

苯二氮䓬能够产生抗焦虑的作用和各种程度的镇静和记忆缺失。咪达唑仑（0.025～0.1mg/kg，静脉注射）是可以选择的，因为它起效快，半衰期短和水溶性好（非可燃）。过量会表现为呼吸和心血管的抑制（心动过缓和低压），条件反射的丧失（咳嗽和吞咽困难）。治疗药物（剂量）过量，可使用呼吸和心血管辅助治疗（苏醒器、氧气、阿托品和输液），同时也会使用拮抗药（氟马西尼）。

异丙酚

在亚催眠剂量时，产生深度镇静作用、抗焦虑和记忆缺失，但是不会无痛。它起效快，恢复也很快。在低剂量时，它不会导致患者丧失呼吸和血流动力学改变。此药无拮抗药。如果过量，需要等待几分钟，等待抑制的效果减退，在此过程中，可以辅助苏醒器和吸氧。

阿片类

阿片类药导致了痛域的增加，芬太尼（0.5mg/kg）或者瑞芬太尼［0.025～0.1g/（kg·min）严格控制静脉给药］，后者最重要的特征是即使在延长的持续灌注的病例中，仍然缺乏累积效应。过量会导致呼吸和心

血管的抑制、恶心和呕吐。此时有必要用呼吸和心血管辅助设备（苏醒器，吸氧，输液和阿托品），同时可以使用拮抗药（纳洛酮）和抗呕吐药（昂丹司琼）。

除了镇静，还必须有某种程度的止痛功效，可以结合使用阿片类药和苯二氮䓬类药，重视通过控制剂量，加强药效。

氯胺酮和笑气

氯胺酮是一种强效分离型麻醉剂会诱发镇静和镇痛作用，但伴有某种程度的记忆缺失。它诱发大脑皮质与边缘系统的分离，有时会产生烦躁不安和幻觉，能够通过结合咪达唑仑来缓解。

最后，我们必须记住的是笑气与氧气通过特殊挥发器一起吸入，能够诱导一种愉快的镇定。为了让它的作用更有效，需要完成一系列放松测试，在此期间患者要学会呼吸技巧，此过程中佩戴耳机能为患者创造一个更轻松的音乐环境。

笑气对于患者并不危险，但是如果操作者高频率在治疗中使用笑气而且房间的空气交换低于 20L/h，笑气会在身体里累积，可能导致肝肾功能的损坏，而且它还有某种程度的致畸性。

（黄海蓉 译　黄倩云 校）

第2部分

临床病例

计算机引导技术在牙种植中的应用

临床病例1
部分牙列缺失，计算机引导的种植外科

要点：正常上颌窦的形态变化。

病史和资料

患者，男性，47岁［根据美国麻醉医师协会（ASA）1分类］，因上颌左侧第一前磨牙、上颌左侧第二前磨牙、上颌左侧第一磨牙缺失而来诊所要求行种植修复。经检查后，考虑到患者上颌窦这一特殊解剖结构无异常，决定利用计算机辅助的外科技术在种植外科手术和修复中的优点。患者先进行了CT扫描，扫描时戴着含有硫酸钡的树脂扫描义齿（图CC1-1）。

术前考量

CT数据以DICOM格式导入种植软件（Simplant登士柏种植公司，哈瑟尔特，比利时）中进行重建（见第2章）。根据扫描义齿和其下方骨质的情况，选择理想的种植体植入位置、直径和长度。同时，在这类病例中从CT图像上看解剖结构上并无异常，并不是越向远中方向，窦底骨高度也越低。也正是因为这个变化趋势，向远中方向几毫米的移位可导致窦底骨高度明显的降低；要充分利用现存的骨量，只有准确、可靠的将种植体植入在相应部位才有可能。在种植设计软件的中，在有足量骨量的部位模拟植入3个种植体，每个种植体的位置分别在冠状面（图CC1-2），轴面（图CC1-3～图CC1-5），矢状面（图CC1-6～图CC1-8）和三维图像（图CC1-9～图CC1-12）中分别做检查和优化。同时在三维图像中，剪取每一个种植体的矢状截面（剪切）（图CC1-13～图CC1-15）检查种植体植入的方向与周围解剖结构的关系。在左上行第一前磨牙区植入一个ϕ4.0mm×15mm的种植体，在第二前磨牙区植入ϕ4.5mm×11.5mm的种植体，而在第一磨牙区为ϕ5.0mm×11.5mm的植体。在向患者展示了设计方案并获得其同意之后，将设计好数据发送给手术导板加工厂（Simplant登士柏种植公司，哈瑟尔特，比利时）制作骨支持式的导板，该导板适用于Navigator系统（Biomet 3i，棕榈滩，佛罗里达）。手术采用了翻瓣方式，之所以采用翻瓣的方法，目的是为了检查拔牙后尚未完全愈合的牙槽窝，而且患者也没有翻瓣后的禁忌证。利用导板和Navigator系统导板专用工具，在3D打印的模型上先做了模拟种植手术（图CC1-16）。

手术过程

手术在局部麻醉下进行。沿牙槽嵴顶作切口并延续到了缺隙近中的尖牙处，这样就充分暴露骨面，对骨支持式平板而言，常常需要较大的翻瓣，才能使导板达到稳定就位。一旦确定了导板正确就位的位置（图CC1-17），利用了导板专用工具盒Navigator系统中的器械来完成种植位点预备（图CC1-18）。在这个病例中，采用了新的Certain PREVAIL种植体，这种"肩台转移"的种植体是由于在种植体和修复基台的连接处，聚合形成的一个水平面，能阻止炎症进一步向下侵袭而有更好地保护牙槽嵴顶骨质的作用。这些不同直径种植体内连接的方式都是相同的，经导板套管植入时需要的携带体直径不同，高度是相同的。先植入上颌左侧第一前磨牙，然后植入上颌左侧第一磨牙，然后才是上颌左侧第二前磨牙（图CC1-19～图CC1-21）。这样能够均衡地将导板压向骨面，防止植入过程中导板移位。盖好覆盖螺丝后（图CC1-22），拉拢牙龈瓣并缝合创口（图CC1-23）。

术后讨论

术后给予抗生素和抗炎药，10d后拆线，无并发症发生。术后全景片显示种植体植入与上颌窦底的形态起伏一致（图CC1-24），术前的设计在手术中精确地得以实施（图CC1-25）。

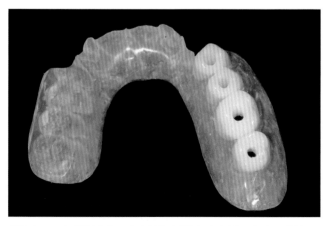

图CC1-1 扫描义齿的牙中有树脂和钡剂，如果设计骨支持式导板，扫描义齿不需要放射阻射的基托

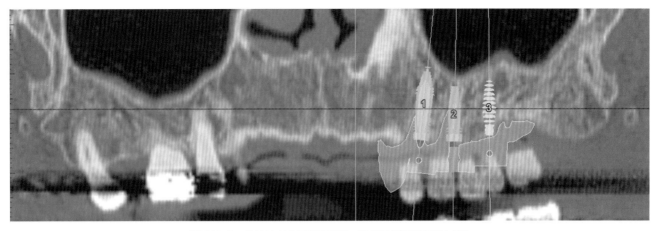

图CC1-2 种植计划的冠状面影像，种植体根据窦底形态植入

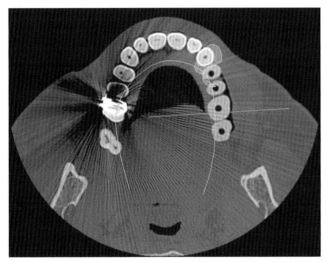

图CC1-3 横断面CT影像显示扫描义齿中的含钡剂的树脂牙，并在扫描义齿咬合面的中央作了开孔

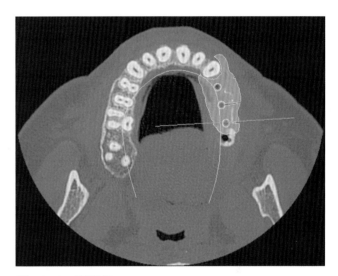

图CC1-4 导板预览

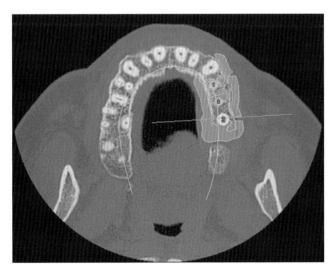

图CC1-5 种植计划的横断面影像

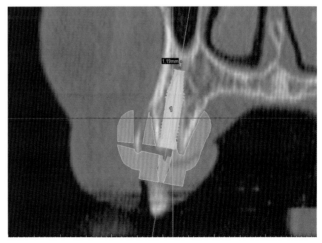

图CC1-6 计划植入的1号种植体位置的矢状断面影像，种植体根尖至上颌窦底的距离为1.19mm

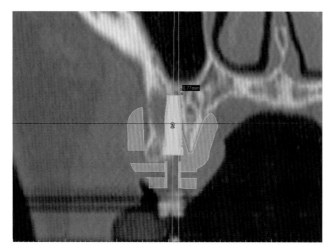

图CC1-7　计划植入的2号种植体位置的矢状断面影像，种植体根尖至上颌窦底的距离为0.77mm

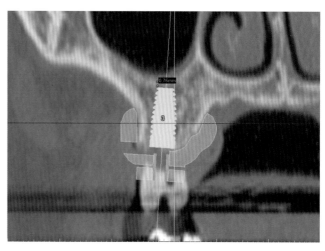

图CC1-8　计划植入的3号种植体位置的矢状面影像，种植体根尖至上颌窦底的距离为0.76mm

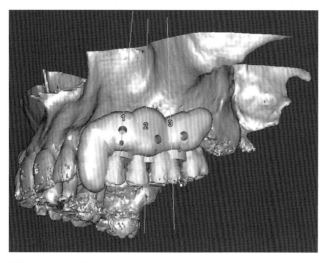

图CC1-9　三维影像中从下到上依次显示：扫描义齿（黄色），SurgiGuide导板（Simplant登士柏种植公司，哈瑟尔特，比利时）（粉红色）和上颌骨

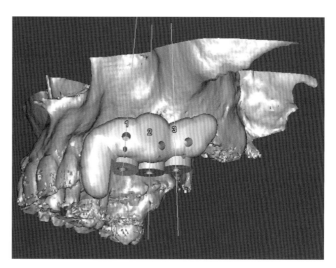

图CC1-10　移去扫描义齿后的三维影像，显示SurgiGuide导板（Simplant登士柏种植公司，哈瑟尔特，比利时）（粉红色）及其上方的引导套管

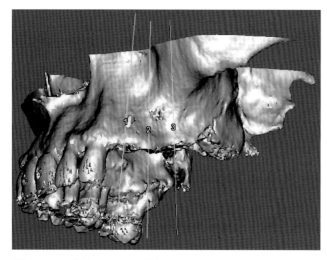

图CC1-11　移去SurgiGuide导板（Simplant登士柏种植公司，哈瑟尔特，比利时）后的三维影像，三条线指示种植体中轴线所在

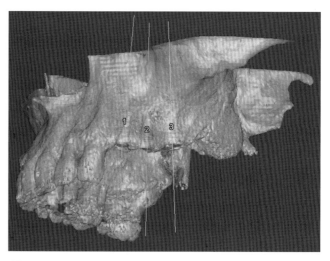

图CC1-12　将上颌骨的骨质透明化后，显示种植体三维的影像

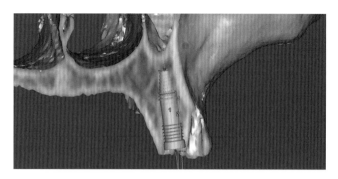

图 CC1-13 种植体1的三维剖面

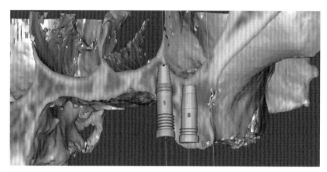

图 CC1-14 种植体2的三维剖面

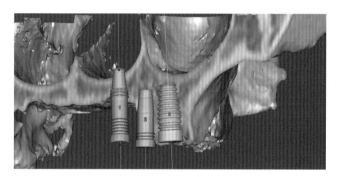

图 CC1-15 种植体3的三维剖面

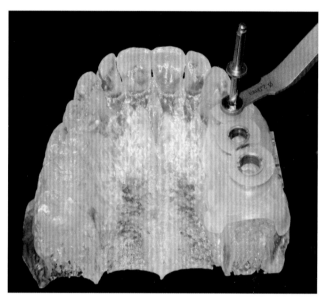

图 CC1-16 3D打印模型和3i种植导板手术专用工具（Navigator system，Biomet 3i，棕榈滩，佛罗里达）
模拟种植手术：2mm先锋钻在压板引导下通过套管钻孔

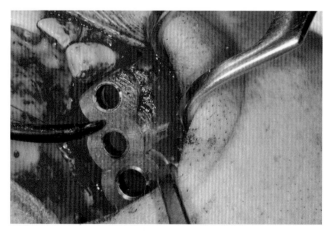

图 CC1-17 骨支持式导板稳定就位的位置
牙龈黏膜瓣分离要足够大，以不妨碍导板在骨面上就位为准

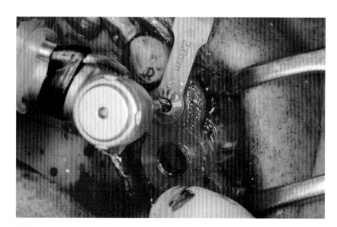

图 CC1-18 在导板和导板专用工具引导下进行种植窝制备

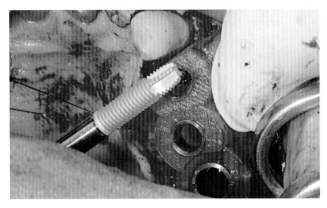

图CC1-19　用种植体携带体通过套管植入上颌左侧第一前磨牙，而所选携带体的长度在导板制作过程中已确定好

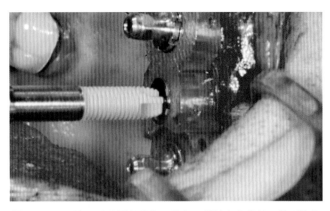

图CC1-20　为了防止导板移位，先在两端植入种植体，然后植入中间的种植体

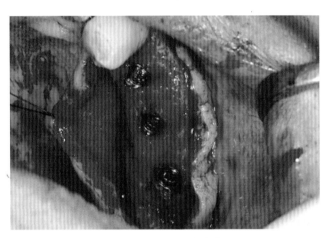

图CC1-21　取出导板后，可见3个种植体（Certain PRWVAIL，Biomet 3i，棕榈滩，佛罗里达）的就位情况

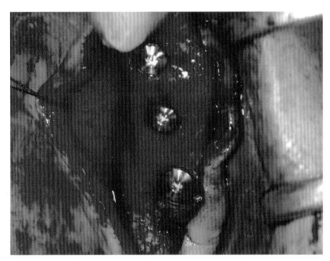

图CC1-22　安放覆盖螺丝

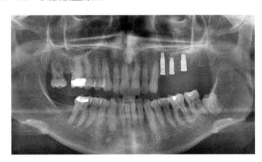

图CC1-24　术后全景片显示种植体长度选择与窦底形态的起伏相吻合

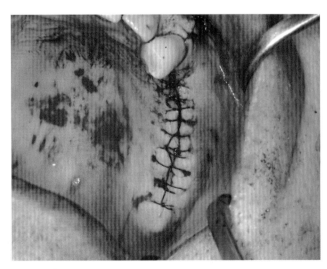

图CC1-23　缝合创口

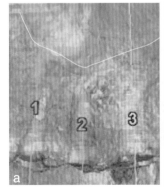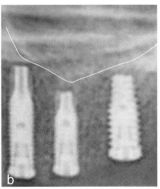

图CC1-25　显示术前计算机辅助设计和术后结果两者高度吻合
a.计算机设计的骨质透明化影像；b.术后的放射影像

临床病例2
部分牙列缺失，计算机引导的种植外科

要点：骨厚度不足。

病史和资料

患者，女性，58岁，身体健康（ASA1），要求种植修复3颗缺失的下颌后牙。CT扫描显示仅仅够植入小直径3.25mm的种植体。通常情况下，由于牙缺失以后下颌颊侧骨板的吸收，这种情况下，即便植入了种植体，方向也太偏舌侧了。遇到这类病例时，为了植入更大直径的种植体和获得更好的修复位置，往往会选择植骨，这是一种典型的植骨的相对适应证。然而这位患者拒绝植骨重建手术。

术前考量

CT数据在Simplant软件（Simplant登士柏种植公司，哈瑟尔特，比利时）中经分析、重建。利用软件的可视化交互界面，虚拟植入种植体，并从各个层面检查植入体的位置：冠状面（图CC2-1），横断面（图CC2-2），矢状面（图CC2-3～图CC2-5）。下颌的三维重建图像真实再现了治疗计划（图CC2-6）。该软件可以改变骨的透明度，使其深部的结构也可呈现出来（图CC2-7），并可标出修复的空间和种植体的轴向（图CC2-8），也可以预览手术导板（选择性透明功能）（图CC2-9和图CC2-10）。在三维影像中，可以从横断面（图CC2-11）和矢状面来评估种植体和解剖结构的关系。设计完成后就可以发出订制这个骨支持式的导板了（SurgiGuide导板，Simplant登士柏种植公司，哈瑟尔特，比利时）。这个病例之所以选择骨支持式导板，是因为：术区靠近颏孔（图CC2-7～图CC2-12），牙槽嵴薄（图CC2-13），下颌右侧第一前磨牙新近拔牙的牙槽窝需要直视下检查。3D打印的树脂模型和导板用作术前的模拟手术（图CC2-14～图CC2-16）。种植手术工具我们采用3i公司专为计算机引导的导板手术生产的Navigator System（Biomet 3i，棕榈滩，佛罗里达）。术前在3D打印出来的模型上检查导板的稳定性，并在模型上模拟植入了3个测试种植体。这个模拟植入的步骤和工具的使用是依照导板生产厂家提供的操作说明进行：在导板引导下备洞，用合适长度的携带体引导下植入到与软件设计相同的位置（图CC2-17～图CC2-19）。

手术过程

手术在门诊局部麻醉下进行。切口从嵴顶向两侧邻牙延伸，翻开黏骨膜瓣以暴露骨面。为使导板正确就位，避免皮瓣的干扰，黏骨膜瓣必须在导板基托的外侧（图CC2-17）。种植窝的预备先用一起始钻在骨面上作一凹口，然后将压板放入导板的套管中，选择特定长度的钻备洞，并逐级加大直径预备（图CC2-18）。

种植体（Certain Nanotite，Biomet 3i，棕榈滩，佛罗里达）连接携带体后，通过导板的套管孔植入（这就是全程导板引导）（图CC2-19～图CC2-21）。最后，移去携带体（图CC2-20），拉拢缝合创口。

术后讨论

以医师的经验而论，治疗这种病例的常用方法是不用导板直接种植（即无导板种植）。然而考虑到该病例牙槽嵴薄难以准确地钻孔，而第二个植体又非常接近颏孔，选择导板手术更准确和安全。

还有更为重要的原因，可能非常细心的读者在设计方案上注意到第二个种植体的位置可能会发生骨裂，然而这在手术中并没有发生。这个骨缺损在三维影像（图CC2-6）和三D打印的模型上（图CC2-16）都非常明显，而事实上手术中却没发生（图CC2-22）。一个可能的解释是在拍摄CT时，拔牙区仍处在再生过程中，形成的纤维性骨尚未完全矿化，因此影像中显示不出来。另外，由于CT拍摄和手术有一个月的时间间隔，而骨的再生一直在持续。翻瓣手术可以正确的评估和修补可能存在的骨缺损，因此选择骨支持式导板就十分必要。在这个病例中情况是好的，而在另外一些病例中相反的情况可能发生。因此可以这样说：对那些解剖细节很重要，而误差本身就非常小的病例，手术中直视会使结果更可靠，或者至少可以说我们正在使用的影像是令人满意的。

3个月后，安装修复基台（图CC2-23和图CC2-24），做了粘接固位的修复。

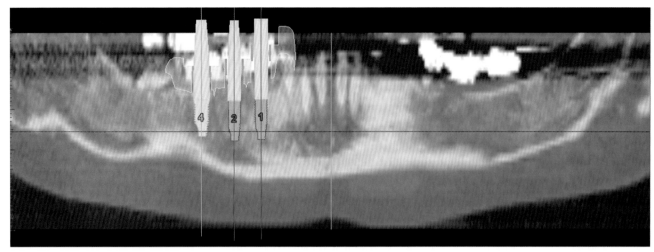

图CC2-1　在冠状面图像上可看到植入3颗植体
不同颜色代表不同的直径，种植体长轴的指示杆是黄色的，可见导板预览

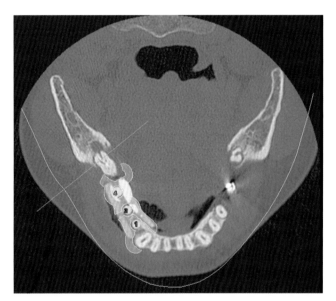

图CC2-2　设计方案的横断面CT图像

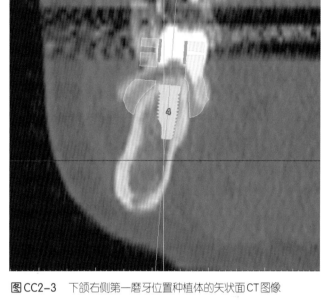

图CC2-3　下颌右侧第一磨牙位置种植体的矢状面CT图像

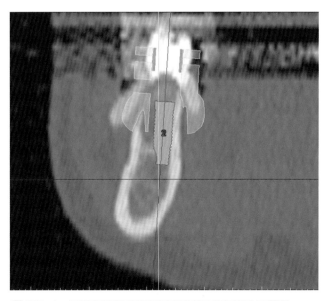

图CC2-4　下颌右侧第二前磨牙位置种植体的矢状面CT图像

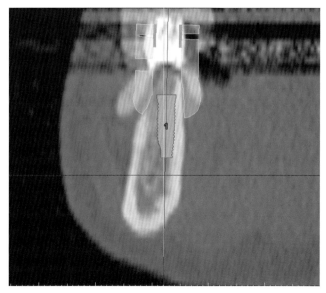

图CC2-5　下颌右侧第一前磨牙位置种植体的矢状面CT图像

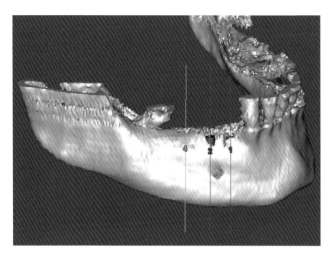

图CC2-6 种植计划的三维观

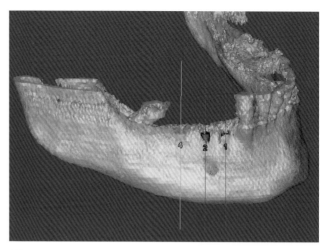

图CC2-7 三维骨质透明化的影像，便于评估深部的解剖结构

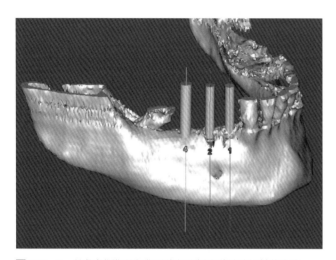

图CC2-8 黄色虚拟指示杆指示修复空间和种植体长轴的方向

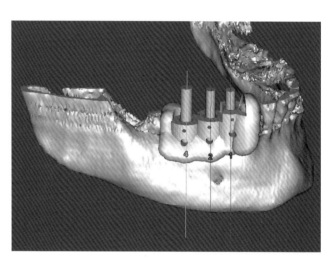

图CC2-9 SurgiGuide导板（Simplant登士柏种植公司，哈瑟尔特，比利时）的三维预览
在该软件中很容易取得种植体之间的平行度

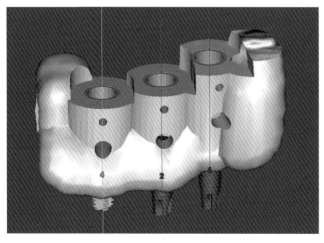

图CC2-10 软件中生成的SurgiGuide导板（Simplant登士柏种植公司，哈瑟尔特，比利时）预览

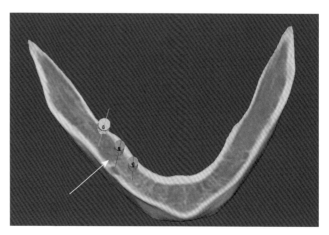

图CC2-11 横断CT图像
可看清楚种植体与颏孔（箭头所指）的关系

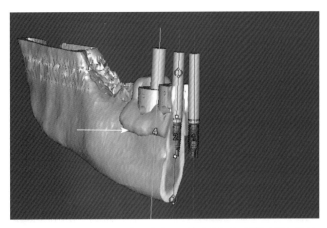

图CC2-12　也可以在三维垂直剖面（矢状断面）影像中显示种植体与周围解剖结构的关系

本病例中植体2离颏孔（箭头）距离较近

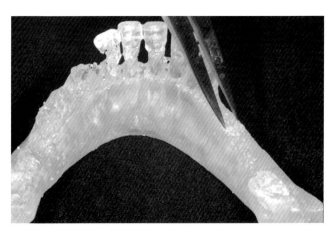

图CC2-13　3D打印模型显示下牙槽嵴骨宽度不足

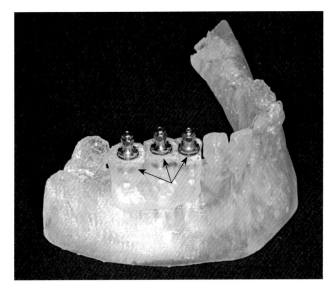

图CC2-14　模拟种植手术，在3D打印模型上植入3颗种植体

种植体最后就位时，导板套管上的凹槽与携带体上的凸起（箭头）对齐，才能使修复基台带入时与设计方案中的方向一致

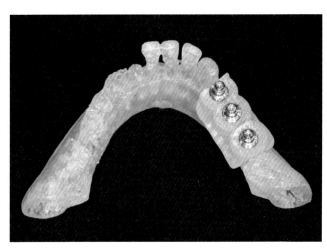

图CC2-15　3D打印模型上模拟植入种植体，俯视种植体间的相互平行度

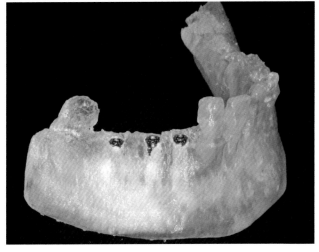

图CC2-16　在3D打印模型上植入3颗训练用种植体

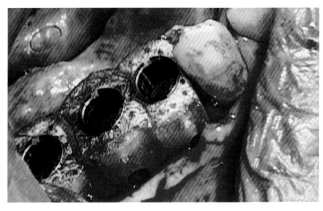

图CC2-17　导板在骨面上正确就位。皮瓣在导板基托外侧

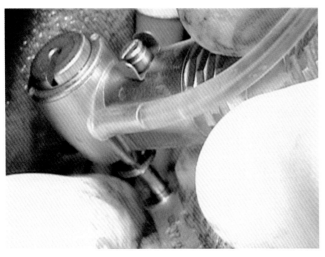

图CC2-18 种植位点预备。先锋钻和压板套入导板上的套管中

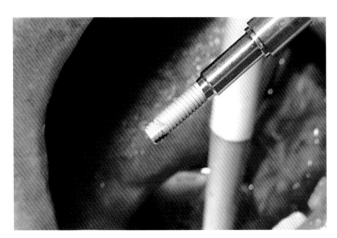

图CC2-19 用携带体植入种植体（Certain NanoTite，Biomet 3i，棕榈滩，佛罗里达）

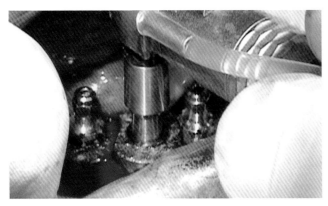

图CC2-20 两端种植体先植入，然后植入中间的
笔者参照的是"轮胎更换技术"，根据这项技术，为了不产生张力，两端的植体先植入，然后植入中间的，交错、间隔进行

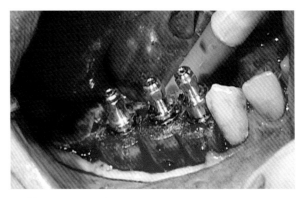

图CC2-21 种植体植入后

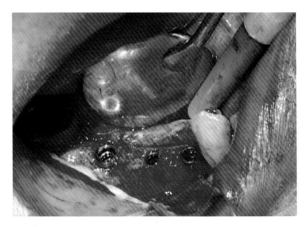

图CC2-22 取出导板后，种植体的排列情况

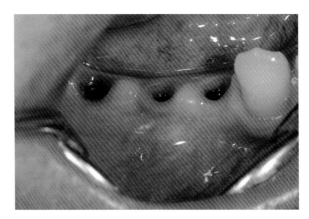

图CC2-23 连接愈合帽后的牙龈袖口愈合情况

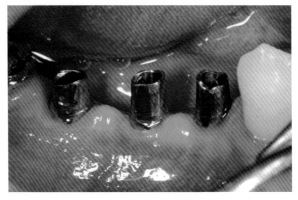

图CC2-24 修复基台，由于种植体间相互平行，不必再行基台长轴方向的预备

临床病例3
单个牙缺失，计算机引导的
种植外科

要点：微创。

病史和资料

患者，女性，44岁，身体状况良好（ASA1），需要进行一项很简单的治疗：修复右下第一磨牙的缺失。出于专业的考虑，对这样的情况做便捷和微创的治疗是绝对有必要的。

术前考量

患者根据计算机辅助手术推荐的方式行扫描CT。将数据导入Simplant软件（Simplant登士柏种植公司，哈瑟尔特，比利时）中进行分析，然后在软件中从各个层面来分析、评估设计方案可能选择的植入位点。一旦确定了植入位置，也就确定了右下第一磨牙的种植位点。在软件设计方案中可从冠状面（图CC3-1）、横断面（图CC3-2和图CC3-3）、矢状面（图CC3-4）和三维图形（图CC3-5和图CC3-6）中对种植体的位置进行评估。三维图像是十分有用的，除能提供全面的概况之外，还可使用软件中重要的辅助工具：如透明度转换工具（图CC3-7），通过改变透明度可看清骨深部的结构和下牙槽神经管；利用图像剪切功能，可从三维影像的横断面来分析种植体和周围解剖结构间的关系。确定种植位置，并取得到患者知情同意后，就将该方案和石膏模型一起发送到导板生产厂家

（Simplant登士柏种植公司，哈瑟尔特，比利时）。选择牙支持式导板，进行不翻瓣手术。患者口腔的石膏模型还可用于术前的模拟手术（图CC3-8～图CC3-10），以便在手术之前先将临时修复体做好。

在这个病例中，使用了3i的计算机引导种植手术的专用导板手术种植工具（Navigator system，Biomet 3i，棕榈滩，佛罗里达）。

手术过程

由于术前精心设计，利用导板和专用种植导板手术工具（图CC3-11），手术很快就完成了，真可谓"磨刀不误砍柴工"！先将牙支持式的SurgiGuide导板（Simplant登士柏种植公司，哈瑟尔特，比利时）放置在口内牙齿上（图CC3-12），并与模型上的就位情况相比较，以确定是否正确就位。第一钻是黏膜环切钻（刀）（图CC3-13），用以切除一块圆形黏膜（图CC3-14）；用压板引导先锋钻（图CC3-15）预备种植位点。预备先用ϕ2.00mm钻（图CC3-16），终末钻ϕ2.75mm。种植体（Certain Nanotite，Biomet 3i，棕榈滩，佛罗里达）用特定长度携带体经导板套管（全程导板引导）植入（图CC3-17～图CC3-19）。移去携带体和导板（图CC3-20），连接愈合帽（图CC3-21）。此时，可选择不同的种植体负重模式；可即刻负重，也可以骨整合后再负重。

术后讨论

患者无术后不适，甚至连镇痛药也没有用。手术是微创的，之后做了金属烤瓷冠修复（图CC3-22和图CC3-23）。

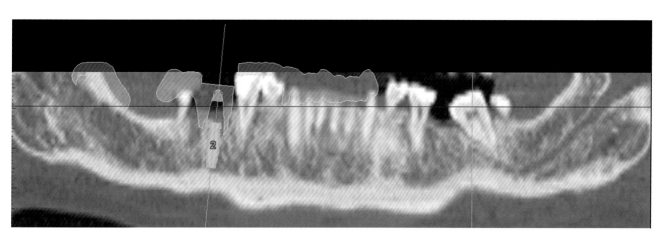

图CC3-1 冠状面上显示下颌右侧第一磨牙位置预植入的种植体和牙支持式导板的预览

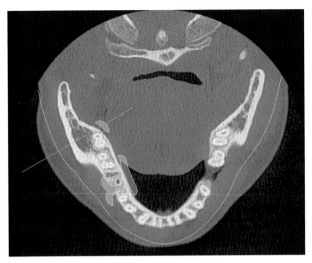

图CC3-2 种植计划的CT横断面影像

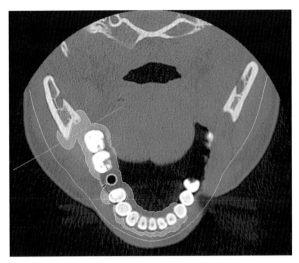

图CC3-3 横断面的CT影像和适用于3i Navigator System导板工具（Biomet 3i，棕榈滩，佛罗里达）的定制导板（Simplant登士柏种植公司，哈瑟尔特，比利时）
图中可见导板上的套管

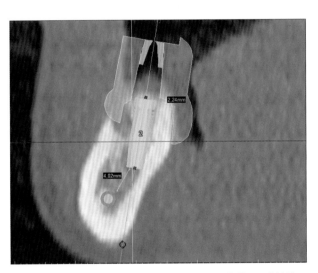

图CC3-4 下颌右侧第一磨牙位的矢状面CT影像显示，种植体、下牙槽神经管、下牙槽神经管至植体根尖的距离和导板的预览

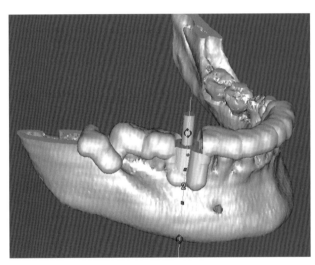

图CC3-5 三维影像上从颊侧显示手术导板（预览图）、种植体长轴方向所指示的修复空间
颏神经用红色标出

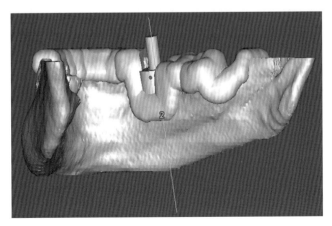

图CC3-6 舌侧面的三维影像
舌侧面影像很重要，可防止种植时从舌侧穿透骨皮质而导致出血的风险

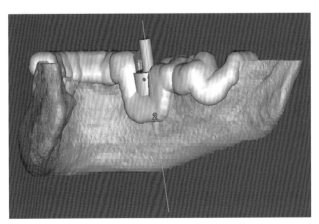

图CC3-7 可以通过改变透明度而显示深部结构
图中下牙槽神经在种植体根尖下方，用红色显示

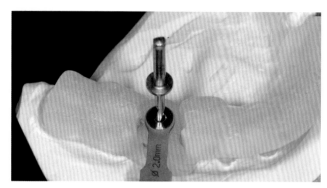

图CC3-8 模拟种植位点的预备

压板下有一钛衬套，压板经衬套嵌入导板的套管中。衬套有一系列特定直径（本图中是2.00mm），与压板的衬套直径相匹配的扩孔钻（上方有止停）穿过压板的衬套来预备

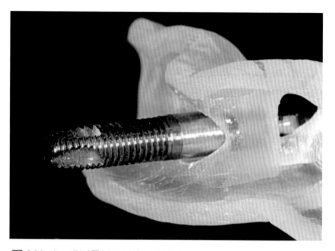

图CC3-9 通过导板模拟植入种植体

种植体（蓝色）通过携带体植入到软件中设计的位置，携带体的长度是设计中预定的。导板手术工具盒中配有各种不同长度的携带体

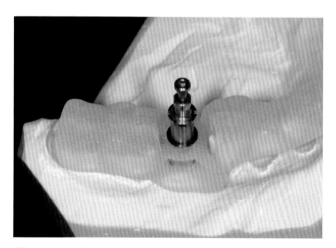

图CC3-10 从上往下看携带体嵌入导板套管中

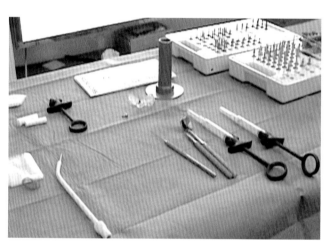

图CC3-11 不翻瓣手术需要的器械很少

当然也有标准的外科器械包，但术中不需要使用那些器械

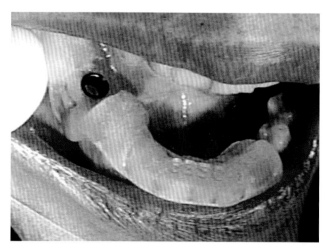

图CC3-12 牙支持式导板（Simplant登士柏种植公司，哈瑟尔特，比利时）就位

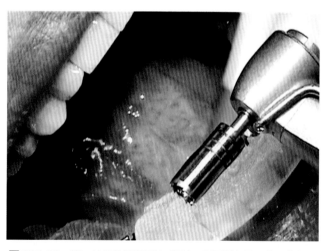

图CC3-13 第一钻是黏膜环切钻（刀），上面标有不同的工作长度标尺

每个病例的切割长度是在设计方案时已确定好的，在寄给用户的操作说明中一同标明

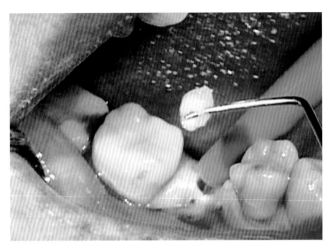

图CC3-14 切除牙龈，暴露种植位置的骨面

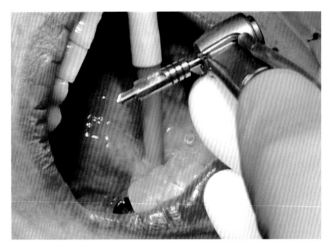

图CC3-15 第二钻（初始钻）嵌入导板套管中，先在骨面上钻出一圆孔。同样该钻上也有3条凹槽指示4种不同的深度
每个病例的长度也是事先设计好的

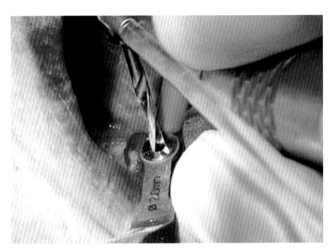

图CC3-16 压板精准引导钻孔

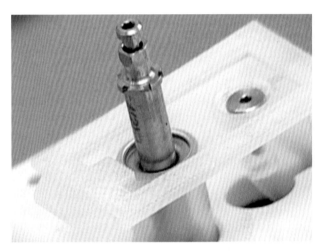

图CC3-17 用携带体从包装袋中取出种植体

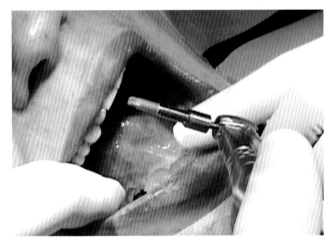

图CC3-18 带有携带体的种植体（Certain NanoTite，Biomet 3i，棕榈滩，佛罗里达）经导板套管植入

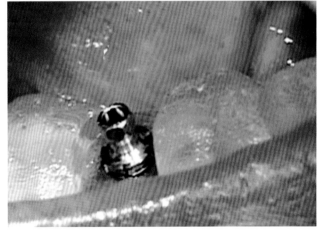

图CC3-19 在种植体最后植入时，导板套管上的凹槽必须和携带体上的凸起对齐
这样才能保证术前预先制作的修复体和预备好的基台，在模型上和口内植入后就位方向相同

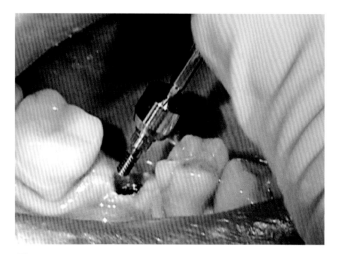

图CC3-20   移去导板后，安装愈合帽

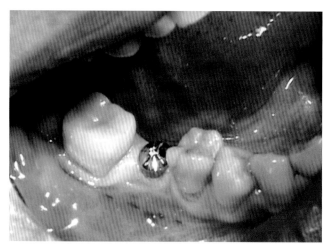

图CC3-21   手术结束，无须缝合，也没有出血。

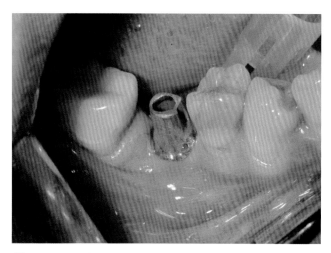

图CC3-22   安装修复基台

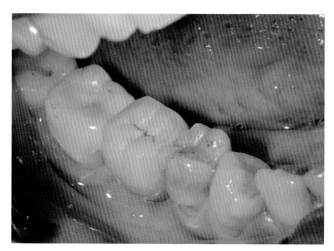

图CC3-23   完成冠修复（由DTA. Arcidiacono-P.Di Bene 提供）

临床病例4
部分牙列缺失，计算机引导的种植外科

要点：高龄。

病史和资料

患者，男性，81岁（ASA2/3），正在接受高血压治疗，其身体血流动力学代偿功能良好。患者左上颌后区牙缺失已做了种植桥，并且形态和功能良好。

患者由于原来的修复体失败而拔除了右上第一、第二前磨牙和第一磨牙。患者希望行种植修复，但对自己的年龄和高血压有些紧张。患者回忆第一次手术后面部严重肿胀，因此对接下来的手术有些担心。因此做了术前三维CT扫描，检查是否有足够的骨量；同时如果可能的话，不翻瓣手术是个选择。作扫描时患者佩带扫描义齿（牙齿中含30%钡剂，70%树脂；树脂基托中含10%的钡剂）（图CC4-1）。遵照计算机引导种植外科的数据处理方式。树脂-钡剂的基托可估算出牙龈的厚度，这点对不翻瓣手术中种植体的植入是非常关键的。

这个病例的难点在于患者的年龄、高血压和不想做侵入性手术。

术前考量

CT扫描的数据输入到Simplant软件（Simplant登士柏种植公司，哈瑟尔特，比利时）中，在该软件的交互界面中提供了查找潜在植入点的各种诊断工具。在横断面和冠状面上，根据扫描义齿上含硫酸钡树脂牙的显影寻找种植体植入的位置（图CC4-2和图CC4-3）。种植体的类型可从软件种植体库中选择，该库包含了所有主要的种植系统。

种植计划可以在三维空间的各个平面实施。种植的位置根据每个位点骨骼的解剖状况来选择。采用本书作者GANZ"选择性透明"概念，种植体的位置可以从横断面（图CC4-4）和冠状面（图CC4-5～图CC4-7）等各个层面进行检查、验证。

3个φ3.3mm的种植体分别模拟植入右上第一前磨牙（长15mm）、第二前磨牙（长13mm）和第一磨牙（长10mm）所在位置。为行不翻瓣种植手术，订制了一系列导板。缺隙邻近的牙齿可确保导板的稳定和正确就位。导板在患者口腔中就位的位置和设计的位置不一致是不翻瓣手术的主要问题。因为一旦不一致，手术就失去控制。

对牙支持式导板，生产厂家要求寄现有牙齿的石膏模型，以便检查两者的吻合情况。可能存在导板与石膏模型和口腔中的牙之间的不密合，对手术计划的实施和种植体最终的植入是有害的。导板生产厂家术前会寄回石膏模型和牙支持式的SurgiGuide导板（图CC4-8和图CC4-9）。

各种种植系统不翻瓣手术的复杂程度也各异。考虑到不同植入位置的牙龈组织状况，各种系统通过特制的工具，可以控制种植体植入的深度和通过导板植入种植体。在术前就做预先制作好修复体的情况下，这些是非常重要的因素。这些有导板手术专用工具的种植系统中，种植体口内植入的位置和模型上位置的一致是可获得的；否则的话，结果是难以想象的。在这个病例中，做不翻瓣手术的目的是为了减少手术时间和创伤。在石膏模型上模拟手术包括以下步骤：用第一块导板，经导板上的φ2mm套管在所有种植位点上经牙龈钻孔；移去导板，插入环切导向杆（诺保科，莫瓦市，新泽西州）到刚钻好的孔中（图CC4-10）；经该导向杆，用环切刀切除一圆形牙龈，暴露种植点的骨面。完成这步后，导板重新就位，完成种植窝的预备。深度控制器必须根据导板生产厂家的提供的数据来选择。

手术过程

手术在局部麻醉和静脉镇静下进行。静脉镇静不是这类手术所必需的，这个病例为了使他更舒适和安全；静脉镇静要在麻醉专家监护下进行，同时为了预防紧急状况要开放静脉通道。在局部浸润麻醉后，在患者牙齿上戴入第一个SurgiGuide导板（Simplant登士柏种植公司，哈瑟尔特，比利时）并检查稳定性（图CC4-11），以2mm先锋钻穿过导板上的套管经牙龈钻入骨中，深度以能足够插入牙龈环切导向杆的柄为止（图CC4-12）。移去导板，在每个种植位置用牙龈环切钻，切除一圆形牙龈（图CC4-13）。重新置入带2mm孔的导板（图CC4-14）预备，然后依序进行2.8mm和3.2mm（最后一个只用于最后一颗种植体），按序完成所有种植位点的预备。

深度控制是根据操作说明书的测量值和钻上的长度刻度来定。开始备洞时用导板，而植入是没有导板的（这就是所谓的导板辅助）（图CC4-15）。按照原设计位置，3个3.3mm植体长度分别为15mm、13mm和11.5mm，磨牙位置比原来长了1.5mm。

完成植入后（图CC4-16），连接愈合帽（图CC4-17）。术后不久患者离院。术后2个月种植体和牙龈都已愈合好，可取模型了。采用CAD/CAM技术做了3个个性化基台，术后3个月时完成了粘接固位的金属烤瓷金瓷修复体（图CC4-18和图CC4-19）。

术后讨论

　　种植手术只花了几分钟。术后患者无反应，无疼痛、肿胀，也无出血。也不需要吃镇痛药。因此，可以得出这样的结论：外科手术就本身而言，是有创伤

的；种植体植入的位置并无偏差，牙齿的存在可以使用牙支持式导板。事实上，在牙支持式导板的种植手术中，要确保模型和口腔中实际状况一致，就会有更可靠的稳定性。正是由于这些因素，对这个病例行不翻瓣手术是非常好的选择。

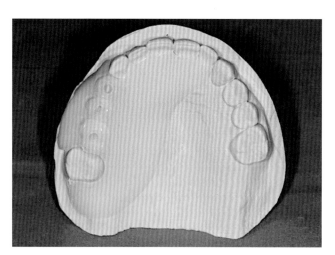

图CC4-1　扫描义齿：牙含30%钡剂，基托含10%钡剂

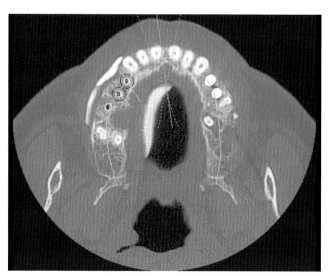

图CC4-2　含3个植体的种植计划的横断面影像

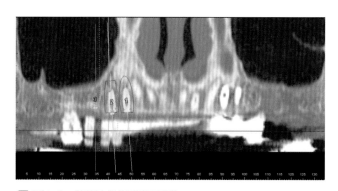

图CC4-3　种植计划的冠状面影像

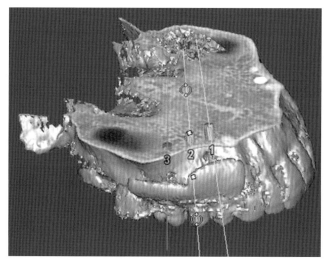

图CC4-4　三维横断面

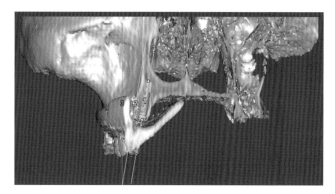

图CC4-5　经上颌右侧第一前磨牙位置的三维矢状面影像

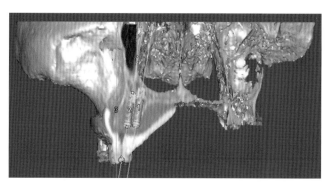

图CC4-6　经上颌右侧第二前磨牙位置的三维矢状面影像

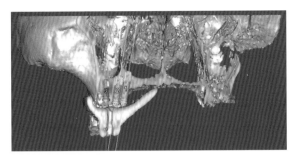

图CC4-7 经上颌右侧第一磨牙位置的三维矢状面影像

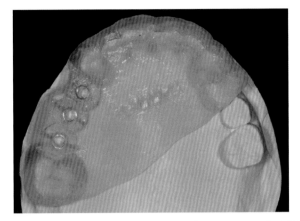

图CC4-8 石膏模型和第一个SurgiGuide导板（Simplant登士柏种植公司，哈瑟尔特，比利时）

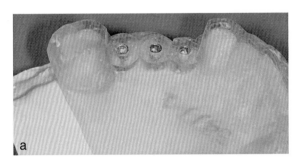

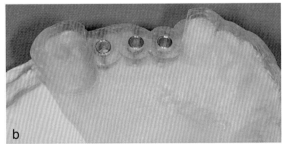

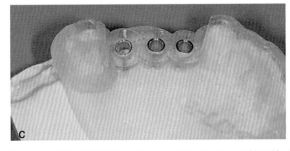

图CC4-9 石膏模型和第一块（a）、第二块（b）和第三块（c）SurgiGuide导板（Simplant登士柏种植公司，哈瑟尔特，比利时）

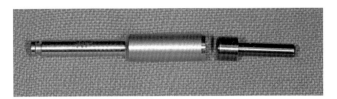

图CC4-10 环切导向杆和环切刀

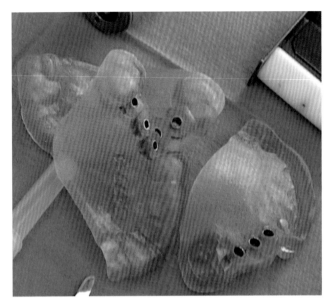

图CC4-11 导板放置在手术台上

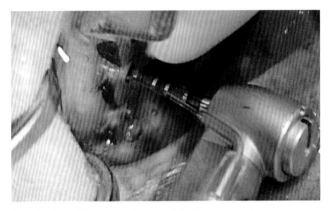

图CC4-12 先用2.0mm钻开孔，以放置环切导向杆

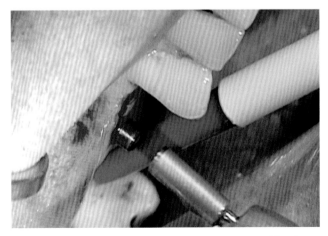

图CC4-13 安放好环切导向杆，经导向杆以环切钻行牙龈切除

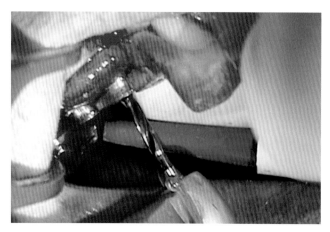

图CC4-14 导板重新就位，并通过导板制备种植位点

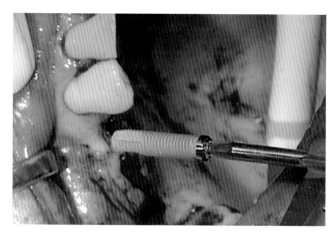

图CC4-15 在上颌右侧第一前磨牙位置植入长15mm种植体（诺保科，哥德堡，瑞典）

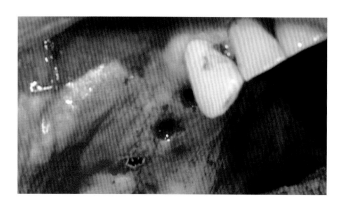

图CC4-16 手术植入了3颗种植体

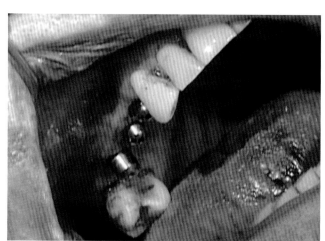

图CC4-17 连接愈合帽

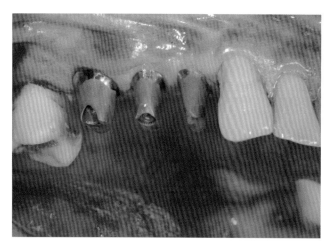

图CC4-18 CAD/CAM制作的个性化基台

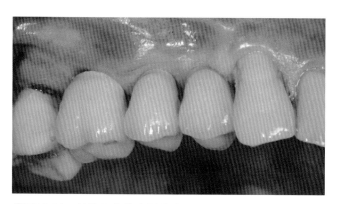

图CC4-19 粘接固位的金属烤瓷冠（由DTA. Arcidiacono-P.Di Bene 提供）

临床病例5
右侧上颌侧切牙先天缺失

要点：右侧上中切牙和尖牙间缺乏足够的空隙。

病史和资料

患者，女性，19岁，身体健康（ASA1），因为先天性上颌右侧侧切牙缺失而就诊。患者为了留出足够的空间行种植修复已经做了正畸治疗。令人遗憾的是，在对正畸疗效进行评价时发现中切牙牙根间距太小和牙间距不足以容纳种植体。进一步的正畸需要很长的时间，而效果也不确定。这个年轻的患者感到很失望，因为其他医生都因为近远中距离太小，排除了种植修复的可能性。再次进行漫长正畸治疗，然后再进行骨移植似乎是唯一的办法。

尽管她的乳牙（5.2）还在牙弓中（图CC5-1），但牙根已吸收，仅有牙龈附着，牙松动。由于在前美学区，患者渴求修复体替代乳牙的同时能立即恢复正常形态和功能。

术前考量

二维的全景显示中切牙和尖牙的牙间距和根间距均不足，是种植的禁忌证（图CC5-2）。同样，值得注意的是，在CT图像中的全景和横断面视窗中也没有足够的手术空间。以DICOM格式将扫描数据导入Simplant软件（Simplant登士柏种植公司，哈瑟尔特，比利时）后，发现牙根间距只有2.6mm。在这个牙根间距植入种植体而不损伤邻牙是不可能的。然而该软件的种植设计和模拟功能提供了必要的工具来找到替代的方法。邻牙间根向空间小于冠向，而且偏腭侧骨量充足。中切牙和侧切牙呈"八"字形排列，其在根尖和唇侧间距小，而在冠向和腭侧间距大些。通过软件分析，找到了种植的方法，即在牙槽嵴顶植入，然后偏向腭侧，避免损伤邻牙牙根（图CC5-3和图CC5-4）。为了更准确地评估修复后的效果，种植体和乳牙之间的关系可通过模型的光学扫描，采集口腔图像来分析。利用相对较新的正畸/外科设计软件，可将石膏模型扫描的数据、口内图像与CT数据整合在一起（图CC5-5和图CC5-6）（O&O，Materialise NV，鲁汶市，比利时）。种植修复方案给患者和家人看，并取

得他们同意后，订购牙支持式导板（SurgiGuide导板，Simplant登士柏种植公司，哈瑟尔特，比利时）准备手术。另外，有模型扫描数据和导板，技工室也能预先做好即刻负重的临时冠。

手术过程

手术在局部麻醉下进行。先拔除乳牙，翻一小瓣以切除植入点的软组织（图CC5-7）。放置牙支持式导板并检查其稳定性（图CC5-8）。备洞工具是登士柏公司生产的导板专用手术工具（ExpertEase，登士柏种植公司，慕尼黑，德国）（图CC5-9）。由于牙间距有限，导板的制作和引导性手术就不能像正常那样，在两侧保留2mm的安全边界区。因此窝洞制备的过程必须很小心仔细地逐级进行。完成备洞后，通过种植系统（XiVe，登士柏种植公司，慕尼黑，德国）特制的导板套管植入ϕ3mm×15mm的种植体。种植体获得了足够的初始稳定性（图CC5-10），安装根据石膏模和导板预先制作好的临时基台和修复体。围绕临时冠缝合软组织创口，促进牙龈愈合和软组织成形（图CC5-11）。10d后拆线，临时冠周围软组织良好（图CC5-12）。

修复过程

3个月后开始种植体水平取模，行永久修复。为了更好地稳定和支撑软组织的外形，决定采用CAD/CAM制造的个性化基台。制作个性化基台（Atlantis，登士柏种植）的目的是为了获得更好的美学效果（图CC5-13）。基台以螺丝固定在种植体上，金属烤瓷冠修复体为粘接固位（图CC5-14）。

术后讨论

术后患者很满意。在牙间距极其狭窄的情况下，这个病例很好地展示了三维设计和种植导板的威力。这项技术展现了精确三维结构，使虚拟的计划在现实的外科手术和修复方案中得以实现。原来的二维状况下无法种植的案例，在导板的引导下成功植入了种植体。在这个病例中，我们实现了这位年轻患者和她父母的愿望，也使我们意识到即使达不到目前在计算机引导手术系统中所要求两侧正常边界（约2mm），也可以手术。

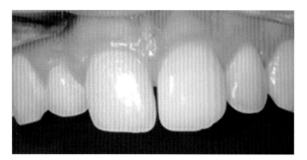

图CC5-1 乳侧切牙（5.2），已松动，仍残留在牙弓中

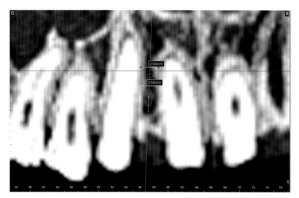

图CC5-2 CT全景显示中切牙与尖牙间牙根距小，软件中的测量工具测量约2.64mm

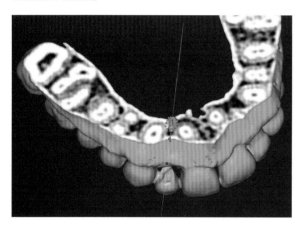

图CC5-3 横断面三维影像显示种植体植入方向应较邻牙牙根更偏腭侧

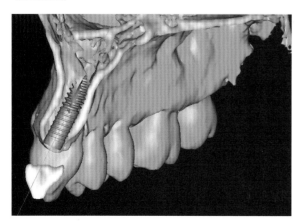

图CC5-4 矢状剖面三维影像显示与尖牙牙根相比，将植入的种植体更偏腭侧
种植体植入的位置可通过残留的乳牙来判断

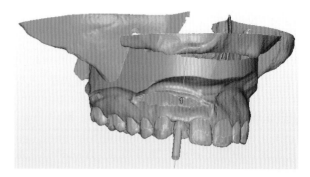

图CC5-5 三维图像：将石膏模型扫描数据和Simplant中种植计划的三维影像匹配、叠加后产生

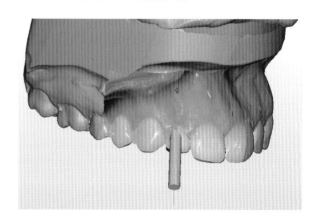

图CC5-6 将口内图像、石膏模型和CT扫描数据三者耦合形成的图形。黄色的圆柱指示植入种植体长轴的方向，在牙弓中残留的乳牙唇侧，但仍在牙弓中

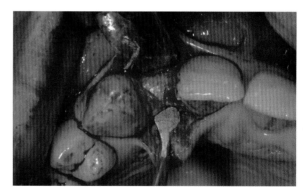

图CC5-7 拔除乳牙，翻一小瓣以切除其下方的软组织，并检查种植位点

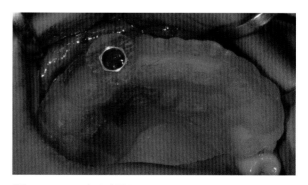

图CC5-8 牙支持式导板（SurgiGuide导板，Simplant登士柏种植公司，哈瑟尔特，比利时）

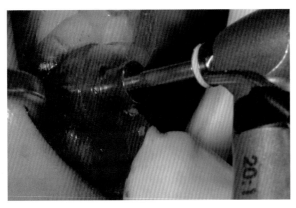

图CC5-9　在导板引导下用导板专用手术工具（ExpertEase，登士柏种植公司，慕尼黑，德国）进行种植窝预备

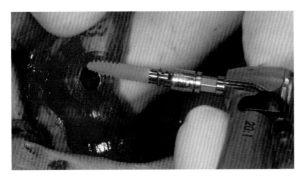

图CC5-10　经导板植入种植体（Xive，登士柏种植公司，慕尼黑，德国）

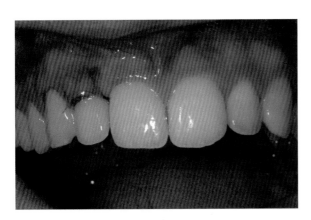

图CC5-11　安装临时冠并缝合创口

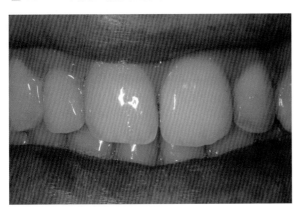

图CC5-12　愈合后的软组织和即刻负重的临时冠

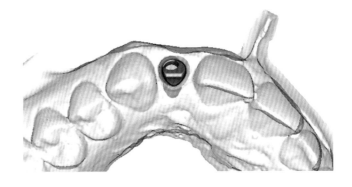

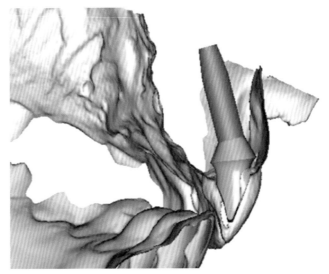

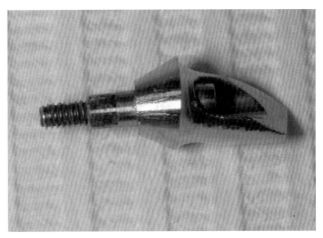

图CC5-13　CAD/CAM制造的个性化基台（Atlantis，登士柏种植）

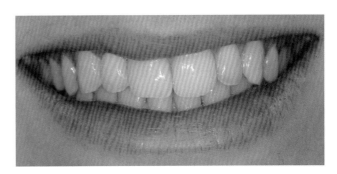

图CC5-14　金属烤瓷冠

临床病例6
下颌无牙颌，计算机引导的种植外科

要点：下牙槽神经位置表浅，出血倾向，年龄。

病史和资料

一名高龄男性患者（ASA2），无牙颌伴严重的骨萎缩，相当于Cawood-Howell分类的V类，已佩带下颌中线两侧2颗种植体带一短杆卡支撑的覆盖义齿15年（图CC6-1），目前正在进行抗血小板凝集治疗。原种植体骨整合良好。患者希望下颌义齿更稳固，因为经过这么多年，由于不断的骨吸收，原义齿两侧的固位力不断丧失。

术前考量

严重的牙槽骨萎缩导致颏孔位于嵴顶。因此这类患者手术的关键是要经下颌体偏舌侧切口入路（图CC6-2，见图CC6-1）。在这个病例中就是此类情况。由于下颌骨的严重萎缩，口底变得很平坦，翻黏骨膜瓣也要困难些。术前的抗凝治疗和患者的高龄状况使我们选择创伤更小的手术方法，即不翻瓣技术。

患者带扫描义齿（图CC6-3）进行CT扫描，扫描义齿由90%树脂和10%硫酸钡组成，目的是为了更好地评估骨的形态和黏膜的厚度。

将CT数据导入到Simplant软件（Simplant登士柏种植公司，哈瑟尔特，比利时）中进行分析和制定治疗计划，为设计黏膜支持手术导板（图CC6-4～图CC6-8），寻找出可以种植的位点。送给导板生产厂家制造黏膜支持式导板（图CC6-9～图CC6-12）（SurgiGuide导板，Simplant登士柏种植公司，哈瑟尔特，比利时）。为避开颏神经，种植体倾向远中17°植入，种植体间的不平行通过17°的角度基台来纠正（多牙基台，诺保科，哥德堡，瑞典）（图CC6-17）。

选择不翻瓣手术方式取决于对这项技术、导板设计和导板制造的高度信任。一旦在口内固定了导板，不翻瓣技术就无法在术中加以验证。因此，导板只有和设计相同才行，从做CT/CBCT开始，每一步都必须仔细。在颌骨严重萎缩的情况下（特别是下颌骨），找到稳定可靠的支撑来固定扫描义齿和导板都是非常困难的。导板上的固位螺丝孔并不能保证导板的正确就位；固位螺丝可能只锚在皮质骨中而将导板撑起来。如果导板没有正确就位，原先所有的设计都会受影响，而可能给患者带来损伤。在这种情况下，距重要结构的安全区或安全距离越小，风险越大。在这个病例中，原来的两颗种植体使得扫描义齿和导板的固位简单安全（图CC6-11）；也使扫描义齿和继而衍生的导板及不翻瓣手术可靠。

手术过程

手术在门诊局部麻醉下进行，采用SAFE不翻瓣专用手术系统（SurgiGuide导板，Simplant登士柏种植公司，哈瑟尔特，比利时）（图CC6-9和图CC6-10）。这套系统专为不翻瓣手术设计。包括黏膜支持式手术导板和一整套可根据不同黏膜厚度可选择的定长钻头，用以制备种植位点。导板用固定在原来两个种植体上的基台固位。黏膜环切刀卡在φ2mm先锋钻上作切除种植位点的牙龈（注：此时未到植入所需深度）（图CC6-12）；然后用φ2mm先锋钻通过导板套管预备到植入深度（图CC6-13a），再逐级预备到种植所需直径和深度（图CC6-13）。种植窝预备完成后，根据相应的牙龈厚度，选择相应长度的携带体（图CC6-14和图CC6-15），将种植体植入到设计的深度（图CC6-16）。

术后讨论

不翻瓣手术耗时短，术中并发症少和损伤小，手术后的结果正是如此。17°的角度基台解决了种植体间的不平行问题（图CC6-17和图CC6-18）。种植后上部固位结构延长（图CC6-19），增强了修复体的稳定性（图CC6-20）。

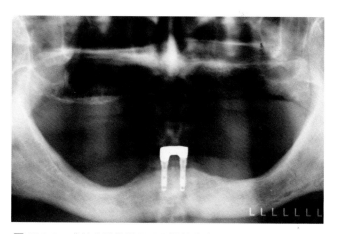

图CC6-1 术前全景片显示两个旧的种植体（Integral，Calcitek，卡尔斯巴德，加利福尼亚）和颏神经孔位置浅表

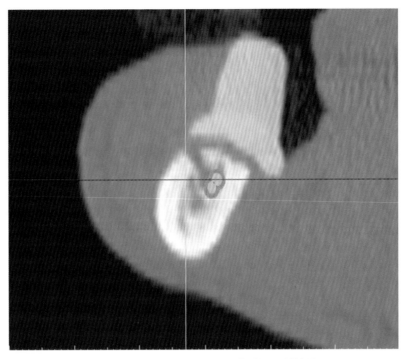

图CC6-2　局部矢状断面显示颏孔位于牙槽嵴顶

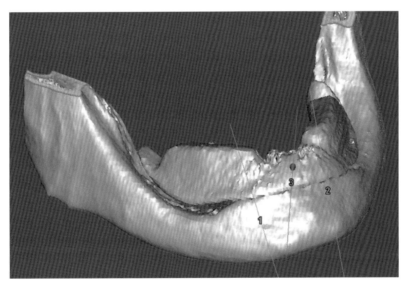

图CC6-3　带有扫描义齿的等容三维影像

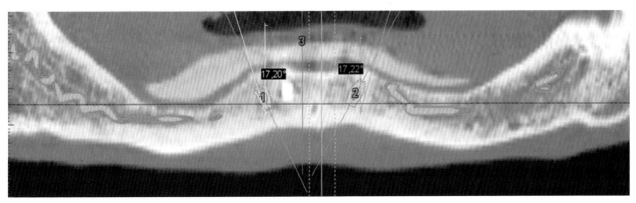

图CC6-4　在软件的全景窗口中计算种植体倾斜的角度

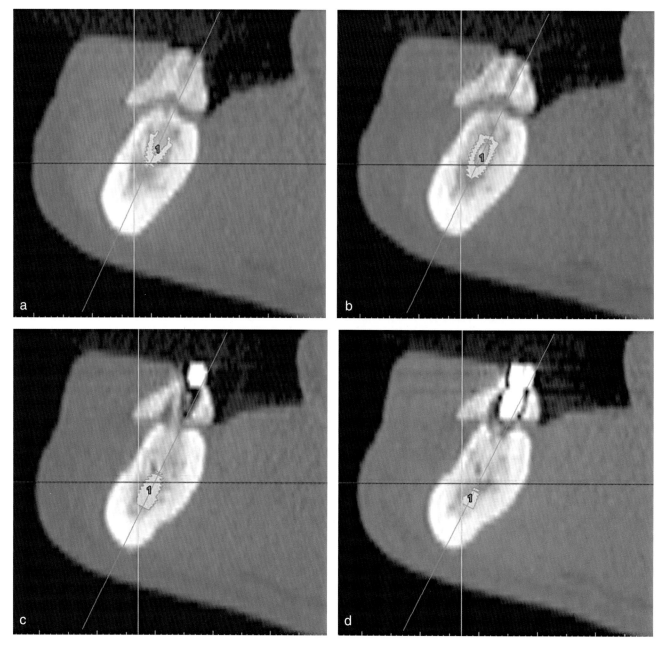

图CC6-5 种植体矢状面上一个序列的影像
由于倾斜植入，一个种植体会横跨多个截面（参见第3章）

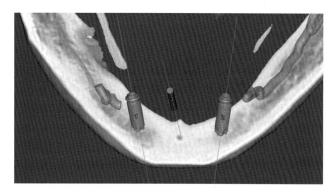

图CC6-6 三维横断面影像

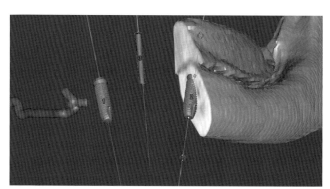

图CC6-7 三维矢状面影像

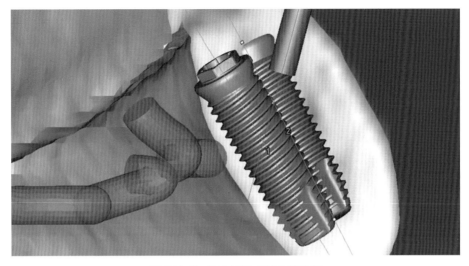

图CC6-8　放大后的三维矢状面影像

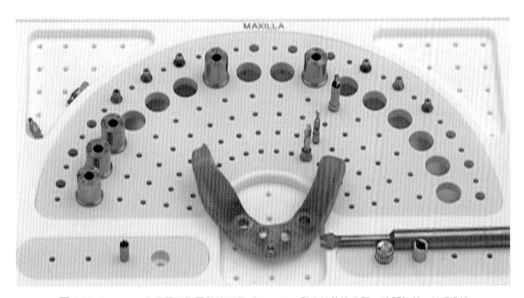

图CC6-9　SAFE全程导板引导种植工具（Simplant登士柏种植公司，哈瑟尔特，比利时）

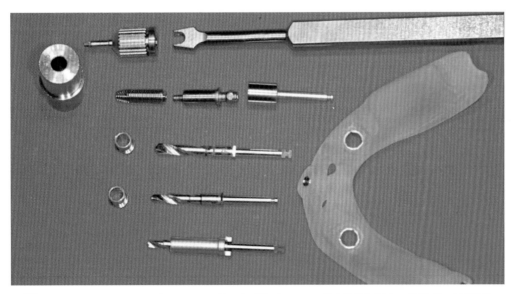

图CC6-10　为本次手术准备的SAFE工具的所有配件（Simplant登士柏种植公司，哈瑟尔特，比利时）

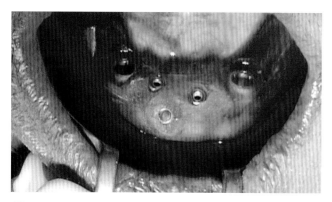

图CC6-11   黏膜支持式SurgiGuide导板（Simplant登士柏种植公司，哈瑟尔特，比利时）
旧的种植体提供了必要的固定

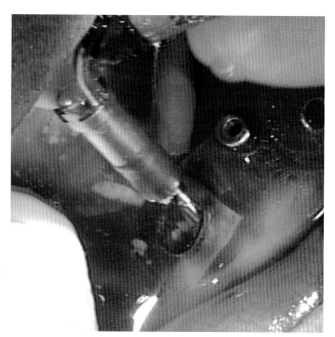

图CC6-12   黏膜切除

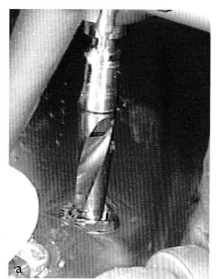
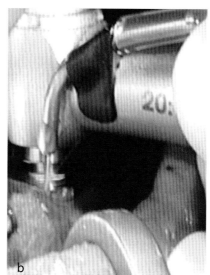
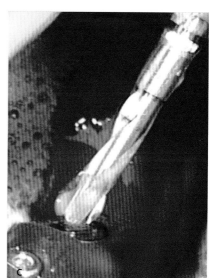

图CC6-13   通过导板套管进行种植窝的预备
钻头经导板制备（a），到达最深上方止停处（b）和从导板套管中取出钻（c）

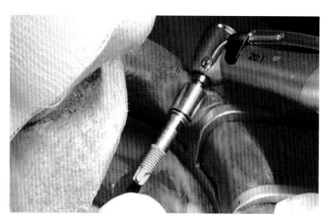

图CC6-14   携带体和种植体（Nobelspeedy，诺保科，哥德堡，瑞典）

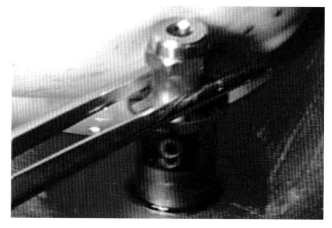

图CC6-15   取出携带体

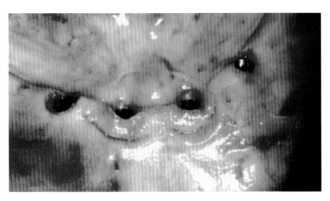

图CC6-16 刚植入的种植体

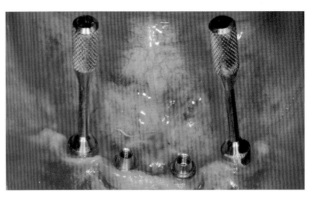

图CC6-17 在连接角度基台之后相互之间仍有不平行（多牙基台，诺保科，哥德堡，瑞典）

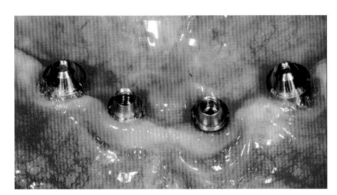

图CC6-18 就位后的修复基台

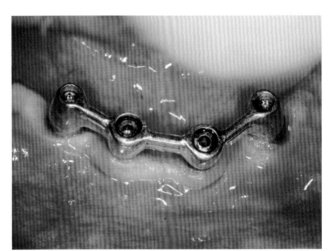

图CC6-19 固位杆较原来的有所延长

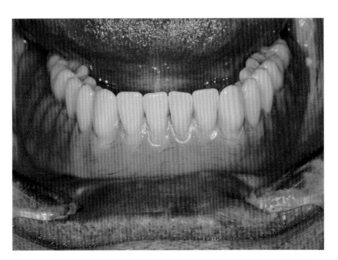

图CC6-20 覆盖义齿（由技师V.Coppola-G.Gibertini.提供）

临床病例 7

下颌无牙颌，计算机引导的种植外科，种植体倾斜植入

要点：远端近颏孔。

病史和资料

患者，男性，48岁（ASA1），由于牙周病，刚拔了下颌全部的牙。患者希望简单、快捷和不要太贵的治疗。我们给出的治疗措施是：下颌植入4个种植体，上部结构用钛支架+树脂修复，钛支架用CAD/CAM切削。这可能是最符合他要求的方案了。病例的影像数据导入到Simplant（Simplant登士柏种植公司，哈瑟尔特，比利时）软件中诊断分析，为了更好地控制整个过程，采用了翻瓣手术的方法。由于患者已戴过并习惯下颌的临时活动义齿，所以分两个阶段完成治疗。

术前考量

患者先做了颌骨CT。为制定种植计划，将数据以DOCOM格式导入到Simplant（Simplant登士柏种植公司，哈瑟尔特，比利时）软件，进行三维重建（图CC7-1）。在下颌骨中，将下牙槽神经清晰地标注出来对设计方案是很有帮助的。在冠状面上可以设计种植体的位置和计算植体倾斜的角度。将远中的两个种植体倾斜至30°，这是种植体厂家生产的成品角度基台的度数（图CC7-2）。在横断面上可检查种植体周围骨包绕的状况和各个植体的方向（图CC7-3）。最后，在矢状面检查各个种植体与所在位点解剖结构的关系（图CC7-4～图CC7-7）。到了这步，可在三维图像中（图CC7-8），利用骨表面的透明化（选择性透明）功能，进一步核实种植体与下颌骨解剖结构和邻近组织的关系。在三维图像上也可通过剪切功能，从横断面上观察种植体在骨内的情况（图CC7-9）。厂家（Simplant登士柏种植公司，哈瑟尔特，比利时）提供

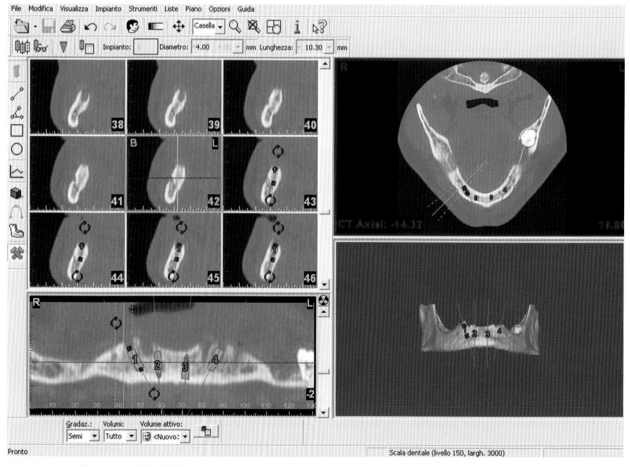

图CC7-1 种植设计软件Simplant的主页面有4个窗口（Simplant登士柏种植公司，哈瑟尔特，比利时）

SurgiGuide 导板和3D打印的骨骼模型（图CC7-10和图CC7-11），在模型上可以做模拟植入手术（图CC7-12）。

手术过程

　　翻开黏骨膜瓣，充分暴露两侧下颌体部，找到颏神经并将之游离，以使导板能在骨面上就位（图CC7-13）。术中必须先检查导板就位情况是否和模型上一致。第一块导板就位后，通过导板上5mm长的套管，在SurgiGuide导板（Simplant登士柏种植公司，哈瑟尔特，比利时）引导下进行种植窝预备（图CC7-14）。利用后续导板逐级预备直达预定的直径。移去导板，植入种植体（Nobelspeedy，诺保科，哥德堡，瑞典）（图CC7-15和图CC7-16）。复位并缝合黏骨膜瓣（图CC7-17）。

术后讨论

　　术后无并发症，愈合3个月后，二期手术时用导板准确地定位了种植体的位置，因此只要用牙龈环切刀切除牙龈，取下覆盖螺丝，更换上愈合帽。考虑到要做螺丝固位的修复体，两侧倾斜的种植体，安装的是螺丝固位的基台而不是愈合帽。这样基本上就克服了种植体间不平行的问题（图CC7-18）。最终修复体支架是CAD/CAM切削的钛支架，外层覆以复合树脂（图CC7-19 ～图CC7-22）。

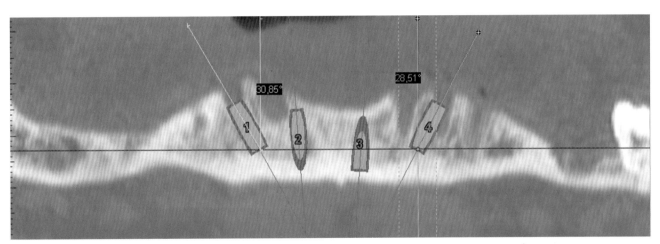

图CC7-2　两侧种植体倾斜约30°（冠状面）

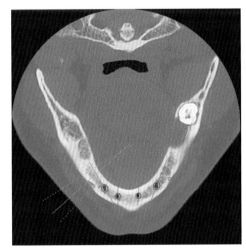

图CC7-3　横截面上显示种植体的轴向和两侧颏孔

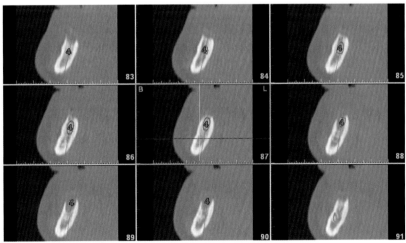

图CC7-4　经种植体4（左侧倾斜）矢状面图像
图中可见倾斜的种植体连续跨过多个截面，种植体长轴与矢状轴不平行，可见颏孔

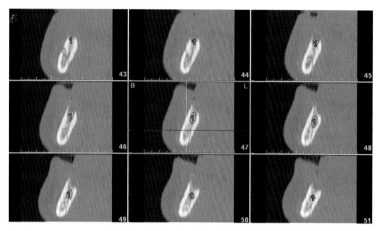

图CC7-5　经种植体1（右侧倾斜）矢状面图像
倾斜的种植体连续跨过多个截面，可见颏孔

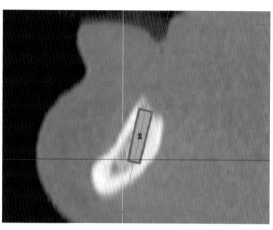

图CC7-6　放大的种植体2矢状面图像
由于种植体截面与矢状截面平行，可见种植体全长

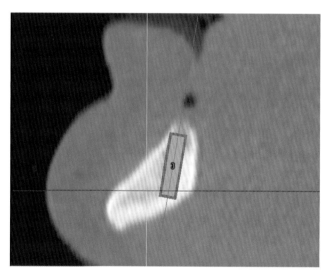

图CC7-7　放大的种植体3矢状面图像
由于种植体截面与矢状截面平行，可见种植体全长

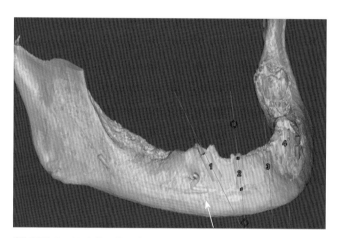

图CC7-8　等容积三维图像，骨表面被透明化，这项功能允许观察
到要植入种植体的深部
箭头显示颏神经的延伸段

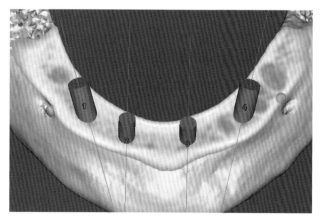

图CC7-9　三维图形中经颏孔水平横截面观

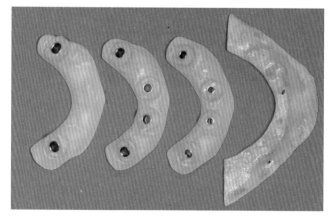

图CC7-10　3D打印的模型和3个不同套管直径的SurgiGuide导板
（Simplant登士柏种植公司，哈瑟尔特，比利时）

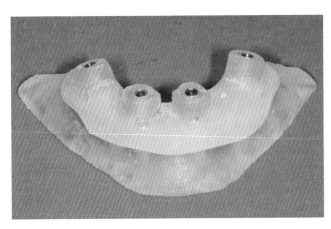

图CC7-11 3D打印模型和第一个SurgiGuide导板（Simplant登士柏种植公司，哈瑟尔特，比利时）

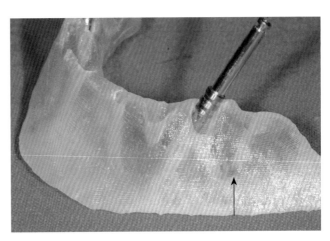

图CC7-12 在3D打印模型上进行模拟手术 种植体倾斜植入在左侧颏孔（箭头）前方

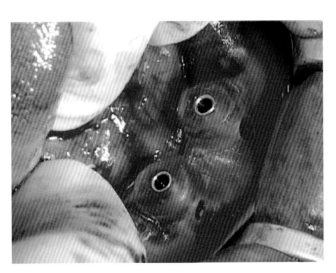

图CC7-13 骨支持式导板就位后

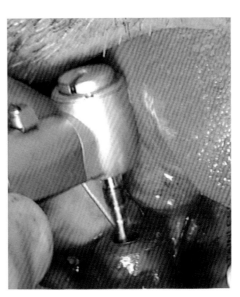

图CC7-14 右侧倾斜种植位点的预备

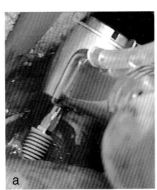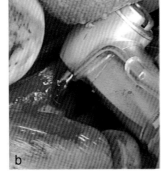

图CC7-15 植入左侧倾斜种植体（Nobelspeedy，诺保科，哥德堡，瑞典）

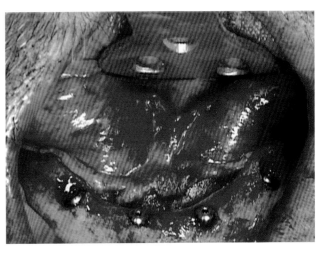

图CC7-16 种植体植入完成

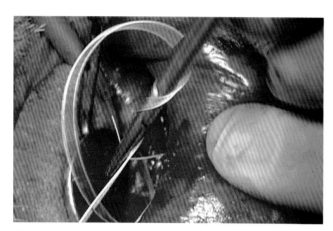

图CC7-17 缝合

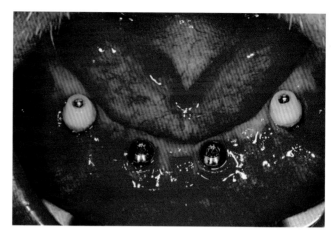

图CC7-18 安装愈合帽和30°预成角度基台（多牙基台，诺保科，哥德堡，瑞典）
使种植体上部相互平行

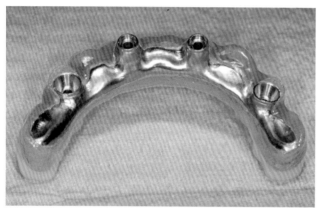

图CC7-19 螺丝固位的钛树-脂混合修复体
钛支架由厂家CAD/CAM切削加工（Procera，诺保科，哥德堡，瑞典）（修复体内侧面）

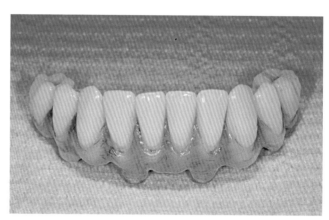

图CC7-20 螺丝固位的钛支架，外层覆以复合树脂

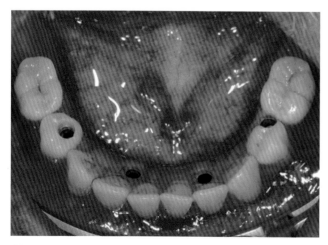

图CC7-21 螺丝固位修复体骀面观

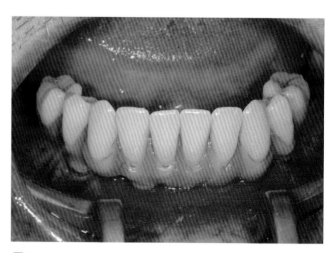

图CC7-22 修复体前面观（由技师V.Coppala-G.Gibertini提供）

临床病例8
下颌无牙颌，计算机引导的种植外科，种植体倾斜植入

要点：骨高度不足，下牙槽神经位置浅表。

病史和资料

患者，男性，67岁身体状况良好（ASA1/2），已缺牙很多年，不愿意佩戴下颌活动义齿，抱怨由于牙床低平义齿固位不好；也有咬合压痛。患者要求做稳定的修复，因此一开始就计划种植一定数量的种植体，做一个种植体支撑的覆盖义齿。

术前考量

为了做治疗计划，患者术前行CT扫描。数据用DICOM格式导入到Simplant软件（Simplant登士柏种植公司，哈瑟尔特，比利时）中，进行分析、重建。重建后立即观察到左下颌骨严重萎缩（Cawood-Howell的Ⅵ类）。由于骨丧失导致了下牙槽神经的浅表化，下牙槽神经裸露在因骨吸收而形成的神经沟中。由于神经管的骨壁丧失，神经的走行也不能在放射影像中准确地定位。下牙槽神经的走行只能根据神经在骨内的行径和神经管残留骨质的基底部分来推断，一直向前、上到假定的颏孔位置。为了便于辨认，软件中所有图像用红色将假定的神经标记出来：冠状面（图CC8-1）、横断面（图CC8-2）、矢状面（图CC8-3）和三维立体图（图CC8-4和图CC8-5）。倾斜植入种植体是为了防止损伤这一区域邻近的神经而导致并发症。正如前所述，计算机软件设计对这类病例是很有帮助的；倾斜植入的植体的行径只能在每个矢状面上显示一部分（图CC8-6和图CC8-7）。难以确定倾斜种植体的行径是因为在矢状向种植体和矢状面不在同一平面中。倾斜

种植体的位置不仅仅在矢状面，更重要的是要在三维图像中进行评估。另两个计划种植在正中联合区（图CC8-8和图CC8-9）。种植体植入的方向在三维图像中从各个截面检查。考虑到前牙区有足够的骨厚度，本应可植入直径大些的植体。可最后决定选择小直径的植体（3.3mm），这是考虑到影响因素不仅有骨厚度，更考虑到下颌骨由内向外呈斜形，较大直径的种植体根尖部与舌侧皮质骨的距离太近，容易引起舌侧穿孔。两个倾斜的植体选用ϕ4.0mm的植体，因为这类植体有预成的30°基台（多牙基台，诺保科，哥德堡，瑞典）。由于显著的骨萎缩，使就位在牙龈上的扫描义齿和导板的位置难以确定，我们决定选择骨支持式导板。和导板一同寄回的3D打印模型展示了明显的骨萎缩，连下牙槽神经管的上壁也缺失了（图CC8-10）。手术导板（一个导板适用全部钻头的导板）为避免影响神经，设计时去除远中伸展的固位翼（图CC8-11）。尽管导板的接角面减小了，仍然很稳定。

手术过程

手术在门诊局部麻醉+静脉镇静麻醉下进行。该病例由于颏神经非常浅表（图CC8-3），切口必须特别小心。切口在牙槽嵴顶稍偏舌侧从前往后延伸，正中间作一垂直切口与之相连，切开同时向后翻起黏骨膜瓣。瓣的大小以刚好安放导板即可。种植窝预备一部分经导板进行，另一部分徒手直接预备（这称导板辅助）。植入4个植体（Nobelspeedy，诺保科，哥德堡，瑞典）（图CC8-12），盖上覆盖螺丝（图CC8-13），拉拢并缝合创口。

术后讨论

术后正常愈合。大概3个月后，两个倾斜种植体安装角度基台，直的两个安装了愈合帽。愈合后装上了杆和覆盖义齿。

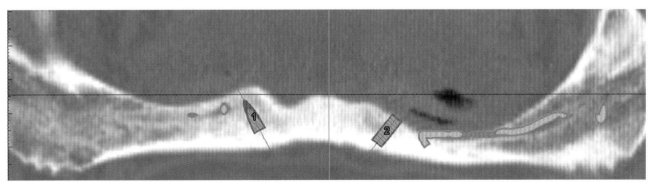

图CC8-1 冠状CT影像显示左下颌神经管位置浅表

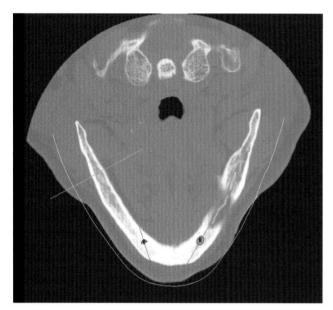

图CC8-2　横断面CT影像显示左侧骨丧失更严重

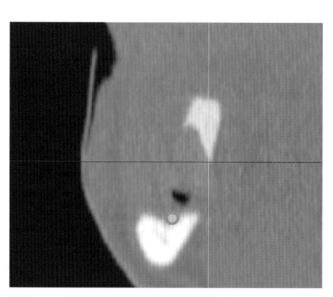

图CC8-3　下牙槽神经穿行于颌骨表面的骨沟中

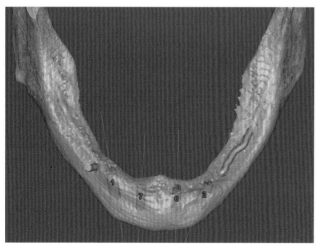

图CC8-4　从上往下看的三维影像，做了透明化处理
左下颌神经管上壁缺失，神经变得浅表

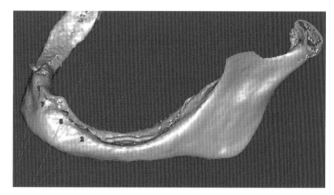

图CC8-5　三维CT显示左侧下颌骨。骨吸收涉及基底骨
（Cawood-Howell的Ⅵ类）

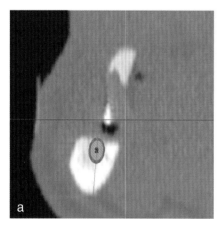
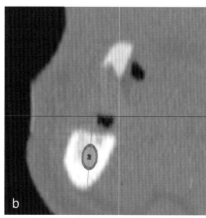
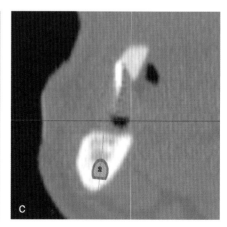

图CC8-6　在每个矢状面影像中只能看到左侧倾斜植体一部分

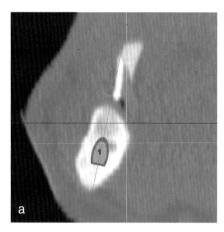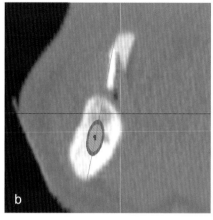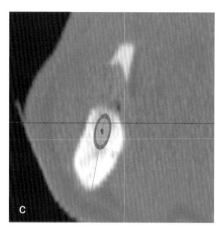

图 CC8-7　右侧倾斜植体的种植计划矢状面影像

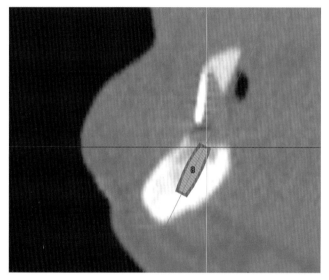

图 CC8-8　左前部种植体在矢状轴和颌骨影像在同一平面中，可见种植体的全部长度
嵴顶骨宽度允许植入直径较大的植体，但3.3mm的种植体根尖已触及下颌舌侧皮质骨

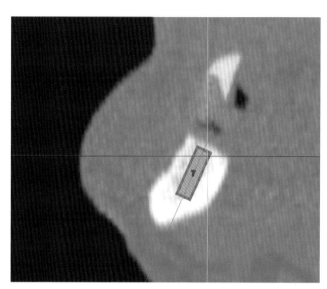

图 CC8-9　前牙区左侧种植计划的矢状面影像

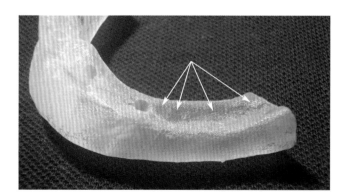

图 CC8-10　3D打印的模型
包括骨基底和神经管的上壁都有吸收（箭头）

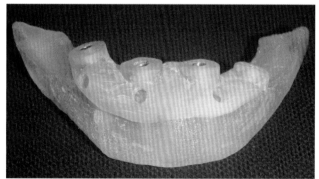

图 CC8-11　骨支持式导板（Simplant登士柏种植公司，哈瑟尔特，比利时）
一个导板可完成所有钻孔的引导

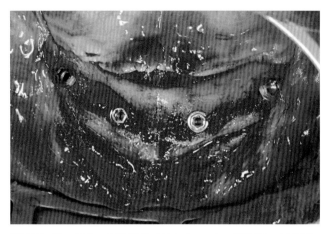

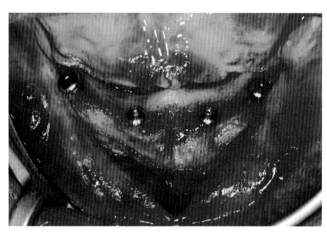

图CC8-12　植入4个种植体（Nobelspeedy，诺保科，哥德堡，瑞典）

图CC8-13　缝合前安装愈合帽

临床病例9
下颌无牙颌，计算机引导的种植外科，种植体倾斜植入

要点：双侧下颌骨后部骨高度不足。

病史和资料

患者，女性，57岁，身体状况良好（ASA1/2），下颌是无牙颌，上颌有一覆盖义齿。她在寻求固定的种植修复治疗，但不接受植骨手术，也不希望太贵。

术前考量

术前的CT影像资料导入Simplant软件中进行分析（Simplant登士柏种植公司，哈瑟尔特，比利时）。为了模拟在双侧颏孔区间植入4个种植体，先在软件中将下牙槽神经的行径和两侧颏孔标记出来。为了尽可能地向远中方向延长修复体的悬臂，远端的两个种植体上端向远中倾斜植入。在冠状面中（图CC9-1），可见远中植体倾斜了约30°，这是根据现有的修复配件来定的。在此断面中，可以评估倾斜种植体与颏孔间的关系，也可以检查其他种植体，在这个断面中可见到所有种植体。在矢状截面影像中，不改变种植体的角度的情况下逐个浏览、检查，以确定种植体均植入在骨组织中。在该软件中的横断面（图CC9-2）和三维影像（图CC9-3～图CC9-5）中，都可看到种植体随下颌骨曲度的分布状况。一旦确定了计划，可同时定购手术导板和3D打印模型（Simplant登士柏种植公司，哈瑟尔特，比利时）。在模型上可进行模拟手术和各种手术控制因素的试验（图CC9-6）。

手术过程

手术在局部麻醉+镇静麻醉下进行。采用牙槽嵴顶切口+正中的松弛切口，以便更好地暴露牙槽骨。为确保准确，导板在骨面上有且只有一个位置可稳定就位（图CC9-7）。ϕ2.0mm钻备好种植窝后，通过导板上的套管插入平行定位杆，在进行下一步钻孔时辅助稳定导板。采用这类导板时最后一钻和种植体植入是没有导板的（也称作导板辅助）。植入4个种植体（诺保科，哥德堡，瑞典）（图CC9-8），然后拉拢缝合创口。

术后讨论

术后做了全景片检查（图CC9-9）。愈合3个月后，通过原手术导板定位种植体后安装愈合帽，用黏膜环切刀切除牙龈，安装愈合帽。在安装角度基台（多牙基台，诺保科，哥德堡，瑞典）时，为方便基台就位，用特殊的骨锉除去倾斜种植体周围的一些骨质。角度基台可改变种植体间相互成角的状况，使上部结构间相互平行（图CC9-10）。在设计软件时已经做了基台的角度测量。

安上基台保护帽，等软组织愈合。取模后，制作一个由CAD/CAM切削的钛支架和复合树脂组成的固定义齿（图CC9-11）。

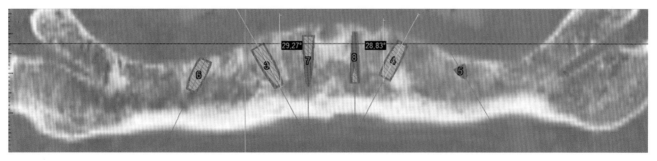

图CC9-1 冠状面影像上种植计划和计算种植体植入的角度
不包括远端两个植体

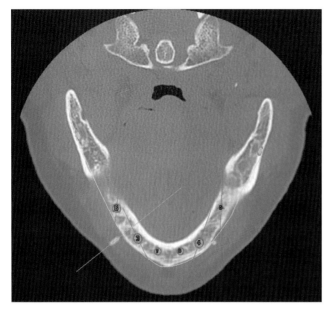

图CC9-2　横断面影像上种植计划
可见颏神经孔、种植体和植入角度

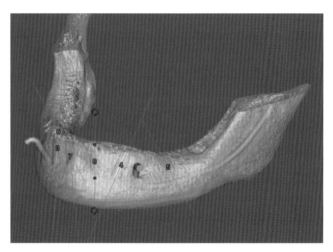

图CC9-3　三维影像
将颌骨透明化，可见深部解剖结构及与种植体的关系

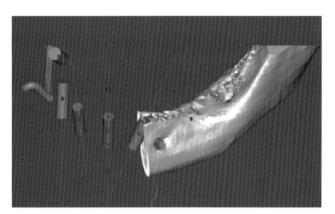

图CC9-4　颏孔的三维矢状面截图
可见近中的颏神经

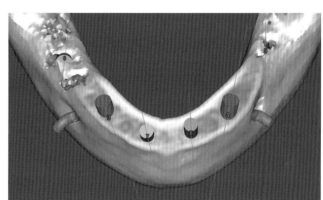

图CC9-5　颏孔上方的三维横断面图

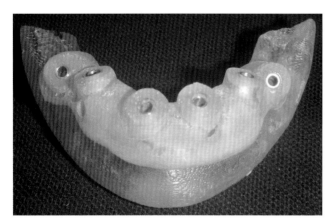

图CC9-6　检查导板在3D打印模型上的稳定性（Simplant登士柏种植公司，哈瑟尔特，比利时）。导板的稳定位置是唯一的

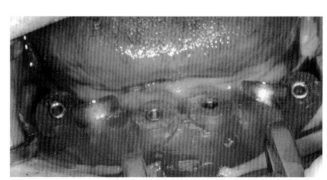

图CC9-7　导板在骨面上的稳定就位

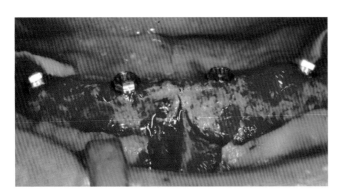

图CC9-8 植入4个种植体（诺保科，哥德堡，瑞典）

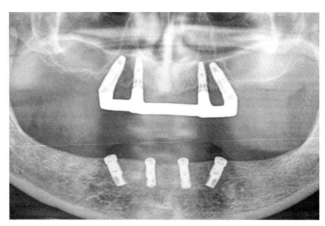

图CC9-9 术后全景显示，原来上颌的4个种植体和上面的临时固位杆

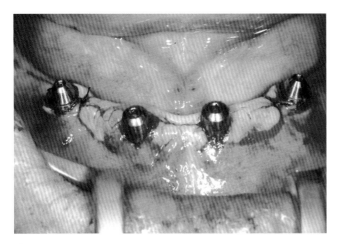

图CC9-10 安装了角度基台后，4个植体的上部结构相互平行

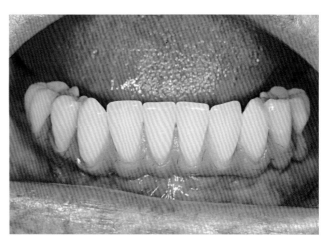

图CC9-11 多伦多桥，用螺丝将修复体固定在种植体上（由技师 V.Coppola-G.Gibertini. 提供）

临床病例10
上颌无牙颌，计算机引导的种植外科，种植体倾斜植入

要点：上颌窦。

病史和资料

患者，男性，66岁（ASA1），原来双侧后牙（上颌）游离缺失（肯氏Ⅰ类），由于牙周病而行前牙拔除。考虑到要做种植，为了促进骨的再生，我们在拔牙创中植入骨引导材料（Ostim，德古莎贺利氏，哈瑙，德国）。窦底骨高度为1～3mm（属Jensen D类和Misch S-A Ⅳ类），不适于在上颌窦底提升的同期种植。另外，患者的上颌窦内有炎症，如果不在上颌窦内植骨的话，就不需要治疗上颌窦炎；患者本人也希望不要伤及上颌窦的治疗方案。另外该患者热衷潜水运动，不希望停止运动，不然的话他就不能做萨尔瓦动作（注：是指在潜水时通过捏鼻鼓气来保持鼓膜张力，使之与水压平衡的方法）来保持耳压平衡了。当然，他也不想因为准备植骨而做五官科手术。因此，我们利用导板在选择在上颌窦前倾斜植入种植体。

术前考量

技工室制作一个扫描义齿，其中牙含70%树脂和30%硫酸钡，基托含10%硫酸钡。患者戴扫描义齿进行CT扫描，便于更准确地进行术前评估。在Simplant软件中（Simplant登士柏种植公司，哈瑟尔特，比利时），选择骨量充足的种植位点。因为上颌窦的病变是主要难点，倾斜种植体植入时要避开上颌窦。在设计这个方案时，考虑到修复体的悬臂要尽可能向后延伸，远端的种植体的植入方向就至关重要。CT横断面上显示扫描义齿和上颌窦炎。依据扫描义齿上牙的位置，植入6颗种植体（图CC10-1）。根据软件中对上颌窦前壁的测量，远中端种植体向远中倾斜30°植入，这和厂家的成品角度基台相符合（图CC10-2）。最后，在每个位点的矢状面上，根据各个位点的解剖特点调整种植体植入的位置（图CC10-3）。针对各个种植体可重选各种参数。通过种植体中心线的侧面影像可清晰地看到种植体各个侧面，这项功能在评估种植体的植入参数方面非常有用。在三维重建影像中检查种植体很方便，也很真实，可随意地旋转和转换角度和方向等（图CC10-4）。也可通过软件的功能键实现对三维重建影像的控制。透明化转换功能可将图像变换成透明或不透明；还可通过骨表面的透明化，观察植入位点与解剖结构的关系（图CC10-5和图CC10-6），以及将

颌骨隐藏，观察种植体间的空间关系。三维矢状或横断面的剪切功能也很有用。这个功能允许观察物体的内部，也可以在三维影像中察看、调整各个种植位点（图CC10-7）。一旦确定了方案，并取得患者的同意，可通过电子邮件发送给导板生产厂家制作SurgiGuide导板（图CC10-8和图CC10-9）（Simplant登士柏种植公司，哈瑟尔特，比利时），导板可将计算机中的计划转移到患者口腔中。导板可以骨支持式、牙支持式或黏膜支持式的。就这个病例而言，为了更好地控制术中状况和调整植入位置，我们选用骨支持式导板。导板和3D打印模型一同制作好并寄回，模型的作用是用作做模拟手术（图CC10-10）。所需导板的个数由拟植入种植体的直径决定。SurgiGuide导板生产厂家提醒：通过导板上的套管预备最后端两种植窝时，颌间距可能不够。为了防止因张口度不足导致不能经导板钻孔，在3D打印模型上特别设计了一个占空间更小的导板，替代原设计的导板（图CC10-11）。

手术过程

手术在全麻下经鼻插管进行。作一全上颌牙槽嵴顶切口，以便彻底暴露上颌骨。将皮瓣缝在上唇内侧，防止其干扰导板就位。直视下可见拔牙后骨容量保存良好，移植材料依然可辨认（图CC10-12）。SurgiGuide导板（Simplant登士柏种植公司，哈瑟尔特，比利时）得在骨面上试着就位，并在模型上检查确保同样位置就位（图CC10-13）。一旦确认第一个导板正确戴入，就用2mm的先锋钻依次预备种植窝（图CC10-14）。在考虑预备深度时，一定要牢记导板的套管长度是5mm；这是因为这个病例采用的SurgiGuide导板是没有深度控制的止停装置的钻，当然这在其他一些种植系统中是有止停装置的钻。正是这个原因，种植窝预备的最后一钻是不用导板的（图CC10-15），种植体植入也不是经导板植入的（或者说不是导板辅助植入的）（图CC10-16和图CC10-17）。共植入了6颗，其中远中2颗在上颌窦前方30°倾斜植入，前方4颗直且相互平行植入（图CC10-18）。术毕，拉拢并间断缝合创口。

术后讨论

术后无并发症，愈合3个月后，连接愈合帽（图CC10-19）。倾斜植入的种植体连接30°基台（多牙基台，诺保科，哥德堡，瑞典），以纠正种植体间的不平行。修复体采用螺丝固位支架（图CC10-20），钛支架由厂家（Procera，诺保科，哥德堡，瑞典）以CAD/CAM技术切削而成（图CC10-21），修复体由钛支架外覆以复合树脂制作（图CC10-21～图CC10-23）。

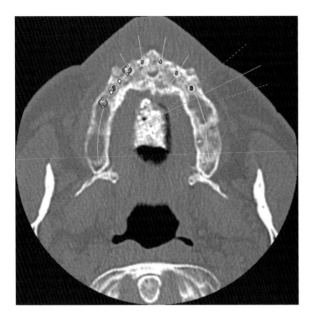

图CC10-1 横断面CT影像
显示计划植入的种植体和方向

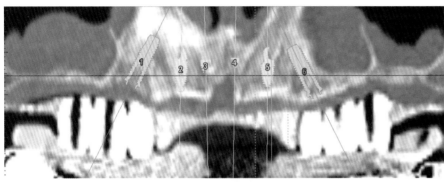

图CC10-2 种植计划的冠状面
显示两侧上颌窦炎症（箭头）

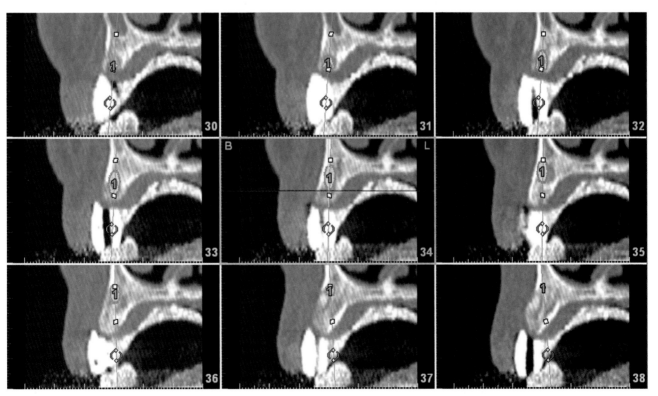

图CC10-3 计划植入的种植体1的矢状面影像，在上颌窦前方倾斜植入
30～38显示倾斜种植体1在矢状面上的植入行径

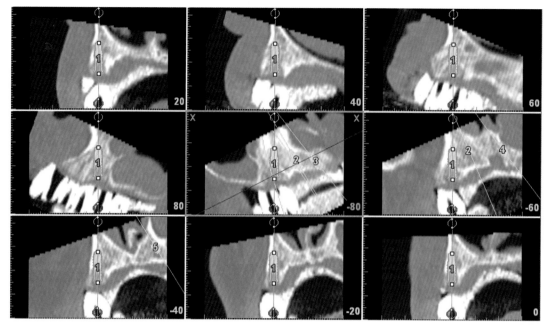

图 CC10-4　经种植体中心轴的CT影像
各项参数可重新选择

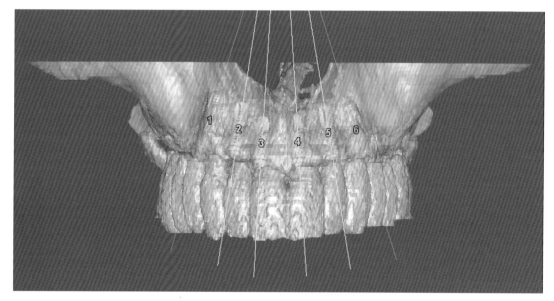

图 CC10-5　上颌前部透明化的三维CT图像

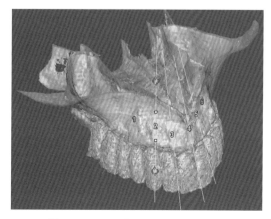

图 CC10-6　透明化的等容三维CT图像

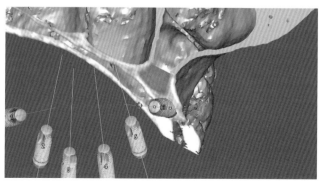

图 CC10-7　在相当于6号种植体（左侧倾斜植入）中间部位的三维CT矢状面图像

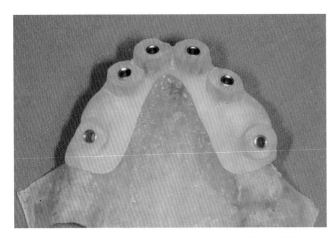

图 CC10-8　骨支持式 SurgiGuide 导板（Simplant 登士柏种植公司，哈瑟尔特，比利时）和 3D 打印模型

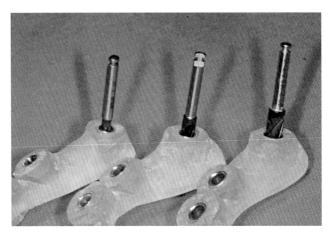

图 CC10-9　3 个不同钻孔直径 SurgiGuide 导板（Simplant 登士柏种植公司，哈瑟尔特，比利时）
3 个导板分别适用于直径 2.00mm、2.80mm 和 3.20mm 的钻

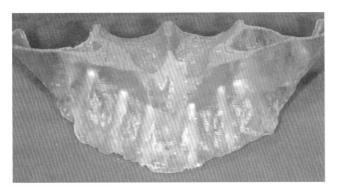

图 CC10-10　3D 打印模型的正面观
显示模拟植入种植体的位置

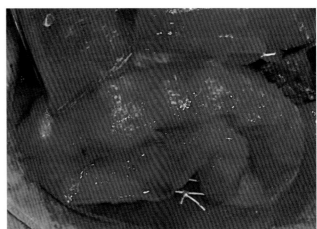

图 CC10-12　暴露牙槽骨的切口
为防止皮瓣干扰导板就位，将其缝到上唇黏膜上。可看到原骨增量术的植骨材料

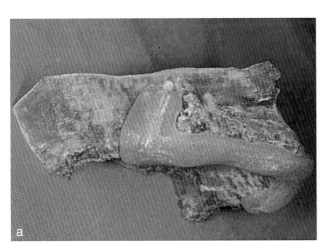

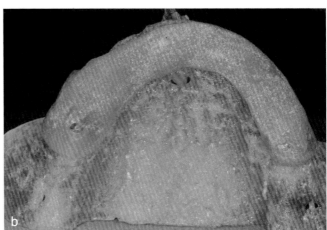

图 CC10-11　a 和 b 显示的是手工制作的导板，该导板是为了防止后面倾斜植入的种植窝预备时，由于颌间距离不足时钻针太长，而无法进入原导板的套管进行备洞

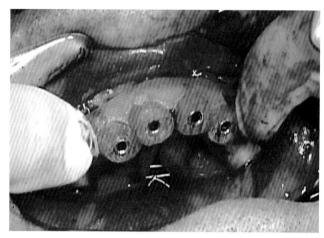

图CC10-13　在骨面上放置导板，并检查其位置和稳定性

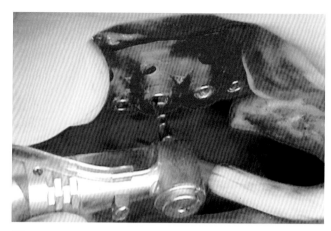

图CC10-14　先锋钻经SurgiGuide导板（Simplant登士柏种植公司，哈瑟尔特，比利时）预备种植窝

正是通过这种方式，电脑软件中的计划方案被转移到手术中

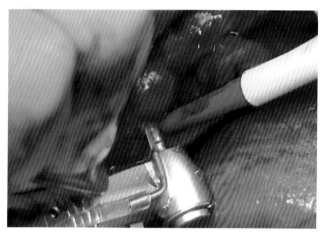

图CC10-15　种植窝预备的终末钻是在没有导板的情况下进行

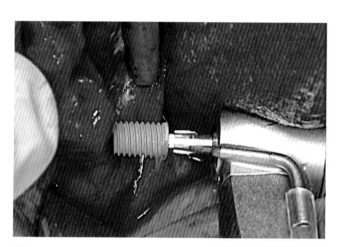

图CC10-16　左侧倾斜种植体的植入（NobelSpeedy，诺保科，哥德堡，瑞典）

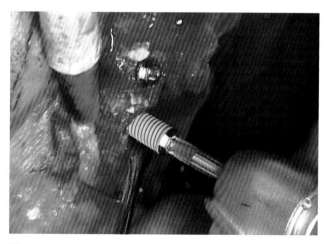

图CC10-17　前部直立种植体的植入

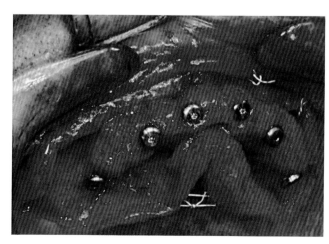

图CC10-18　全部6颗种植体植入完成后

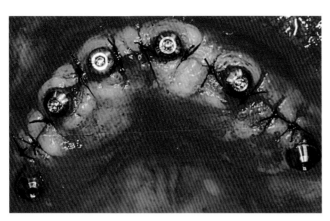

图CC10-19　3个月后行二期手术
前部4个植体安装愈合帽，后面2个安装了30°基台（多牙基台，诺保科，哥德堡，瑞典）

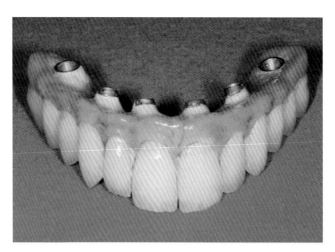

图CC10-21　钛支架外覆以复合树脂的修复体

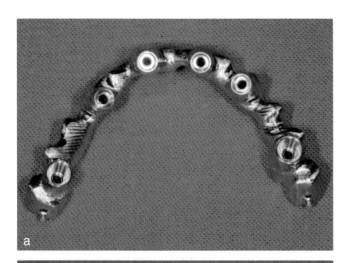

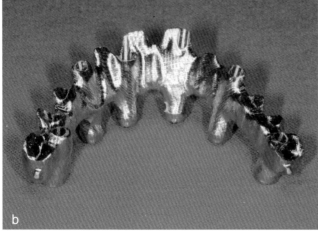

图CC10-20　螺丝固位的钛支架，Procera种植桥（Procera，诺保科，哥德堡，瑞典）
采用CAD/CAM技术制作

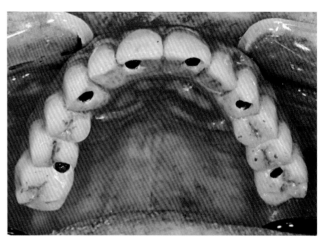

图CC10-22　修复体在口内就位后的𬌗面观。螺丝孔可用复合树脂封闭

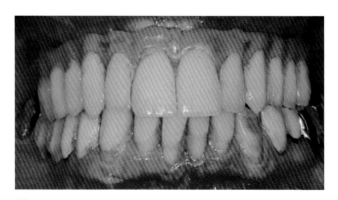

图CC10-23　修复体口内戴入后（由技师S. Silvestroni提供）

临床病例11
上颌无牙颌，计算机引导的种植外科，种植体倾斜植入

要点：上颌窦疾病，窦底骨量不足，骨高度和厚度均不足，高龄。

病史和资料

患者是一名71岁的男性，身体状况良好（ASA 2），因上颌无牙颌而寻求固定修复。CT扫描显示伴有不同的骨高度和厚度不足，相当于Cawood-Howell分类的Ⅳ和Ⅴ类。后牙区骨高度在1～3mm（相当于Jensen分类的D和Misch S-A Ⅳ类）。CT图像显示有双侧上颌窦慢性增生性炎症和右侧上颌窦囊肿（图CC11-1）。患者转至耳鼻喉科会诊，耳鼻喉科医生认为患者一直没有症状，且就目前的病变本身而言不需要手术治疗，除非为了准备上颌窦植骨才需手术。这种骨缺损本身是需要上颌窦底提升的，可由于囊肿的存在，使得治疗将会变得更复杂和更为耗时。在这种情况下，涉及上颌窦的治疗计划将会使患者在未来的1～1.5年中面临三次全麻手术：第一次治疗上颌窦的疾病，第二次上颌窦底提升并同期植骨和第三次植入种植体的手术。尽管患者下决心要矫正无牙状态，但对这种治疗方法充满了困惑和焦虑，希望有可替代的选择。

术前考量

利用Simplant这个种植设计专用软件（Simplant登士柏种植公司，哈瑟尔特，比利时），在电脑上进行模拟手术，并找出有足够骨量的位点来植入种植体。由于患者现有上颌窦的疾病是治疗过程中要克服的最大障碍，所以选择了倾斜植入以避免涉及上颌窦。因此，分别设计了根尖方向近中和冠方向远中倾斜种植体各2颗（图CC11-2～图CC11-11）。在上颌骨前部，根据骨的结构和缺损的情况，在前牙区设计了4颗不同方向的种植体（图CC11-12～图CC11-19，见图CC11-14）。在设计这8颗倾斜各异的种植体时（图CC11-19），关于倾斜的角度问题，参照现有种植系统的预成角度基台只有17°和30°两种来决定的（多牙基台，诺保科，哥德堡，瑞典）。正是由于这个原因，前部的4颗植体都是以17°植入，方向偏向颊侧或腭侧；上颌窦前方的2颗种植体分别倾斜30°和45°植入，而在翼上颌缝前方的上颌后部由于解剖结构的原因，种植体以45°植入（图CC11-1，图CC11-20）。我们把治疗计划给患者看，并强调该设计的治疗方式目前还缺乏长期的疗效观察（指当时）。考虑到采用该方案可以避免

三次手术的可能性，患者很开心地接受了。方案在电脑上保存下来，并通过电子邮件发给SurgiGuide导板生产厂家（Simplant登士柏种植公司，哈瑟尔特，比利时）。

手术过程

手术是在住院后全身麻醉下进行的。为了准确植入种植体，准备了3个骨支持式导板，每个导板上有钛质套管引导钻针备孔。第一个导板上套管φ2.00mm，第二个是φ2.8mm，第三个是φ3.6mm。为防止干扰导板的正确就位，上颌黏骨膜瓣要尽可能翻得范围大些（图CC11-21和图CC11-22）。术中检查导板在3D模型上的位置和在患者口内的就位状况对确定导板是否正确、完全就位是有帮助的（图CC11-23）。为防止误伤后大出血，在翼上颌缝区种植窝的预备（图CC11-24）采用骨挤压技术（图CC11-25）。在上颌窦前、后方（图CC11-27～图CC11-30）均植入φ4.00mm×10mm种植体（NobelSpeedy，诺保科，哥德堡，瑞典）（图CC11-26），其中右侧上颌窦前方种植体的初期稳定性不够，换了φ5.00mm×10mm的种植体。在前部均用φ3.3mm的种植体（图CC11-28～图CC11-30）。

术后讨论

患者术后用抗生素和抗炎药7d，第10天拆线。术后除有点肿胀外无特殊并发症，肿胀在术后第4～5天消退。3个月后在局部麻醉+镇静下安装17°和30°的基台，以调整种植体相互间的成角到修复允许的范围内（图CC11-31）。患者移交给其他同事完成的后续修复。最后给他做了由螺丝固定的、钛支架外覆以复合树脂制作成修复体，钛支架厂家（Procera，诺保科，哥德堡，瑞典）以CAD/CAM技术切削而成（图CC11-32）。

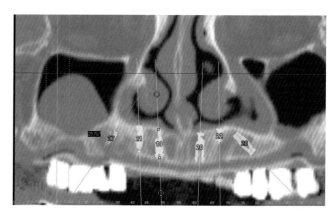

图CC11-1 冠状面CT全景影像，可见前面部分种植体的形态和实际尺寸，不同颜色代表不同型号的种植体

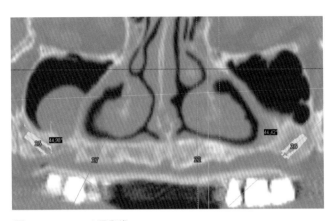

图CC11-2　CT全景影像

可见翼上颌区2个种植体和倾斜的角度

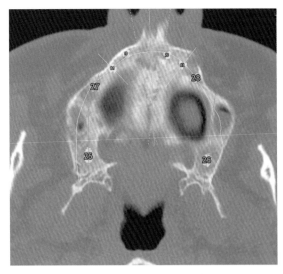

图CC11-4　横断面CT影像

显示种植体和其植入长轴的方向

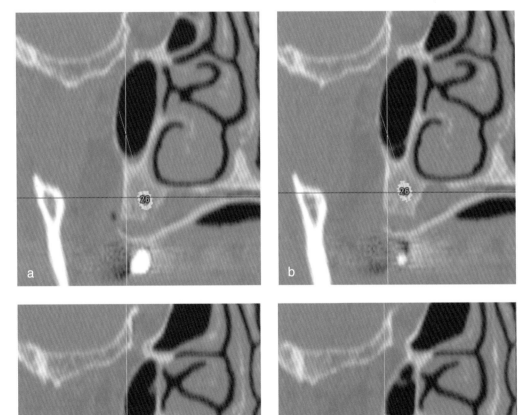

图CC11-3　经26号倾斜植入种植体（左侧翼上颌区）的矢状面影像，与沿长轴方向植入的种植体不同，在矢状面上植入的路径是不能同一层面显示的。因此，在软件中设计更困难，也容易产生偏差

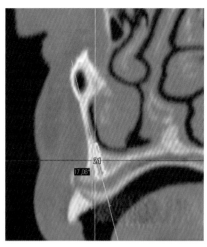

图CC11-5　经21号的种植体矢状断面影像

（总共是设计8颗种植体，在Simplant软件中种植体是按选用的顺序来标记的，依次为1，2，3……，如2号被删除，下一个仍是3），显示植入的位置和角度，可看到为避免鼻底穿孔，种植体冠方在腭侧，根向颊侧倾斜

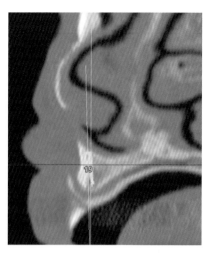

图CC11-6　经19号种植体矢状断面影像

种植体从颊侧倾向腭侧

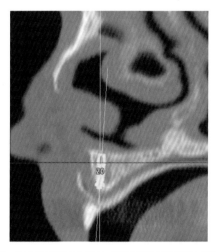

图CC11-7　20号种植体矢状面上影像显示从颊侧倾向腭侧植入

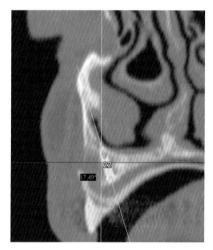

图CC11-8　22号种植体矢状截面上显示植入的位置和角度

可看到为避免鼻底穿孔，种植体冠方在腭侧，根向颊侧倾斜。21、22号种植体角度相同，与19、20号相反

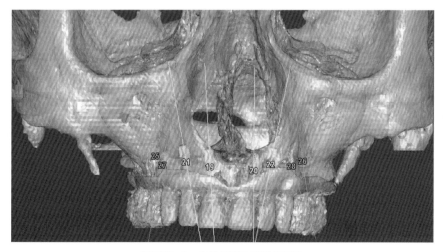

图CC11-9　三维透明化影像前面观

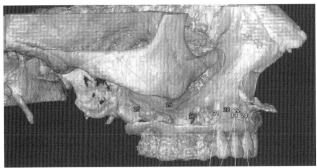

图 CC11-10　三维透明化影像右侧面观

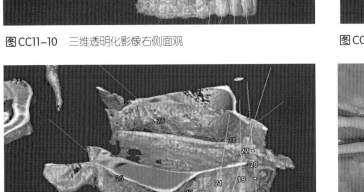

图 CC11-11　三维横断面显示种植体和周围解剖结构的关系
右侧上颌窦囊性病变可见

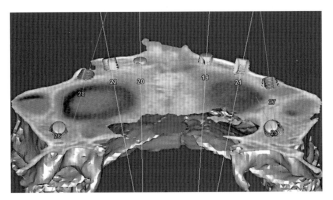

图 CC11-12　三维横断面（后面观）
可见翼上颌区种植体根尖突出

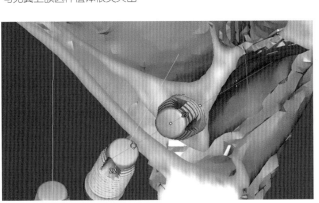

图 CC11-13　三维矢状断面，放大后影像
可见28号种植体倾斜在上颌窦前方

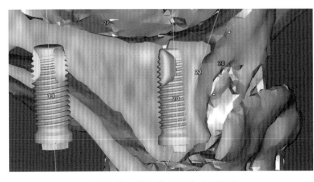

图 CC11-14　20号种植体三维矢状断面放大后影像

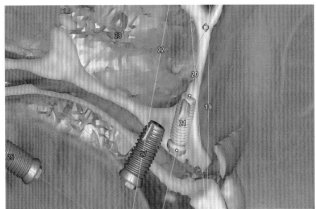

图 CC11-15　21号种植体三维矢状断面放大后影像

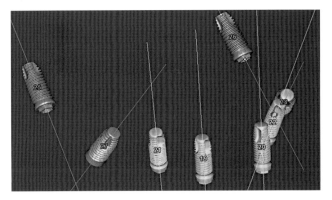

图 CC11-16　计算机上设计方案在隐藏上颌骨后，显示各个种植体
的长轴方向

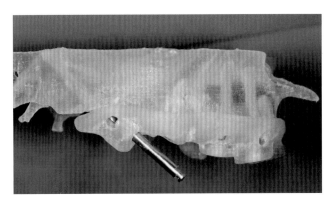

图 CC11-17　导板引导下在3D模型上模拟手术
后部避开右上颌窦

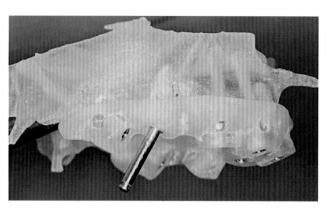

图CC11-18　导板引导下在3D模型上模拟手术前部避开右上颌窦

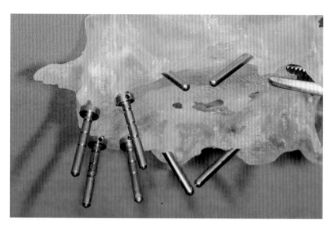

图CC11-19　导板引导下在3D模型上模拟手术。方向指示杆显示计算机上的设计已转移到3D打印的模型上了

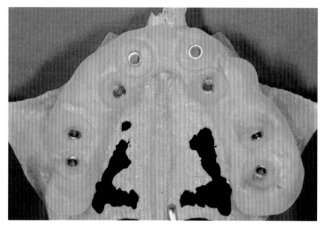

图CC11-20　骨支持式导板（Simplant登士柏种植公司，哈瑟尔特，比利时）
第一个导板有φ2.00mm的套管

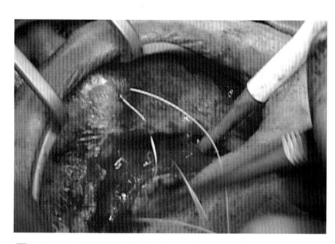

图CC11-21　将黏骨膜瓣缝合到上唇，以防止干扰导板就位

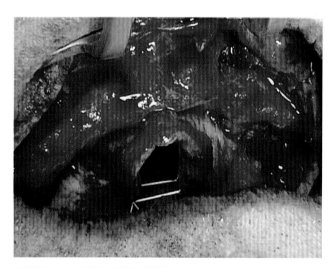

图CC11-22　骨吸收和骨缺损状况

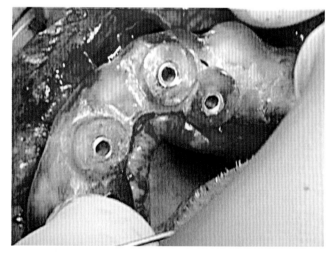

图CC11-23　在骨面上放置导板（Simplant登士柏种植公司，哈瑟尔特，比利时）
导板上的开孔既可增加钻孔过程中的水冷却，也可检查导板和骨面的接触状况

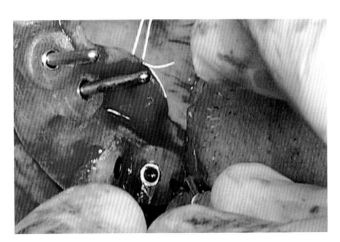

图CC11-24　导板引导手术
导板上最后面的套管是用于右翼上颌区植入的

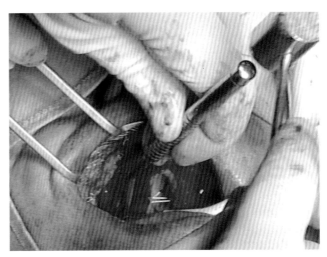

图CC11-25　由于可能损伤血管引起出血，在翼上颌区种植窝的预备用骨挤压技术

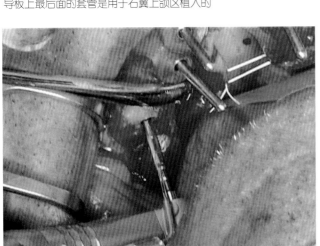

图CC11-26　经导板（SurgiGuide，Simplant登士柏种植公司，哈瑟尔特，比利时）引导的种植手术，经导板的套管钻孔

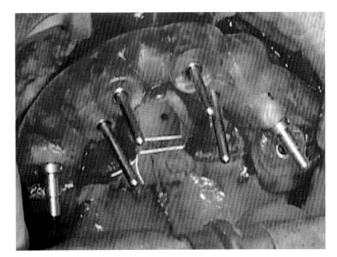

图CC11-27　前部6个种植体位置制备过的种植位点，经导板（SurgiGuide，Simplant登士柏种植公司，哈瑟尔特，比利时）套管中插入指示杆
指示杆也有固定导板的作用

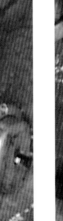

图CC11-28　22号种植体从腭侧向颊侧倾斜植入

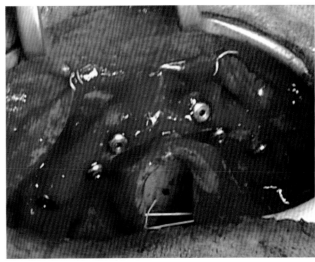

图CC11-29　种植体植入后情况
最后两个未显示

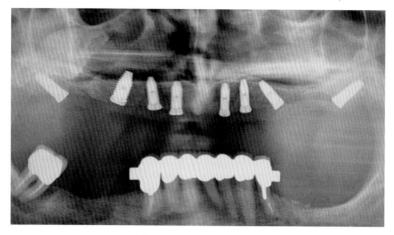

图CC11-30　术后全景片

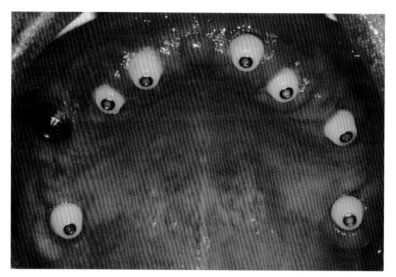

图CC11-31　在安装上17°和30°的基台后，种植体之间仍有相互不平行

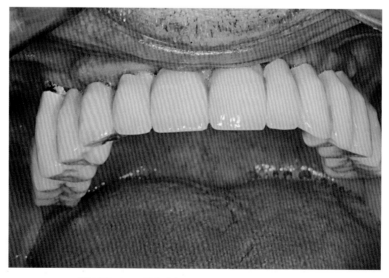

图CC11-32　最终修复体（由技师R. Corsini.提供）

临床病例12
上、下颌无牙颌，计算机引导的种植外科，种植体倾斜植入

要点：骨缺损和窦底骨量不足。

病史和资料

患者，男性，47岁（ASA1），主诉牙齿松动和移位，多数牙有终末期牙周病，不能作为桥基牙。患者希望做一固定修复，因此我们设计了以种植支持的修复替代他松动的天然牙。最初的拍片显示植入种植体需要植骨来恢复骨缺损的解剖结构，以便于植入种植体。为了缩短治疗时间，患者希望有更简单的方法。因此先拔除了松动的牙以保存骨组织，等愈合后评估是否可不植骨。拔牙在门诊局部麻醉＋静脉镇静下进行，同期植入了骨代用材料（Ostim，德古莎贺利氏，汉娜，德国）以保持牙槽嵴骨量。拔牙后采用苏氏"啮合"式缝合关闭嵴顶牙龈黏骨膜瓣，以保护移植材料。愈合约4个月后行CT扫描。

术前考量

戴着扫描义齿进行CT扫描。下颌主要的难点在于严重的骨高度不足和缺损远中靠近颏孔。上颌的主要问题在于左侧切牙区的骨缺损和两侧上颌窦底骨量不足，同时左侧上颌窦伴有炎症。在考虑倾斜植入种植体时，应尽可能向远中延伸修复体悬臂的长度，种植体上端出骨面的位置就非常重要，应仔细考虑和设计。设计种植方案时，先将CT数据导入到Simplant软件中（Simplant，登士柏种植公司，哈瑟尔特，比利时）。在软件中，尽可能在上、下颌骨中找到可满足固定修复又不需植骨的种植位点。下颌设计了6颗种植体，为避开下牙槽神经和颏孔，其中4颗有倾斜植入。在冠状面上植入种植体，植入时要考虑邻近组织的解剖结构，也要顾及修复基台的最大角度（30°）（图CC12-1）。种植体任何方向的改变必须考虑在各个面上的变化。最后两颗在冠状面上向近中（前方）倾斜，而在矢状面上向颊侧倾斜（图CC12-2a，b）。还要在横断面上检查，以确保每个种植体从下至上均包绕在骨质中（图CC12-3）。这样才设计好磨牙位置的两颗种植体。

再靠前些，在颏孔附近，在冠状面上设计两颗倾向远中的种植体，以防止损伤骨内的下牙槽神经管（图CC12-2c，d）。

在前牙区，设计两颗轴向植入的种植体（图12-2e，f）。在三维视图中，可检查种植体与解剖结构间的关系。也可检查种植体与虚拟义齿间的关系（图CC12-4）。为将设计方案准确转移到手术中，预订一个3D打印的颌骨模型和一系列SurgiGuide导板（Simplant登士柏种植公司，哈瑟尔特，比利时）。每个导板适用一个直径的钻（图CC12-5）。用3D打印的颌骨模型和手术导板可模拟手术，以帮助评估整个手术计划（图CC12-6～图CC12-10）。

在上颌设计原理和下颌相同（不植骨手术）。这个病例上颌的难点在于上颌窦底骨高度不足。为了种植体植入过程不涉及上颌窦，在两侧窦前、后方各设计了1颗倾斜种植体。然后从冠状面（图CC12-11）、横断面（图CC12-12和图CC12-13）、矢状面（图CC12-14和图CC12-15）和三维立体方向（图CC12-16和图CC12-17），从整体和各个种植位点评估计划。和下颌一样，也做了上颌骨3D模型上的导板模拟手术（图CC12-18～图CC12-24）。

手术过程

手术在手术室全身麻醉鼻插管下进行。由于麻醉体位和上颌手术体位是一致的，为了节约时间，避免移动患者，先行上颌手术。沿嵴顶切开后，使导板在骨面上稳定就位，注意导板有且仅有一个稳定的就位位置（图CC12-25）。开始经导板以ϕ2.00mm钻备孔，以同一钻预备所有的种植位点。预备的长度在厂家提供的导板使用说明书中均有注明（Simplant，登士柏种植公司，哈瑟尔特，比利时）。当然，考虑到种植体不是经导板上的套管引导植入的，尽管此时已在导板引导下做了种植窝的预备，确认最后长度时不用导板，徒手直接进行也是可以的。正是由于可以这样操作，在导板引导预备时，可以较种植体长度稍短一点。在导板引导下备洞时，一旦钻好了第一钻，可插入平行杆来辅助固定导板（图CC12-26）。接下来按导板的顺序，进行逐级制备种植窝。完成后移去导板，核对深度，检查无误后植入种植体（图CC12-27～图CC12-32）。每当一个导板制备完成时，都要检查是否和3D模型上计划相符合。上颌植入了7颗种植体（NobelSpeedy，诺保科，哥德堡，瑞典），由于骨缺损左中切牙位置没有植入，而植入了生物材料以保持骨容量。拉拢并缝合创口后，开始下颌手术。

暴露下颌骨后，可见到主要是原拔牙时植入的生物材料维持着骨容量（图CC12-33）。在下颌我们总是推荐先找到颏孔的位置，然后翻起一足够大的瓣以防止软组织干扰导板就位（图CC12-34）。将导板放置安稳后开始备洞（图CC12-35）。由于最远端两个种植体的特殊位置所造成的入路困难，需要用直机头进行种植窝的预备（图CC12-36和图CC12-37）。移去终末导板后，精修预备深度（图CC12-38），植入种植体（图CC12-39），拉拢缝合创口。

术后讨论

愈合3个月后，在门诊局部麻醉+静脉镇静下连接愈合帽。对倾斜的种植体，安装30°的角度基台来纠正其方向。

钛支架厂家（Procera，诺保科，哥德堡，瑞典）以CAD/CAM技术切削而成，做了由螺丝固定的钛支架外覆以复合树脂制作成修复体。

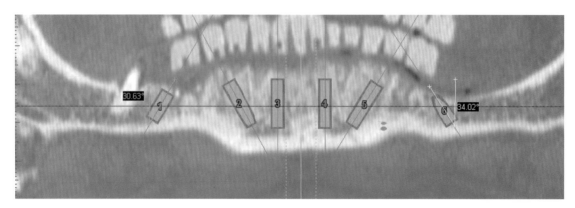

图CC12-1　冠状面CT影像显示下颌种植计划
6个种植体中有4个是以30°植入（详见文中解释）

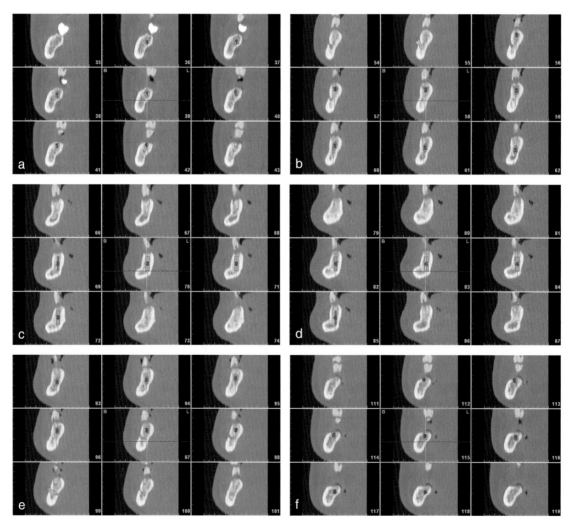

图CC12-2　矢状截面显示从左到右所有种植体的植入位置
在某一断面中，只能显示倾斜植入种植体的一部分，而平行于截面长轴植入的种植体可见全长。下牙槽神经以橘黄色标记

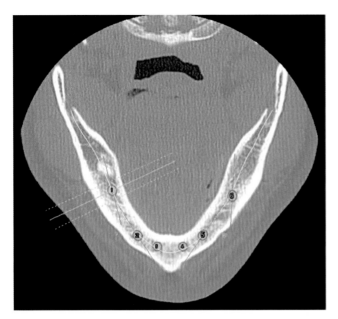

图CC12-3　横断面CT影像中的种植计划
两侧颏神经的颊面出孔点以橘黄色标明

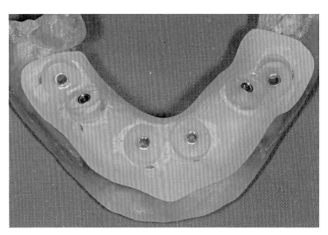

图CC12-5　下颌SurgiGuide导板（Simplant登士柏种植公司，哈瑟尔特，比利时）
每个导板都有特定直径的套管，与特定的直径钻相配套

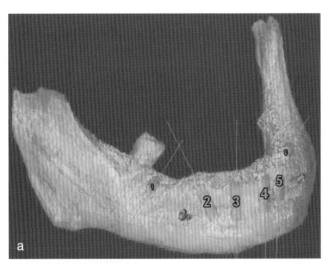

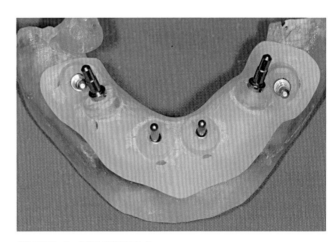

图CC12-6　经导板模拟手术
最后两种植体明显倾向近中颊侧

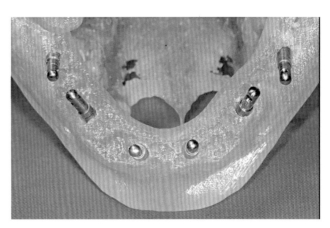

图CC12-4　种植计划三维图像
a.无虚拟义齿；b.有虚拟义齿

图CC12-7　检查和测量预备的深度

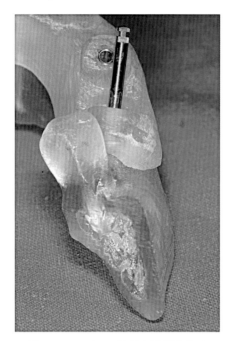

图CC12-8　在3D模型上模拟植入左侧最后种植体（近中颊侧倾斜）

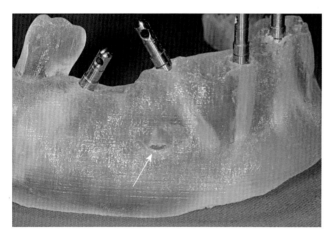

图CC12-9　为避开右侧颏孔（箭头所指）而倾斜植入种植体

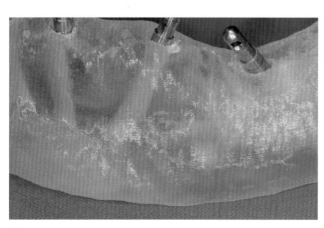

图CC12-10　为避开左侧颏孔（箭头所指）而倾斜植入种植体

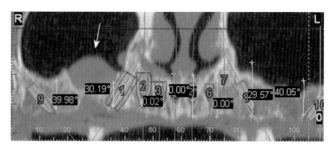

图CC12-11　上颌种植计划
冠状面CT影像显示为避开上颌窦而倾斜植入的种植体，右侧上颌窦炎性病变（箭头所指）

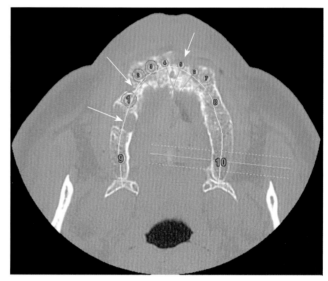

图CC12-12　上颌种植计划的横断面影像
箭头指向为主要的骨缺损区

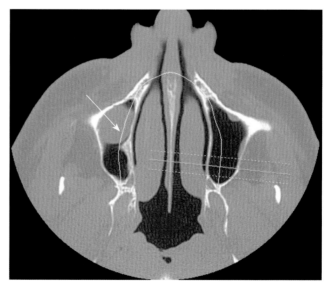

图CC12-13　横断面影像显示右上颌窦炎症（箭头）

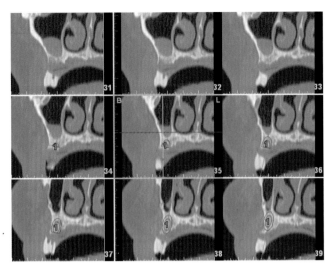

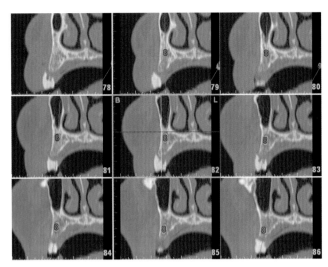

图CC12-14　右上颌窦前方倾斜植入的种植体，在矢状截面上的连续图像

图CC12-15　左上颌窦前方倾斜植入的种植体，在矢状截面上的连续图像

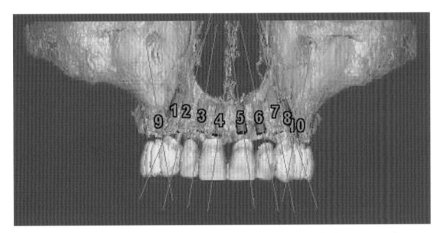

图CC12-16　上颌种植计划的三维影像，做了透明化处理

5号种植体区骨量不足，因此没有植入种植体

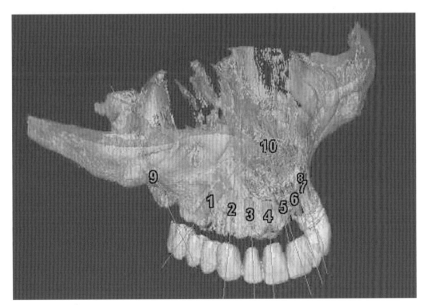

图CC12-17　等容积的颌骨和虚拟义齿的三维影像

在上颌窦前方倾斜植入的种植体，穿出端在上颌5号和6号之间。这说明如果不在更远端的9号和10号位置植入种植体，修复体悬臂的延伸是受限的

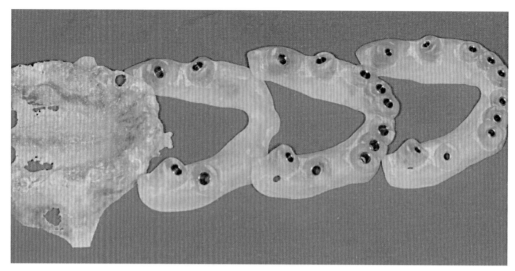

图CC12-18　3D打印的模型和手术导板

后面4个植入种植体直径更大，因此最后一个导板前部没有套管。前部植入的种植体由于直径较小，前一个导板的套管已达到它们备洞所需的直径

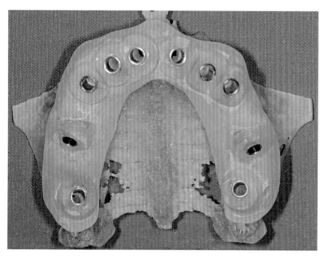

图CC12-19　骨支持式导板（SurgiGuide导板，Simplant登士柏种植公司，哈瑟尔特，比利时）就位在上颌模型上

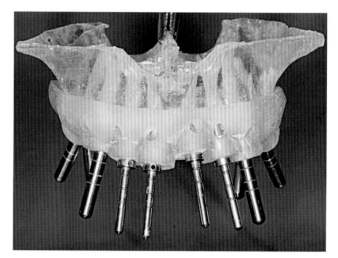

图CC12-20　在模型上行导板模拟种植手术（前面观）

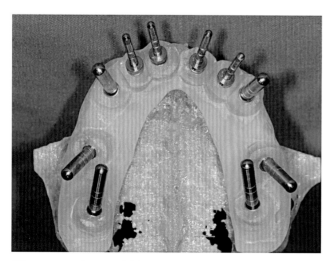

图CC12-21　在模型上行导板模拟种植手术（腭面观）

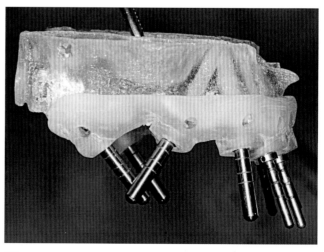

图CC12-22　在模型上行导板模拟种植手术（右侧面观）

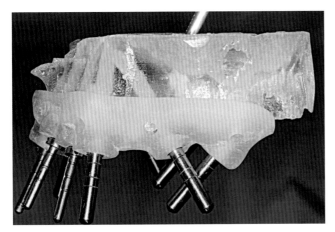

图CC12-23　在模型上行导板模拟种植手术（左侧面观）

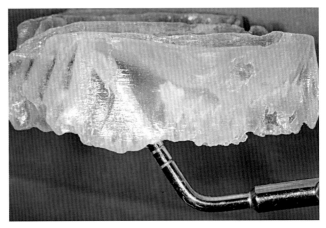

图CC12-24　在模型上测量预备的深度

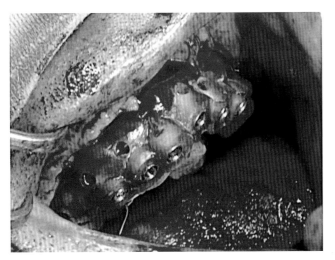

图CC12-25　手术导板就位到上颌骨上唯一稳定的位置

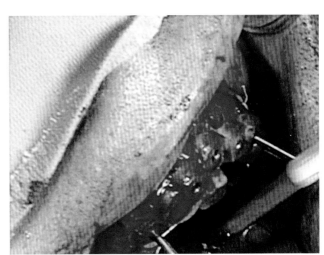

图CC12-26　将方向指示杆插入到导板套管中，以检查预备的情况和稳定导板

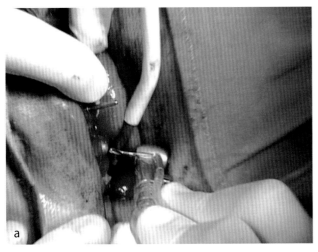

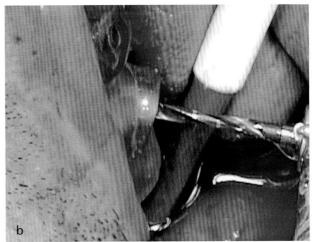

图CC12-27　在导板引导下进行右侧上颌窦前方倾斜植入位点的预备

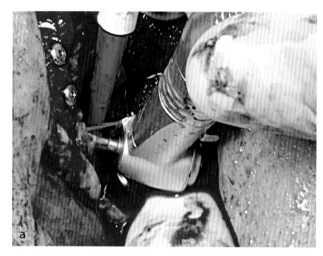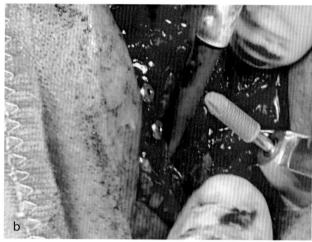

图CC12-28　a.移去导板后，精修至植入深度，种植体在右上颌窦前方斜向植入；b.检查和植窝深度后，植入种植体

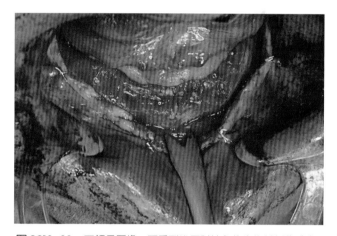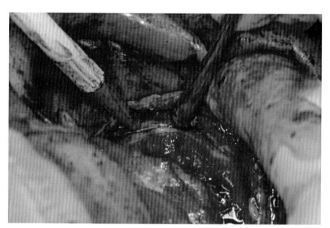

图CC12-29　下颌骨图像。可看到拔牙时植入的生物材料的残留，散在分布在牙槽窝中

图CC12-30　暴露左侧颏孔

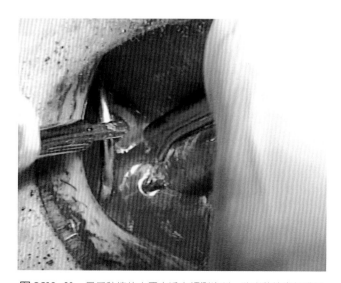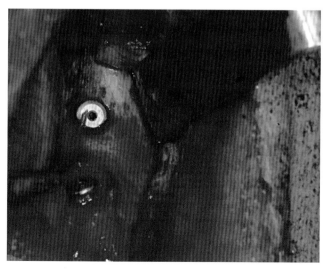

图CC12-31　最后种植体由于向近中颊侧偏斜，造成种植弯机难以进入导板的套管，需用直机备洞

图CC12-32　左下颌倾斜植入的种植体

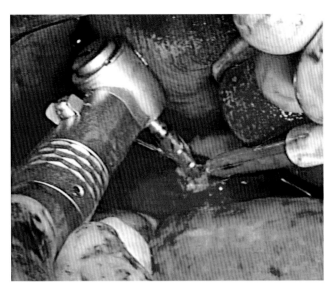

图 CC12-33　在移去导板后，精修右下颌孔前方倾斜植入的种植位点的植入深度

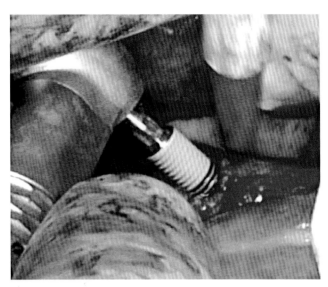

图 CC12-34　右侧颏孔前倾斜种植体的植入

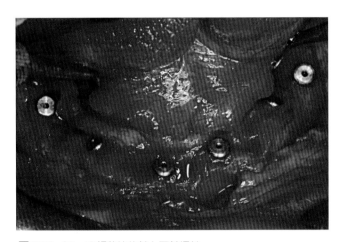

图 CC12-35　下颌种植体盖上覆盖螺丝

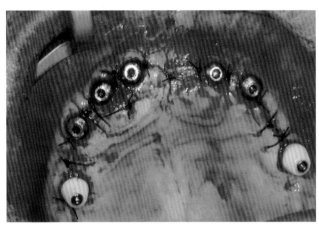

图 CC12-36　上颌种植体连接愈合帽，最后两个30°倾斜的种植体连接30°的角度基台（多牙基台，诺保科，哥德堡，瑞典）
这些基台盖上了泰氟隆的保护帽（白色）

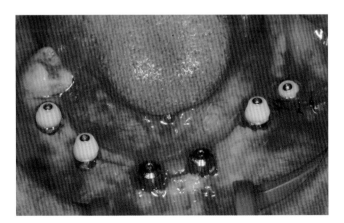

图 CC12-37　下颌种植体连接愈合帽，后4个30°倾斜的种植体连接30°的角度基台（多牙基台，诺保科，哥德堡，瑞典），以达到上部相互平等
这些基台盖上了泰氟隆的保护帽（白色）

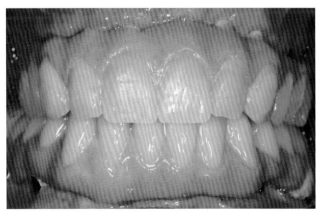

图 CC12-38　螺丝固定的钛支架外覆以复合树脂制作成修复体，钛支架厂家（Procera，诺保科，哥德堡，瑞典）以CAD/CAM技术切削而成
部分螺丝孔在颊侧需用树脂封孔（由技师 A.Arcidiacono-P.D Bene

提供）

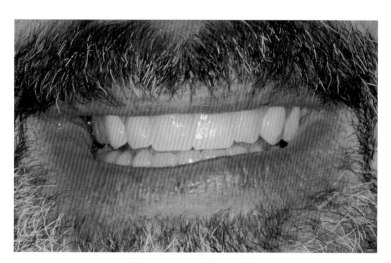

图CC12-39　患者正面笑容

临床病例 13

上、下颌无牙颌，计算机引导的种植外科，种植体倾斜植入，即刻负重

要点：各种骨缺失，双侧上颌窦底，骨量不足，治疗周期。

病史和资料

患者，男性，68岁（ASA1/2），他的上半口是活动义齿，下颌前部是固定桥，后部是活动义齿，该患者对这种口腔状况很不满意。患者是因为其糟糕的牙髓和牙周状况影响桥基牙而来就诊。全景片显示其根尖有多发的肉芽肿，必须作牙拔除处理。由于患者咽反射过度敏感，使他取、戴义齿也困难。这种严重的病损导致他每一项临床治疗都很棘手，也导致了患者对牙科治疗的不信任。为了缓解医患关系，我们决定先拔除病牙，刮净肉芽组织，佩戴活动义齿，等创口愈合。一段时间愈合后，行CT扫描做了仔细的分析，设想为其行种植支持的固定修复。

术前考量

拔除了患者所有下颌牙齿并愈合4个月后，做CT扫描。数据导入Simplant软件（Simplant登士柏种植公司，哈瑟尔特，比利时）进行分析并制定种植计划。上颌双侧窦底骨量不足，窦底残留骨量在1～3mm（为Jensen D类和Misch S-A Ⅳ类），而在前牙区骨高度和宽度严重不足（为Cawood-Howell Ⅳ和Ⅴ类）。

而在下颌，由于肉芽肿的原因，至少有3个大的骨缺损，且后牙区骨高度相对不足。针对其情况我们给出的治疗方案是：上下颌骨行骨移植修复重建骨缺损，并且行双侧上颌窦底提升、植骨，考虑到植骨的量比较大，还要进行口外供区的取骨。然而该患者认为手术创伤太大，断然拒绝了该方案。

既然排除了骨移植的方法，只有考虑不植骨方案的可行性了。在计算机上的三维影像中进行种植方案设计，评估各种治疗方案的可行性和评判各种治疗方法的结果是必需的。利用该软件，我们可以尽可能把种植体虚拟植入到有足够骨量的位点。考虑要在上颌避开上颌窦和在下颌避免损伤颏神经，植入方案就得采用倾斜植入种植体的设计。更准确地说，是在冠状面上可看到，我们在双侧上颌窦前、后方各设计了2颗倾斜植入的种植体。为了利用好倾斜植入的种植体，倾斜的角度必须和角度基台相匹配，以便能取得共同就位道。由于该软件具有测量角度的功能，在设计种

植体植入方向时已将现有成品基台的角度考虑在内（图CC13-1）。在前牙区设计了4颗种植体，并在横断面（图CC13-2）、矢状面（图CC13-3～图CC13-8）和三维影像中（图CC13-9，图CC13-10），对设计方案进行仔细的检查和修改。在CT影像中可以看到右侧上颌窦的囊性病变（图CC13-1，图CC13-2，图CC13-5），如果不行上颌窦底提升植骨的话，这是不需要手术的。根据这些数据，如果采用骨修复重建治疗方案的话，患者在开始牙科治疗之前将不得不先行五官科的手术。替代的方案显然更符合患者的愿望。

在前牙区，由于嵴顶骨质菲薄而基底骨较宽，所以种植体植入较其他部位要深些，以便将种植体放置在骨量较多处（图CC13-6）。这些种植体看起来位置更深。由于过深的植入种植体可能导致修复体下的食物嵌塞和清洁困难，因此对是否能这样植入我们也有些不确定。因此我们定制了手术导板来协助考量这种情况，并根据手术中其他种植体植入的状况来决定是否要在前部如此植入。在三维影像中，我们利用软件的剪切功能，对各个相关位点进行截开，如有必要甚至可以改变植入位置（图CC13-10）。也可利用区域选择性透明化功能，评估种植体和深部结构间的关系。

为了评估这个治疗方案，在3D打印的模型和导板上模拟种植体植入的过程（图CC13-11）。利用专用的计算机辅助导板手术工具（Navigator System，Biomet 3i；棕榈滩，佛罗里达），先从左侧翼上颌处开始（图CC13-12），然后是左上颌窦前方（图CC13-13），依次植入种植体，直至右侧的窦前和窦后倾斜的种植体。检查3D打印模型，发现前部植入的种植体要较其他部位深得多，这也证实了我们这之前的怀疑（图CC13-14）。而且，这些种植体通过导板的植入时需要特殊的钻，那时候在导板手术工具盒中还没有这样的钻，市场上也没有。然而，利用标准的导板手术工具，尽管不能钻至植入深度；通过导板钻孔可以先确定种植体的长轴方向，然后用徒手预备至预定深度。

在下颌也应用同样的方法，为避免损伤重要的解剖结构和颏孔区，也将种植体倾斜植入。在冠状面上，参照扫描义齿来设计种植体的植入位点。扫描义齿是根据临时牙和诊断蜡型来制作的，义齿和基托中含有钡（分别为20%和10%）（图CC13-15）。在冠状面上，可将种植体倾斜角度调到25°，以便与现有的角度基台相匹配。在横断面影像中，可沿着神经的走行将它标记出来；并改变种植体的植入方向，避免植入到骨缺损区（图CC13-16）。在各个种植体的矢状面上，可最精准地调控植入情况。为避开左侧后牙区的大块骨缺损区，远端的两个植体不是对称植入的。这两个种植体（10mm）全部植入到骨组织中，尖端在左侧已达下颌舌骨线水平（图CC13-17）。图CC13-17清楚地显示，如果不是根据CT来判断，骨高度的确定将出现很

大的偏差。

关于成角植入的种植体，有些要点是很有用：在牙科扫描的CT图像中，矢状面与横断面是相互垂直的，因此当植入种植体相互平行时，经所有种植体任一矢状面也是相互平行的，就可以通过叠加方式设计导板。而倾斜种植体却刚好相反，植体的中心线路径穿过多个矢状面，各个矢状断面边缘的轮廓都不相同，也无法设计出导板的外形线（图CC13-18）。因此，在计划植入倾斜种植体时，该软件是非常有帮助的。因为这在设计软件交互功能允许包括三维在内各个影像中去互动（图CC13-19）。在三维影像中我们可以逐个核对，并且作必要的位置调整（图CC13-20和图CC13-21）。

3D打印的模型和骨支持式导板（Simplant登士柏种植公司，哈瑟尔特，比利时）一同制作好并寄来（图CC13-22）。这个病例需做种植即刻负重，需要计算机辅助的导板专用手术工具（Navigator System，Biomet 3i，棕榈滩，佛罗里达），利用该工具可精确植入种植体（注：就是所谓的全程经导板引导植入手术，植入的方向、角度和深度都经导板和手术工具来控制）。另一套工具是技工室专用，用在术前就可用替代体翻制出种植模型。

在3D打印的模型上，预备了6个种植位点（图CC13-23）。在颏孔区为避免伤及颏神经，种植体向远中倾斜，其骨中内部分均要在距下牙槽神经管2mm的安全环状区之外。

在这个病例中，即使只在下颌前部植入4个种植体已够做可以做临时固定修复了，但考虑到上颌后端两个种植体远在翼上颌区，我们还是选择在下颌后部植入2个种植体。

备洞手术完成后，就要用到手术导板和导板工具中的携带体；该替代体使用的携带体的长度和种植体植入时使用的携带体长度相同，其表面有突起和导板套管上的凹槽相对应，可确保种多个内连接植体植入时其内多边形的方向一致。通过携带体经导板套管连接替代体（图CC13-24），可在术前预先翻制出种植模型。

选择螺丝固位的直或角度基台，使用角度基台的目的是补偿倾斜植体角度，然后在基台上制作螺丝固位的临时修复体。在石膏模型上，技师制作了两副临时修复体用作即刻负重。临时修复体像活动义齿一样，有基托部分，便于在确定咬合高度时做参考。3D打印的模型除非是根据扫描义齿定制的，否则不能用作制作临时义齿之用，因为单纯的扫描义齿不能提供足够修复所需的关键信息。在这个病例中，由于扫描义齿的组织面有气泡，使扫描数据不能打印出用作修复的3D模型。因此，垂直关系是参照术前获得的数据。在临时修复体上，预留了足够的空间以便将修复基台包绕在塑料中部分达到足够的高度（图CC13-25和图CC13-26）。

手术过程

为防止术中过度的咽反射，手术在全身麻醉下进行。我们先进行上颌手术，因为上颌是最难的手术点。参照3D模型，安置种植导板，检查导板在骨面上就位是否与模型上一致，确认导板稳定就位（图CC13-27）。经导板以3i导板手术工具（Navigator System，Biomet 3i，棕榈滩，佛罗里达）备洞并植入6颗种植体，术中决定不植入设计在前牙区的2个种植体，因为和其他位置相比，这两个实在太深了（图CC13-28）。为防止一侧导板的过度受力，采用两侧交替植入（类似于"换轮胎"技术）（图CC13-29）。经导板植入种植体后，移去导板（图CC13-30），安装可连接螺丝固位的修复体的多牙基台（图CC13-31）。

在下颌同样进行种植位点制备，植入6颗种植体（图CC13-32和图CC13-33）。移去导板（图CC13-34），安装螺丝固位基台（图CC13-35），缝合创口。将临时柱安放到修复基台上，准备临时修复（图CC13-36）。确定两临时修复体的咬合关系后（咬合是根据预翻制的模型确定的）（图CC13-37），用树脂将基台上的临时柱固定到修复体中（图CC13-38）。取下修复体送到技工室，在模型上修成以螺丝固定的修复体，磨掉基托部分，修改成多伦多桥。几小时后，将修复体在口腔中就位（图CC13-39）。

术后讨论

术后全景片显示部分基台没有完全就位（图CC13-40）。取下基台，重新连接基台，并调改修复体。在大概2个月后，重新制作了用金属支架加固的金属-树脂混合桥，以防止像最初的全树脂牙一样，容易发生折断（图CC13-41）。

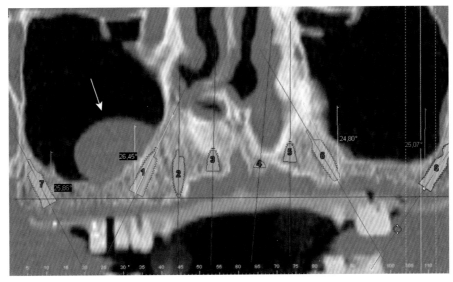

图 CC13-1　冠状面 CT 图像显示，窦底骨量不足、倾斜植入的种植体和右侧上颌窦的囊性病损（箭头所指）

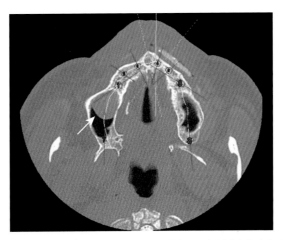

图 CC13-2　种植计划的横断面 CT，也同时显示了右上颌窦的炎症（箭头）

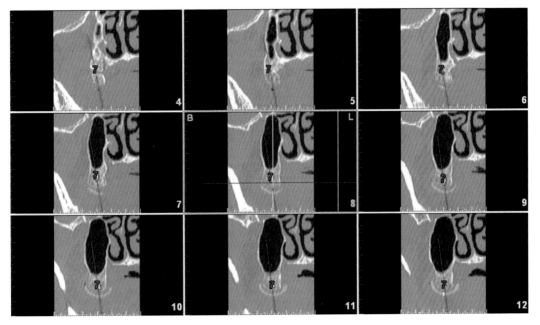

图 CC13-3　右侧翼上颌区种植设计
图中为种植体在矢状各断面的行径

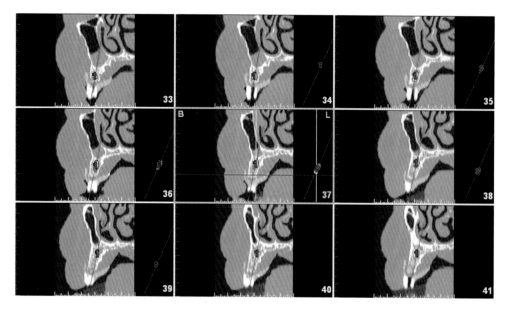

图CC13-4　右上颌窦前
方倾斜种植体的设计
图中为种植体在矢状面各
断面的行径

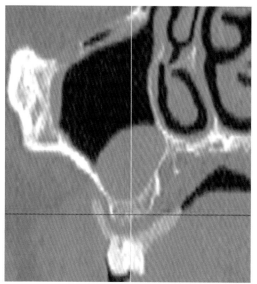

图CC13-5　右上颌窦的炎性病损

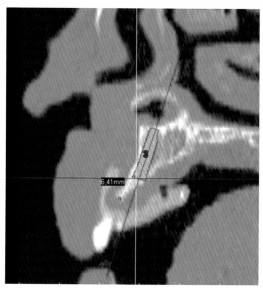

图CC13-6　由于上方牙槽骨很薄，为使种植体周围有足够
的骨组织，必须植入很深（在牙槽嵴顶下方6.41mm）

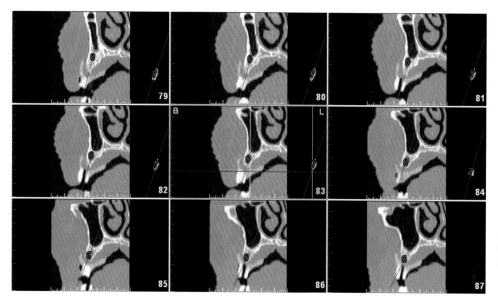

图CC13-7　左上颌窦前
方倾斜种植体的设计
图中为种植体在矢关状面
各断面的行径

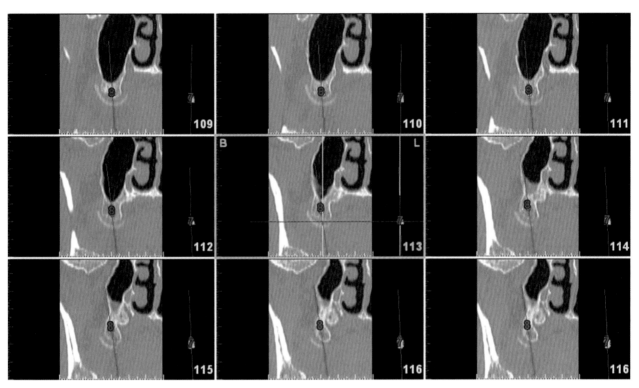

图 CC13-8　左侧翼上颌区种植设计
图中为种植体在矢状各断面的行径

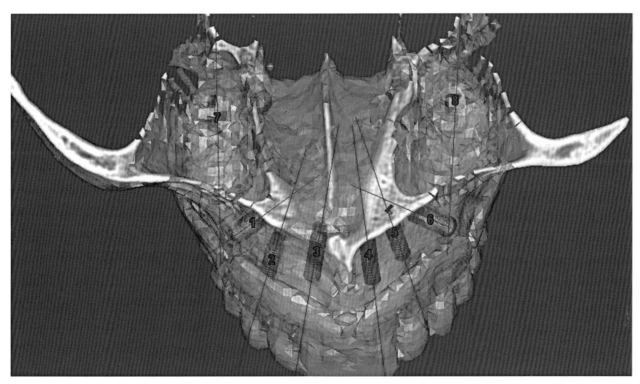

图 CC13-9　从前上方看种植设计方案的三维横断面观

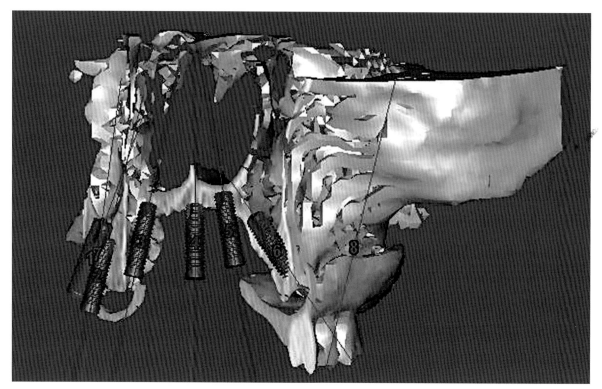

图 CC13-10　利用软件的三维剪切功能，观看左上颌窦前方的倾斜植入种植体

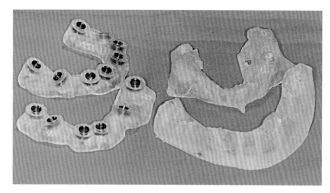

图 CC13-11　导板套管和上颌前部将要植入种植体两者之间的间距较常规更大，需特殊长度的钻，但手术时还没有这种长度的钻

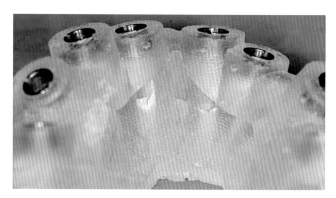

图 CC13-12　在侧翼上颌区种植模拟手术，倾斜植入种植体从窦后方穿过（译者注：这个实际是错误的，应该是说明导板就位到模型上后，在前牙区套管和上颌前部将要植入种植体两者之间的间距较常规更大）

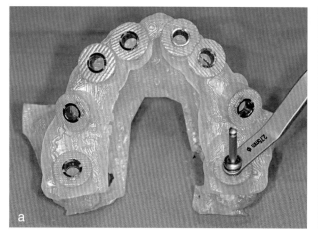

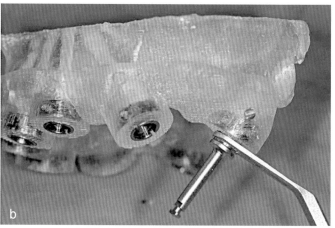

图 CC13-13　左侧翼上颌区种植模拟手术，倾斜植入种植体从窦后方穿过

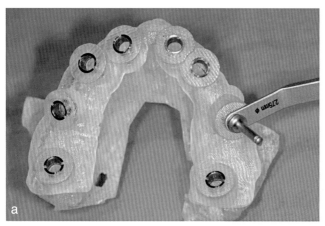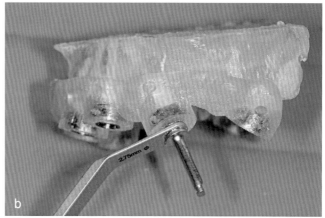

图CC13-14　种植模拟手术：左上颌窦前方倾斜植入种植体
注意方向向近中（a）和颊侧（b）倾斜

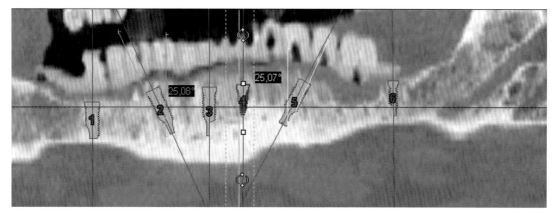

图CC13-15　种植方案的冠状截面图
为防止损伤颏孔区和骨内的神经襻，种植体向远中方向倾斜植入。倾斜角可用角度测量功能来确定

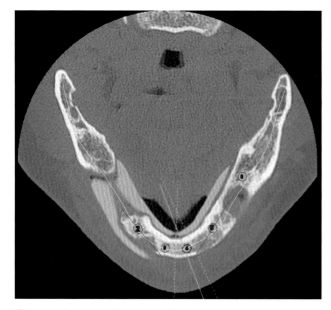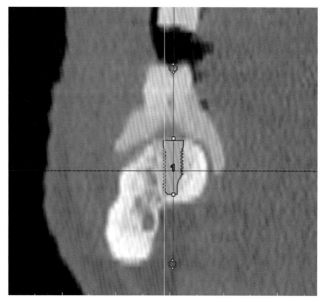

图CC13-16　种植方案的横截面图
种植位点避开了骨缺失区

图CC13-17　种植体的矢状截面图
种植体的尖端到达了舌侧皮质骨；下颌舌骨线向舌侧突出明显。如果不做CT，将会误判骨高度，可导致舌侧骨板穿通而损伤口底血管的风险

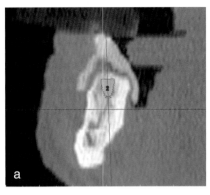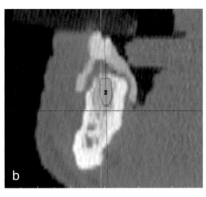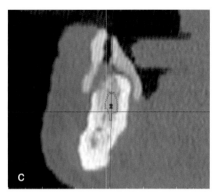

图CC13-18　倾斜植入种植体在矢状各断面的行径（种植体2，译者注：即右下颌颏孔区前的植体，在Simplant软件中按设计时间顺序自动生产的编号）

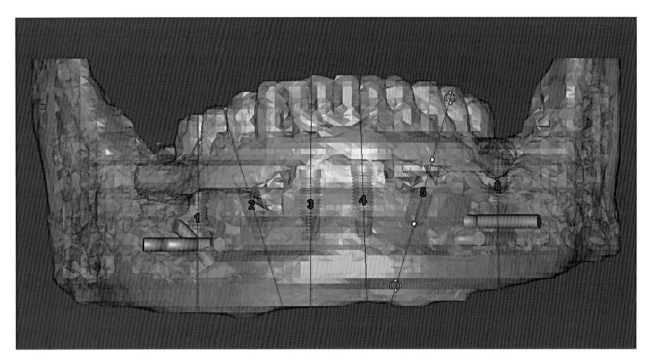

图CC13-19　利用设计软件的骨质透明化功能，从前面观看到的三维种植设计方案

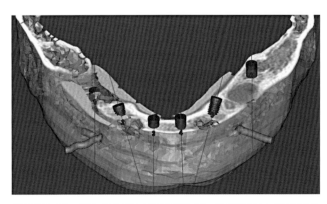

图CC13-20　在三维影像中骨质透明化后，从横截面上可见种植避开了骨缺损区

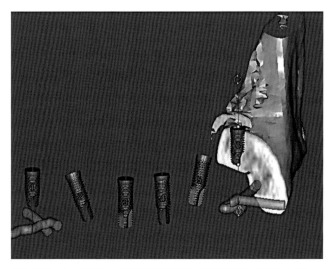

图CC13-21　种植体已触及舌侧皮质骨，注意下颌舌骨线也标明

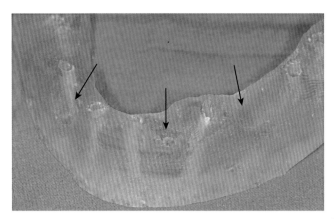

图 CC13-22　3D打印模型
在模型上骨缺损清晰可见（箭头），可触及

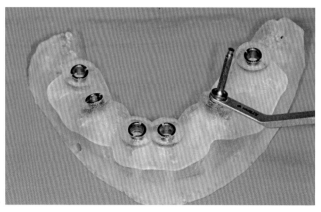

图 CC13-23　模拟导板引导种植手术过程

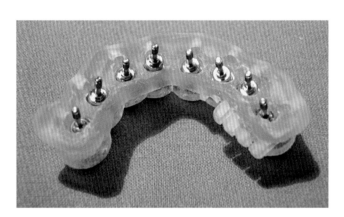

图 CC13-24　用替代体连接导板特制工具盒（Navigator System，Biomet 3i，棕榈滩，佛罗里达）中的携带体，经 SurgiGuide 导板（Simplant 登士柏种植公司，哈瑟尔特，比利时）套管固定

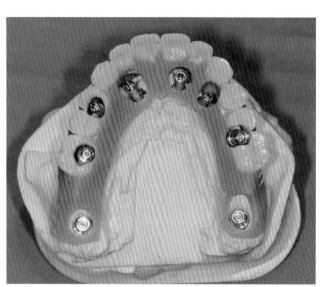

图 CC13-25　上颌临时修复体

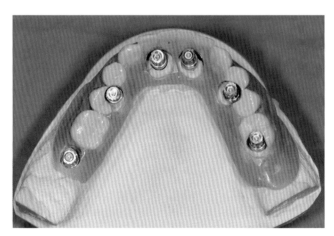

图 CC13-26　下颌临时修复体

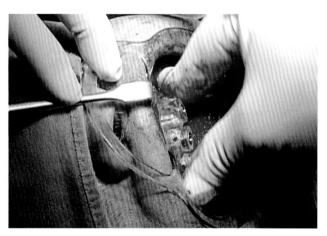

图 CC13-27　在骨面上检查导板稳定的位置

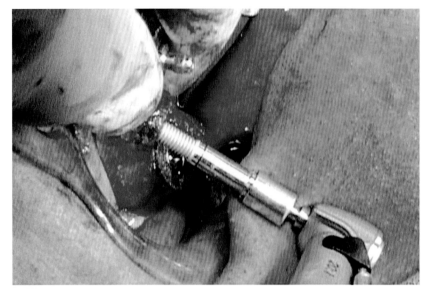

图CC13-28   右上颌窦前方倾斜种植体经导板植入，植入时携带体长度是设计时确定的

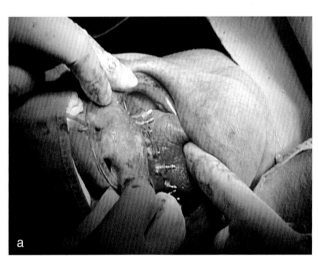

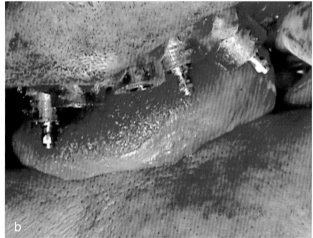

图CC13-29   为避免张力导致不平衡，两侧种植体交替植入

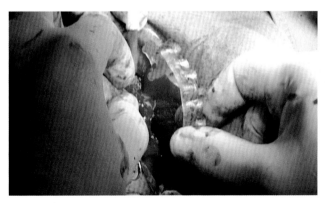

图CC13-30   种植体植入完成后先松开携带体，再取下导板

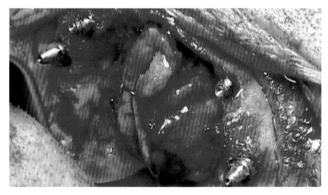

图CC13-31   缝合前连接基台，术中腭侧瓣做了牵拉缝合

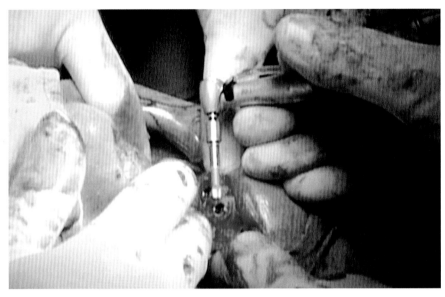

图 CC13-32 下颌种植体经导板引导植入，携带体的长度是根据术前计算机设计中的确定的

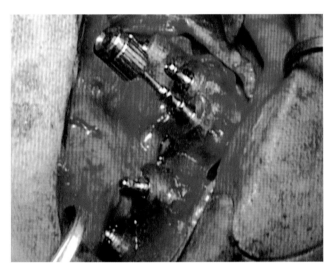

图 CC13-33 所有下颌种植体选择合适的携带体植入

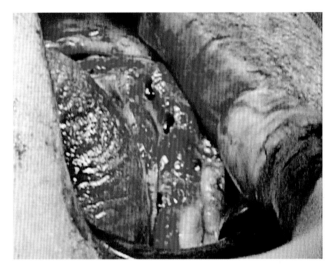

图 CC13-34 移去导板后，下颌种植体的植入状况

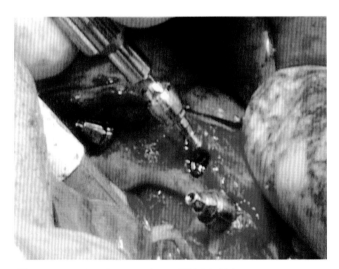

图 CC13-35 关闭创口前，连接下颌的修复基台

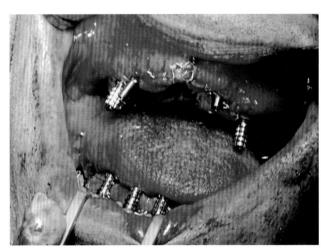

图 CC13-36 关闭创口，安装基台临时柱

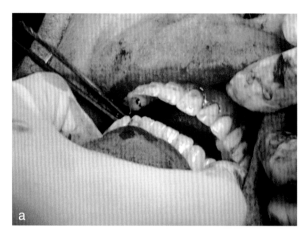
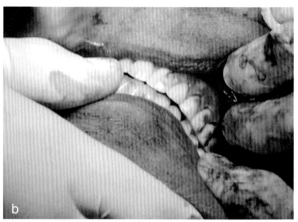

图CC13-37　患者在仍处在麻醉状态下，初步确定咬合关系

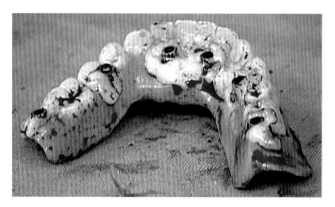

图CC13-38　用树脂将临时柱固定在临时修复体中

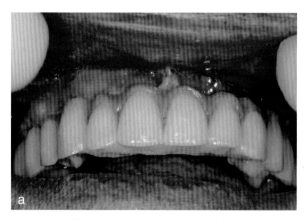
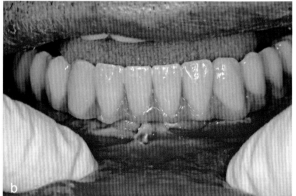

图CC13-39　几小时后，临时义齿修改成螺丝固位的多伦多桥（由技师A.Arcidiacono-P.D Bene提供）

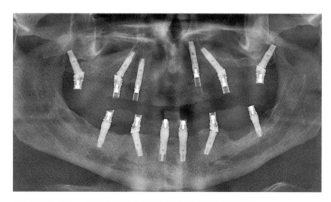

图CC13-40　术后全景片显示有几个基台就位没到位

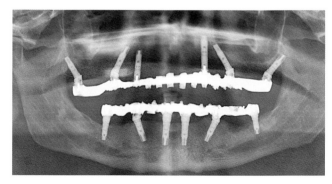

图CC13-41　术后2个月全景片
基台正确就位，并做了金属支架加固的临时桥修复体

临床病例14
上颌无牙颌，计算机引导的种植外科，种植体倾斜植入

要点：骨宽度和高度均不足，窦底骨量不足。

病史和资料

患者，女性，68岁（ASA2/3），由于早先发生过短暂性的脑缺血而正在进行抗凝治疗。在做牙科治疗计划评估前，转到神经专科医生和全科医生那里会诊，确定可以耐受麻醉。由于牙周的原因，上颌最后5颗牙得拔除。因此，右上颌尖牙区有一大的骨缺损。正是由于这个原因，我们决定等4个月后再评估这个病例。考虑到这个患者的临床状况，骨重建的方法肯定不在考虑之列。说实在，要不是她坚决不要活动牙的话，我们会建议她戴活动义齿。为精确评价各种治疗方案，参照Simplant（Simplant登士柏种植公司，哈瑟尔特，比利时）软件所要求的模式做了CT扫描。

术前考量

CT显示上颌骨严重萎缩（为Cawood-Howell Ⅳ和Ⅴ类），并且窦腔局步进行性增大。像这种病例，如果患者全身状况良好，应当选择双侧上颌窦底提升和植骨。在这个病例，由于有很多解剖结构上的难点，做不植骨的种植显得很难。上颌窦底高度不足，窦腔位置低又太靠前；骨高度和宽度不足使情况更复杂。特别是增大的上颌窦腔导致可植入种植体的空间受限，而且这些区域骨高度和宽度又不足。

计算机辅助的外科可针对各种治疗方案进行术前模拟，对选择治疗方法很有帮助，特别是对一些不常见的案例。根据三维影像的研究，拟在现存有限的骨中植入6颗种植体。前牙区在中线两侧各植入一颗，在远中偏向后牙区倾斜植4颗种植体（图CC14-1）。由于双侧翼上颌区骨量不足，倾斜种植体设计在双侧上颌窦前方。这些种植体的位置也在靠前部有足够骨量的位点（图CC14-2）。由于后部的骨量不足和避免后方的两个植体间距太小，后部的两种植体都需要倾斜植入并且保持平行；而正中中线旁的两个种植体是正

常方向植入。倾斜植入的种植体行径在某一矢状面上的只是部分可见，这是因为整个种植体的行径要跨过多个矢状面（图CC14-3～图CC14-6），而当某个种植体倾斜方向与某一矢状面平行时，则可见其全部（图CC14-7和图CC14-8）。给患者看过方案（图CC14-9～图CC14-12）并取得其同意后，就预订手术导板和3D打印的颌骨模型（Simplant登士柏种植公司，哈瑟尔特，比利时）（图CC14-13和图CC14-14）。这个病例选择3i专用的导板手术工具（Navigator System，Biomet 3i，棕榈滩，佛罗里达）（图CC14-15）。这套导板手术工具Navigator System是设计用于内连接种植体（NanoTite，Biomet 3i，棕榈滩，佛罗里达）手术的，但考虑到种植体之间成角很大，为减少后期修复的困难，还是选用了外六边形连接的植体。在手术时，由于没有外连接的携带体，先在导板引导下制备窝洞到预定的深度，然后移去导板植入种植体（导板辅助）。为尽可能将种植体植入残留的骨组织中，植入时将部分种植体偏腭侧植入。

手术过程

经与内科医师讨论和全面的麻醉评估后，选择住院全身麻醉下进行种植手术。在麻醉诱导和鼻插管后，行嵴顶切口暴露上颌骨。

为防止牙龈黏骨膜瓣干扰导板就位，将之缝合在颊侧前庭沟。导板就位后的稳定性经与3D模型上的情况相比较来确认（图CC14-16）。位点制备采用3i专用的Navigator导板工具（Biomet 3i，棕榈滩，佛罗里达）（图CC14-17和图CC14-18），植入时没有特殊的携带体，直接徒手植入（计算机辅助）。植入6颗外六边形连接植体（Biomet 3i，棕榈滩，佛罗里达）（图CC14-19和图CC14-20）。创口严密缝合。

术后讨论

术后愈合良好，没有并发症（图CC14-21）。3个月后用牙龈环切的方法做了二期手术（图CC14-22），这是为了避免翻瓣和再次停止抗凝治疗。创口愈合后，患者送到修复医生处做了杆式覆盖义齿。

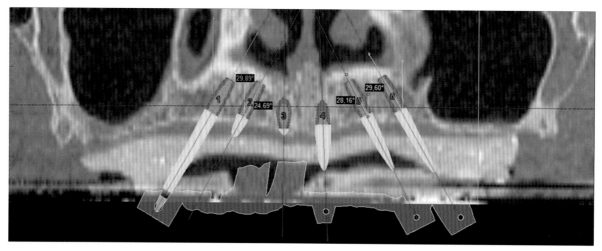

图CC14-1 种植计划（Simplant 登士柏种植公司，哈瑟尔特，比利时）冠状截面影像
显示4个倾斜植入种植体的倾斜角度的测量值。最下方是软件中生成的导板预览（紫色是植体，黄色代表修复空间）

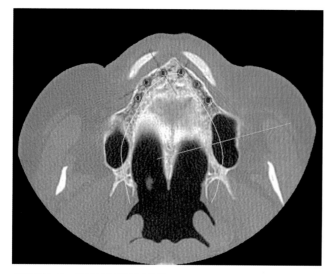

图CC14-2 种植计划横断面影像

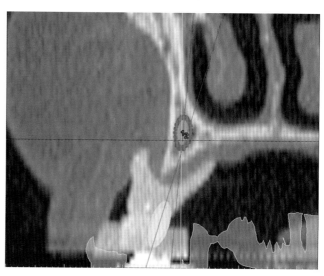

图CC14-3 种植体1矢状断面中影像
倾斜植入种植体由于穿过连续多个矢状断面，而与矢状断面往往不相平行，在某一断面中不能看到种植体全貌。同时可见植入部位骨量很有限（参看图CC14-4～图CC14-8）。

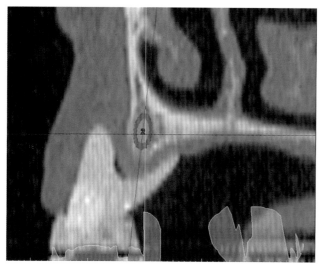

图CC14-4 种植体2矢状断面中影像

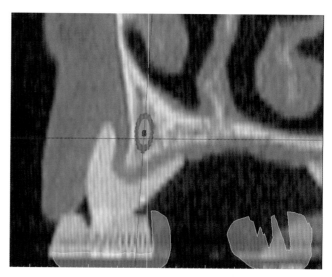

图CC14-5 种植体5矢状断面中影像

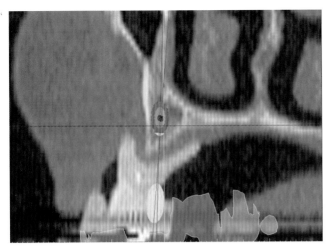

图 CC14-6　种植体 6 矢状断面中影像

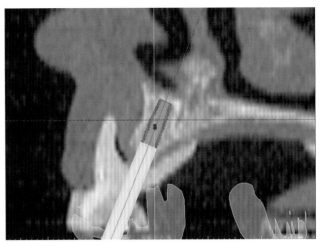

图 CC14-7　笔直植入种植体 3 矢状断面中影像
由于植入方向与矢状面平行可在同一断面中显示（选取直径最大处断面）

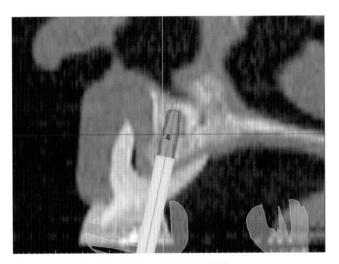

图 CC14-8　笔直植入种植体 4 矢状断面中影像

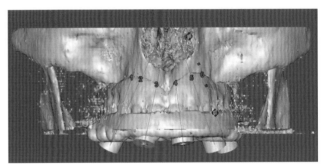

图 CC14-9　上颌骨、扫描义齿和手术导板的三维观

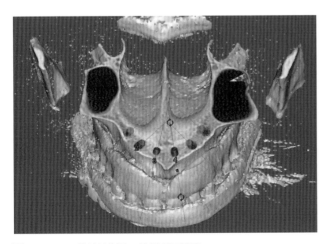

图 CC14-10　种植计划的三维横断面影像

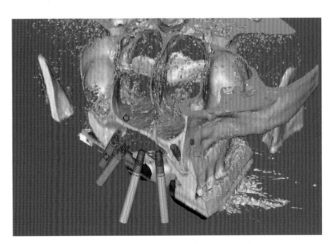

图 CC14-11　经左侧倒数第二颗种植体的三维矢状截面观

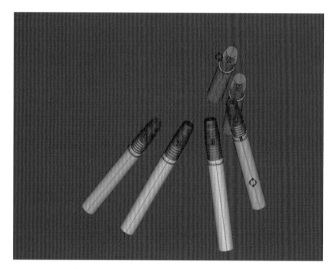

图CC14-12　在软件中隐藏所有其他影像，只留下种植体，可观察种植体间的空间关系

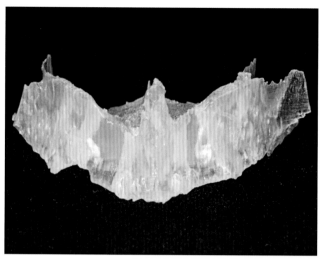

图CC14-13　在3D打印模型上进行模拟种植位点制备
考虑到种植位点的制备深度只有1cm，已经几乎是整个上颌骨高度，可从这种对比中观察上颌骨严重萎缩的程度。种植体周围包绕的是窦壁和鼻底骨板的皮质骨

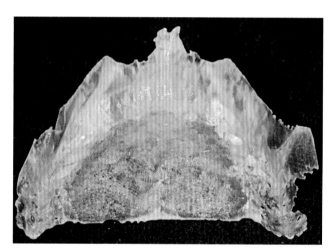

图CC14-14　3D打印模型的腭面观
有几个种植位点偏向腭侧牙槽嵴

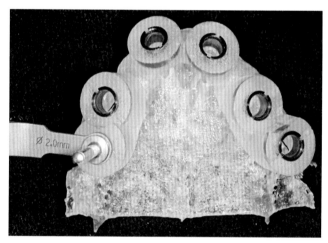

图CC14-15　用3i导板工具Navigator System（Biomet 3i，棕榈滩，佛罗里达）进行模拟手术

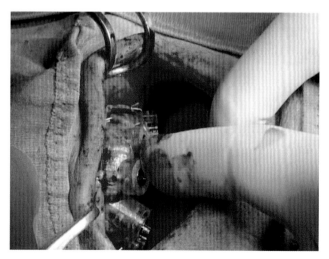

图CC14-16　口内检查导板（Simplant登士柏种植公司，哈瑟尔特，比利时）就位后稳定性

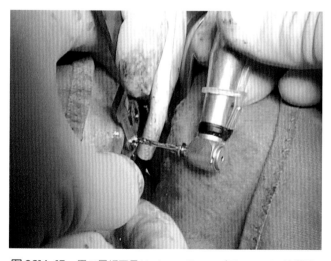

图CC14-17　用3i导板工具Navigator System（Biomet 3i，棕榈滩，佛罗里达）进行种植位点制备

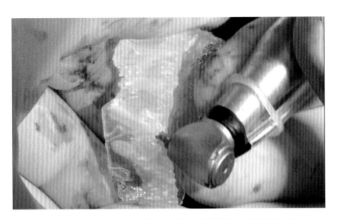

图CC14-18 在模型上再次检查右侧2个倾斜植入的种植位点

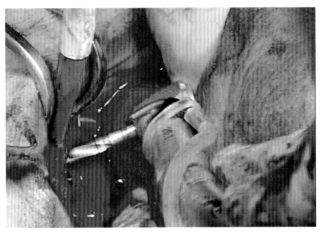

图CC14-19 为尽可能多利用现有的骨量，有时需要偏腭侧进行位点制备（如本例）

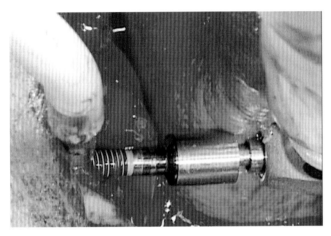

图CC14-20 由于3i种植导板工具（Navigator System，Biomet 3i，棕榈滩，佛罗里达）中没有外连接的携带体，外连接种植体只能不经导板引导植入

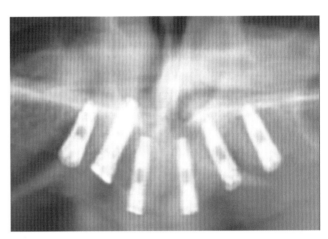

图CC14-21 术后全景片

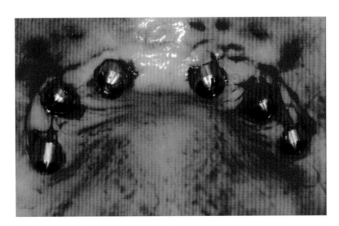

图CC14-22 为不停止抗凝治疗，用环切刀行牙龈环切的微创方法进行二期手术

临床病例15
上颌无牙颌，计算机引导的种植外科，数字化模型

要点：上颌窦。

病史和资料

患者，女性，79岁，身体状况良好（ASA2），上颌无牙颌。患者希望做功能和美观的种植修复，并且越快越好。

术前考量

术前进行CT扫描以便于在种植设计软件（Simplant登士柏种植公司，哈瑟尔特，比利时）上进行方案设计。在做CT扫描前先请技工做个扫描义齿，并在义齿上做基准的阻射物标记点以便进行双扫描。患者在扫描时戴着活动的扫描义齿。双扫描是指患者先戴嵌有阻射物的义齿做一次扫描，然后将义齿单独做一次扫描。两次扫描的数据可在软件中通过匹配标记点而整合在一起，可重建在同一屏幕中，并且由于颌骨、义齿和黏膜的密度不同而显影不一样，以助于制定种植计划。软件本身还可通过Ganz所谓的"选择性透明化"功能来调整影像的透明度。

该软件允许医师从各个角度和方向了解患者的解剖结构，以便找到合适的种植位点和修复空间。一共模拟植入了6颗种植体。左右两侧最后端的种植体向后倾斜以避免伤及上颌窦（图CC15-1～图CC15-4）。计算机虚拟的种植计划中可设计、生成骨支持式

SurgiGuide导板（Simplant登士柏种植公司，哈瑟尔特，比利时），骨支持式导板要求手术时翻开黏骨膜瓣以暴露其下的牙槽骨。通常也可选择不翻瓣的黏膜支持式导板。这个病例由于刚拔牙不久，骨支持式导板有助于更好地了解黏膜下骨的解剖状况。CT数据也用于制作3D打印的上颌骨树脂模型。软件中的模拟种植计划的种植位置也被转移到树脂模型中，以用于术前制作临时修复体。这种方式要求先将替代体插入到树脂模型的种植位点中，并用侧向螺丝将替代体固定，以便于在其上设计和制作固定－可摘式修复体。3D打印的扫描义齿可通过卡槽与树脂种植模型上的凹槽相嵌合，复制术前的咬合关系到𬌗架上（图CC15-5和图CC15-6）。制作诊断蜡型（图CC15-7），选择合适的基台（图CC15-8和图CC15-9），制作临时义齿（图CC15-10和图CC15-11）。

手术和修复过程

手术在局部麻醉＋静脉镇静下进行。种植计划通过骨支持式导板在患者口内实施（图CC15-12和图CC15-13）。经导板制备所有的种植位点（图CC15-14）。根据设计方案植入6颗种植体（Osseotite，Certain，Biomet 3i，棕榈滩，佛罗里达）（图CC15-15～图CC15-18）。拉拢并缝合创口。依照患者的要求，延迟到约术后1个月连接基台（图CC15-19）。术前预制好的临时修复体戴入到基台上，调整好咬合关系（图CC15-20～图CC15-23）。愈合约4个月后，拍摄全景片检查（图CC15-24）。此时，牙龈组织稳定，开始最终修复的取模（图CC15-25和图CC15-26）。采用常规的修复方法，复诊几次后，最终做了CAD/CAM制作的螺丝固位的金属烤瓷桥（图CC15-27～图CC15-30）。

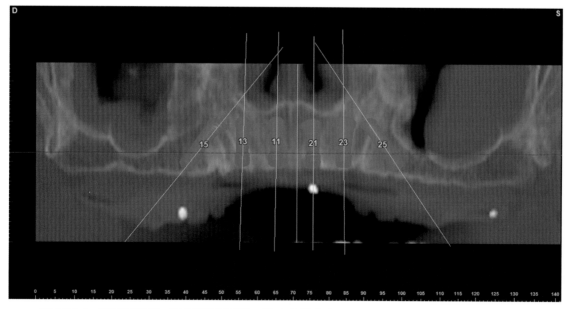

图CC15-1 种植计划全景。为避免伤及上颌窦，最后2颗种植体倾斜植入。可见上颌窦炎症，尤以左侧明显

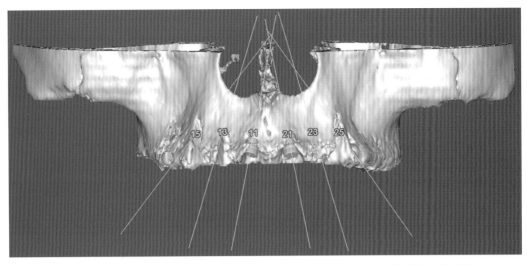

图 CC15-2　计算机模拟种植计划的三维观（Simplant 登士柏种植公司，哈瑟尔特，比利时）

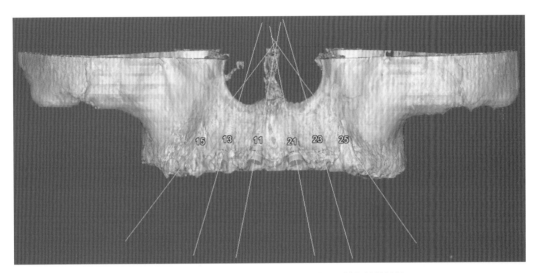

图 CC15-3　将三维影像透明化，显示计划要植入的种植体

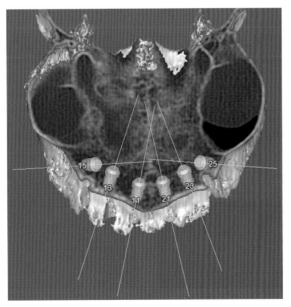

图 CC15-4　三维横断面影像
注意上颌窦的炎症和倾斜的种植体

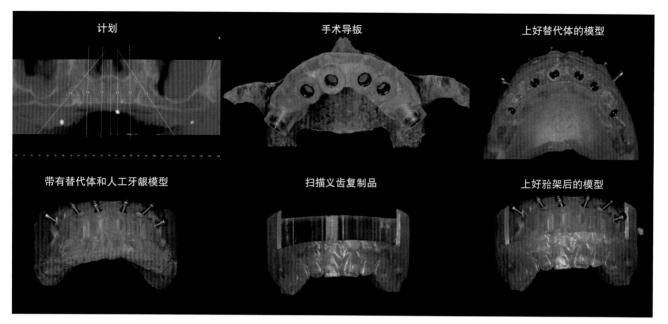

图 CC15-5 左上开始依次为：种植计划、骨支持式导板、安装好替代体的 3D 打印模型、带有人工牙龈的 3D 打印模型、3D 打印的扫描义齿复制品和数字化模型和扫描义齿

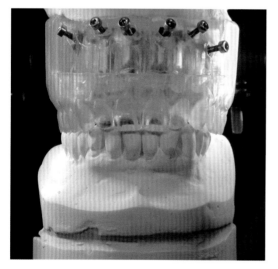

图 CC15-6 模型上在殆架上

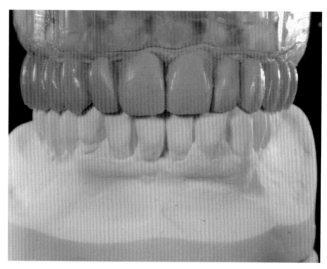

图 CC15-7 修复体诊断蜡型

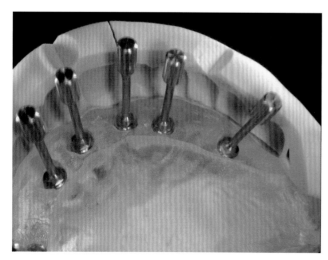

图 CC15-8 选择基台

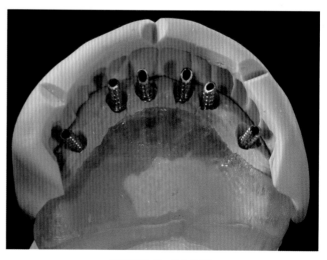

图 CC15-9 临时基台

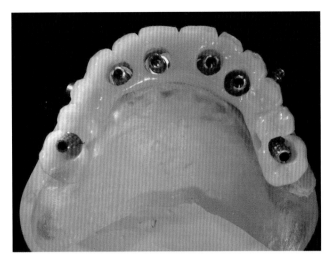

图 CC15-10　临时修复体就位在临时基台上

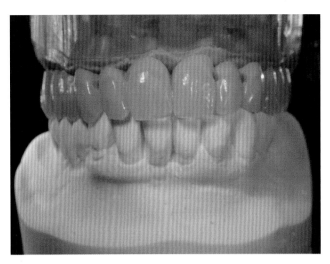

图 CC15-11　临时修复体上的孔用以注入树脂，将基台和修复体粘固在一起

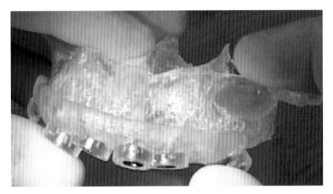

图 CC15-12　SurgiGuide 手术导板（Simplant 登士柏种植公司，哈瑟尔特，比利时）
就位在 3D 打印模型上

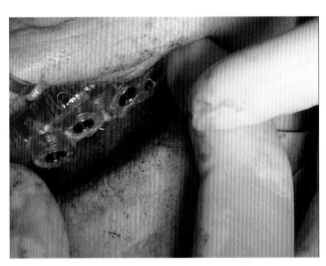

图 CC15-13　SurgiGuide 手术导板（Simplant 登士柏种植公司，哈瑟尔特，比利时）在上颌骨上就位

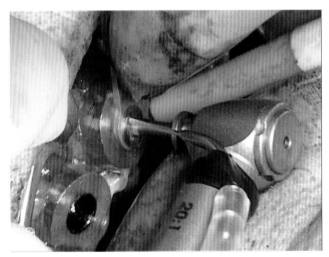

图 CC15-14　通过导板应用导板专用工具（Navigator System，Biomet 3i，棕榈滩，佛罗里达）进行窝洞预备

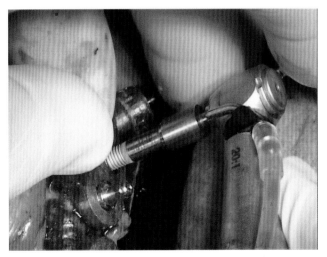

图 CC15-15　通过特定的携带体经导板套管植入种植体（Osseotite，Certain，Biomet 3i，棕榈滩，佛罗里达）

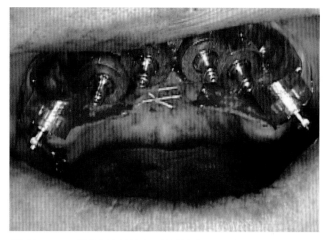

图CC15-16   经导板套管植入6颗种植体，情况与计算机软件中设计相一致

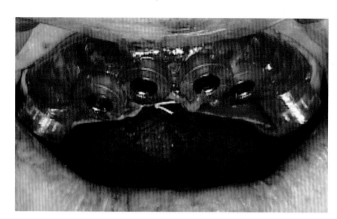

图CC15-17   卸掉携带体后才可取下导板

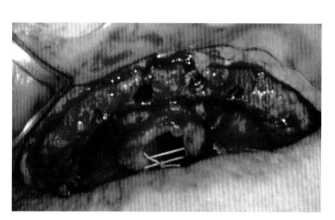

图CC15-18   移去导板后，植入和植体情况

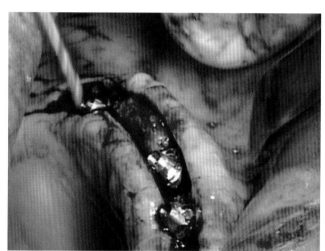

图CC15-19   第一次术后1个月，连接基台

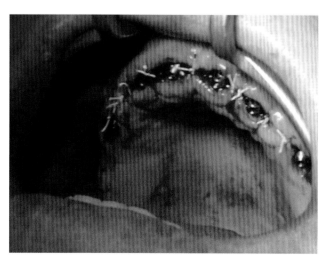

图CC15-20   围绕修复基台缝合

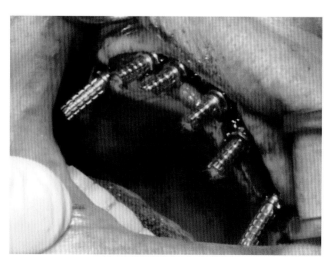

图CC15-21   放置临时基台

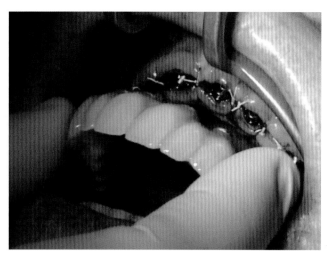

图 CC15-22　安装螺丝固位的临时修复体

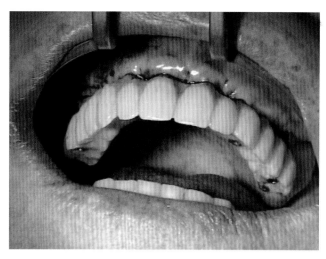

图 CC15-23　临时修复体就位后

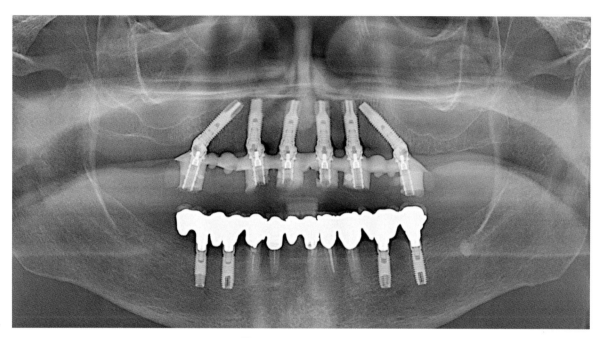

图 CC15-24　术后全景片

可见为避开上颌窦后面的种植体倾斜植入

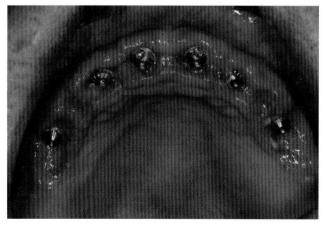

图 CC15-25　最终修复取模型时牙龈的愈合状况

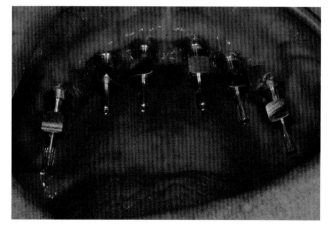

图 CC15-26　口内连接转移杆

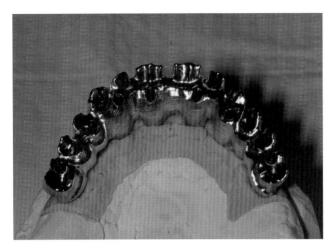

图CC15-27   CAD/CAM切削的修复桥架

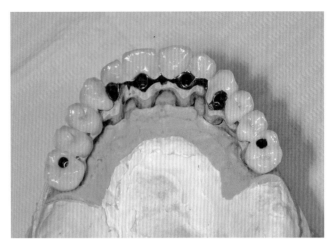

图CC15-28   上瓷

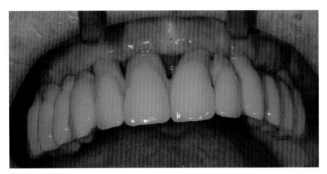

图CC15-29   最终修复体口内就位情况

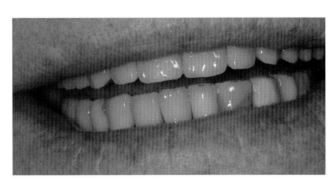

图CC15-30   患者的笑容

临床病例16
拔牙后即刻种植，即刻负重，截骨，截骨导板

要点：下颌骨过窄。

病史和资料

患者，女性，55岁，全身状况良好（ASA1），由于牙周病致下后牙缺失且严重骨吸收。6颗前牙尽管还留在牙列中，但已松动，不适合做基牙。患者寻求固定修复，可以是即刻修复或即刻负重方式。根据临床检查和患者的意愿，对其下颌牙弓进行评估以判断是否可作种植支持的修复。

术前考量

早先的临床评估表明，由于下颌后牙区严重的骨垂直高度丧失，不适宜植入种植体。因此，另一可植入的方法是拔除残留的下前牙，在双侧颏孔间进行种植。

先行CT扫描，然后在软件（Simplant登士柏种植公司，哈瑟尔特，比利时）中进行分析。经从三维影像的各个层面分析，发现下颌前部牙槽嵴上部太窄，无法在牙槽嵴顶水平植入种植体（图CC16-1）。为获得足够的骨宽度以植入种植体，就要将上部狭窄的牙槽嵴修平。当然，采取上置法（onlay）植骨也是一种选择。这两种方法的区别就在于创伤的大小。在排除植骨的方法之前，要先弄清楚不同高度的截骨将导致的不同结果和是否可以保留足够的附着龈。事实上在有些病例中，截骨降低高度可能导致种植体贯穿口底。对这种病例，如果为了减小创伤，而放弃植骨就难以达到患者所企盼的效果。在这个病例中，即使截除的骨高度较大，会在截骨后导致前牙区呈凹陷状，但仍可保留足量的角化龈。垂直骨高度的不足可通过多伦多桥或类似的修复体来弥补。

在软件中对可植入部位的骨量进行分析评估后，模拟在双侧颏孔间区域植入4颗种植体。为使咬合恢复尽可能达到理想状态，后部的两个植体轻微向后倾斜。因此，手术方案就是拔除残留的牙齿后，将前部牙槽骨截平，然后植入4颗植体（图CC16-1和图CC16-2）。软件中是将种植体模拟植入在远离原牙槽嵴顶下方有足够骨宽度的位置，以便稳定种植体（图CC16-3～图CC16-6）。

在种植位点制备之前，成功完成牙槽嵴截骨整平是本手术一次取得成功的关键。正是由于这个原因，就需要定制个性化的截骨导板，进行精确的垂直截骨修整术；这就是Ganz先生所首创的截骨导板（截骨导

板，Simplant登士柏种植公司，哈瑟尔特，比利时）。一旦在截骨导板引导下完成牙槽骨的修整，就将第二个骨支持式种植导板（SurgiGuide导板，Simplant登士柏种植公司，哈瑟尔特，比利时）在新形成的平整骨面上进行种植手术。从手术过程和修复的角度而言，我们建议所有种植体植入深度相同，这样在拟植入位置的截骨平面相同，有助于截骨导板设计。通过该软件，打印出牙槽端是平整的3D模型。截骨导板放置在牙槽嵴上以引导横断截骨（图CC16-7和图CC16-8）。牙槽骨上的水平截骨后产生一骨平面（图CC16-9），种植导板就位在其上进行种植窝洞的制备（图CC16-10和图CC16-11）。

手术过程

手术在局部麻醉下进行。从前牙沿龈沟切开，往后向牙槽嵴顶延伸，翻开一足够大的黏骨膜瓣以暴露下颌体部。拔除所有牙齿。确保软组织不会干扰导板的就位。一旦确认导板已稳定就位，就开始截骨（图CC16-12）。截骨工具的刃应紧贴截骨导板的上表面，总的来说笔者喜好用超声骨刀，因为超声骨刀头可斜贴着导板而不会切割导板。在导板引导下用锯齿状刀头水平截开牙槽骨（图CC16-13）。去除截下的骨块（图CC16-14和图CC16-15）。在有些案例中，去除的骨块可收集起来作移植材料，可研碎后作为移植物充填到牙槽窝或骨缺损中。截骨后形成一平整的足够宽的骨床以供种植（图CC16-16），在其上稳定安置种植导板（SurgiGuide导板，Simplant登士柏种植公司，哈瑟尔特，比利时）后，进行位点制备（图CC16-17）。制备过程使用导板手术专用工具进行（ExpertEase，登士柏种植公司，慕尼黑，德国）（图CC16-18）。这里必须要强调的是，截骨导板的使用有潜在降低将计算机中设计转移到手术中的准确性的风险。因此推荐在第一钻预备完成后拿掉种植导板，检查种植位点的预备情况。正是因为这个原因，我们倾向在经导板的预备完成后，不经导板引导植入种植体（图CC16-19和图CC16-20）（导板辅助）。植入4个ϕ3.4长度15mm的植体（XiVe，登士柏种植公司，慕尼黑，德国）（图CC16-21）。关闭软组织瓣之前，中间2个连接直基台，后面的2个连接角度基台以补偿倾斜角度（图CC16-22）（MP基台，登士柏种植公司，慕尼黑，德国）。然后围绕基台缝合手术创口（图CC16-23），取模作修复之用。模型送到技工室做修复体。最后将螺丝固位的多伦多桥戴入患者口内（图CC16-24）。

术后讨论

截骨导板可以用在垂直骨宽度不足的特殊病例中。

同期完成拔牙、截骨、种植位点制备和种植手术是有临床需求的，这是因为：① 只需一次手术；② 有助减少并发症；③ 可同期完成即刻修复；④ 取下来的骨磨碎后可作为骨移植材料植入到其他骨缺损处。然而，必须要牢记的是：整个手术系统可因截骨手术而发生

精确度的改变，导致变形或倾斜角度的变化，因此手术过程中一定要一步一步仔细地进行，必要时移开导板对种植窝进行直接检查，评估预备的精确度。为避免这种情况发生，术前在软件中设计时就设计用螺丝固定截骨导板和骨支持式导板是可行的。

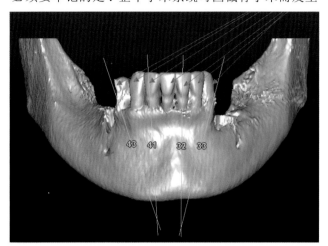

图CC16-1　下颌三维影像
可看到牙槽嵴下方的倒凹（Simplant登士柏种植公司，哈瑟尔特，比利时）

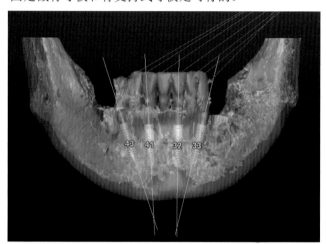

图CC16-2　软件中种植计划的透明化三维影像，显示下颌骨中植入种植体的深度
红色的是模拟修复基台

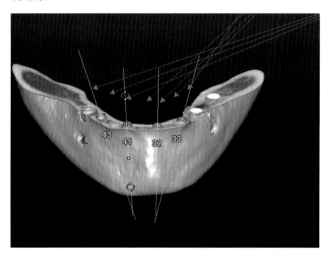

图CC16-3　在种植体平面三维模拟截骨图

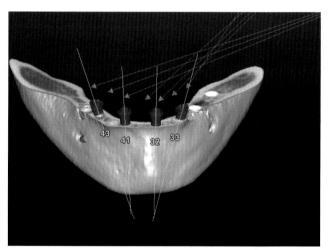

图CC16-4　同上图，在软件中设计基台
前部直基台、后部角度基台

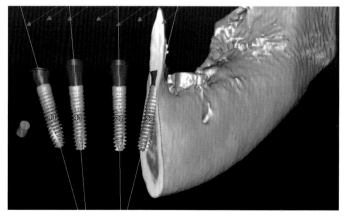

图CC16-5　在软件中可以通过矢状断面剪切功能观看各个断面
图中所示为经倾斜种植体矢状面，清楚显示了要拔除的牙、种植体、直基台和角度基台

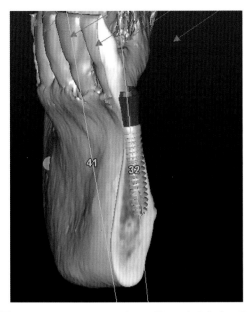

图CC16-6　三维矢状面影像清楚显示上部骨宽度不足，为获得足够宽度的骨支持，种植体需要植入足够的深度。红色基台的底部是种植体上端

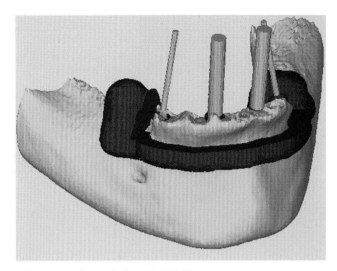

图CC16-7　红色的是截骨导板的预览
导板放置在骨面上，卡在要截骨的边缘。黄色圆柱是指示基台长轴方向

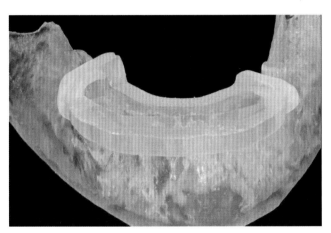

图CC16-8　3D打印模型和截骨导板（截骨导板，Simplant 登士柏种植公司，哈瑟尔特，比利时）

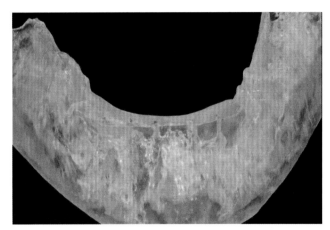

图CC16-9　3D打印模型显示要截去的骨量和截骨平面

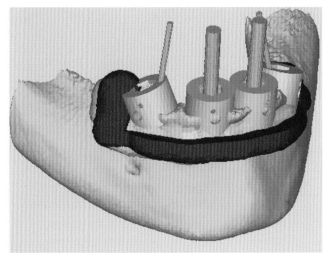

图CC16-10　计算机中生成的导板种植位点预览

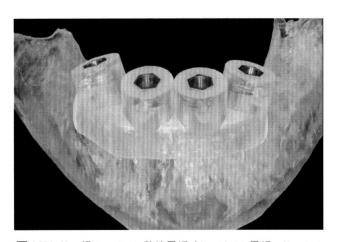

图CC16-11　将SurgiGuide种植导板（SurgiGuide导板，Simplant 登士柏种植公司，哈瑟尔特，比利时）就位在3D打印模型上，进行模拟种植位点制备

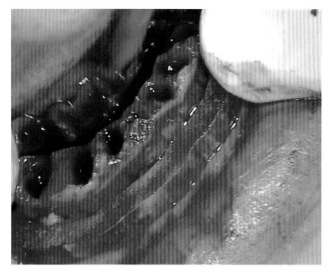

图CC16-12　截骨导板在骨面上就位后，指示截骨平面

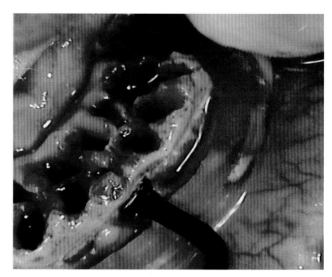

图CC16-13　用超声骨刀（Surgysonic，Esacrom，Imola-Bologna，意大利）斜贴着骨导板进行截骨

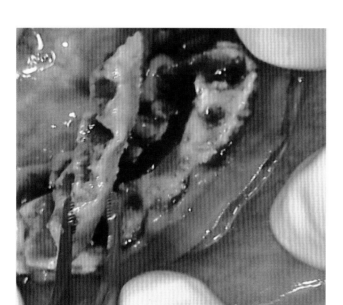

图CC16-14　完成截骨术并取下骨块

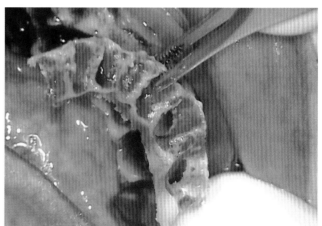

图CC16-15　截掉的骨量丰富可用作移植之用

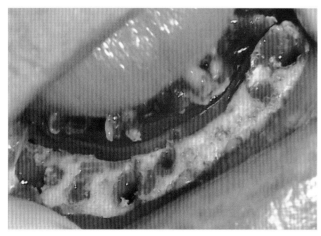

图CC16-16　截骨后骨面宽度足够容纳种植体

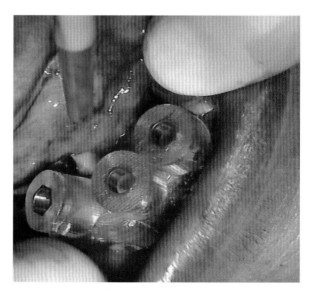

图CC16-17　将SurgiGuide导板（Simplant，登士柏种植公司，哈瑟尔特，比利时）放置在截骨后形成的骨平面上，进行种植位点的制备

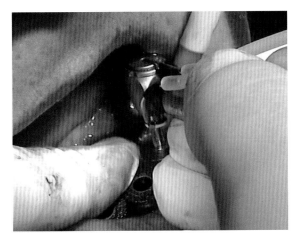

图CC16-18　经导板利用特殊工具（ExpertEase，登士柏种植公司，慕尼黑，德国）进行种植位点预备

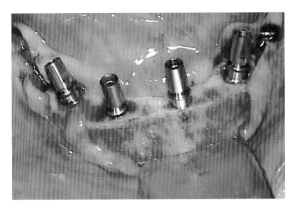

图CC16-21　植入4颗种植体，携带体仍在口内（Temp Base，登士柏种植公司，慕尼黑，德国）
还可见到原来的种植体，这将要被取出

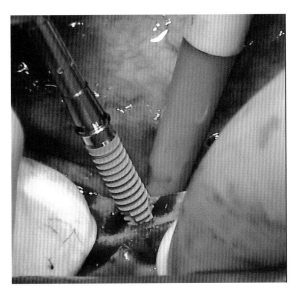

图CC16-19　不通过导板套管植入种植体（XiVe，登士柏种植公司，慕尼黑，德国）

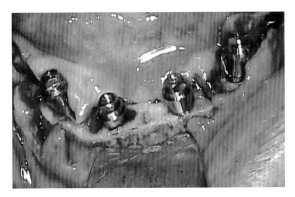

图CC16-22　连接修复基台，创口仍未缝合
远端两个是角度基台（MP基台，登士柏种植公司，慕尼黑，德国）

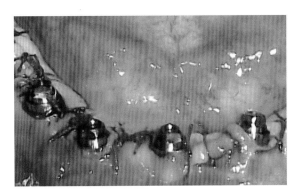

图CC16-23　围绕基台关闭创口

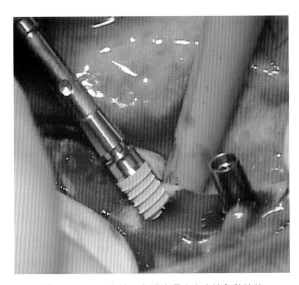

图CC16-20　在第四象限偏远中方向植入种植体
如果不使用导板，要准确计算倾斜角度是非常困难的

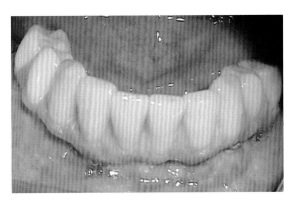

图CC16-24　术后第2天戴上螺丝固位的多伦多桥，缝线依然可见（由DT，Orisline提供）

临床病例17
计算机三维技术在埋伏多生牙拔除中的应用

要点：埋伏牙靠近颏神经。

病史摘要

在正畸治疗前常规拍摄全景片时，发现骨内有3个埋伏多生牙。

病史和资料

患者，女性，16岁，全身状况良好（ASA1）。全景片显示下颌有3个埋伏多生牙，2个在左侧，1个右侧，而且都恰好埋伏在颏孔下方的前磨牙牙根之间。正畸医师认为拔除这些牙有助于治疗。由于靠近颏孔，拔牙有损伤邻近神经的风险。患者和家长对拔牙可能导致的麻木也很担心。因此进行术前进一步的分析以弄清在这一敏感区域手术的风险程度就很有必要。

术前考量

为了准确查明埋伏多生牙和邻近重要结构间的关系，做了CBCT检查。做好CT后，将数据以DICOM格式导入Simplant软件中（Simplant，登士柏种植公司，哈瑟尔特，比利时）。该软件可以从三维各个角度和层面详细地观察下颌骨的解剖结构。该软件的高级功能提供各种特殊工具观察下颌解剖结构，并可根据每个结构或器官的密度/灰度不同把它们分离开来。这些过程包括阈值设定和区域分离。例如，骨、牙釉质和牙根密度较大，而软组织相对密度较小，通过调整显影的骨密度，把牙从骨中分离出来。这项功能在分析相邻物体间的关系时特别重要；在这个病例中埋伏牙和其他组织间的空间位置关系可通过Ganz教授称作"选择性透明化"功能来观察。利用该工具可将下颌骨显示成半透明，牙/牙根不透明。在矢状和横断各层面中可准确定位埋伏牙在左（图CC17-1～图CC17-4）、右（图CC17-5～图CC17-8）下颌骨中的位置，以及与邻近重要结构间的关系（图CC17-9和图CC17-10）。埋伏牙紧贴着颏孔、神经和前磨牙牙根。右侧一个，左侧两个叠在一起。为指导手术，打印出3D模型，埋伏牙标以不同颜色（Simplant，登士柏种植公司，哈瑟尔特，比利时）（图CC17-11）。利用3D打印模型，可以在实物上进一步检查，并可确定一种安全的手术方法，以防止损伤颏神经和

恒牙牙根。经过评估后发现在颏孔和前磨牙牙根之间有一"安全区"，通过这一小小的区域，可将埋伏牙从两双尖牙与颏孔之间取出。通过类似于上颌窦底提升和取骨手术的方法，可制作一树脂导板来引导手术，以避免手术的风险。导板可以将模型上的模拟手术过程转移到实际手术中（图CC17-12～图CC17-16）。

手术过程

为减少术后反应，两侧间隔2周进行。第一次手术在局部麻醉+静脉镇静下进行。麻醉后，作一龈沟切口并在尖牙区作一垂直松弛切口，暴露下颌骨和颏孔。手术"定位导板"放置在牙上，用铅笔在下颌骨面上画出安全区的周界（图CC17-17和图CC17-18）。用超声骨刀（图CC17-19）切开骨壁，揭开骨窗，暴露其下的埋伏牙（图CC17-20）。然后用裂钻分开牙冠以便取出埋伏牙（图CC17-21和图CC17-22）。顺利取出牙齿而未伤及邻近重要结构，结束手术，间断缝合创口（图CC17-23）。2周后，手术拔除左侧另外两颗埋伏多生牙（图CC17-24～图CC17-27）。每次术后都应用抗生素，患者术后仅有轻微疼痛。

术后讨论

如前所述，三维CBCT数据解读和重要解剖结构的评估只有通过该软件的影像分析才能实现。3D影像技术和3D打印技术代表了口腔外科在诊断和制定治疗计划方面的重要和重大的进步。本案的定点去骨和定向拔牙，说明了正确的外科技术和计算机辅助技术使精准手术成为可能，从而有效控制和减少了手术的风险。

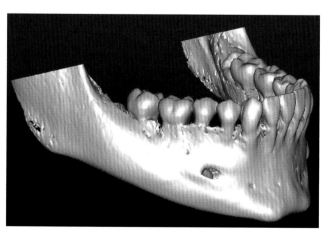

图CC17-1 右下颌CT三维影像，从这看难以确定骨内埋伏牙的位置

即使翻瓣后也只能看到这层骨面，这样就难以手术

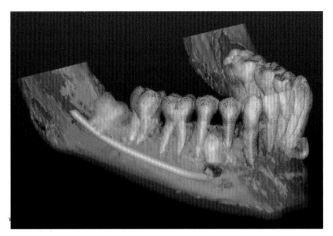

图 CC17-2　右侧

经软件的工具使下颌骨表面透明化，可清楚地看到埋伏牙的位置和与周围重要解剖结构的关系。橘红色的是下牙槽神经管

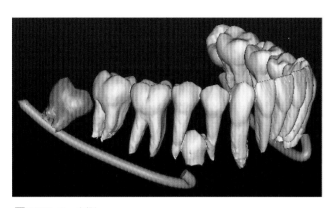

图 CC17-3　右侧

通过软件可隐藏或显示各种解剖结构。图中清晰显示神经管与阻生牙的关系

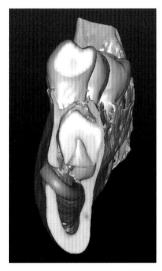

图 CC17-4　右侧

多生牙所在位置的矢状断面。通过剪切工具可弄清牙与颏孔的关系

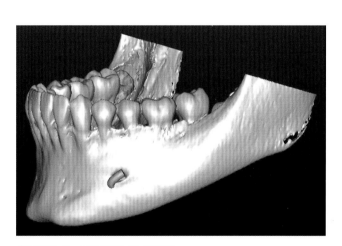

图 CC17-5　左下颌骨三维 CT 影像

表面看不出埋伏牙

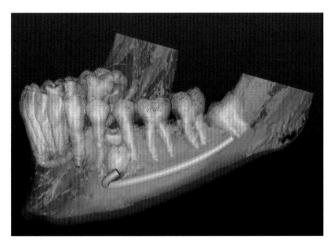

图 CC17-6　下颌透明化后显示有两个多生牙

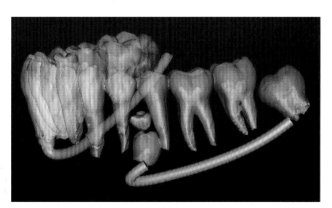

图 CC17-7　左侧

隐藏下颌骨后，可更好地弄清楚埋伏牙、前磨牙牙根和下牙槽神经间关系

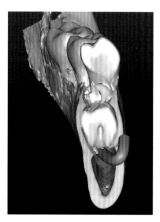

图CC17-8　左侧
在矢状断面中可见多生牙与神经管的间距很小

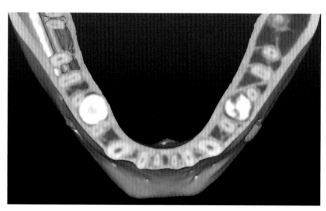

图CC17-9　在多生牙层面的横断面，可见双侧多生牙与前磨牙牙根间关系

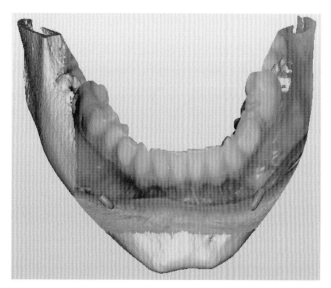

图CC17-10　通过图像匹配工具，将口内扫描图像与CT扫描三维影像匹配，提供了更真实的术前视野

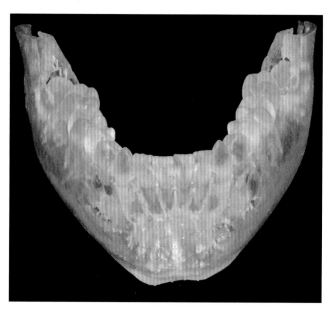

图CC17-11　下颌骨3D打印模型（Simplant，登士柏种植公司，哈瑟尔特，比利时）
其中多生牙用不同颜色标出

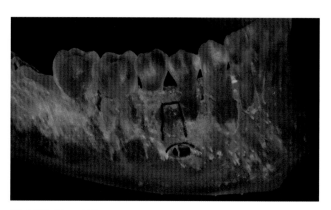

图CC17-12　右侧
模型上在前磨牙牙根和颏孔顶部间画出安全区的边界

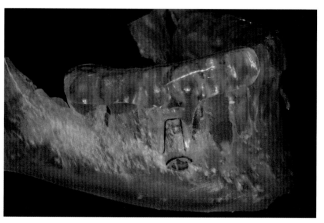

图CC17-13　右侧
在3D模型上制作的导板，可在术中辅助确定"安全区"

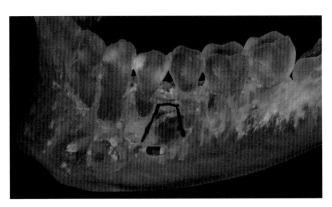

图 CC17-14　左侧。前磨牙牙根和颏孔间的手术"安全区"

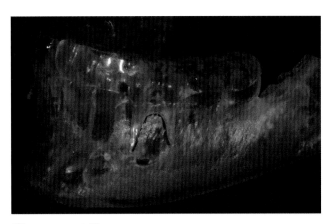

图 CC17-15　左侧
导板可在术中辅助确定"安全区"

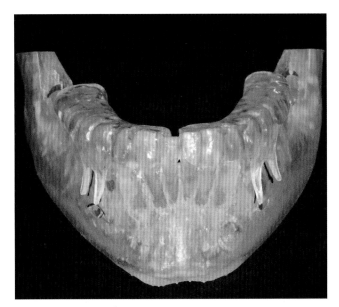

图 CC17-16　3D打印模型
其中多生牙以颜色标出，以及两个手术定位导板

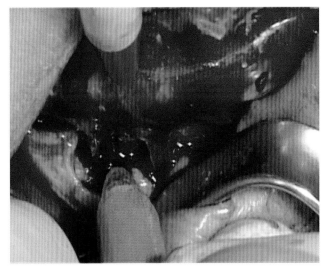

图 CC17-17　右侧
口内放置牙支持式导板，导板将模型上的方案转移到术中，根据导板指示，以铅笔在骨面上画出去骨"安全区"，以免损伤颏神经和前磨牙牙根

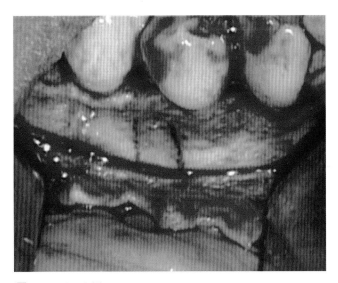

图 CC17-18　右侧
经导板可将模型上的设计方案在术中的骨面上体现出来，长方形为需去骨以暴露埋伏牙的骨面

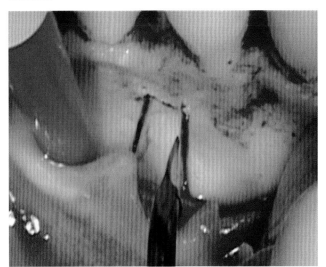

图 CC17-19　右侧
用超声骨刀（SurgiSonic，Esacrom，Bologna，意大利）去骨可以更好防止术中损伤邻近结构

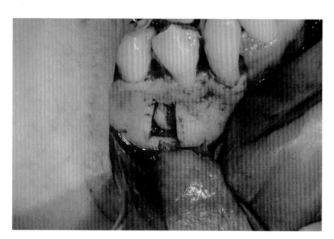

图CC17-20　右侧
在将要拔牙的部位除去一小块骨

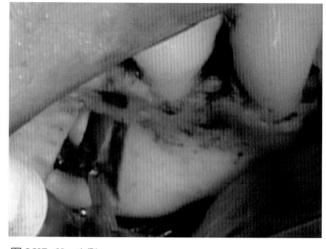

图CC17-21　右侧
用裂钻将埋伏牙牙冠分开，以便于取出

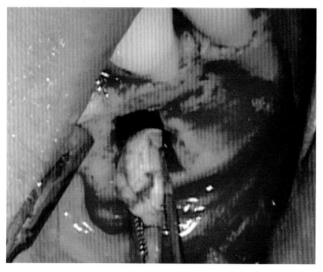

图CC17-22　右侧
拔除埋伏多生牙。3D模型上的设计，使得手术可开小骨窗将埋伏多
生牙拔除

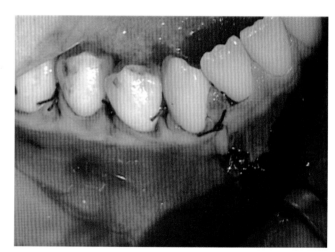

图CC17-23　右侧间断缝合

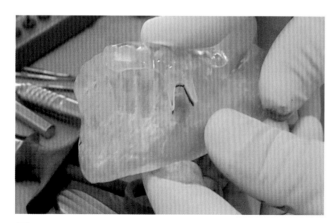

图CC17-24　左侧
3D打印模型和定位导板（Simplant，登士柏种植公司，哈瑟尔特，
比利时）以确定埋伏牙的位置

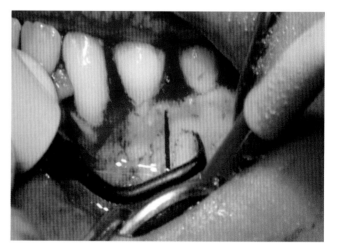

图CC17-25　左侧
用超声骨刀（SurgiSonic，Esacrom，博洛尼亚，意大利）根据导板
的指示切开骨窗

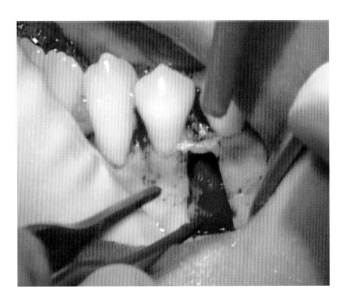

图CC17-26 左侧
经小骨窗拔除多生牙

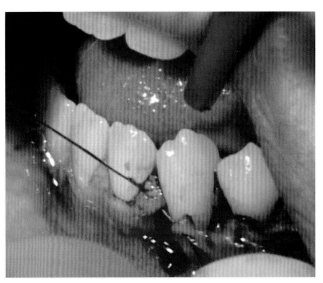

图CC17-27 左侧创口缝合

（邵现红 译 徐京燕 校）

临床病例18
上、下颌骨严重萎缩，骨移植，上颌窦底骨增量，重建外科

要点：骨高度和厚度不足。

病史和资料

一位53岁的女性幽闭症患者（ASA1），全口无牙颌，伴有严重的骨萎缩，骨宽度及高度不足（Cawood-Howell分类Ⅵ/Ⅴ类）和窦底骨缺损（Jensen D和Misch S-A Ⅳ类）。患者拒绝活动修复，想要做一个有良好美学效果的固定修复。依据患者的现状及其对功能和美学的要求，就需要行重建外科手术。

术前考量

由于术前评估时已确认患者有幽闭症，在CT扫描时施行了静脉镇静。上颌窦底的骨高度和宽度均不足，无法植入种植体（图CC18-1和图CC18-2）。上颌结节区严重发育不足，也不适宜做翼上颌区种植。穿颧种植体也不能满足患者对修复体的要求。同时，下颌骨宽度不足且基底骨呈"S"形（图CC18-3），除了植骨重建手术外别无他法。

通过Simplant软件（Simplant，登士柏种植公司，哈瑟尔特，比利时）很容易地分析出需要进行植骨重建手术。事实上，通过比较在三维影像中牙的位置（扫描义齿）、颌骨和拟植入种植体位点间的状况，可明显看出上颌骨存在严重的向心性萎缩（图CC18-4和图CC18-5）。该软件的模拟植骨功能，通过定量分析，可在三维影像上进行移植骨块形状和体积的设计，首先可估算出需要植骨的部位和计算需要植骨的量（图CC18-6）。确定重建方案后，就预订3D打印的颌骨树脂模型（Simplant，登士柏种植公司，哈瑟尔特，比利时）。这尺寸与实际相同且精确的模型是根据CT扫描的DICOM格式数据制造的。在3D模型上可模拟进行上颌全牙弓植骨。用树脂块作为植骨导板，模拟手术中要植入的骨块。将模型上的这些植骨块连起来就形成了取骨导板，取骨导板可用以指导在供区切取合适大小的骨块供重建之用（图CC18-7和图CC18-8）。

为增加窦底骨高度，需进行行双侧上颌窦侧壁开窗植骨术（见第2章，上颌窦底植骨）。上颌窦底侧壁开

窗提升术的很多并发症是由于窦壁黏膜穿孔所引发的，而这些地方常伴有窦壁凹陷、窦黏膜粘连或分隔，不适宜选作提升的入口。因此我们在3D的模型上来设计两侧开窗的位置、形状和大小。我们设计了以下手术方式：在3D模型上标出开窗的轮廓，将模型送技工室做一导板（上颌窦开窗导板），术中将这个导板安放在骨面上，以帮助找到预先在CT影像和模型上确定的开窗位置和形状（图CC18-9和图CC18-10）。

牙槽窦动脉位于上颌窦的前壁，多穿行于窦壁的开口处。在侧壁开窗时意外损伤该动脉将导致大量出血，也称作"出血性上颌窦"。牙槽窦动脉在CT影像和3D模型中可见到呈沟槽状穿行于上颌窦前壁。可通过在模型上的设计和开窗导板避开这条血管（图CC18-11和图CC18-12）。在下颌也用同样的方法设计植骨导板和取骨导板进行手术（图CC18-13）。

第一次手术

手术过程

患者有幽闭综合征和超敏感的咽反射，她希望所有手术过程都在全身麻醉下进行，或者如果可行的在静脉镇静下进行也可以。患者也要求尽可能缩短每次手术的时间和术后恢复的过程，因此选择分次手术。首次在全麻下进行了上颌骨重建手术。两组人员同时进行，一组在髂部取骨，一组在上颌。取骨组在髂部利用取骨导板从髂嵴取下相应大小的骨块（图CC18-14～图CC18-16）。与此同时，在双侧上颌，根据术前制作的开窗导板完成上颌窦底外提升植骨术（图CC18-17和图CC18-18）。在左侧，根据术前三维研究和开窗导板，避开了左牙槽窦动脉（图CC18-19和图CC18-20）。上颌窦内植入含髂骨松质骨和异种骨各50%的移植物（图CC18-21）。

参照3D打印模型制定的植骨方案，将取下的髂骨块修整成"J"形。为使植骨块和植床能更好贴合，应将其在模型上修整塑形，然后在颌骨上调改（图CC18-22～图CC18-24）。在口内用φ1.6mm，也有用φ1.2mm的接骨螺钉固定移植骨块（图CC18-25～图CC18-28）。固定后修整锐利边缘和突起（图CC18-29和图CC18-30）。为减张关闭创口，行黏骨膜松解（图CC18-31）。术后第一天给予静脉滴注抗生素和抗炎药。术后拍摄全景片（图CC18-32）和骨盆后前位片（图CC18-33）。为减少对植骨区的压迫，术后予佩戴活动临时义齿。术后愈合良好，无并发症。

第二次手术

术前考量

在第一次手术后约4个月，做了第二次CT扫描，对植骨效果作了评估，并将数据用作种植计划。扫描时患者佩戴含有放射阻射物的扫描义齿。将数据以DICOM格式导入Simplant软件中（Simplant，登士柏种植公司，哈瑟尔特，比利时），影像显示颌骨重建效果满意，骨宽度和高度都显著增加，可设计植入8颗种植体。计算机辅助的种植设计既考虑到骨量理想的位点，又可顾及扫描义齿所指示的理想修复位置（图CC18-34～图CC18-37）。接骨螺钉和移植骨块在横断面上清晰可见（图CC18-38）。订制一个SurgiGuide种植导板（Simplant，登士柏种植公司，哈瑟尔特，比利时）（图CC18-39）。首次术后的3D打印模型显示第一次上颌骨植骨重建在增加骨宽度和高度（图CC18-40）及上颌窦底外提升的骨增量效果都很好（图CC18-41a、b和图CC18-42a、b）。

手术过程

第二次手术在在全身麻醉鼻插管下进行。先作一嵴顶切口，广泛掀起黏骨膜瓣以暴露骨嵴。植骨块愈合良好，仅有少量吸收，这从螺钉表面有骨生长可以佐证（图CC18-43）。取出螺钉后，在骨面上安放种植导板。非常重要的是要先在模型上检查导板就位后的稳定性（图CC18-44），并在骨面上找到相同的位置（图CC18-45）。种植位点的制备需用特殊的导板工具（Navigator System，Biomet 3i，棕榈滩，佛罗里达）（图CC18-46）。制备好种植窝后，为更好的控制植入的过程，不用导板徒手植入（图CC18-47和图CC18-

48）。减张缝合完成上颌手术。与此同时，另一组人员根据模型进行左侧髂嵴取骨（右侧已做过上颌植骨的取骨）（图CC18-49）。取下的骨块不离断，而是切开皮质骨后，折弯（图CC18-50），分段固定在植骨床（图CC18-51）。关闭并缝合创口（图CC18-52）。术后给予抗生素和抗炎药。

第三次手术

术前考量和手术过程

第二次手术后约4个月，给患者再次做了CT扫描。下颌植骨重建手术使骨高度和宽度都明显增加，适合做种植。在软件中设计种植计划，并预订了一骨支持式导板。由于患者有幽闭综合征，手术在全麻下进行，尽管我们知道这次手术较之前手术要简单得多，创伤也小得多。取出固定螺钉后（图CC18-53），使导板在骨面上就位（图CC18-54），然后用导板专用工具（Navigator System，Biomet 3i，棕榈滩，佛罗里达）进行种植位点预备（图CC18-55），植入种植体（图CC18-56）。

最终修复

在愈合足够长一段时间后，在局部麻醉+静脉镇静下切开连接愈合帽。等牙龈愈合后，进行种植体水平取模，先制作一临时修复体，然后才做永久修复。临时修复可以评估咬合关系和美学效果。永久修复是经CAD/CAM制作的、螺丝固位的金属烤瓷桥（图CC18-57）。为进一步补偿垂直高度的不足，技师做了模拟天然牙的式牙根（图CC18-58和图CC18-59）。最终修复满足了患者的功能和美学要求（图CC18-60和图CC18-61）。

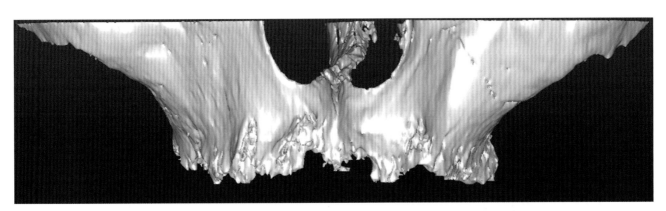

图CC18-1　上颌骨三维CT显示上颌骨严重萎缩（Simplant，登士柏种植公司，哈瑟尔特，比利时）

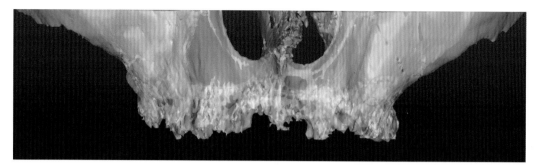

图CC18-2　在软件中将上颌骨透明化后的三维影像，可通过这项功能看到深部的结构如上颌窦和梨状孔

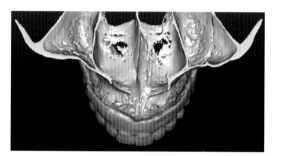

图CC18-4　戴有扫描义齿的上颌三维CT影像，显示向心性骨吸收很明显

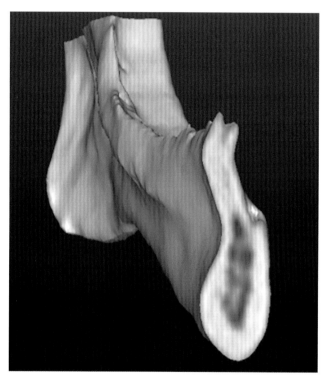

图CC18-3　下颌三维CT影像
在矢状断面上显示下颌骨宽度不足，呈"S"形

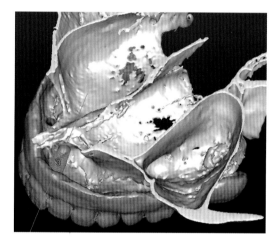

图CC18-5　在三维图像中，模拟在切牙区植入种植体
如果植入根据扫描义齿所指示的理想位置，由于骨吸收的原因，种植体就在现有的骨组织之外。因此，这些影像清楚表明有植骨重建的适应证

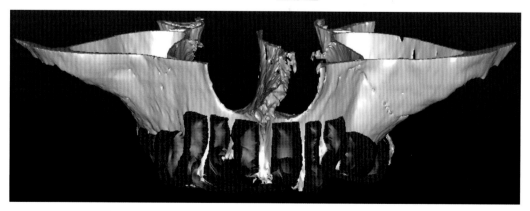

图CC18-6　利用软件的植骨功能，可行模拟骨块移植，并计算植骨的量

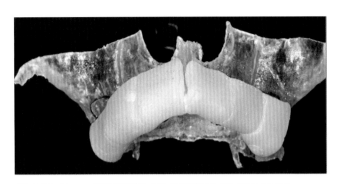

图 CC18-7　3D 打印模型和"J"形模拟植骨块（植骨导板）

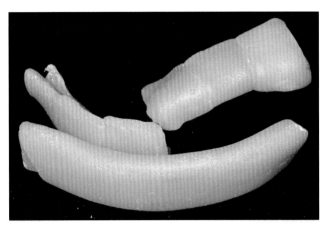

图 CC18-8　取骨导板是根据模拟植骨的情况（植骨导板）制作，代表需从髂嵴取骨的骨量

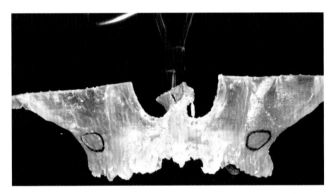

图 CC18-9　开窗导板
在 3D 打印模型上选择并画好将要开窗的部位

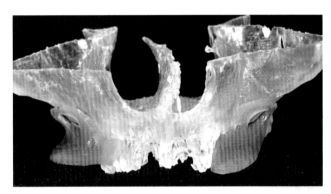

图 CC18-10　开窗导板
树脂制作的开窗导板是用在术中确定开窗的位置和形态

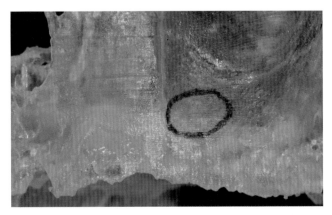

图 CC18-11　开窗导板
在 3D 打印模型的左侧可见到牙槽窦动脉在骨壁内行径呈沟状

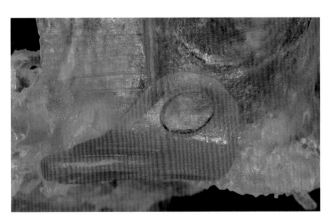

图 CC18-12　利用开窗导板恰好可避开伤及牙槽窦动脉

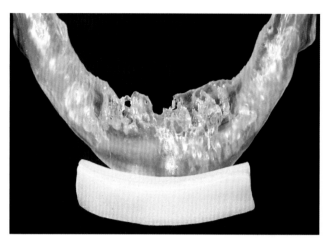

图CC18-13   3D打印模型显示下颌骨萎缩的程度和树脂制作的模拟移植物（植骨导板）

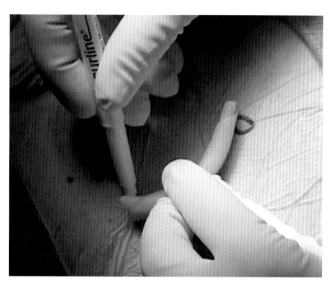

图CC18-14   开始在髂部皮肤上根据取骨导板标出取骨部位，取骨导板也用以指示切口的选择

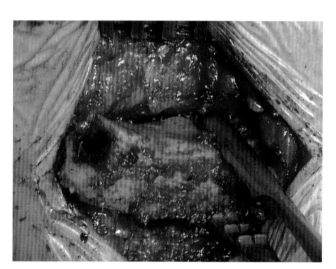

图CC18-15   导板引导的髂骨切取

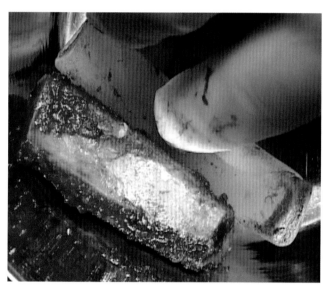

图CC18-16   取下的骨块与取骨导板大小相似

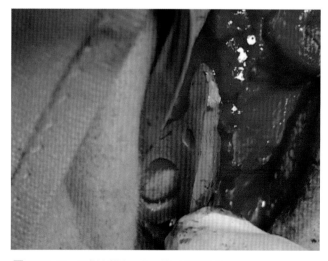

图CC18-17   双侧上颌窦底骨增量，右侧手术
利用开窗导板将模型上的设计转移到患者手术中

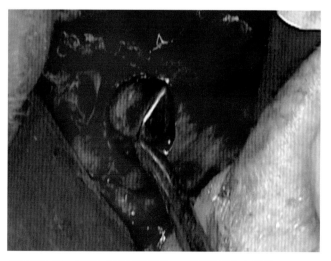

图CC18-18   双侧上颌窦底骨增量，右侧开窗进入上颌窦

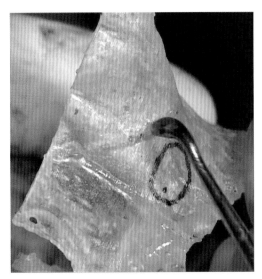

图CC18-19 双侧上颌窦底骨增量，左侧。器械所指为牙槽窦动脉沟

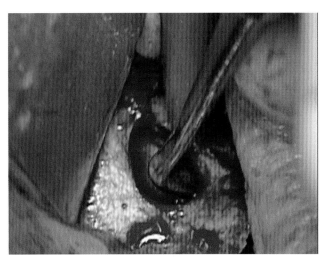

图CC18-20 双侧上颌窦底骨增量，左侧。避开牙槽窦动脉的窦壁开窗入路

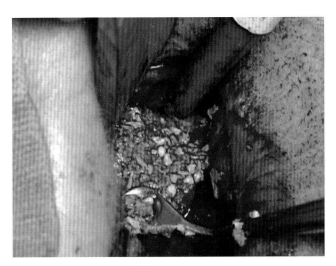

图CC18-21 上颌窦底骨增量
移植物为髂骨松质骨和异种骨各50%

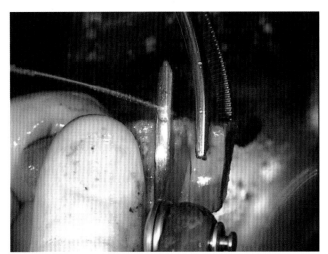

图CC18-22 移植骨块的制备

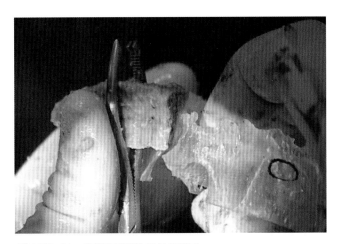

图CC18-23 放置在模型上对骨块测量

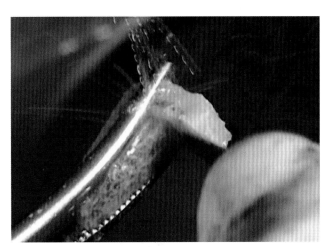

图CC18-24 将移植骨块修剪成"J"形

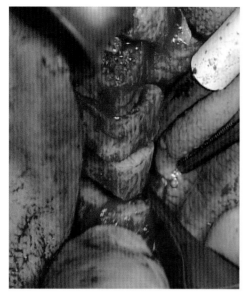

图CC18-25　将"J"形骨块放置于受植区，并比较大小是否合适

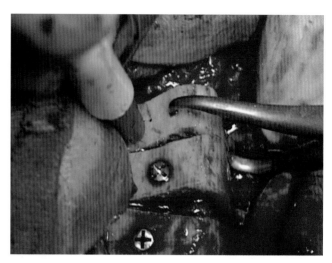

图CC18-26　一块接一块，依次将骨块用ϕ1.6mm的接骨螺钉固定（Osteomed LP，艾狄生，德克萨斯）

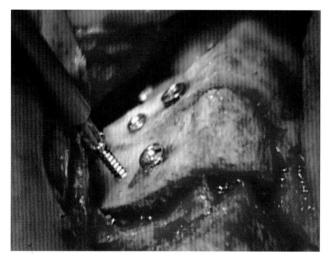

图CC18-27　为增大骨块和受植床的接触面积，有时会增加一颗ϕ1.2mm接骨螺钉固定

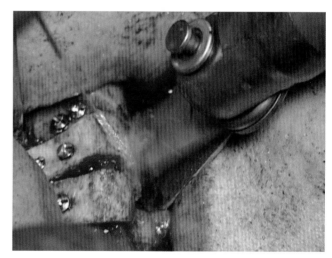

图CC18-28　修整骨块锐利的边缘和突起部分

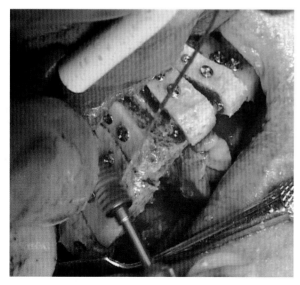

图CC18-29　固定后进行骨磨改塑形

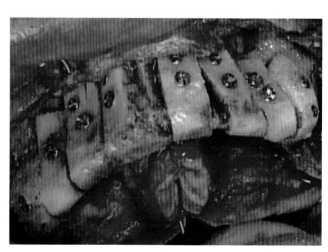

图CC18-30　上颌植骨重建完成

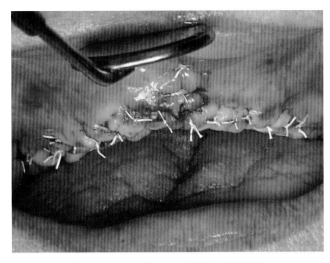

图CC18-31 缝合后皮瓣必须覆盖移植骨

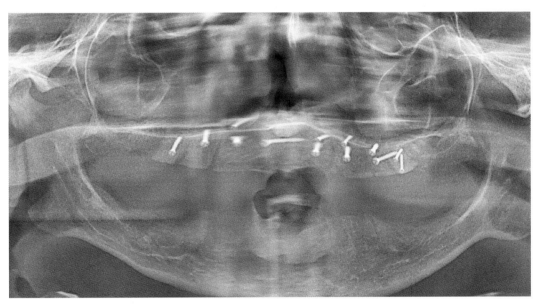

图CC18-32 全景片上显示固位螺钉

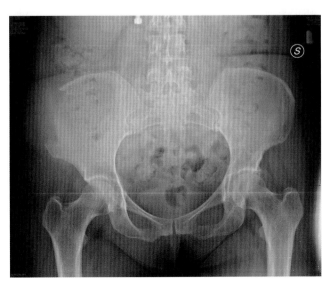

图CC18-33 术后骨盆X线片显示右髂嵴取骨情况

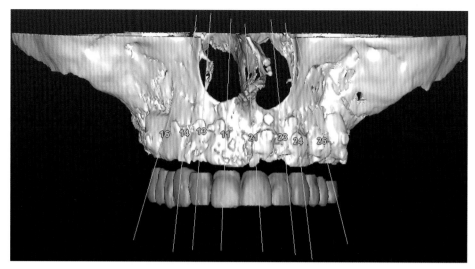

图CC18-34 第一次植骨重建术后4个月

三维CT影像上可看到移植骨块位于上颌骨表面。蓝色牙齿是扫描义齿

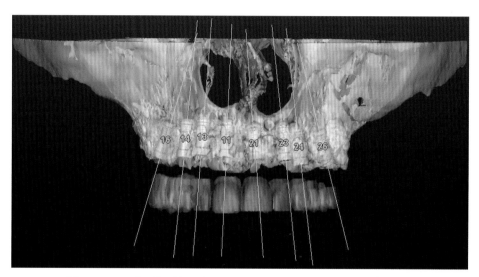

图CC18-35 将三维影像透明化后,可见软件设计的种植方案

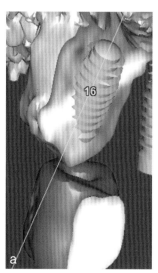
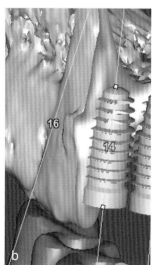
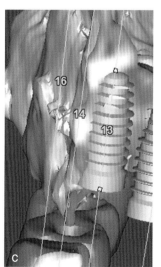
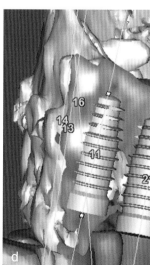

图CC18-36 Simplant软件中的种植方案

11、13、14、16牙位的三维横截面影像

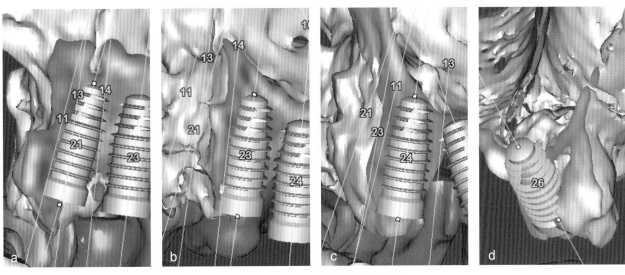

图CC18-37　Simplant软件中的种植方案
21、23、24、26牙位的三维横截面影像

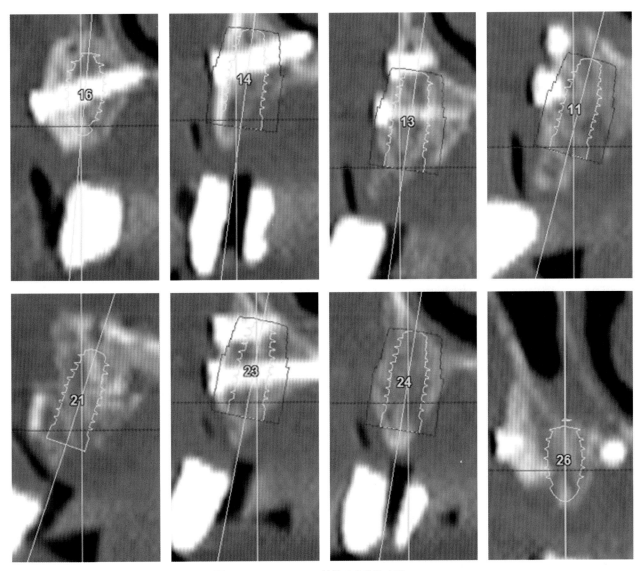

图CC18-38　Simplant软件中的种植方案
在矢状断面上，可见计划植入种植体的轮廓和固定骨块的螺钉

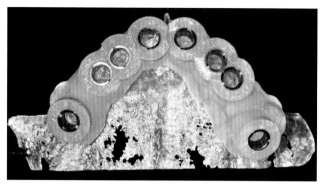

图CC18-39　骨支持式导板（Simplant，登士柏种植公司，哈瑟尔特，比利时）在3D打印模型上

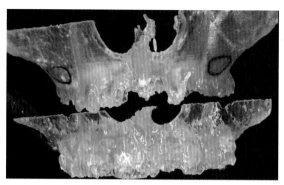

图CC18-40　植骨重建手术前后的3D打印模型比较
模型很好地显示了植骨后上颌骨高度和宽度的增加

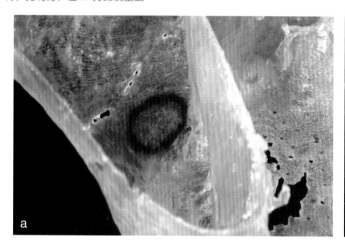

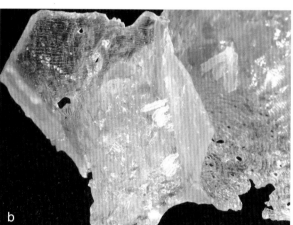

图CC18-41　a.术前3D打印模型，从内侧看左上颌窦腔；b.术后3D打印模型，左上颌窦骨量明显增加

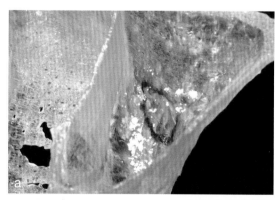

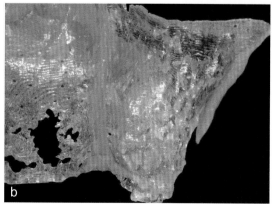

图CC18-42　a.术前3D打印模型，从内侧看右上颌窦腔；b.术后3D打印模型，右上颌窦骨量明显增加

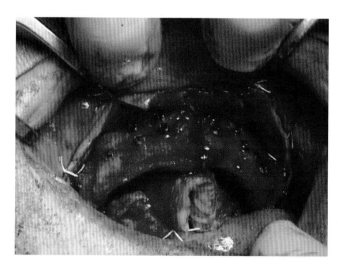

图CC18-43　骨移植4月后
从接骨螺钉末端和骨面接触无明显改变，可看出移植骨吸收很少

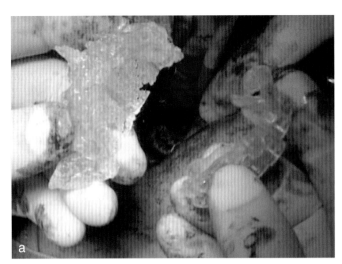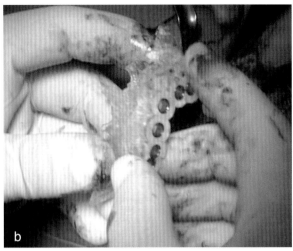

图 CC18-44　在模型上检查种植导板的稳定性

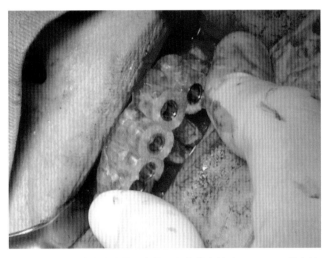

图 CC18-45　检查种植导板在骨面上的稳定性（Simplant，登士柏种植公司，哈瑟尔特，比利时）
手术导板在骨面上有且仅有一个稳定的位置

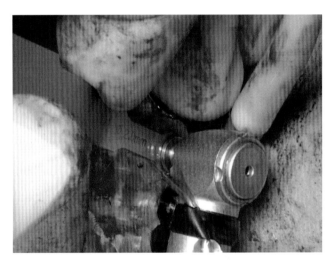

图 CC18-46　用导板专用手术工具（Navigator System，Biomet 3i，棕榈滩，佛罗里达）经种植导板进行种植窝的制备

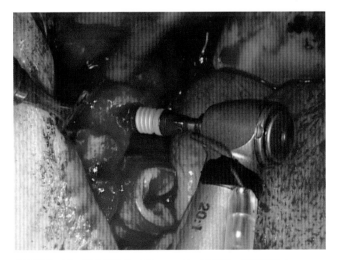

图 CC18-47　植入种植体（Biomet 3i，棕榈滩，佛罗里达）

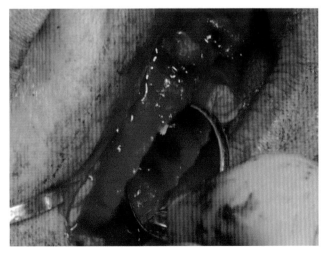

图 CC18-48　所有种植体按照计算机中设计植入
由于种植窝的制备是在导板引导下进行，尽管植骨后的骨表面呈倾斜状，术中不会产生侧滑

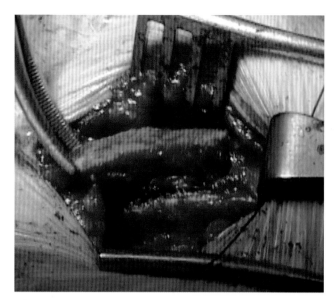

图CC18-49 第二次髂部取骨，在左侧进行

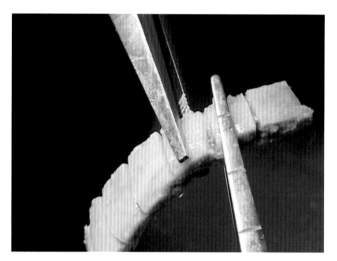

图CC18-50 骨块塑形

将皮质骨切开，弯曲成弧形，使之与受植床更贴合

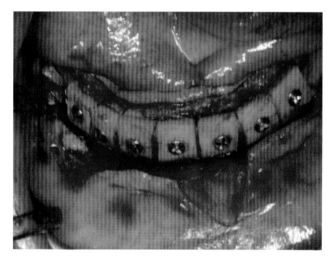

图CC18-51 以接骨螺钉固定下颌植骨块

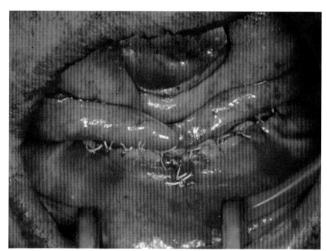

图CC18-52 创口缝合

缝合各种技术都可以应用，但最关键的是减张以防止创口裂开，导致移植骨块暴露在口腔中

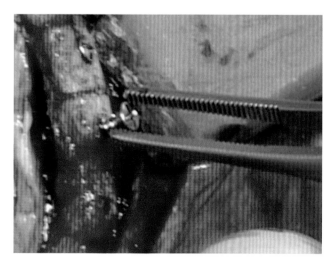

图CC18-53 愈合4个月后，取出固定螺钉

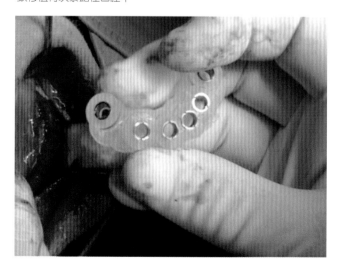

图CC18-54 骨支持式种植导板（Simplant，登士柏种植公司，哈瑟尔特，比利时）

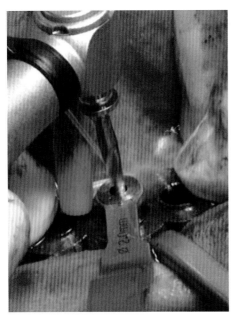

图CC18-55 导板引导的种植位点预备

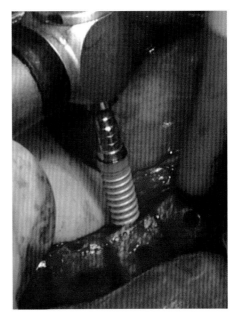

图CC18-56 植入种植体

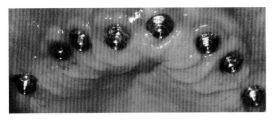

图CC18-57 上颌连接多牙基台（Low Profile，Biomet 3i，棕榈滩，佛罗里达）

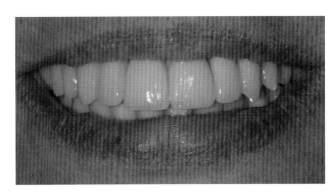

图CC18-60 最终修复
患者正面微笑照

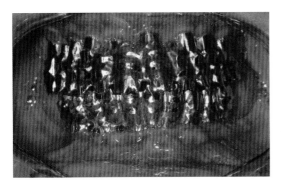

图CC18-58 CAD/CAM切削的义齿支架

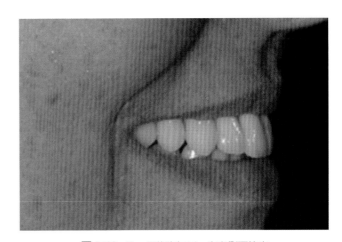

图CC18-61 最终修复后，患者侧面笑容

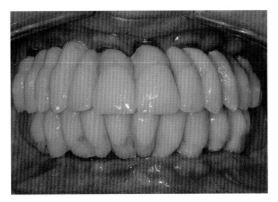

图CC18-59 最终修复

临床病例 19
上颌严重骨量不足，骨移植，上颌窦底骨增量

要点：上颌骨萎缩，骨高度和宽度不足。

案例摘要

患者在先前的修复失败后导致了左侧上颌骨严重萎缩。患者希望做一个固定的而不是活动的种植支持式修复体来恢复其咬合功能和美观。然而现有的骨量无论从高度还是宽度看，都无法植入种植体。下颌也存在骨量不足的问题，但在两侧尖牙远中植入3颗种植体是可行的，前牙区剩下的天然牙可行冠修复（尽管在病例中出现了下颌的修复的图片，但这不是本案讲述的内容）

病史和资料

患者，男性，50岁，健康状况良好（ASA1），因部分牙列缺失而做了以3个无法保留的上后牙为基牙的活动义齿，最终导致上颌全牙列缺失。由于双侧上颌窦底骨量不足，同时有全上颌骨高度和宽度严重不足，是行植骨重建后种植的适应证。该患者没有全身麻醉禁忌证。

第一次手术

术前考量

先进行CBCT扫描，然后将数据导入到Simplant软件（Simplant，登士柏种植公司，哈瑟尔特，比利时）中进行评估和分析。模拟种植的过程显示上颌进行植骨重建的必要性（图CC19-1和图CC19-2）。通过软件的骨移植模块的功能，在虚拟的骨表面进行模拟植骨（图CC19-3）。在上颌骨表面进行块状骨移植，可以纠正骨高度和宽度不足。为纠正上颌窦底的骨量不足，也需进行上颌窦底骨增量。

根据之前建立的术前手术规范，确定全上颌的重建手术计划后，有必要将上颌骨的3D模型打印出来，并在这个树脂模型上进行上颌模拟手术。以光敏树脂模拟"J"形植骨块（植骨导板）（图CC19-4）。所有这些树脂块连在一起形成取骨导板。为进行上颌窦底提升植骨，设计了开窗导板，以使在模型上设计的开窗部位和形状能在患者口内实现（图CC19-5）。为完成开窗导板，先在3D打印的模型上计划手术的部位画出开窗的轮廓（图CC19-6和图CC19-7）。在这个团队中很重要的成员即技师利用树脂制作一骨支持式导板，就

是所谓的开窗导板，手术时放置在口内的骨面上，这样可简单有效地在术中确定开窗的位置和形状（图CC19-8和图CC19-9）。

第一次手术

植骨重建术

手术在全身麻醉鼻插管下进行。分两组分别同时进行髂骨切取和上颌窦底提升。髂骨切取（图CC19-10）根据取骨导板（图CC19-11），准确切取重建所需的骨量。上颌骨手术组，放置开窗导板（图CC19-12）在上颌窦外侧壁的骨面上（图CC19-13和图CC19-17），利用导板的定位作用，可以避开重要的解剖结构，既快速又安全进行侧壁开窗。用超声骨刀的上颌窦底外提升专用工具（Pizeosurgery，迈创，热那亚，意大利）进行。在右侧上颌窦手术（图CC19-13～图CC19-16）顺利完成后，进行左上颌窦手术（图CC19-17～图CC19-19）。取下的髂骨清洗后，进行修剪、塑形，然后分别在模型和口内骨面上检查是否贴合（图CC19-20～图CC19-23）。确定"J"形植骨块与骨面吻合后，用ϕ1.6mm的接骨螺钉（Osteomed LP，艾狄生，德克萨斯）固定在上牙弓骨面上（图CC19-24～图CC19-28）。完成植骨块固定后（图CC19-29），作松弛切口，使软组织瓣完全覆盖植骨面后无张力缝合（图CC19-30）。术后给予抗生素和抗感染治疗，并拍摄全景片（图CC19-31）。

第二次手术

术前讨论

植骨后愈合4个月，期间嘱咐患者尽量不用活动义齿咀嚼，仅为美观而佩戴。为进行植骨后疗效的评估和便于制定种植计划，骨移植后戴扫描义齿再次做了CBCT。将扫描数据以DICOM格式导入到Simplant软件中，进行分析和观察。可从影像中观察到植骨后所增加的骨量和固定螺钉（图CC19-32）。现有的骨量可模拟植入8颗种植体（ϕ4.0，长度10mm）。分别在三维影像（图CC19-33～图CC19-38）、横断面（图CC19-39）和矢状面（图CC19-40）中检查种植方案。为简化种植位点的制备和种植体的植入过程，订购了SurgiGuide种植导板（Simplant，登士柏种植公司，哈瑟尔特，比利时）。由于有许多接骨螺钉尚在骨中，只能应用骨支持式导板（图CC19-41）。

第二次手术

植入种植体

第二次种植体植入手术也在全麻下进行。先掀起一全层的黏骨膜瓣，尽可能暴露骨面，以能够使骨

支持式导板顺利就位为准。移植骨结合良好，骨量增加足够植入种植体（图CC19-42）。除去固定螺钉（图CC19-43和图CC19-44），在骨面上安置导板（图CC19-45），检查并确定其稳定就位（图CC19-46）。用3i导板专用手术工具（Navigator System，Biomet 3i，棕榈滩，佛罗里达）进行种植位点的制备。所有的种植位点制备和种植体的植入都经导板引导进行（全程导板引导手术）（图CC19-47～图CC19-50）。植入所有种植体后（图CC19-51），移去导板（图CC19-52和图CC19-53），盖上覆盖螺丝（图CC19-54），关闭创口（图CC19-55）。术后拍摄全景片（图CC19-56）。

最终修复

术后愈合3个月，切开连接愈合帽（图CC19-57）。软组织愈合几周后，进行种植体水平取模，制作CAD/CAM切削桥架支持的金属烤瓷桥。修复体用螺丝直接固定在种植体或间接固定基台上（图CC19-58）。患者对从功能和美学角度对种植修复都很满意（图CC19-59～图CC19-61）。

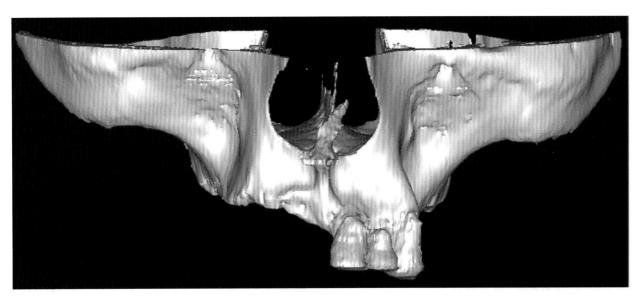

图CC19-1　三维CBCT影像显示上颌骨严重萎缩

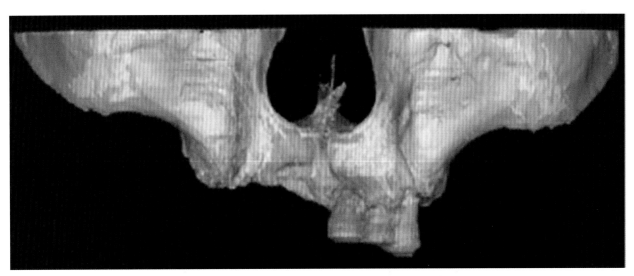

图CC19-2　三维透明化影像可见骨萎缩使上颌窦和梨状孔窦腔变得浅表

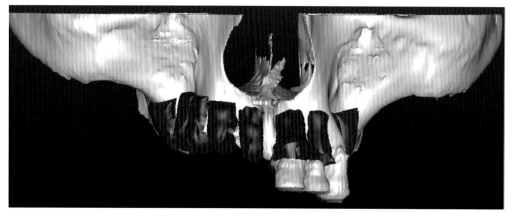

图CC19-3　利用Simplant的骨移植功能，可在三维影像中画出需植骨的区域和骨块大小

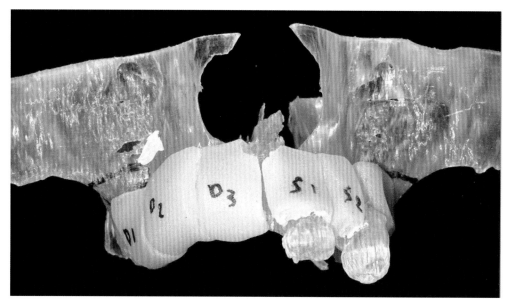

图CC19-4　在3D打印模型上，用植骨块（植骨导板）进行模拟重建植骨手术

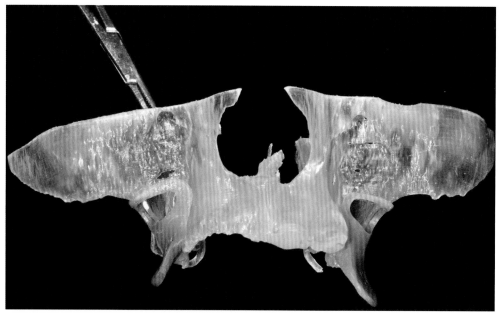

图CC19-5　在3D打印模型上可见拟开窗的部位和开窗导板

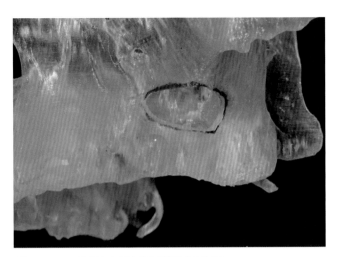

图CC19-6　模型上左侧上颌窦拟开窗的位置

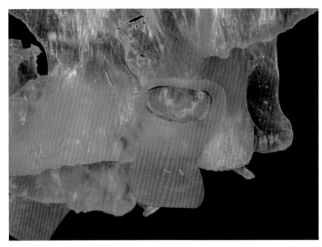

图CC19-7　开窗导板指示左上颌窦开窗的位置

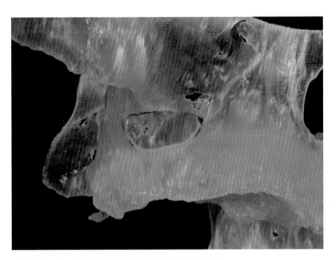

图CC19-8　模型上右侧上颌窦拟开窗的位置

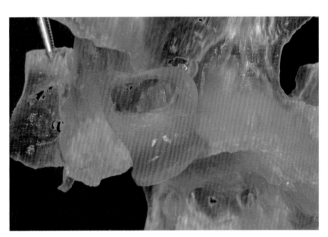

图CC19-9　开窗导板指示右上颌窦开窗的位置

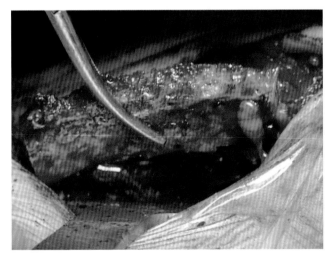

图CC19-10　从髂嵴取骨

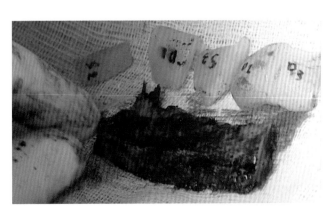

图CC19-11　髂部取骨依照取骨导板进行，取骨量和计划的植骨需求量一致

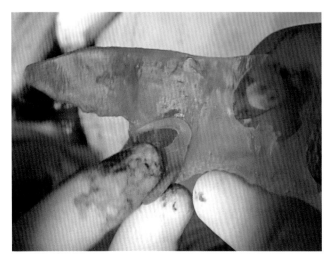

图CC19-12　开窗导板在模型上

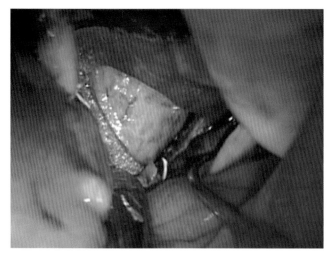

图CC19-13　右侧
开窗导板在骨面上就位，在术中指示术前预定开窗的部位和形状，与术前模型上计划相同

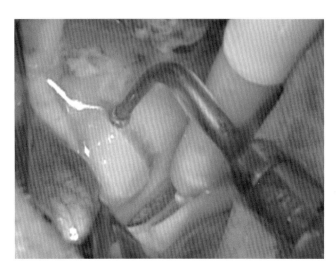

图CC19-14　右侧
超声器械在进行去骨开窗

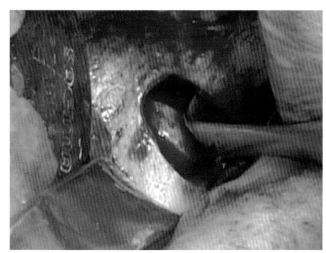

图CC19-15　右侧
分离窦黏膜，行窦底提升，形成足够的窦底空间以备植骨

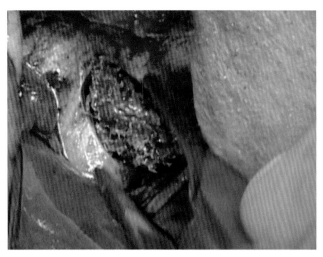

图CC19-16　右侧
窦底植入髂骨

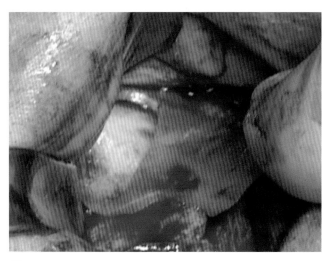

图CC19-17　左侧
在骨面上放置开窗导板

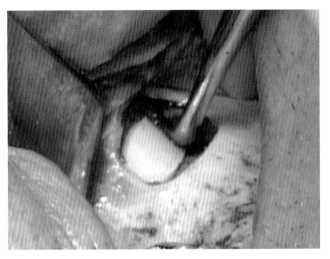

图 CC19–18　左侧
上颌窦开窗

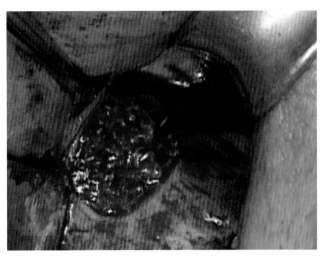

图 CC19–19　左上颌窦底植入髂骨

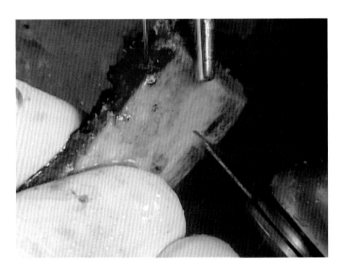

图 CC19–20　从髂嵴取下的髂骨块进行皮质骨切开，准备进行植骨

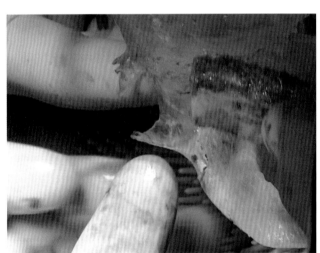

图 CC19–21　在模型上进行骨块塑形

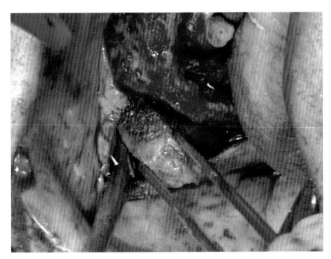

图 CC19–22　骨块放置于受植床
从植骨块可看出上颌骨萎缩的程度和植入骨块后厚度的增量

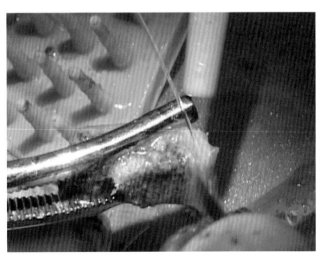

图 CC19–23　将移植骨块修剪成"J"形

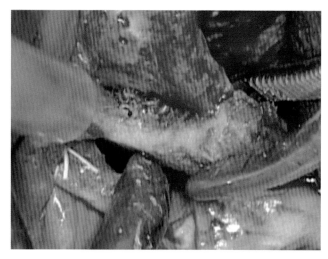

图CC19-24 将"J"形骨块植入受植床,在增加骨厚度的同时也增加了高度

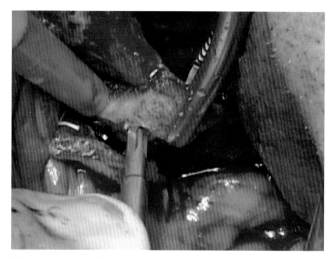

图CC19-25 用接骨螺钉(Osteomed LP,艾狄生,德克萨斯)将骨块固定。尽可能增大骨块与受植床的接触。

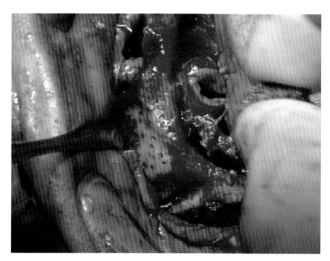

图CC19-26 在受植床进行穿皮质骨的打孔

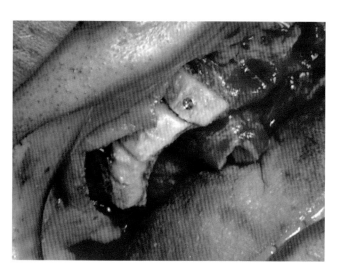

图CC19-27 完成右侧上颌的植骨重建

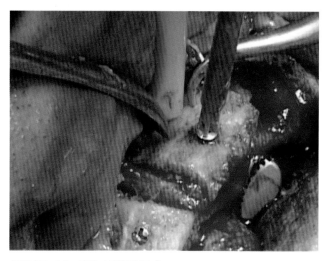

图CC19-28 实施左侧重建手术

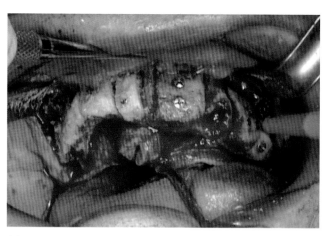

图CC19-29 完成全上颌植骨重建

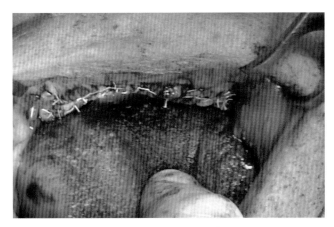

图CC19-30　缝合关闭创口

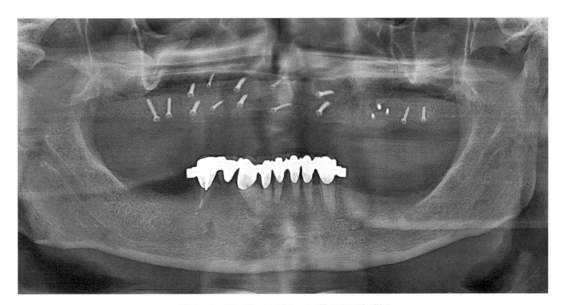

图CC19-31　术后全景片，可见众多固定螺钉

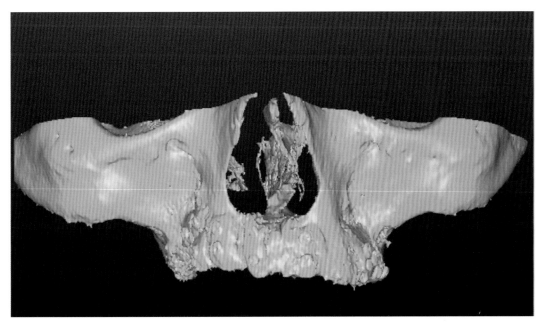

图CC19-32　植骨重建术后4个月，上颌骨CT影像

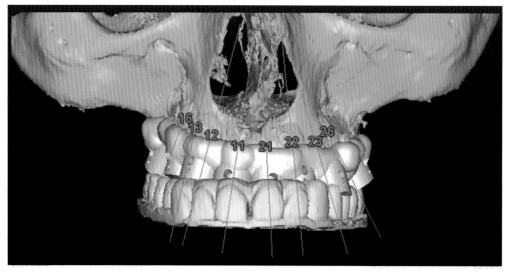

图CC19-33   在种植方案的三维影像中显示扫描义齿

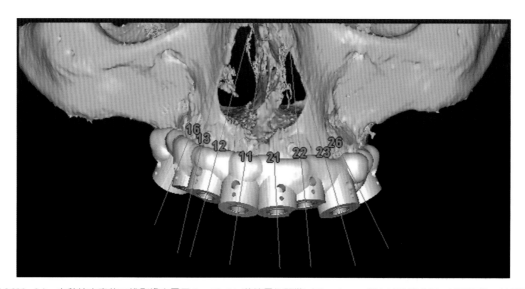

图CC19-34   在种植方案的三维影像中显示SurgiGuide种植导板预览（Simplant，登士柏种植公司，哈瑟尔特，比利时）

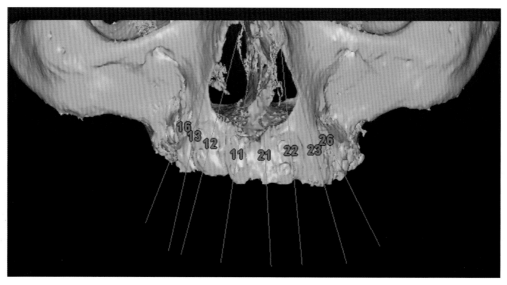

图CC19-35   在种植方案三维影像中显示拟植入种植体的长轴方向

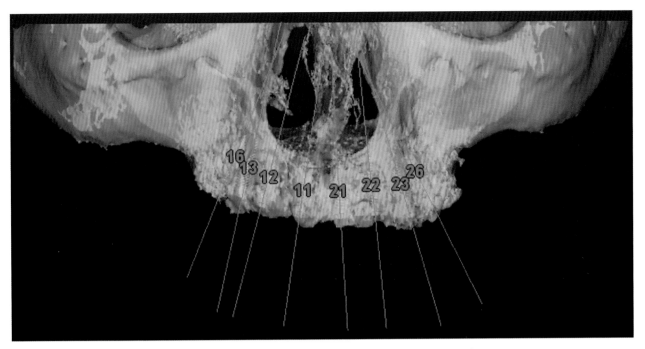

图 CC19-36　在种植方案中将骨质透明化后显示种植体的三维影像

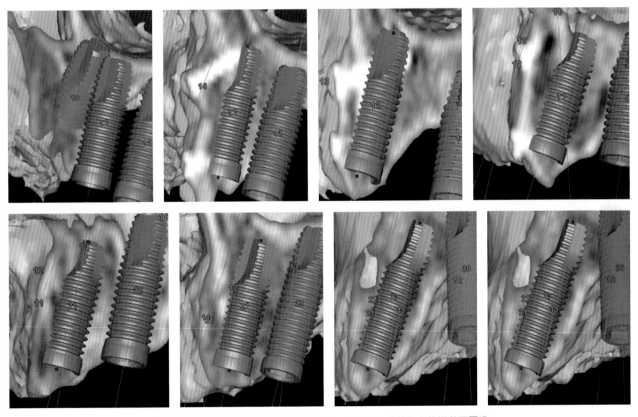

图 CC19-37　在种植方案的三维影像中，经过各个种植位点的横截面图像

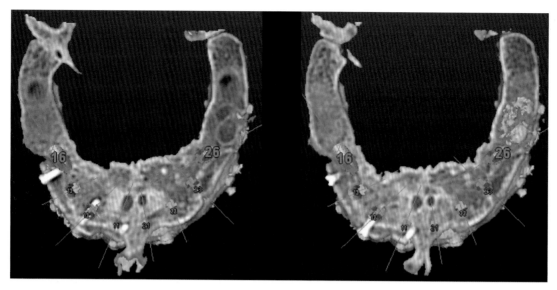

图CC19-38   种植方案的三维横断面影像，可见拟植入种植体和固定螺钉

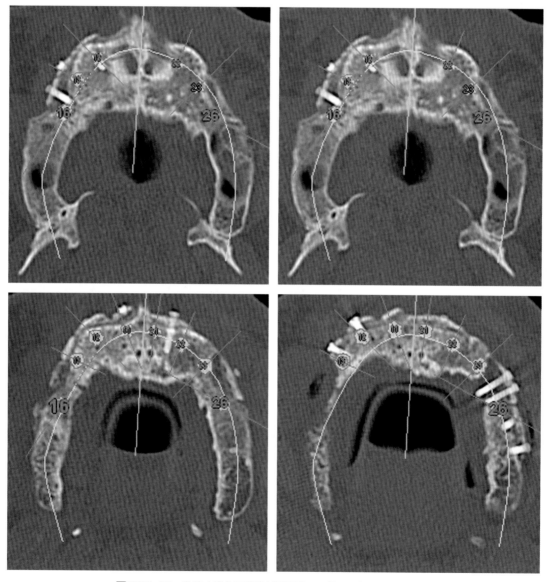

图CC19-39   种植方案的三维横断面影像，可见接骨钉横向固定骨块

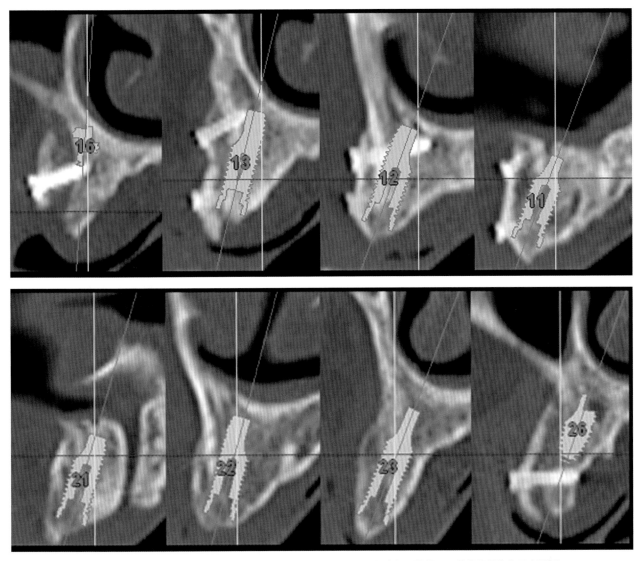

图CC19-40 在种植方案的三维影像中，经过各个种植位点的矢状断面图像，可见移植骨块和固定螺钉

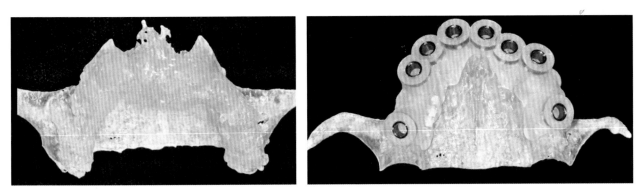

图CC19-41 植骨重建后的3D打印上颌骨模型，骨厚度增加明显
右侧是SurgiGuide种植导板（Simplant，登士柏种植公司，哈瑟尔特，比利时），可将计算机中的种植计划转移到患者口腔中

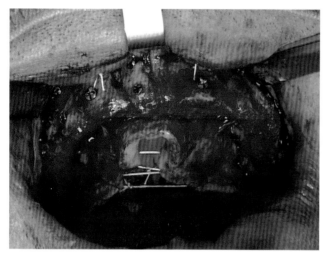

图CC19-42　上颌骨移植4个月后打开图像
植骨块结合良好，从接骨螺钉末端和骨面接触无明显改变，可看出移植骨吸收很少

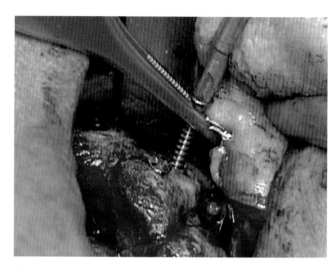

图CC19-43　取出接骨钉

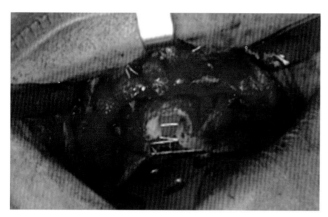

图CC19-44　取出接骨钉后，在放置好导板之前，不能行骨面修整，否则导板无法正确就位
如有必要进行骨修整，要等种植完成后方可进行

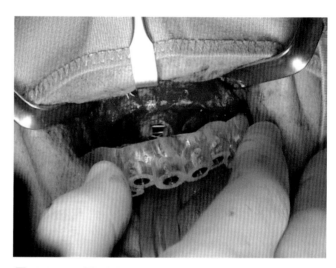

图CC19-45　导板在骨面就位

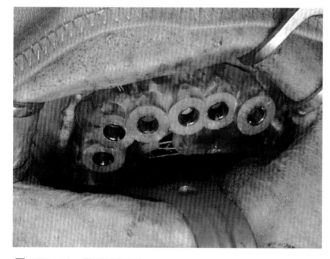

图CC19-46　导板在稳定位
注意导板有且仅有一个稳定位

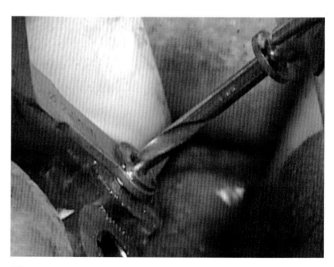

图CC19-47　用导板专用工具经导板进行种植位点制备
图中所示为ϕ2.0mm先锋钻在引导下预备，其上方有止停

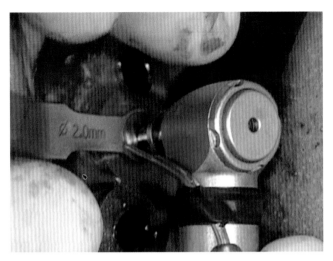

图CC19-48 钻头到达止停点

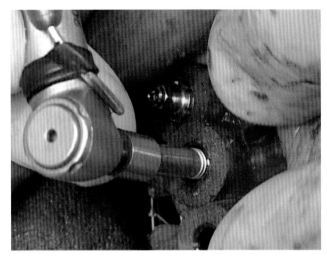

图CC19-49 经SurgiGuide种植导板（Simplant，登士柏种植公司，哈瑟尔特，比利时）套管植入种植体

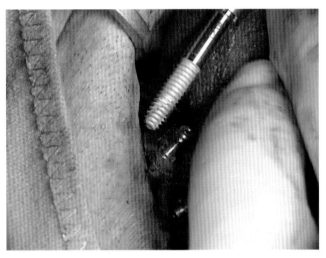

图CC19-50 经SurgiGuide种植导板（Simplant，登士柏种植公司，哈瑟尔特，比利时）上套管植入种植体时需要特定的种植体携带体，才能将种植体植入到预定的正确位置

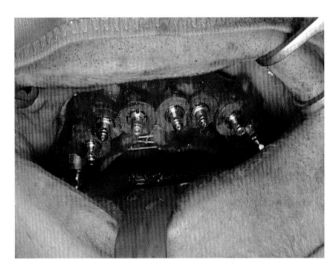

图CC19-51 根据种植设计方案，经SurgiGuide种植导板（Simplant，登士柏种植公司，哈瑟尔特，比利时）植入8颗种植体，携带体尚未取下

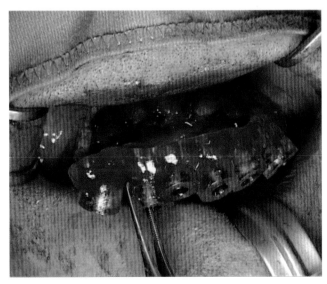

图CC19-52 取下SurgiGuide种植导板（Simplant，登士柏种植公司，哈瑟尔特，比利时）

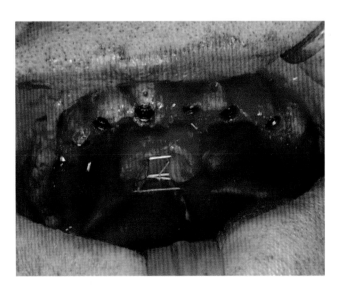

图CC19-53 所有种植体的植入均与计算机设计方案一致

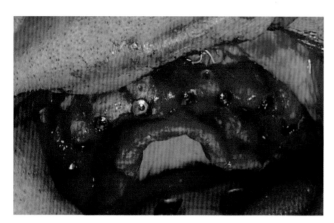

图CC19-54 盖上覆盖螺丝

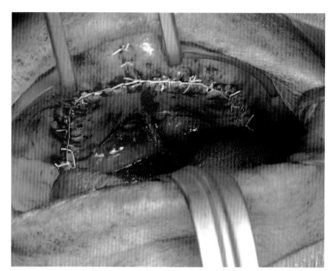

图CC19-55 缝合牙龈瓣

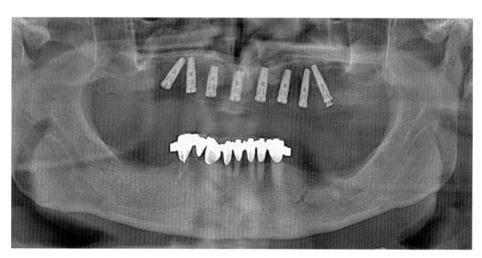

图CC19-56 术后全景片
左上最后一颗植体覆盖螺丝未盖好，需重新拧紧

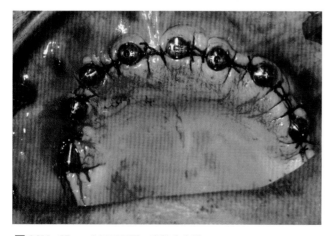

图CC19-57 3个月后打开，安装愈合帽

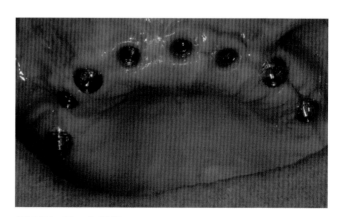

图CC19-58 软组织愈合后，部分种植体连接角度基台（Low Profile，Biomet 3i，棕榈滩，佛罗里达），纠正种植体间不平行问题

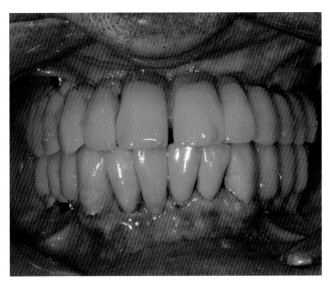

图CC19-59 　修复体正面观。修复体是以螺丝固位金属烤瓷桥，采用CAD/CAM技术制作

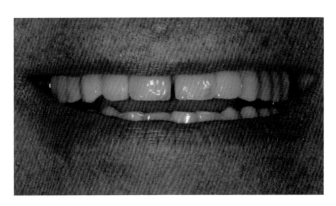

图CC19-60 　修复后正面微笑观

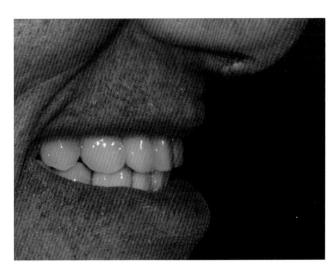

图CC19-61 　修复后侧面微笑观

临床病例20
上颌无牙颌，骨移植，上颌窦底植骨，计算机引导的种植外科

要点：窦底骨缺损，骨高度和宽度不足。

病史和资料

患者，男性，51岁，身体健康患者（ASA1），由于牙周的原因而导致固定修复的失败，成为上颌无牙颌。CT扫描显示骨高度和宽度不足（Cawood-Howell分类Ⅵ和Ⅴ类），并伴有相当于Jensen D类和Misch S-A Ⅳ双侧窦底骨缺损，剩余骨高度为1～3mm（图CC20-1～图CC20-5）。患者希望固定修复。下颌有其他医师完成的牙和种植修复体，但不是太令人满意。

第一次手术

术前考量

治疗计划包括上颌骨的骨块移植和双侧上颌窦底提升植骨术。在约4个月后，第二次手术取出接骨螺钉和植入种植体。考虑到骨缺损的范围较大，需进行口腔外取骨。

利用CT数据，在Simplant软件（Simplant，登士柏种植公司，哈瑟尔特，比利时）中重建上颌骨，采取快速成型的方法，打印出全上颌的3D模型（图CC20-6和图CC20-7）。在3D模型上利用树脂塑形成模拟骨块，制作植骨导板（图CC20-8和图CC20-9）。这样做的目的是使移植骨块间及骨块和受植床之间更贴合。随后，将这些树脂块排成一排，根据这个长度和大小制作一个树脂板，作为从髂部取骨的取骨导板用（图CC20-10和图CC20-11）。同样，在模型上选择合适的位置和尺寸，制作开窗导板（Caldwell-Luc技术，Boyne和James等），供上颌窦底提升植骨之用（图CC20-7）。开窗应在窦下方，但应高于窦底壁几个毫米，以便容纳移植物。圆形或卵圆形的开窗时，可以避免锐利的边缘刺破脆弱的上颌窦黏膜。确定好开窗合适的形状和位置后，在模型上画好线，送技工室由技师用热凝塑料根据临床要求制作开窗导板。

手术过程

手术在全身麻醉鼻插下进行。术前给予苯二氮䓬和阿托品。进入手术室后，给予头孢曲松钠（罗氏芬）2.0g，约5min后予以催眠药、镇痛药和肌松药。麻醉以空气、氧气和七氟醚混合物作吸入麻醉。

在手术切开时，为控制出血的风险，进行了控制性降压。手术进行到3h时，再次予以头孢曲松钠1.0g，第一步是从髂嵴取骨。利用3D打印的模型，术前已算好所需取松质骨的量和含松质骨的皮质骨块的大小（图CC20-12～图CC20-14，见图CC20-11）。这样就可以在将骨植入颌骨前先行关闭髂部切口。这样做尽管延长了手术时间，但很好地避免了两个部位同时手术时，在手术室中因口腔污染创口的空气传播而导致供区的感染。这在同时伴有感染物（如牙齿、肉芽和囊肿）的摘除时特别重要。当然髂部和口腔手术是分组同时进行，还是单独进行要根据不同病例分别对待。

为暴露髂嵴，要切开腹斜肌和臀大肌，然后用摆动锯和骨凿劈开髂翼中部。继之以Volkmann挖匙刮取髂嵴骨板间的松质骨。在取骨过程中，反复用植骨导板、取骨导板和模型作比对，取骨量刚好就行（图CC20-10和图CC20-13）。术毕时，用止血海绵填塞止血（Ferrosan Mdeical Devices，Sørborg，丹麦），分层缝合切口，并作负压引流（图CC20-14）。

在上颌为使术野暴露良好，掀起黏骨瓣全层。颊侧瓣缝合到上唇，两腭侧瓣相互缝合，这样用口角拉钩牵开时术野清晰。

至于进入上颌窦的入路，将开窗导板就位在上颌骨表面（图CC20-15，图CC20-16；见图CC20-7），并仔细和模型上的状况相比对。然后沿导板内缘用球钻去骨开窗（图CC20-17，图CC20-18；见图CC20-16）。也可用另一种方法，先用画笔沿导板内缘在骨面上画出轮廓，再用球钻作标记，然后去除骨壁开窗，暴露窦黏膜（图CC20-17），分离上颌窦黏膜时必须要很小心（图CC20-18），形成足够的空间以植入髂骨松质骨（图CC20-19和图CC20-20）。

完成上颌窦底提升植骨后，手术组的一位医师预备受植床，将受植区的皮质骨钻一些小孔；另一位医师修剪取下的髂骨块，并根据模型和植骨导板塑形（图CC20-8～图CC20-10；见图CC20-13和图CC20-14）。依次将骨块植入，用接骨螺钉（Osteomed LP，艾狄生，德克萨斯）固定，并确保移植骨块和受植床间及移植骨块间相互密贴（图CC20-21～图CC20-26）。作骨膜下切开松解皮瓣以覆盖移植骨，并无张力缝合创口（图CC20-27）。

术后讨论

术后住院一晚。静脉予以抗生素和抗炎药。第二天上午出院，继续口服抗生素和抗炎药（使用抗生素1周，抗炎药2d）。术后10d拆线，行活动临时修复，修复体内衬软衬。嘱尽可能只在社交场合使用，1.5个月后可逐渐增加佩戴时间。

术后无并发症，4个月后移植骨块结合良好；也逐渐习惯活动义齿。

第二次手术

术前考量

大概在第一次手术后3.5个月，做了CT扫描对手术效果作评估，并制定了种植计划。扫描时患者戴含有硫酸钡的树脂义齿（图CC20-28）。将数据以DICOM格式导入到Simplant软件中（Simplant，登士柏种植公司，哈瑟尔特，比利时）。结果显示骨结合良好，双侧上颌窦骨高度增加，窦内无炎症迹象（图CC20-29～图CC20-32）。

在软件中计划植入10颗种植体（图CC20-33～图CC20-35），根据骨量的多少和扫描义齿所指示的位置来选择和优化植入位点（图CC20-36～图CC20-38）。一旦种植方案得到患者同意，即订购SurgiGuide种植导板（图CC20-39和图CC20-40）和3D打印的模型（图CC20-41和图CC20-42）（Simplant，登士柏种植公司，哈瑟尔特，比利时）。

比较手术前后的3D打印模型就可以明显看到骨厚度的增加和上颌窦腔部分被填充（图CC20-41和图CC20-42）。

手术过程

第二次手术也在全身麻醉下进行。作嵴顶切口，翻开黏骨膜，暴露牙槽嵴。植骨部位的移植骨结合良好，只有第二区有少量骨吸收（固定螺钉末端高于骨面也证实了骨吸收）。

取出所有固定螺钉后（图CC20-43和图CC20-44），放置第一个种植导板（图CC20-45）。在任何病例中都可以通过导板上的洞眼检查其就位状况。我们推荐手术时要分别核查导板在3D模型和口内的就位情况，并且确保导板在口内和模型上就位位置相同且稳定。通过第一个导板以φ2.0mm钻进行快速全部备洞（图CC20-46）。第二个导板以φ2.8mm钻备洞。取下导板，检查制备深度，植入10颗种植体（NobelSpeedy，诺保科公司，哥德堡，瑞典）（图CC20-47和图CC20-48）。种植体埋入骨内3个月。

术后讨论

利用种植导板，可缩短手术时间，因此也降低了麻醉的风险。术后予以抗生素和抗炎药。术后无并发症。3个月后在局部麻醉+静脉镇静下连接愈合帽。修复体是钛-树脂混合固定桥（Procera种植桥，诺保科公司，哥德堡，瑞典）（图CC20-49和图CC20-50）。该患者的种植体的数量和种植的位置允许行多种方式的修复。考虑到对颌牙桥而选择这种方式来修复（纯钛和树脂混合桥，将来可因对颌牙桥的变化而将表面树脂重饰更方便）。

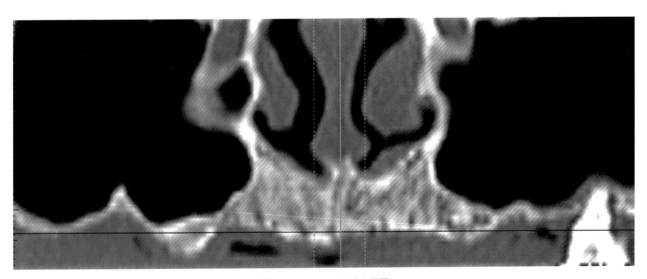

图CC20-1　CT扫描全景图
上颌窦腔明显

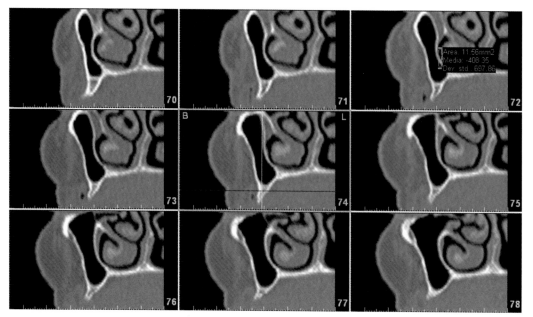

图CC20-2 CT扫描图像
矢状面显示上颌窦底骨高度不足

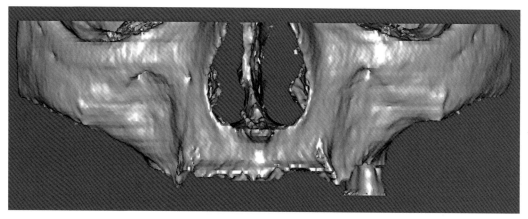

图CC20-3 三维CT影像显示骨吸收明显

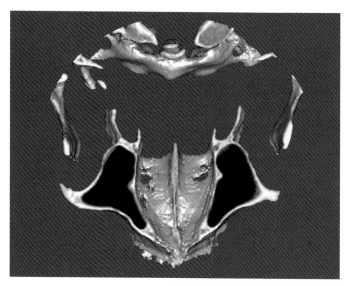

图CC20-4 经上颌窦的三维横断面影像

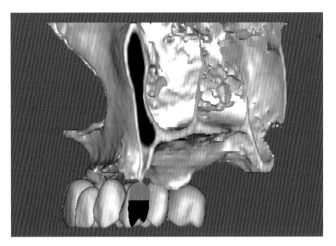

图CC20-5　经过上颌左侧第一前磨牙位的三维矢状断面影像，该位置的骨厚度和高度均不足

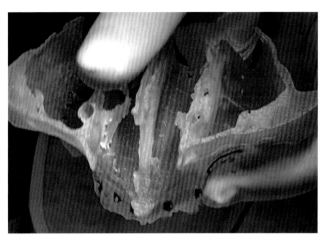

图CC20-6　3D打印的模型（Simplant，登士柏种植公司，哈瑟尔特，比利时）

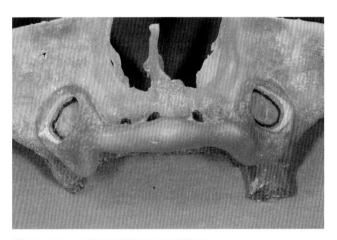

图CC20-7　上颌窦提升导板（开窗导板）

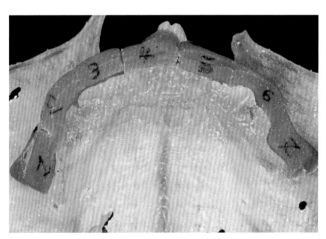

图CC20-8　腭面观。在3D打印模型上用树脂块制作的模拟移植骨块（植骨导板）

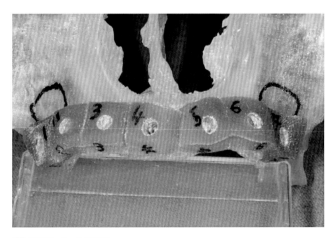

图CC20-9　前面观
在3D打印模型上用树脂块制作的模拟移植骨块（植骨导板）

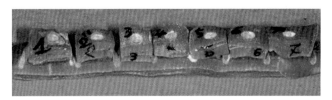

图CC20-10　将树脂块连成一起，就模拟出所需取骨块的大小（取骨导板）

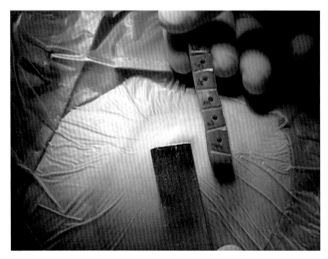

图CC20-11　髂部取骨手术区。手持的是取骨导板

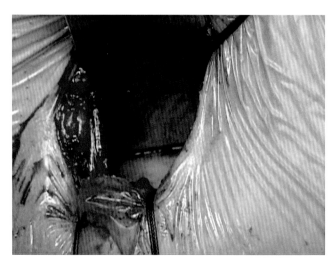

图CC20-12　供区

图示为髂嵴表面中部

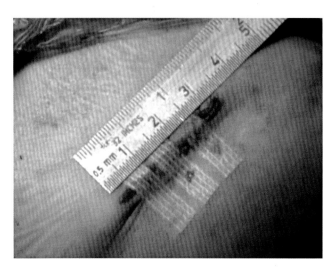

图CC20-13　髂部切口长约3.5cm

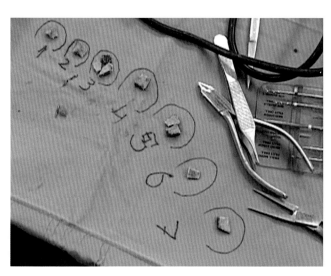

图CC20-14　根据植骨导板在口外对取下去的髂骨块进行塑形

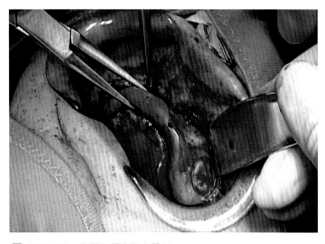

图CC20-15　放置上颌窦开窗导板

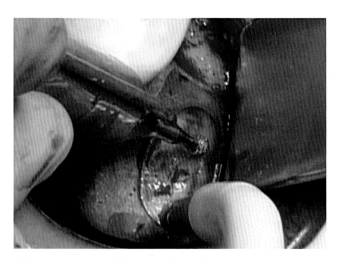

图CC20-16　开窗导板引导下行窦底提升术

用球钻磨出开窗的边界

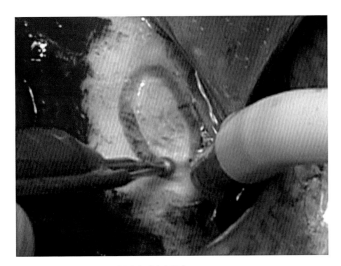

图CC20-17　左侧上颌窦行侧壁开窗

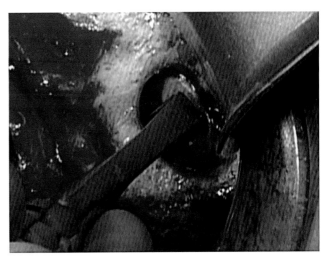

图CC20-18　开窗后分离窦黏膜

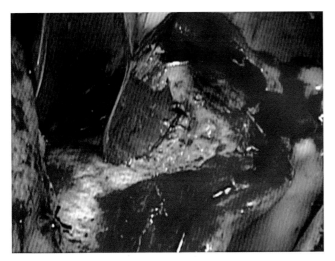

图CC20-19　左上颌窦底植入髂骨

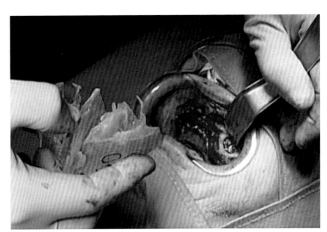

图CC20-20　可通过3D打印模型来评估上颌窦形态和需植骨的量

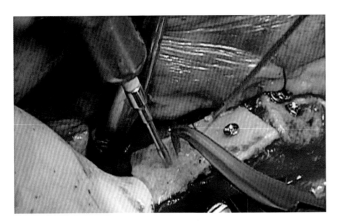

图CC20-21　上置法植骨
骨块固定时先用持骨钳夹紧，然后钻螺丝固定孔（Osteomed LP，艾狄生，德克萨斯）

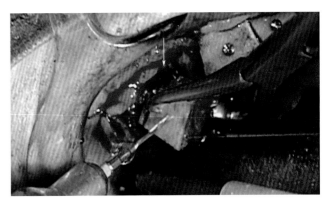

图CC20-22　上置法植骨
骨块固定时先用持骨钳夹紧，然后钻螺丝固定孔。骨块上方箭头所指为上颌窦开窗部位

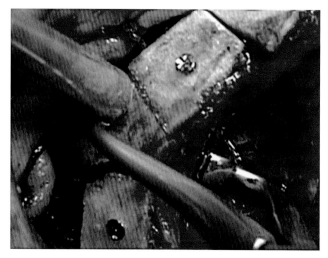

图CC20-23 检查植骨块的贴合情况

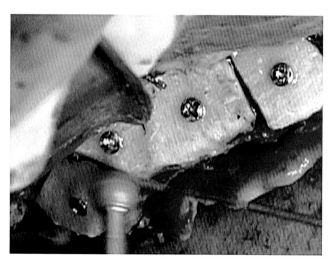

图CC20-24 修整锐利的边缘

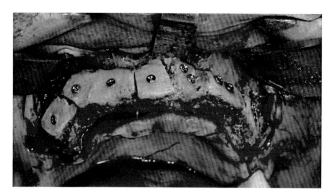

图CC20-25 植骨后前面观

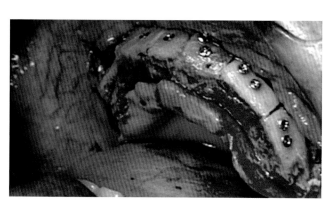

图CC20-26 植骨后左侧面观

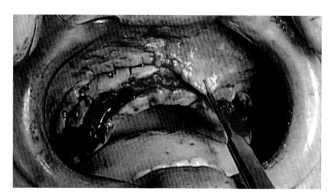

图CC20-27 作黏骨膜瓣松弛，缝合创口

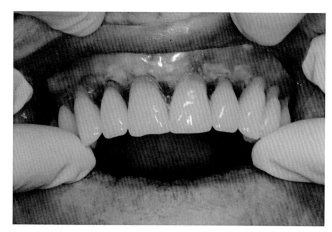

图CC20-28 扫描义齿

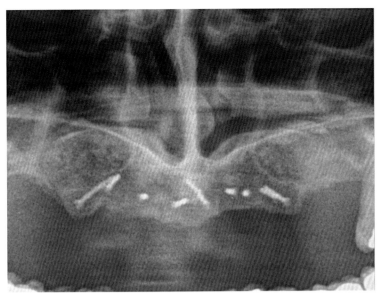

图 CC20-29　术后全景
上颌窦中有植骨和固定螺丝

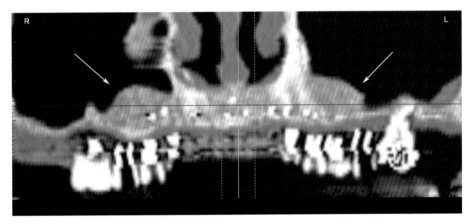

图 CC20-30　第一次术后 CT 扫描影像，上颌窦底骨量显著增加

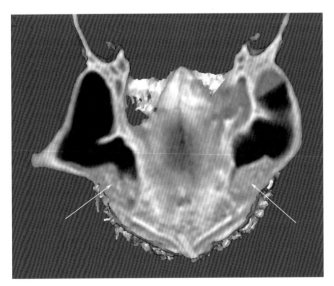

图 CC20-31　上颌窦的三维横断面影像显示上颌窦内的移植骨（箭头）

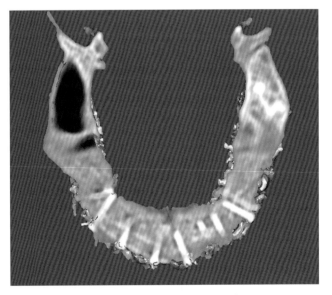

图 CC20-32　三维横断面影像显示植骨块和固定钉

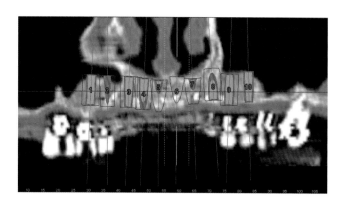

图CC20-33　种植计划的全景影像

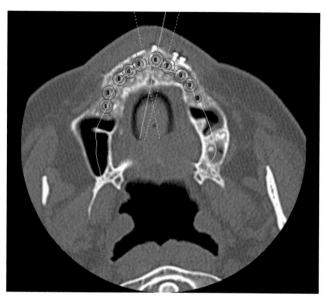

图CC20-34　种植计划的横断面影像

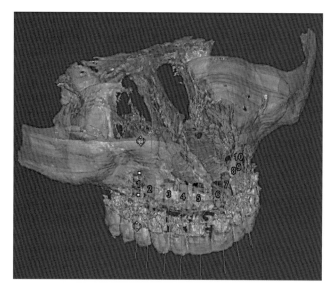

图CC20-35　三维透明化影像显示种植体的拟植入的位置

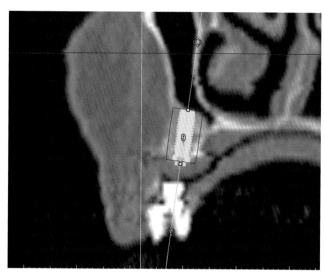

图CC20-36　横截面影像显示上颌窦内植入的骨和拟种植的植体

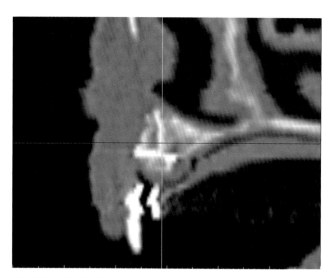

图CC20-37　横截面影像显示植骨块和固定螺钉

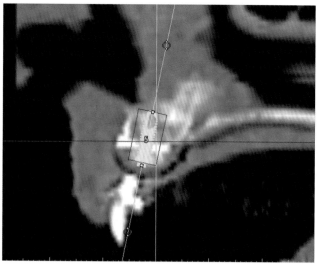

图CC20-38　横截面影像显示植骨块、固定螺钉和拟植入种植体

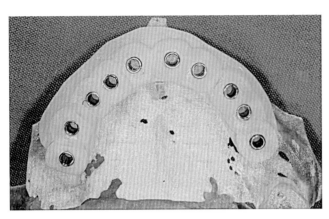

图CC20-39　骨支持式SurgiGuide种植导板（Simplant，登士柏种植公司，哈瑟尔特，比利时）

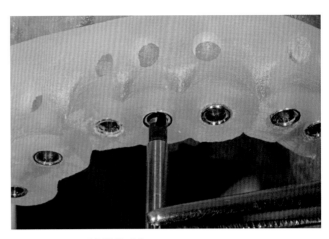

图CC20-40　模拟种植手术

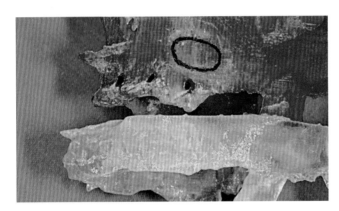

图CC20-41　骨重建前后的3D模型比较，以鼻棘作参照，显示骨宽度显著增加

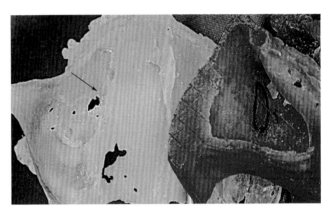

图CC20-42　骨重建前后的3D模型比较
显示窦骨内有移植骨（箭头所指），部分窦腔被填塞

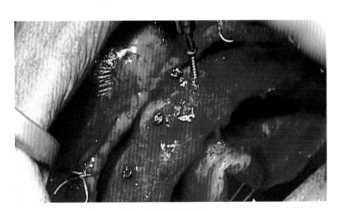

图CC20-43　取出固定钉，骨结合良好

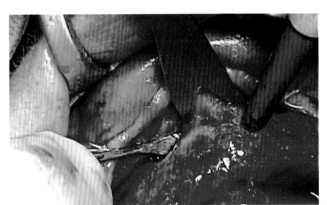

图CC20-44　行梨状孔底黏膜提升，用剥离子保护鼻腔黏膜

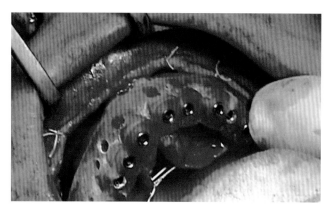

图 CC20-45　骨支持式导板就位

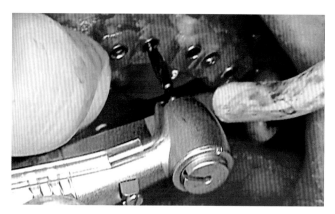

图 CC20-46　经SurgiGuide导板（Simplant，登士柏种植公司，哈瑟尔特，比利时）行种植窝制备

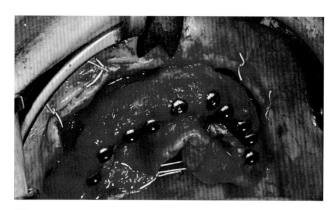

图 CC20-47　在计划的位置植入10颗种植体（Nobel Speedy，诺保科公司，哥德堡，瑞典）

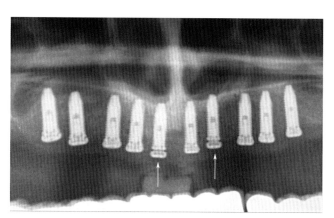

图 CC20-48　术后全景片显示有两颗植体覆盖螺丝未盖紧

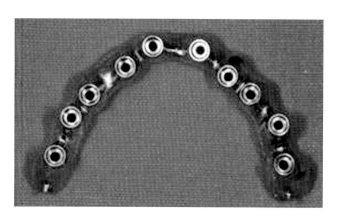

图 CC20-49　钛桥支架（Procera种植桥，诺保科公司，哥德堡，瑞典）

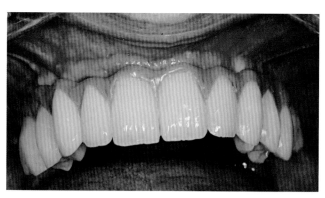

图 CC20-50　螺丝固定的修复体在口内就位（由技师S. Silvestroni提供）

临床病例21
上颌无牙颌，囊肿摘除，骨移植，计算机引导的种植外科，即刻种植

要点：巨大囊肿，上颌窦炎，时间。

病史和资料

患者，71岁，全身状况良好（ASA1/2），上前牙固定修复，后牙区为活动义齿。自诉有腭部隆起，全景片检查发现有囊性新生物（图CC21-1）。

患者被转到牙髓科，希望通过根管治疗来解决囊肿问题。不幸的是根管治疗并没有解决问题。患者诉有发自右上尖牙区的放射性疼痛。根据其临床表现，我们决定拔除其上颌余留牙，并植入6颗种植体做固定修复。患者十分担心囊肿问题，希望治疗越早越好。

术前考量

CT扫描显示双侧上颌窦炎和颌骨囊肿导致的大量骨破坏（图CC21-2），上颌前部腭侧骨板破坏，仅剩鼻底和窦底骨板（图CC21-3～图CC21-6）。双侧上颌窦底骨量不足无法直接植入种植体（1～3mm：Jensen D类，Misch S-A Ⅳ类）。双侧上颌窦有炎性病变，导致窦黏膜增厚。正是由于上颌窦炎症的存在，行上颌窦底骨增量需要更长的时间；所以另一个方法是避开上颌窦。在Simplant软件中设计：拔牙和囊肿摘除后，从髂部取一块个性化的移植骨块，使移植骨与该患者骨缺损形态相同，来辅助植入种植体，这样就使得种植体像固定骨块的拉力螺钉一样插在上颌窦前方（图CC21-7和图CC21-8）。因此预订了SurgiGuide种植导板和3D打印的模型（Simplant，登士柏种植公司，哈瑟尔特，比利时），以便于研究该病例和进行模拟手术。

手术会碰到以下几方面的问题。首先，由于牙的存在，会导致拔牙后骨面不整齐，无法放置种植导板。正是因为这个原因，我们在软件中设计了截骨导板（Simplant，登士柏种植公司，哈瑟尔特，比利时），截骨后使骨面平整如"无牙"一样，这样使骨面整齐可支持导板（图CC21-9）。利用截骨导板，在拔牙后整平骨面，便于准确使种植导板就位（图CC21-10）。

经颊侧骨板进入摘除囊肿定位也是一个问题，这要小心地将囊肿摘除，否则骨板破坏过大。利用3D打印的上颌模型，进行模拟手术而制作出个性化的囊肿定位导板（图CC21-11）。另外，模拟植骨情况也可用热凝塑树脂制作植骨导板（图CC21-12和图CC21-13），然后根据取骨导板制作髂部取骨的取骨导板（图CC21-14）。种植体就像固定螺钉一样用来固定植骨块（图CC21-13）。

手术过程

手术在全身麻醉下进行。麻醉诱导后行鼻插曲管，以氧气、空气、镇痛药和胆碱维持麻醉过程。为防止术后肿胀和呕吐，手术开始前用了类固醇和止吐药。为减少术中出血，在切开等手术阶段采取术中控制性降压。首先进行髂嵴中部的取骨手术（图CC21-14）。根据术前的模型测量和利用取骨导板可精准确定取得所需骨量。这样做的另一个好处是可在口腔手术开始前关闭髂部切口。这样的两步手术可有效防止供区被污染的风险。一般而言，当有口腔污染物须清除时，只要不显著增加手术时间，还是采用两个阶段手术为好。

取骨和拔牙完成后，利用定位导板从颊侧入路摘除囊肿（图CC21-15和图CC21-16）。种植导板需稳定放置在骨面上，而刚拔完牙的骨面高低不平不便于导板的正确就位。在这个病例中，为克服这个困难，我们在计划中就设计了截骨导板以截平骨面，以便于种植导板（SurgiGuide，Simplant登士柏种植公司，哈瑟尔特，比利时）稳定就位。利用SurgiGuide种植导板，和计算机中设计一样，我们制备了6个种植位点（图CC21-17）。根据3D打印模型（图CC21-18）将髂骨块塑形后，植入到囊腔中（图CC21-19～图CC21-21）。

最后植入6个种植体，其中3个用作固定植骨块（图CC21-22和图CC21-23）。其中一个种植体由于其颊侧骨板裂开，还需进行一移植小块骨（图CC21-24）。所有种植体初始稳定性良好。

术后讨论

术后1周应用抗生素和抗炎药。10d后拆线。术后愈合良好。术后第3周开始戴活动义齿。3个月后连接愈合帽和两个30°多牙角度基台（多牙基台，诺保科公司，哥德堡，瑞典）。临床和影像学检查显示骨结合良好（图CC21-25～图CC21-28）。最终修复体是以CAD/CAM技术制作的钛-树脂混合固定桥（Procera种植桥，诺保科公司，哥德堡，瑞典）（图CC21-29）。

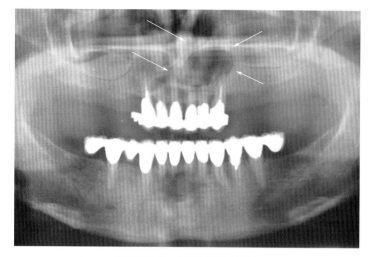

图CC21-1 全景片显示有囊肿

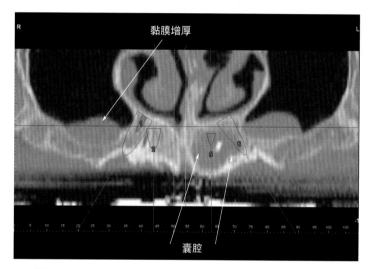

图CC21-2 CT全景影像。囊腔中有水门汀。双侧上颌窦黏膜增厚

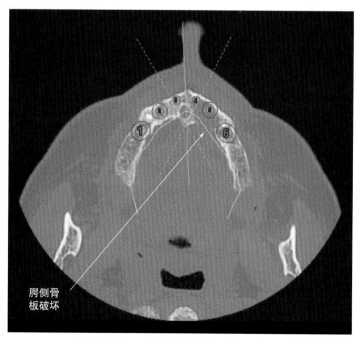

图CC21-3 CT横断面影像显示腭侧骨板破坏

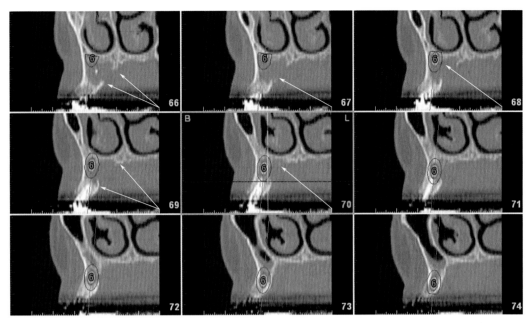

图CC21-4 囊肿所在矢状面全部影像

囊肿导致腭侧骨板丧失，但鼻底完整

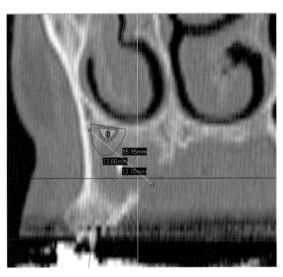

图CC21-5 测量囊肿的大小

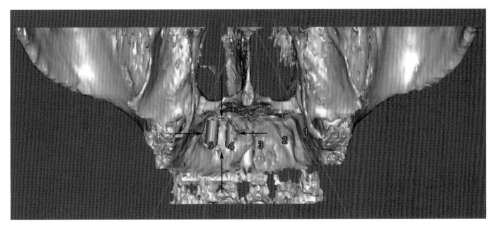

图CC21-6 三维影像显示腭侧骨板丧失

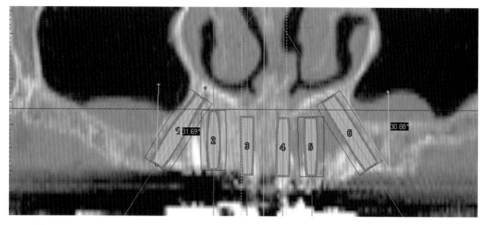

图CC21-7　计算机软件中种植计划的全景

为避免进入上颌窦，远中两个种植体倾斜植入。可在软件中计算倾斜角度。考虑到预成修复基台的角度为30°，这点很重要。种植体5、6号植入到囊腔所占据的位置

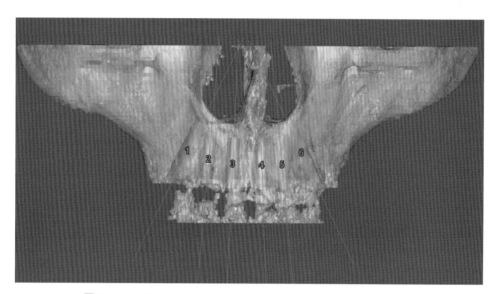

图CC21-8　在三维影像中将骨透明化后，可见骨结构和种植计划的关系

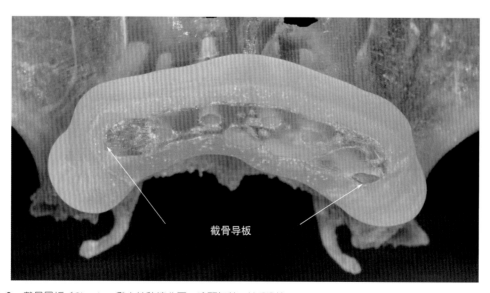

截骨导板

图CC21-9　截骨导板（Simplant登士柏种植公司，哈瑟尔特，比利时）

种植导板的就位需有平整的骨面支持，因而不能在拔牙后和即刻种植时高低不平的骨面上直接放置。因此，在拔牙后利用截骨导板可修平骨面，便于准确就位SurgiGuide种植导板（Simplant，登士柏种植公司，哈瑟尔特，比利时）

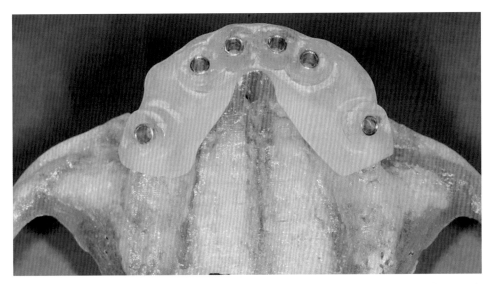

图CC21-10　骨支持式SurgiGuide导板（Simplant登士柏种植公司，哈瑟尔特，比利时）就位于模型上

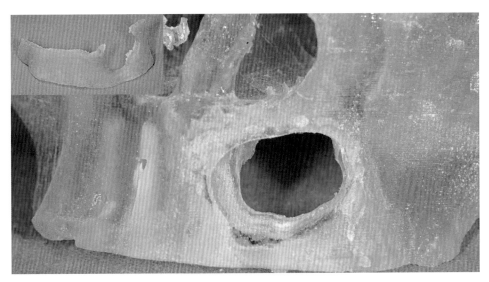

图CC21-11　模型上进行囊肿模拟摘除
图中可见定位导板

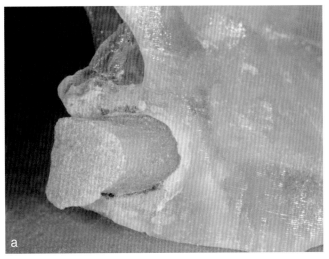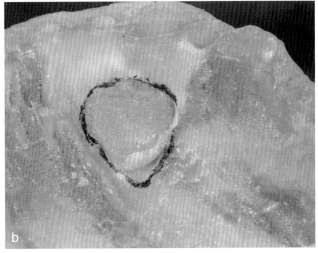

图CC21-12　在模型上利用植骨导板（Simplant登士柏种植公司，哈瑟尔特，比利时）进行模拟植骨

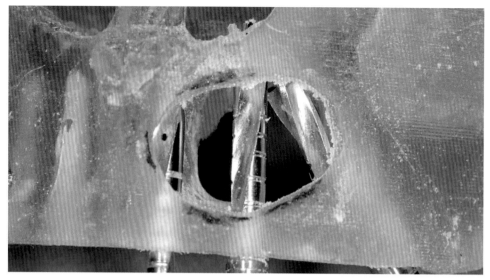

图CC21-13   在模型上模拟植入种植体和利用种植体固定植骨块

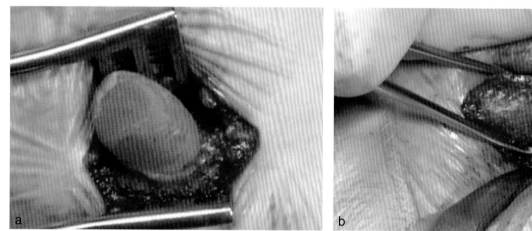
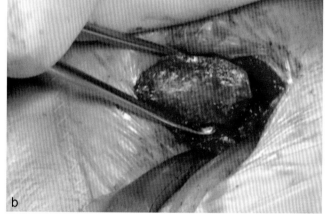

图CC21-14   利用取骨导板（Simplant登士柏种植公司，哈瑟尔特，比利时）从髂部取骨和将骨块塑形

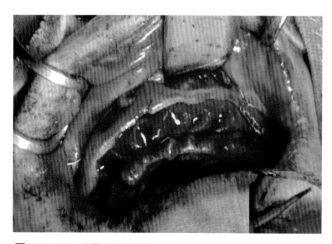

图CC21-15   用导板定位囊肿
图中可见定位导板

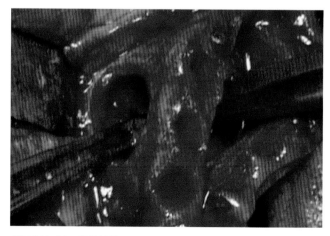

图CC21-16   囊肿摘除

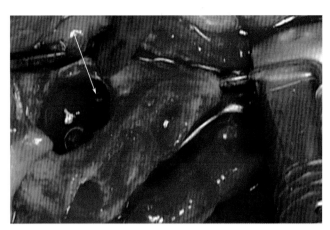

图 CC21-17 通过囊肿摘除后的囊腔
可见种植位点制备穿过骨缺损区（箭头）

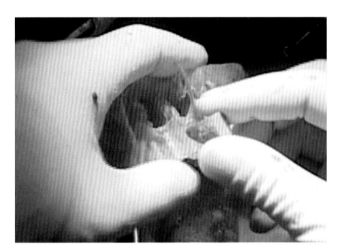

图 CC21-18 在模型上进行植骨块塑形

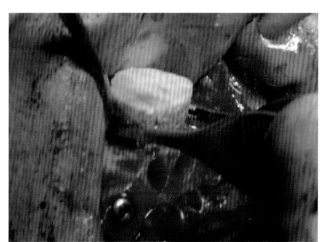

图 CC21-19 骨缺损区植入骨块

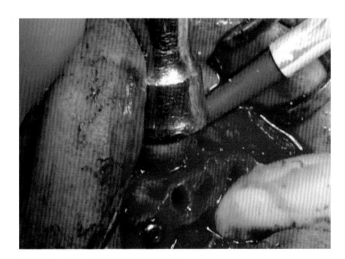

图 CC21-20 将骨块挤入骨缺损区

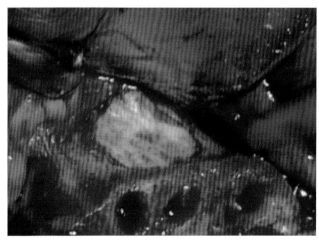

图 CC21-21 植骨块就位后
外层是皮质骨。由于应用了模型和导板，植骨块与缺损区高度吻合

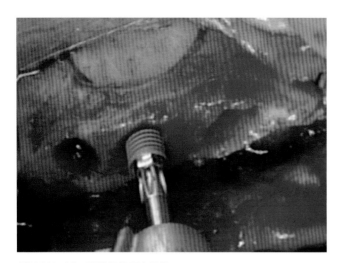

图CC21-22   用种植体固定骨块

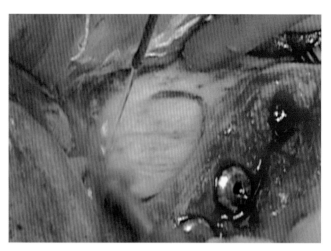

图CC21-23   修整骨块边缘

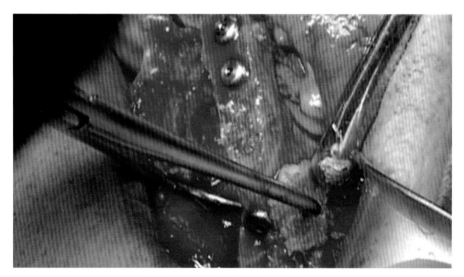

图CC21-24   植入种植体和骨块
6号种植体颊侧骨板裂开以松质骨覆盖

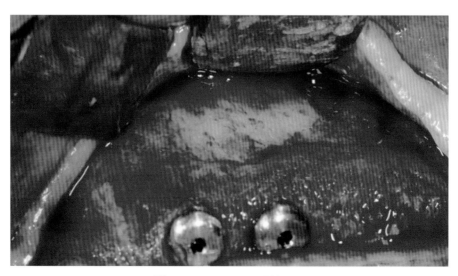

图CC21-25   3个月后骨结合良好
图中可见骨块植入时的状况

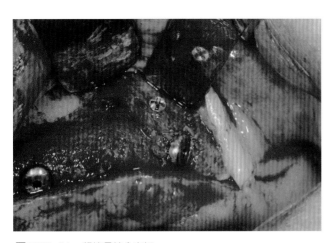

图 CC21-26　移植骨结合良好
图中可见固定钉

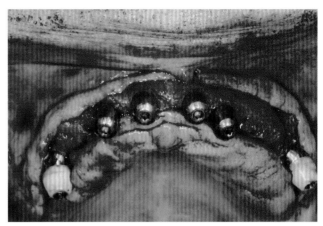

图 CC21-27　连接愈合帽和多牙角度基台（多牙基台，诺保科公司，哥德堡，瑞典），角度基台可补救种植体偏斜的角度

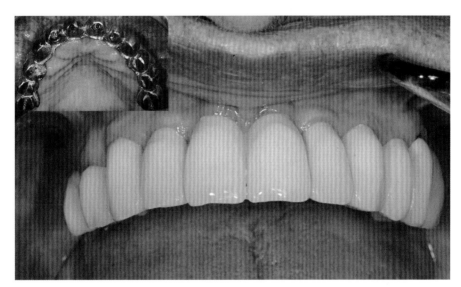

图 CC21-28　最终修复体是以 CAD/CAM 技术制作的、钛-树脂混合的、螺丝固位的固定桥
图中可见钛支架（Procera，诺保科公司，哥德堡，瑞典）（由技师 F. Pongetti 提供）

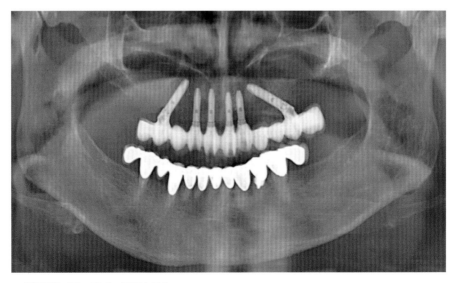

图 CC21-29　完成 1 年后全景片
固定骨块的植体较对侧短，这是为了防止过长的植入种植体导致骨块折裂。种植体骨结合良好

临床病例22
上颌无牙颌，骨移植，计算机引导的种植外科

要点：骨高度和厚度不足。

病史和资料

患者，男性，61岁（ASA1），原有的种植体和天然牙支持的修复体失败，并引起了严重的牙根吸收和后牙区大面积的骨缺损。2个种植体，1个在左上侧切牙，另1个在从左上双尖牙区倾斜植入，仍然骨结合良好（图CC22-1）。第一象限的骨缺损需植骨重建；为使种植位点能够在上牙弓中处于修复的理想位置，决定拔除左侧原来的两个种植体，进行自体骨的植骨重建。在后牙区伴有窦底骨缺损（1～3mm：Jensen D类，Misch S-A Ⅳ类），缺损主要是由于牙槽骨从下至上的吸收引起的，而不是上颌窦过度气化所致。

第一次手术

术前考量

根据DICOM格式的CT扫描数据，采用快速原型技术打印出3D模型，以供重建手术研究之用。CT影像显示双侧有大量的骨吸收：冠状面（图CC22-2），矢状面（图CC22-3），横断面（图CC22-4）和三维（图CC22-6和图CC22-7）影像中。双侧上颌窦有明显的慢性炎症（图CC22-2和图CC22-5）。

利用树脂块在模型表面进行模拟植骨手术（图CC22-8～图CC22-10）。右侧上颌先在缺损区嵌入式植骨，然后再行表面的上置植骨，以增加骨宽度（图CC22-10）。左侧上颌通过侧面嵌贴式植骨增加宽度，同时嵴顶上置法植骨增加骨高度（图CC22-9）。

手术过程

手术在全身麻醉鼻插管下进行。首先从髂嵴中部取骨。取骨量根据模型和取骨导板来确定（图CC22-11和图CC22-12）。在这个病例中，由于3D打印模型是拔牙前的，有必要在模型上对取骨量进行反复比对（图CC22-13；见图CC22-12）。取好髂骨后，行口腔手术之前关闭髂部切口（图CC22-14），并作负压引流。之所以分两阶段做是因为避免拔牙和口腔的潜在感染病灶污染髂部无菌切口。先行掀起黏骨膜瓣，暴露牙槽骨，拔除余留牙（图CC22-15），用环钻（图CC22-16a）取出两个种植体（图CC22-16b）。行牙槽窝刮治后，准备行上颌骨植骨（图CC22-17）。用预成的植

骨导板和模型，对取下来的盘状骨块塑形，使植骨块和受植床间紧密贴合（图CC22-18）。在左（图CC22-22～图CC22-26）右（图CC22-19～图CC22-21）两侧分别将移植骨块用螺钉固定。在左侧将第二块植骨块修剪成与尖牙拔牙窝形态一致的形状，植入到牙槽嵴上（图CC22-27～图CC22-30）。牙槽窝用松质骨充填（图CC22-31）。松弛黏骨膜，缝合创口（图CC22-32）。

术后讨论

术后无并发症，患者仅在使用义齿时有点不适。全景片证实愈合良好（图CC22-33）。

第二次手术（种植体植入）

术前考量

第一次术后4个月，为评估骨结合情况和做种植计划而作了CT扫描。扫描时患者口内戴含有硫酸钡的扫描义齿。在Simplant软件（Simplant登士柏种植公司，哈瑟尔特，比利时）（图CC22-34）中，通过冠状面（图CC22-35）、横断面（图CC22-36）、矢状面（图CC22-37和图CC22-38）和三维影像（图CC22-39）多个层面来寻找理想种植的位点。应用三维影像的剪切功能评估骨各种植位点的骨形态结构（图CC22-40～图CC22-42）及种植体相互间的空间位置关系（图CC22-43）。确定种植计划后，向患者解释，一旦计划取得患者同意，就订购新的3D打印模型（Simplant登士柏种植公司，哈瑟尔特，比利时）和骨支持式种植导板（图CC22-44～图CC22-46）。

在这个病例的导板手术时，用到了计算机引导手术的专用工具（Navigator System，Biomet 3i，棕榈滩，佛罗里达），这套工具是用于经导板手术时制备种植位点。

Navigator System工具包括了一系列不同长度和直径的止停钻。钻头必须经压板头上的衬套来钻孔，其上的衬套有不同直径与钻头配套。手术过程中只有一个导板（SurgiGuide，Simplant登士柏种植公司，哈瑟尔特，比利时），导板上有套管，压板的衬套可插入导板上的套管中。

每个位点如何钻孔都打印在一文件纸上（图CC22-47），上面写清楚各个种植位点应该如何制备。由于导板上套管的长短不一，会出现不同长度的种植体位点预备用相同长度钻头的情况。通常术前还要在模型上进行模拟手术，以弄清种植计划的控制情况和潜在的风险（图CC22-48～图CC22-51）。

手术过程

第二次手术在住院后全麻下进行。行嵴顶切开后，广泛地掀起黏骨膜瓣，以避免软组织干扰导板就位

（图CC22-52）。取出固定螺钉（图CC22-53），在骨面上放置手术导板（图CC22-54）。导板的在骨面上的就位情况（图CC22-54）必须和模型上的情况（图CC22-55）反复多次核对。必须确认口腔内就位情况和模型上相同。导板有且仅有一个正确的就位位置，且骨面上和模型上应一样稳固。如果有多个稳定的位置，那就应该放弃使用这个导板。

导板在骨面上就位后，就按照导板生产厂商（骨支持式SurgiGuide导板，Simplant登士柏种植公司，哈瑟尔特，比利时）指定的钻孔顺序进行钻孔（图CC22-47）。先用小直径的钻，直接钻至设计深度（到止停处），然后逐渐加大，最后达到相应的植入大小（图CC22-56和图CC22-57）。可在全部位点制备好以后再种植，也可以先制备一个种好一个，逐个完成。这两种方法时，都应注意左右两侧交替进行，以防止导板脱位（换轮胎技术）。应用3i的导板工具（Navigator

System，Biomet 3i，棕榈滩，佛罗里达），选择与术前计划相匹配的携带体，经导板植入3i种植体（图CC22-58）。经携带体通过导板套管植入种植体（图CC22-59），可控制植入深度。植入完成后（图CC22-60），移除携带体和导板（图CC22-61）；盖上覆盖螺丝（图CC22-62）并关闭创口。

术后讨论和最终修复

术后约1个月，拍摄对照全景片（图CC22-63），显示植入情况很好。3个月后连接愈合帽（图CC22-64），等牙龈愈合好（图CC22-65）之后，取模（图CC22-66）做修复。最终修复体是以CAD/CAM技术制作的钛-树脂混合的、螺丝固位的固定桥（CAM StructSURE，Biomet 3i，棕榈滩，佛罗里达）（图CC22-67～图CC22-69）。

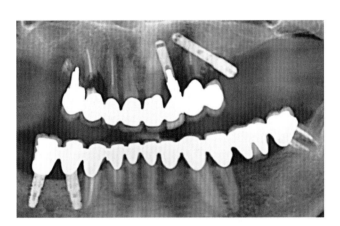

图CC22-1　最初的全景片显示骨缺损和修复体失败

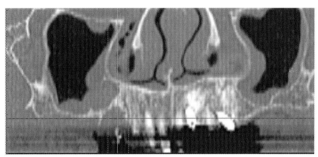

图CC22-2　冠状面影像显示骨缺损和上颌窦炎症

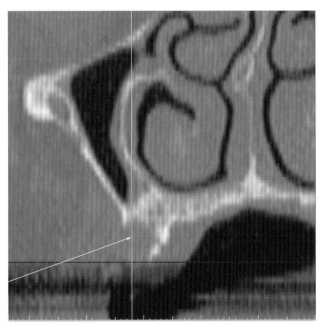

图CC22-3　右侧骨缺损区矢状面影像（箭头）

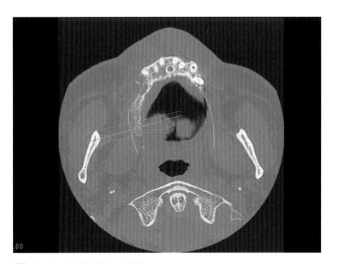

图CC22-4　横断面CT影像

可见右侧上颌骨缺损，而在此断面尚未包含左侧骨质，说明左侧骨质在更高的断面（缺损的高度更大）

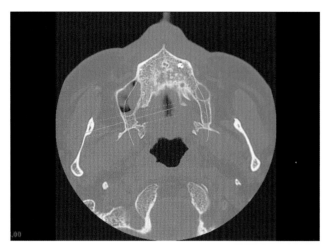

图CC22-5 比图CC22-4更接近颅底的横断面CT影像
双侧上颌窦炎症

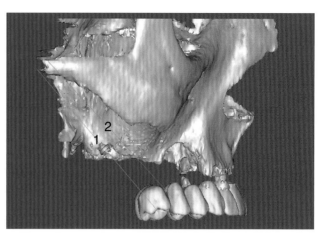

图CC22-6 右侧三维影像
虚拟义齿可对比显示出骨高度的丧失量

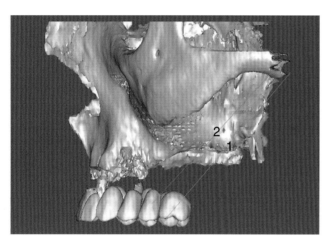

图CC22-7 左侧三维影像
虚拟义齿可对比显示出骨高度的丧失量

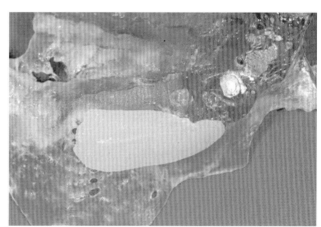

图CC22-8 在3D模型上模拟植骨重建手术
左侧，侧壁植骨

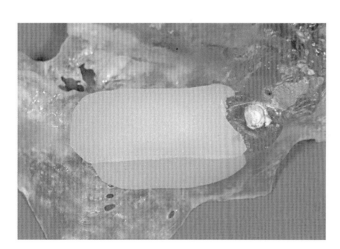

图CC22-9 在3D模型上模拟植骨重建手术
左侧，第二块植骨块，上置法，与第一块部分重叠

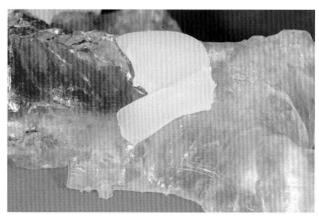

图CC22-10 在3D模型上模拟植骨重建手术
右侧，树脂块代表植骨块

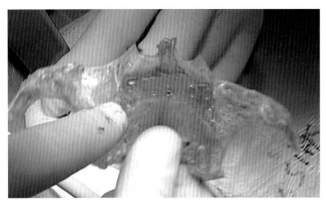

图CC22-11 在模型上估计骨缺损的大小

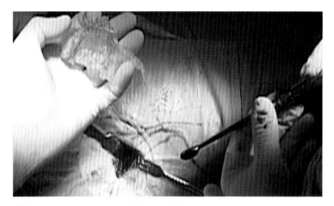

图CC22-12 在模型上估计骨缺损的大小
背景是髂部取骨术区

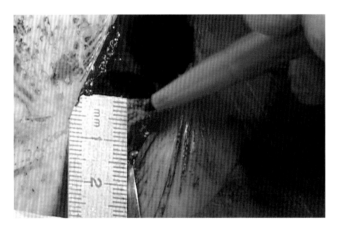

图CC22-13 用尺子直接测量髂嵴取骨块的大小

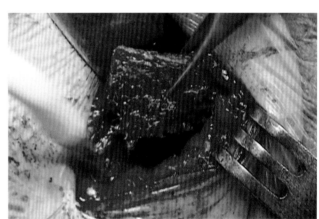

图CC22-14 从髂嵴中部的内外板间取松质骨

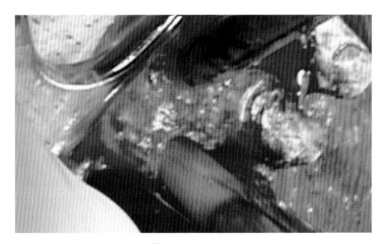

图CC22-15 拔牙

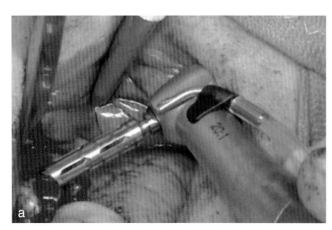
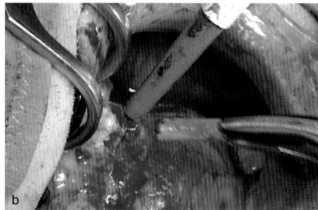

图 CC22-16　a. 用环钻去除种植体周围骨质；b. 取出种植体

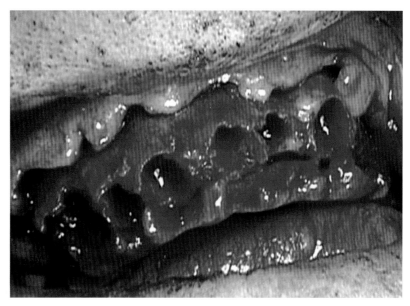

图 CC22-17　拔牙后的牙槽嵴
主要骨缺损区在后牙区

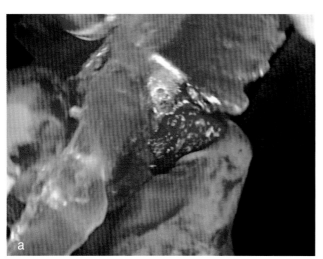
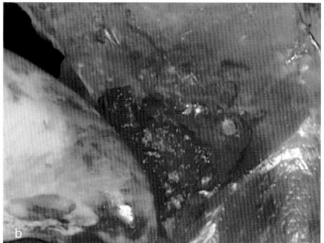

图 CC22-18　在模型上修整移植骨块，使移植骨和受植床间更贴合

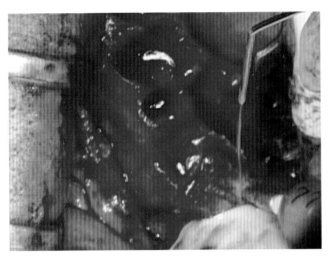

图CC22-19　右侧第一块移植骨固定

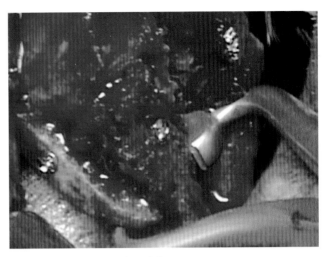

图CC22-20　右侧第二块移植骨

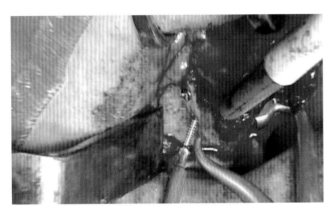

图CC22-21　植骨块用螺钉固定
螺钉斜向打入上颌骨，以避开第一植骨块

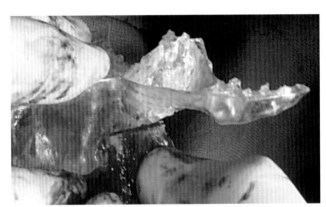

图CC22-22　在模型上测量左侧移植骨块的大小

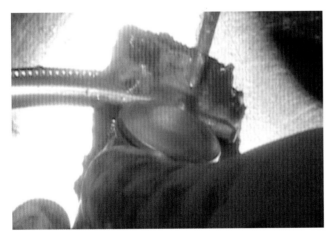

图CC22-23　骨块修整、塑形

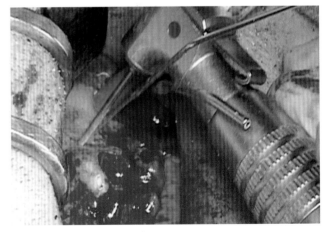

图CC22-24　皮质骨激活
就是在皮质骨表面钻一些孔，增加移植骨块接触面的血供

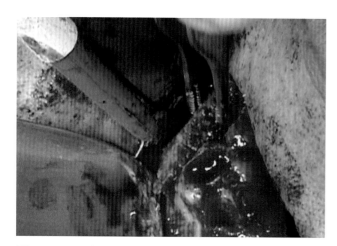

图CC22-25　修整后准备植骨

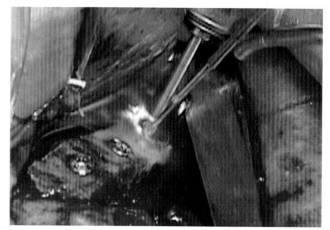

图CC22-26　左侧壁上植骨块固定
已经拧入2颗螺钉，正制备第3个螺丝孔

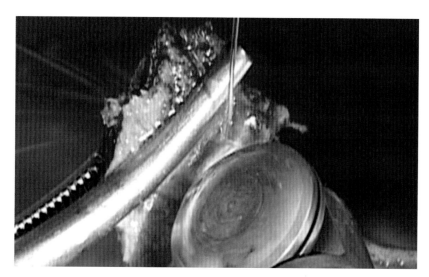

图CC22-27　将植块制备并塑形

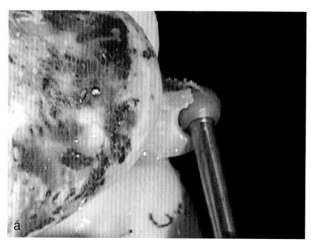

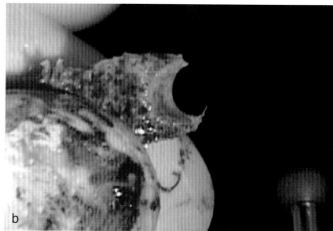

图CC22-28　骨块修剪成包绕尖牙拔牙窝远中的形状

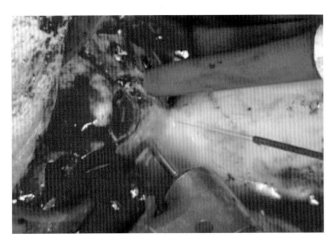

图CC22-29 固定左侧第二块植骨块
正在制备螺丝孔

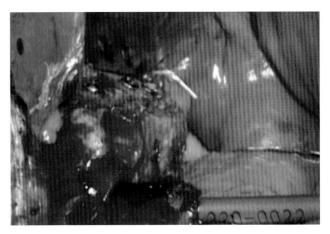

图CC22-30 2块骨块已固定好
一块在另一块的上方，这样达到了骨的三维重建的效果

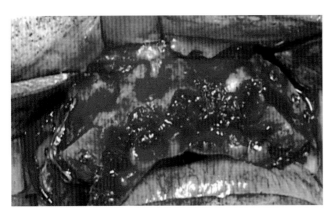

图CC22-31 植骨重建后的口内整体观
拔牙创中填入了松质骨

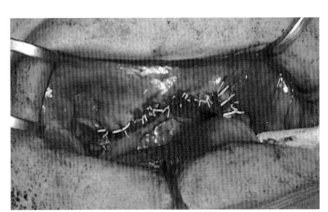

图CC22-32 创口缝合

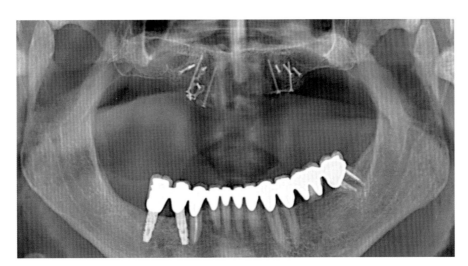

图CC22-33 术后全景片
可以看见固定螺丝

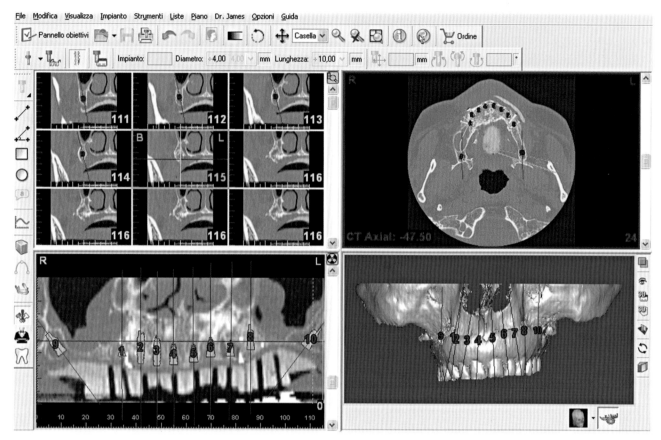

图CC22-34 Simplant软件的主界面

有4个相关的窗口。从左上按顺时针方向依次为：矢状面、横断面、三维和冠状面

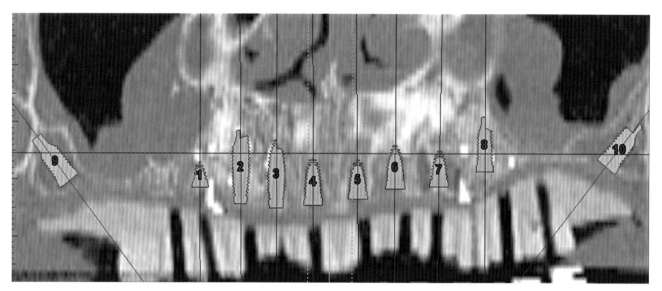

图CC22-35 计算机软件中的种植计划，冠状面（全景）影像

原计划植入2颗翼上颌种植体，但后来没有做

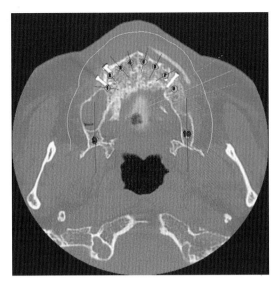

图CC22-36 种植计划横断面影像
可看到右侧的植骨块和固定螺丝

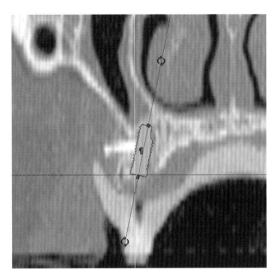

图CC22-37 1号种植体的矢状面影像
可见固定螺钉和植骨块

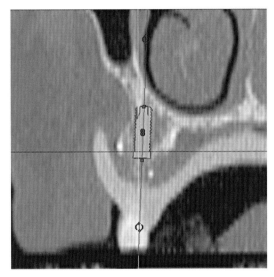

图CC22-38 8号种植体的矢状面影像

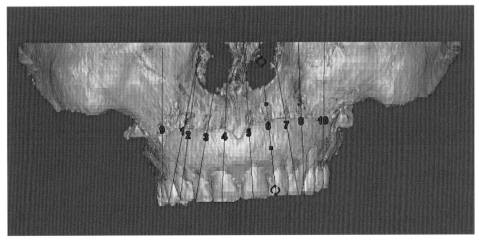

图CC22-39 三维影像中将骨质透明化后看到种植计划的正面观
在这个病例中扫描义齿的基托是放射阻射的

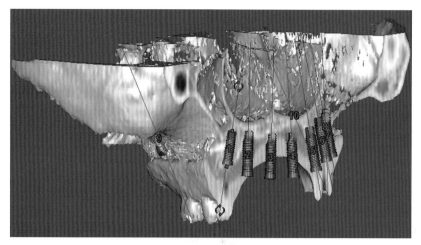

图CC22-40 在三维影像中经1号种植体的矢状剖面

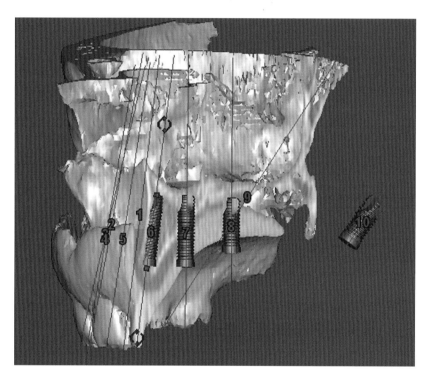

图CC22-41 在三维影像中经6号种植体的矢状剖面

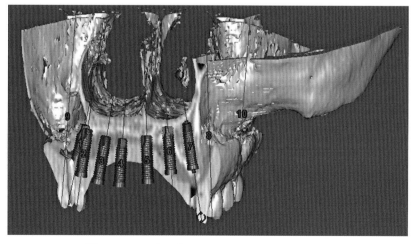

图CC22-42 在三维影像中经7号种植体的矢状剖面

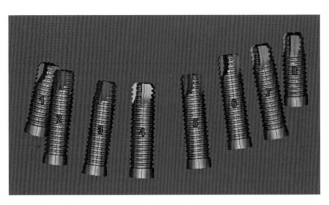

图CC22-43　在软件中隐藏上颌骨后，可检查种植体间的相互关系

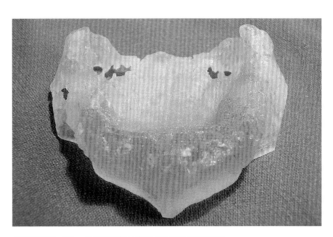

图CC22-44　植骨重建后的上颌3D打印模型

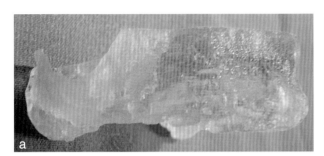 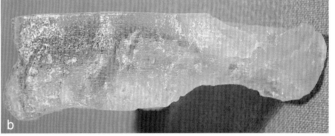

图CC22-45　3D打印模型

从左（b）右（a）观看骨缺损植骨重建后的情况

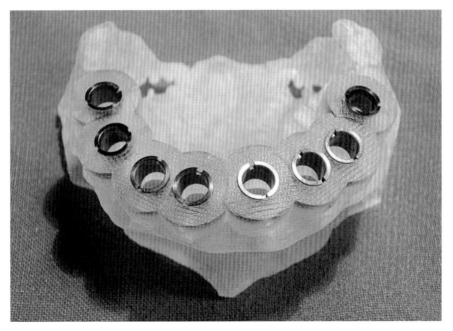

图CC22-46　骨支持式SurgiGuide导板（Simplant登士柏种植公司，哈瑟尔特，比利时）

是3i Navigator计算机引导手术专用工具（Navigator System，Biomet 3i，棕榈滩，佛罗里达）

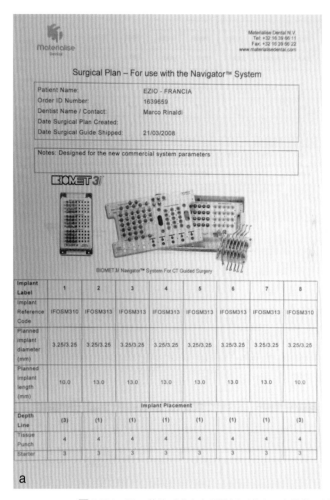

Surgical Plan – For use with the Navigator™ System

Materialise Dental N.V.
Tel: +32 16 39 66 11
Fax: +32 16 39 66 22
www.materialisedental.com

Patient Name:	EZIO - FRANCIA
Order ID Number:	1639659
Dentist Name / Contact:	Marco Rinaldi
Date Surgical Plan Created:	
Date Surgical Guide Shipped:	21/03/2008

Notes: Designed for the new commercial system parameters

BIOMET 3i

BIOMET 3i Navigator™ System For CT Guided Surgery

Implant Label	1	2	3	4	5	6	7	8
Implant Reference Code	IFOSM310	IFOSM313	IFOSM313	IFOSM313	IFOSM313	IFOSM313	IFOSM313	IFOSM310
Planned implant diameter (mm)	3.25/3.25	3.25/3.25	3.25/3.25	3.25/3.25	3.25/3.25	3.25/3.25	3.25/3.25	3.25/3.25
Planned implant length (mm)	10.0	13.0	13.0	13.0	13.0	13.0	13.0	10.0
Implant Placement								
Depth Line	(3)	(1)	(1)	(1)	(1)	(1)	(1)	(3)
Tissue Punch	4	4	4	4	4	4	4	4
Starter	3	3	3	3	3	3	3	3

Drill								
Drill / Handle	2(B)/1	2(B)/1	2(B)/1	2(B)/1	2(B)/1	2(B)/1	2(B)/1	2(B)/1
Drill / Handle	2.75(B)/	2.75(B)/	2.75(B)/	2.75(B)/	2.75(B)/	2.75(B)/	2.75(B)/	2.75(B)/
Drill / Handle	/	/	/	/	/	/	/	/
Tap	3	3	3	3	3	3	3	3
Implant Mount	3(3)	3(1)	3(1)	3(1)	3(1)	3(1)	3(1)	3(3)
Bone Profiler	3	3	3	3	3	3	3	
Analog Placement								
Analog Mount	3(3)	3(1)	3(1)	3(1)	3(1)	3(1)	3(3)	
Analog Type	IMMILA	IMMILA	IMMILA	IMMILA	IMMILA	IMMILA	IMMILA	IMMILA

a　　　　　　　　　　　　　　　　b

图CC22-47　种植手术方案和导板一道由厂家提供，其中写出了每个种植位点制备所需钻头的钻头和钻孔顺序

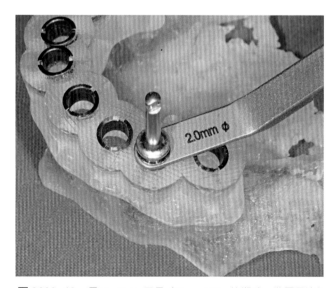

图CC22-48　用Navigator工具（Biomet 3i，棕榈滩，佛罗里达）在模型上模拟种植过程
2mm压板插入到导板的套管中，钻孔一直钻至钻头上的止停面为止

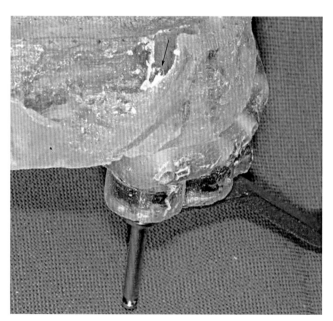

图CC22-49　模拟手术进行测试时打穿了上颌窦底（箭头），对种植计划的进行误差评估

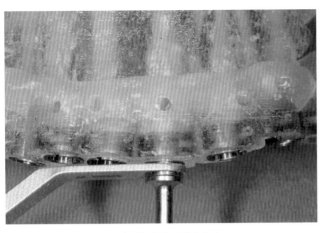

图CC22-50 在模拟手术时制备所有种植位点
在前面可见到钻头止停

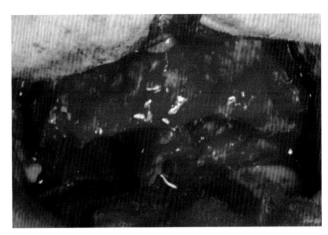

图CC22-52 移植骨愈合状况

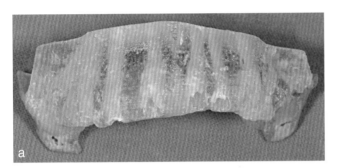

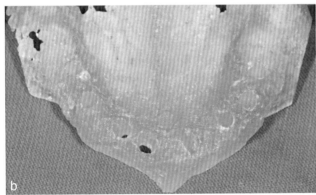

图CC22-51 取出种植导板，检查种植位点

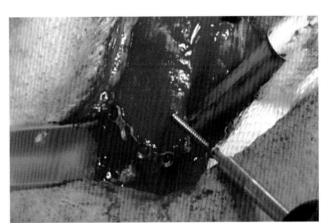

图CC22-53 4个月后取出螺钉

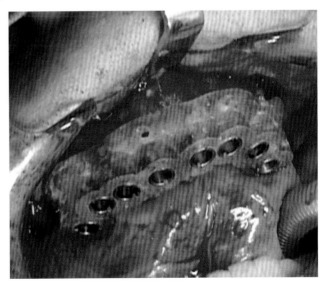

图CC22-54 骨支持式导板就位（必须只有一个稳定位置）

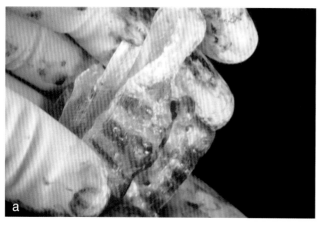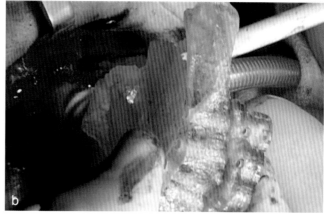

图CC22-55　在3D打印模型上检查导板

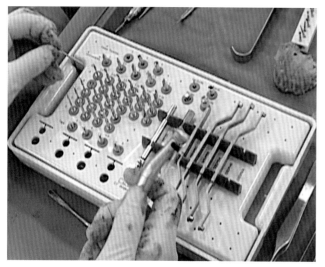

图CC22-56　第一版的 Navigator 手术工具盒（Biomet 3i，棕榈滩，佛罗里达）

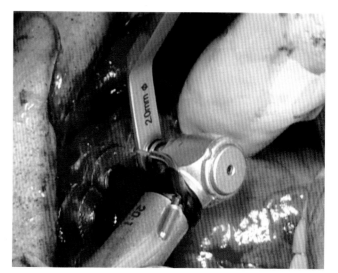

图CC22-57　用压板经过导板套管进行种植位点制备

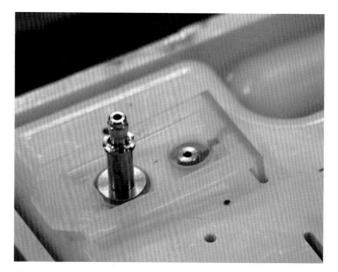

图CC22-58　种植体携带体

其长度和导板套管相同。利用它可以控制种植体的植入，和修复配件配合使用，可以在种植手术前完成临时修复

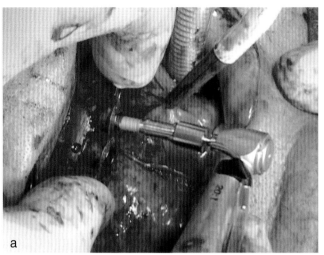

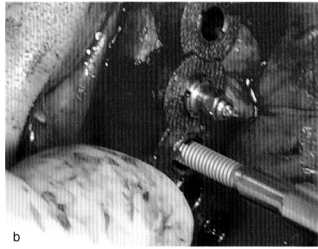

图CC22-59　通过导板依次植入种植体

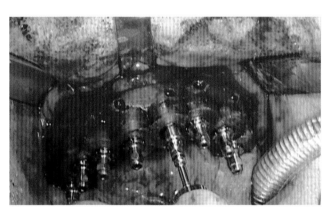

图CC22-60　经导板植入8颗种植体。携带体和导板套管上的标记相对齐

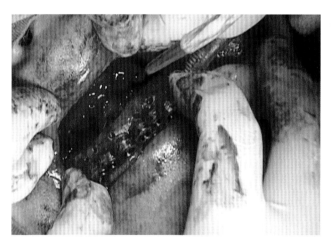

图CC22-61　取下导板

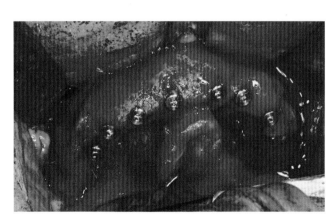

图CC22-62　完成所有种植体植入

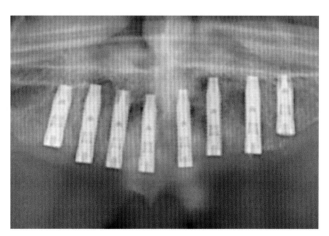

图CC22-63　术后全景片（与图CC22-43相比较）

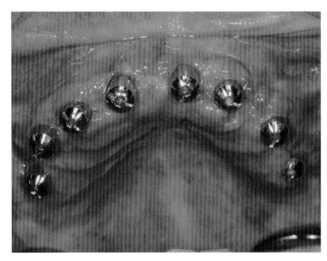

图CC22-64　愈合帽

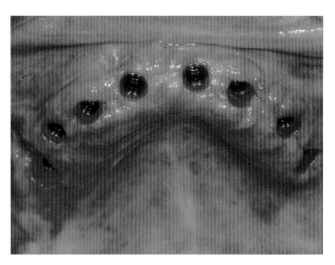

图CC22-65　种植体周围软组织愈合状况

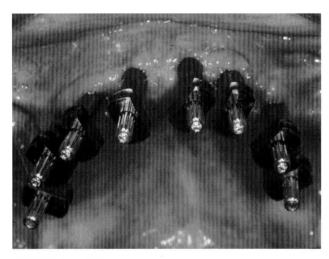

图CC22-66　取模
从取模杆间相互平行可以看出导板引导的手术使种植体间平行是可能的

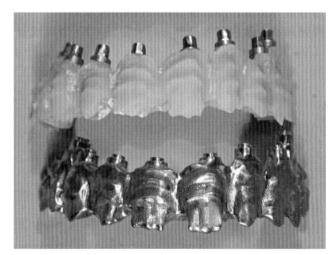

图CC22-67　通过CAD技术根据树脂支架经切削复制出钛支架

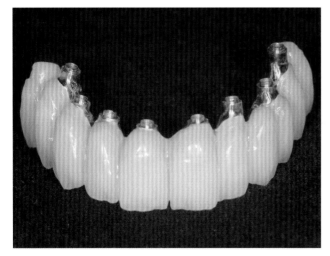

图CC22-68　CAM StructSURE钛支架（Biomet 3i，棕榈滩，佛罗里达）
外面上树脂层

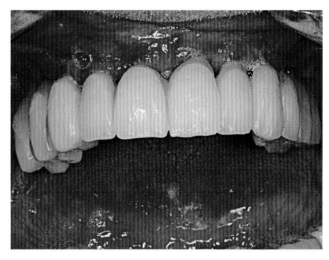

图CC22-69　口内最终修复体（由技师A. Arcidiacono和P. Di Bene提供）

临床病例23
上颌无牙颌，骨移植，计算机引导的种植外科

要点：骨高度和宽度不足。

病史和资料

患者，女性，45岁，身体状况良好（ASA1）。上颌有一7颗天然牙做基牙的固定长桥，由于这7颗基牙有严重的牙周病，而出现松动。全景片显示（图CC23-1）有重度的骨缺失，需进行植骨手术。为缩短戴活动义齿的时间，患者宁可选择拔牙和植骨重建同期进行的一次性手术。这样在口腔中仍有修复体的情况下，就直接做了CT扫描。患者担心拆桥会失去一部分现有的牙齿，使她戴活动义齿时间更长。

术前考量

CT显示有大量的骨缺损，特别是在中部和左侧（图CC23-2），同时整个上颌都有不同状况的骨宽度和高度不足（图CC23-3）。骨吸收也导致窦底骨量不足（1～3mm：Jensen D类，Misch S-A Ⅳ类）。在这个病例中，窦底骨量不足是由于牙槽骨的吸收而导致的，这就提醒我们窦底应行骨块移植而不是窦底提升。在3D打印模型上作种植计划（图CC23-4）。这个模型是根据CT数据加工而成的。不幸的是由于原有高密度义齿的散射作用，造成伪影，会导致在设计种植计划所需一部分解剖细节改变或丧失。因此，由于散影的存在，我们不能用原来方法在模型上做模拟重建。但可用模型来帮助做植骨手术准备。

手术过程

手术在全身麻醉鼻插管下进行。因为需移植的骨量较大，所以要从髂嵴切取较大的骨量（图CC23-5）。通过牵开髂嵴顶浅层软组织的切口，尽管取了较大的骨块，切口只有3cm左右。

在有牙区作经龈沟切口和无牙区的牙槽嵴顶的切口相连续，翻起黏骨膜瓣（图CC23-6）。拔除牙齿，刮净肉芽组织。根据模型和口内反复测量比对，将取下的骨块修剪、塑形，以使植骨块和受植床贴合（图CC23-7和图CC23-8）。骨块植入后用持骨钳夹持，并以ϕ1.2mm的螺钉固定（Osteomed LP，艾狄生，德州）（图CC23-9）。修整锐利、粗糙的边缘（图CC23-10和图CC23-11）后，缝合创口。

术后讨论和种植体植入

术后愈合良好。3个月后拍了全景片（图CC23-12）。髂部切口愈合后瘢痕不明显。为了在计算机软件中制定种植方案，患者戴着扫描义齿做了CT扫描。将CT数据导入到Simplant软件中（Simplant登士柏种植公司，哈瑟尔特，比利时）（图CC23-13）。软件中选择种植位点时，依据扫描义齿所指示的修复理想位置和其下骨质状况来确定。种植方案可在各个层面进行分析：冠状面（图CC23-14）、横断面（图CC23-15）、矢状面和三维影像（图CC23-16）。还可在三维影像中选取横断面（图CC23-17）和矢状面（图CC23-18）来观察、评估种植位置与周围解剖结构的关系。至于种植体植入，则需要导板引导性手术专用的工具（Navigator System，Biomet 3i，棕榈滩，佛罗里达）和种植导板联合使用才能实现。骨支持式导板是根据3D打印的颌骨模型制作的（Simplant登士柏种植公司，哈瑟尔特，比利时）。可以先在模型上进行种植模拟手术（图CC23-19）。种植手术也在全身麻醉下进行。翻开牙龈瓣后，取出15个固定螺钉。在计算机引导种植外科中最关键的步骤是检查导板在骨面上的稳定性。一个导板有且仅有一个稳定位置。从这点上考虑，骨移植也是一个危险因素，因为在3～4个月时，移植物仍未完全钙化，在CT影像中不能完全显现。这种导板引导手术在之前的多个病例中使用而没出现问题，是因为在制作导板时，将导板的支撑定位在自体骨上面而不是移植骨上。一旦确定导板就位正确（图CC23-20），就通过导板引导制备所有种植位点（全程导板引导）（图CC23-21和图CC23-22）。同样，经导板套管植入8颗种植体（Certain Nanotite，Biomet 3i，棕榈滩，佛罗里达）。使用导板厂家指定的携带体控制种植体植入的深度。这样，计算机中的种植方案就转移到手术中，就得以准确实现了（图CC23-23）。

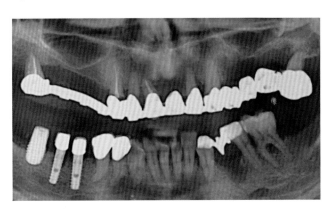

图CC23-1 术前全景片显示骨缺损，特别是在中间和左侧

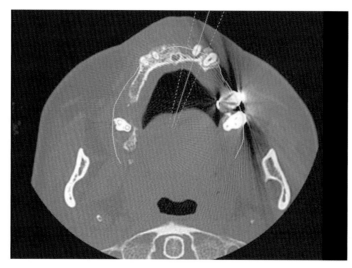

图CC23-2　CT横断面影像显示有重度骨缺失

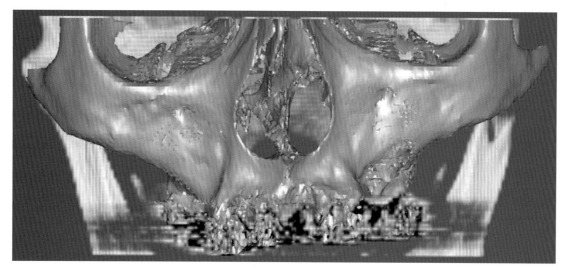

图CC23-3　三维影像中烤瓷牙的散影

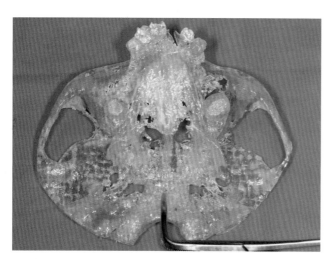

图CC23-4　3D打印模型
在模型上显示有骨缺损，也有因为散影而缺少打印材料的部位

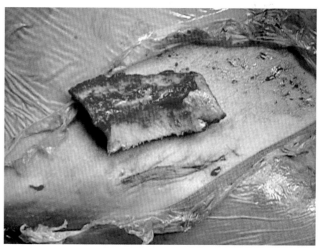

图CC23-5　通过牵引皮下软组织，可用小切口取出更大的骨块
本案髂嵴上切口长约3cm（图CC23-13）

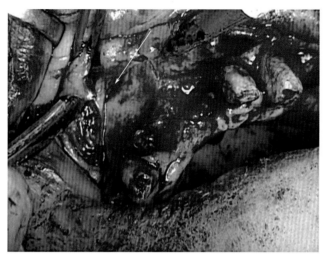

图CC23-6　翻瓣后上颌骨的情况，可看到骨高度和宽度，也可见到右侧梨状孔（箭头）

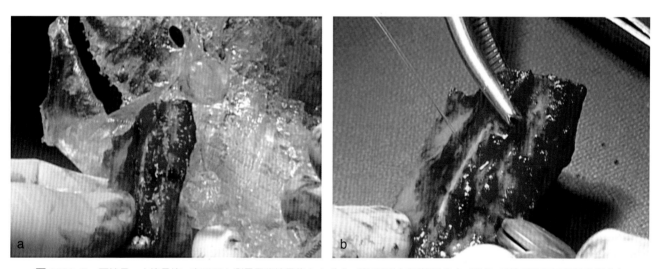

图CC23-7　开始是一大块骨块，在模型上测量需移植骨的大小（a），然后用往复锯截开（b），形成一些沟槽使与牙槽骨嵴相嵌合

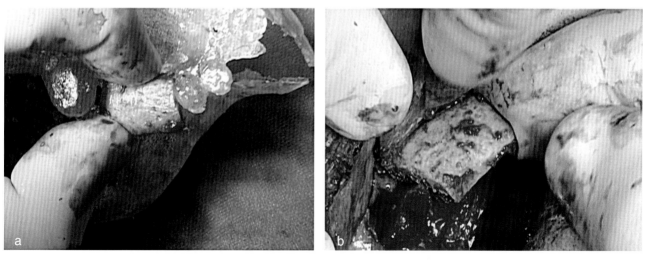

图CC23-8　在模型（a）和骨面（b）上测量植骨块的大小

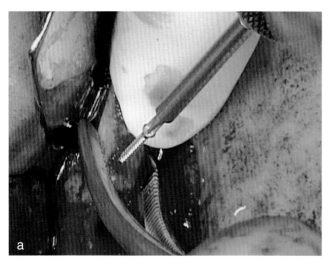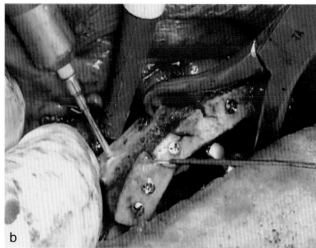

图CC23-9 固定牙槽嵴顶（a）和上颌骨外侧壁上（b）的植骨块

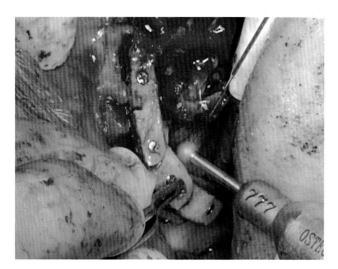

图CC23-10 修整骨块锐利的边缘和粗糙之处

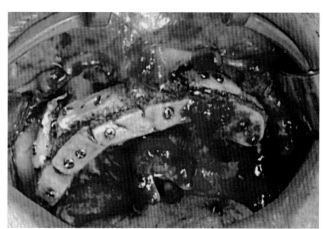

图CC23-11 完成植骨重建

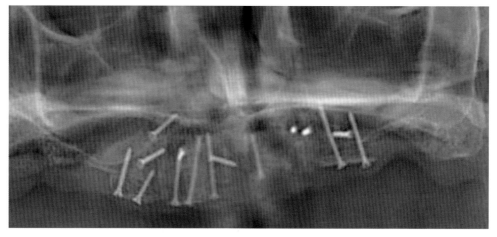

图CC23-12 术后全景片（显示有固定螺钉）

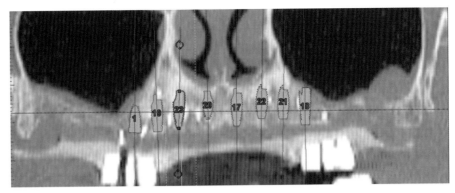

图CC23-13　种植计划的冠状面影像

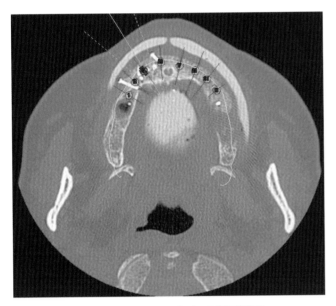

图CC23-14　种植计划的横断面影像（同时显示螺钉）

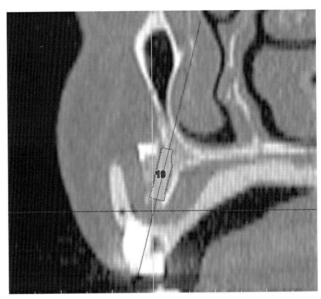

图CC23-15　种植计划的矢状面影像
种植体植入到移植骨中，可见固定钉

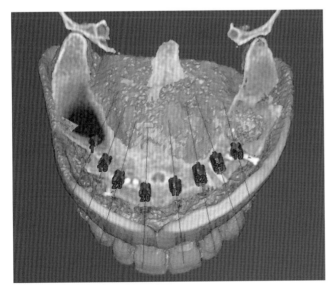

图CC23-16　种植计划的三维横断面影像
可见计划植入的种植体和固定螺钉

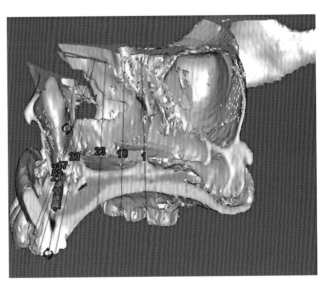

图CC23-17　经过其中一种植体的三维矢状面影像

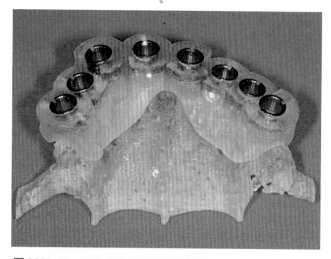

图CC23-18   3D打印模型和骨支持式导板（Simplant登士柏种植公司，哈瑟尔特，比利时）
导板是根据Navigator System（Biomet 3i，棕榈滩，佛罗里达）定制的

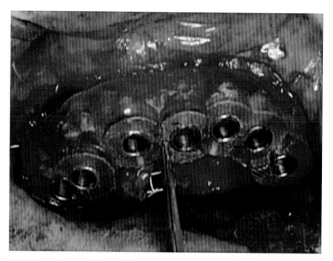

图CC23-19   导板在上颌骨上稳定就位

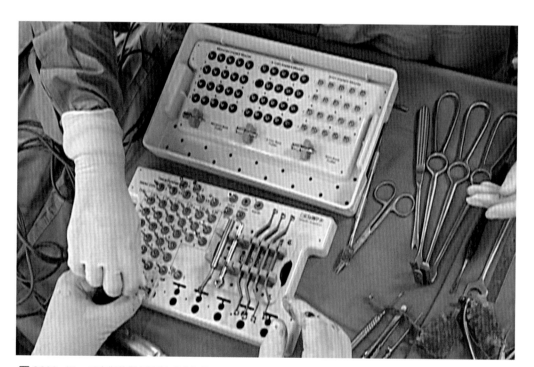

图CC23-20   3i定制的导板引导手术专用工具Navigator System（Biomet 3i，棕榈滩，佛罗里达）（上市前）

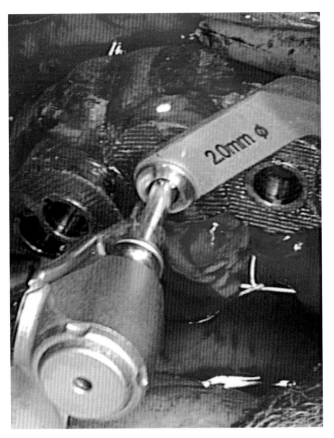

图CC23-21　种植位点制备

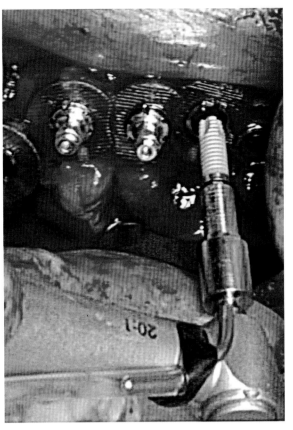

图CC23-22　植入种植体（Certain NanoTite，Biomet 3i，棕榈滩，佛罗里达）

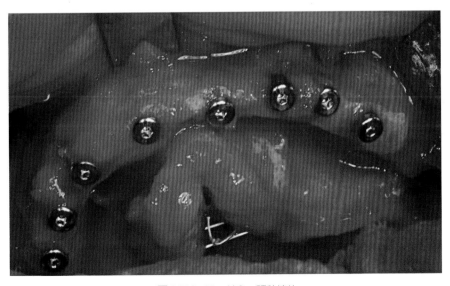

图CC23-23　植入8颗种植体

临床病例24
上颌无牙颌，骨移植，上颌窦底植骨，计算机引导的种植外科

要点：骨缺损，窦底骨缺损。

病史和资料

患者，女性，69岁，身体健康（ASA1），上颌切牙和后牙固定修复失败。修复体由右上颌第二前磨牙区的1个种植体支撑，其余天然牙均松动。右上颌第一前磨牙有根尖病变，种植体根尖处的上颌窦黏膜有炎症，右上颌第三磨牙异位埋伏阻生。临床和影像学检查显示上颌窦气化和切牙区骨厚度不足。患者希望做固定修复。由于种植体失败和天然牙均无法保留，因此治疗的目标是行种植支持的修复。

术前考量

患者戴原来的义齿做CT，考虑到可能要行植骨重建术，等新的种植固定桥的时间会很长，所以让患者暂时使用原来的义齿。将CT数据导入到Simplant软件中（Simplant登士柏种植公司，哈瑟尔特，比利时）。冠状面影像显示，第二双尖牙区有根尖病变，在种植体根尖处的上颌窦黏膜有炎症，上颌窦腔的容积（图CC24-1）和异位阻生牙在上颌窦的侧壁上（图CC24-2）。在横断面影像中，可见左上颌窦中有Underwood横隔和异位阻生牙（图CC24-3）。在重建后的矢状面中可见到异位牙，但不清楚窦壁是否完整。同时可见种植体根尖已进入上颌窦，引起黏膜的炎症。前磨牙区的骨吸收和切牙区的骨厚度不足也很明显（图CC24-4）。三维影像中，尽管由于义齿产生的伪影的影响，可确认上述状况（图CC24-5）。利用该软件的剪辑功能，可以对某一特定部位进行可视化的观看，可更好地了解患者的独特的解剖结构。可沿种植体长轴方向、阻生牙（图CC24-6）和前牙区（图CC24-7）进行剖面观察。也可从任一点做横断面剪切（图CC24-8）。

为设计重建手术和优化上颌窦手术的入路，应用DICOM格式的CT数据打印出三维树脂模型（Replay 3D，罗马，意大利）。模型显示前牙区骨厚度不足（图CC24-9），第二双尖牙根尖病变导致颊侧骨板吸收，异位牙的位置（图CC24-10）和上颌窦的形态（图CC24-11）。

对影像数据分析后，决定移植两个骨块，上颌窦底提升和原位植骨以增加宽度不足处牙槽骨的宽度。为找到合适的上颌窦开窗的位置，采用第2章中讲述过的Ganz-Rinaldi上颌窦底骨增量的侧壁开窗法。在三维模型上，根据解剖结构和移植骨量的大小，确定开窗的位置和轮廓，并在模型上画出来（图CC24-10）。根据要求，技工室在模型上制作一骨支持式开窗导板，可在骨壁上用画笔标出开窗的形状（图CC24-12）。

手术过程

为清除由于种植体引起的右上颌窦和牙槽窝的感染，在重建手术前先切断桥体，拔除了种植体。翻瓣后可见种植体周围和牙槽骨板的骨缺损明显。去除肉芽组织。

重建手术在全身麻醉鼻插管下进行。术前先计算好需从髂嵴的取骨的量。为优化取骨过程，用树脂块制作的取骨导板来代表植骨时要用的移植骨块（图CC24-13和图CC24-14）。翻瓣后不穿破上颌窦侧壁拔除异位阻生牙（图CC24-15和图CC24-16）。先从右侧开始，进行上颌窦底提升，将开窗导板就位在骨面上，确定上颌窦开窗的入路。导板上的开孔也可用作检查导板和骨面的接触情况（图CC24-12）。用画笔在骨面上画出开窗的轮廓（图CC24-17），然后用球钻去骨（图CC24-18）。用剥离子小心分离窦黏膜，进入上颌窦腔（图CC24-19）。用水囊（EMS，美国Osseous技术公司，纽波特比奇，加利福尼亚）分离窦黏膜（图CC24-20）。拿掉水囊后发现有窦黏膜大穿孔（图CC24-21）。开始想进一步分离松弛黏膜以修补穿孔，但是也失败了，因为黏膜特脆弱并和骨面粘连。这时无法进行颗粒状移植物移植了。进行骨块移植是个备选方法。不幸的是，取下的骨块经在模型上比对，没有可用于此处的骨块。但是髂部切口已关闭，并做了负压引流。因此就没法再次取骨了。另一个技术难题是在开窗后即可见窦底伴有大片骨缺损区，需要作上置法植骨。进行窦内外骨块植骨，通过固定螺钉穿窦底将窦内、外骨块固定的方法也不可行。因为窦底板极薄、易脆变形。达不到坚固内固定的要求。又因患者术后要佩戴活动义齿，而存在导致窦底骨折，引起碎骨片进入上颌窦腔的危险。结果采取了一实验性的方法。将含松质骨的皮质骨块除去部分松质后形成"T"形（图CC24-22），皮质骨部分用以关闭窦壁开窗，松质骨部分突入到窦腔中，边缘与侧壁重叠来加厚窦壁，用螺钉固定（图CC24-23和图CC24-24）。根据在右侧手术的经验，上颌窦黏膜也很薄弱，我们决定左侧不冒险，因为即使不行窦底提升，也可在左侧第二前磨牙区植入种植体。

为增加骨厚度，预先在模型上准备好的其他骨块（图CC24-25）用固定螺钉固定到骨面上（图CC24-26和图CC24-27）。拔牙窝中用松质骨充填（图CC24-28）。

植骨完毕后（图CC24-29），开窗处用胶原膜覆盖

（图CC24-30），缝合创口（图CC24-31）。

术后讨论和种植体植入

术后给予抗生素和抗炎药。当时没有并发症。术后1周拍摄全景片（图CC24-32）。在骨愈合期间，对患者佩戴的临时活动义齿在相应植骨部位做了修改（图CC24-33），只在参加社交活动时佩戴。髂部切口正常愈合（图CC24-34）。

术后3周时左侧发生创口裂开，植骨块暴露。我们重新打开创口，清洗骨块表面，延长切口，重新关闭创口。从此以后，没有再发生并发症。4个月后，再次做了CT扫描以评估重建手术的效果和计划种植体的植入。CT数据导入到Simplant软件（Simplant登士柏种植公司，哈瑟尔特，比利时）中进行计算机辅助的种植计划分析。模拟植入种植体后，从各个层面进行检查：冠状面（图CC24-35）、横断面（图CC24-36）、矢状面（图CC24-37和图CC24-38）和三维影像（图CC24-39～图CC24-41）。一同订购了骨支持式导板和3D打印的模型。在3D打印模型外表面，开窗的痕迹已消失（图CC24-42a），从窦内往外看，窦内骨质仍未完全钙化（图CC24-42b）。我们决定这个病例应用3i的专用导板工具进行全程导板引导手术Navigator System（Biomet 3i，棕榈滩，佛罗里达）（图CC24-43）。为检查导板制备种植位点的准确性先进行了模型上的模拟手术，同时也为了评估计算机种植方案、窦底骨高度、开窗处表面愈合情况、曾裂开的地方等这些情况与模型上是否相似。应患者的要求，认为全身麻醉更舒服，这和我们种植手术团队的观点相吻合（考虑到左侧曾发生创口裂开，骨愈合状况仍不确定），选择全身麻醉下手术会更好些。

翻瓣后做了牵引缝合，以防止皮瓣干扰导板就位。术中所见证实了CT影像上所见。窦壁开窗已完全被新生的骨组织覆盖（图CC24-44）。除左侧的固定螺钉外，取出其他螺钉（图CC24-45），因为第二象限有部分骨坏死。导板引导手术准确度要求相当高；因此，先不除去坏死的骨质，就不会改变导板就位的基底骨，那么导板就可以直接安置在和原先设计情况一样的骨面上。在模型上先检查导板的稳定性（吻合）（图CC24-46），然后在上颌骨面上找到相同的位置（图CC24-47），通过导板进行种植位点的制备（图CC24-48），最后经导板的套管植入种植体（全程导板引导）（图CC24-49和图CC24-50）。先植入5颗种植体，另一和坏死骨区相关的暂不植入。在做种植计划时，考虑到创口裂开后的骨坏死，从CT影像上看种植体植入要更深一些（图CC24-38），目的是预先考虑要去除表面坏死的骨组织（图CC24-38）。取下导板（图CC24-51和图CC24-52），检查已植入的种植体，取出固定钉（图CC24-53），清除死骨（图CC24-54）。重新安置好导板，植入最后一颗植体（图CC24-55）。这样做的目的是为了防止改变导板的骨支撑；也是为防止在清创时，感染的区域可能污染种植区的风险。为清理种植体周围骨质阻挡和方便覆盖螺丝安装，用手用圆形骨锉进行修整（图CC24-56）。拉拢皮瓣，在无张力下缝合（图CC24-57）。10d后拍摄全景片（图CC24-58），确认和计算机种植方案相同。至于最终修复体，是以CAD/CAM技术制作的钛-树脂混合的、螺丝固位的固定桥（CAM StructSURE，Biomet 3i，棕榈滩，佛罗里达）（图CC24-59～图CC24-62）。这种修复的特点是修复体容易修改，当然这个患者也需要下颌修复了。

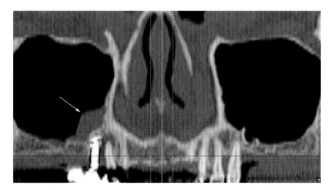

图CC24-1　CT冠状面影像显示原种植体和其尖部上颌窦黏膜的炎症反应（箭头）
上颌右侧第一前磨牙根尖病变和窦底骨高度不足

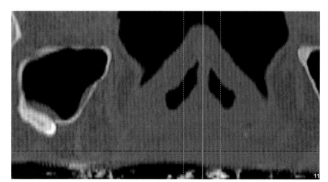

图CC24-2　CT影像冠状断面显示在靠外（颊）侧显示异位阻生智齿

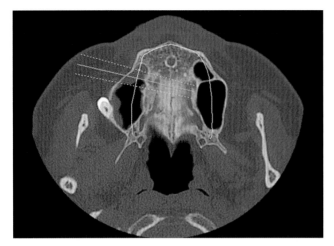

图CC24-3　横断面
在这个断面右侧的智齿、左侧的窦内隔和右上颌窦炎症都显示得很清楚。但阻生齿和上颌窦壁的关系显示不清，需在其他层面观看

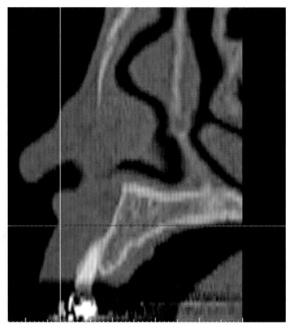

图CC24-4　经上颌右侧侧切牙位的矢状断面
可植入区的骨组织在牙的腭侧

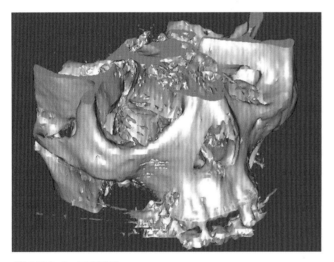

图CC24-5　三维影像
从前面看，骨质扁平，缺损明显

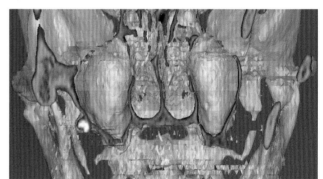

图CC24-6　三维断面中可更清楚地显示异位阻生牙与右上颌窦的关系

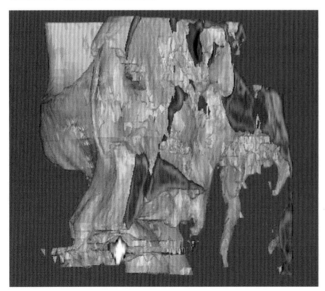

图CC24-7　前牙区三维断面显示骨的厚度不足（Cawood-Howell Ⅳ类）

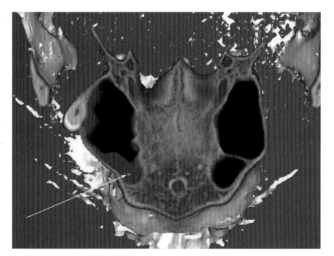

图CC24-8　在阻生牙牙髓腔水平的三维横断面影像
可见种植体尖部（箭头）进入到炎症组织中，也可见上颌窦分隔将窦腔一分为二

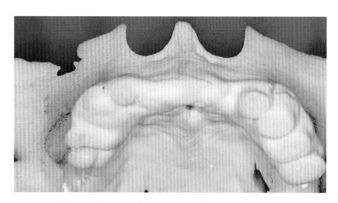

图CC24-9　模型显示前牙区骨宽度不足

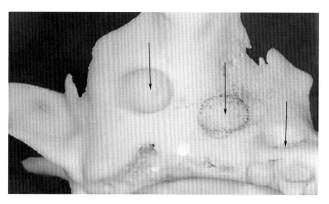

图CC24-10　黑色箭头所指从左到右依次为：埋伏阻生牙、开窗轮廓和上颌右侧第一前磨牙区骨缺损

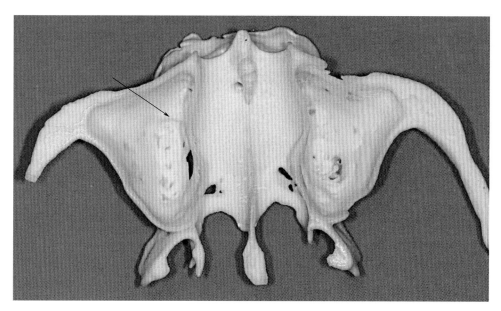

图CC24-11　俯视
可见上颌窦内的横隔

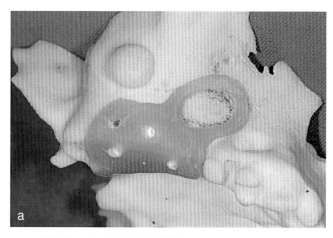

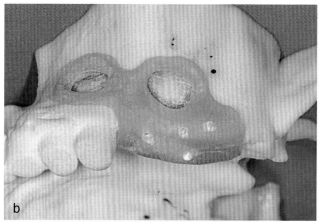

图CC24-12　导板引导的窦提升
a.右侧开窗导板（周围小孔是用来检查导板与骨面的接触状况）；b.左侧开窗导板（由于有窦内横隔的存在所以设计了两个开口）

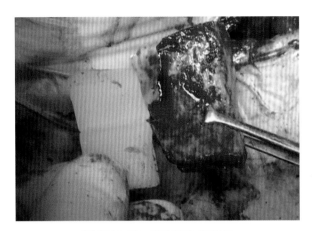

图CC24-13　参照取骨导板取骨

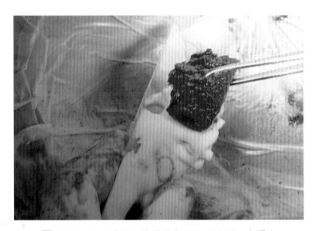

图CC24-14　将取下的骨块在模型上比对，查看大小是否足够行植骨重建

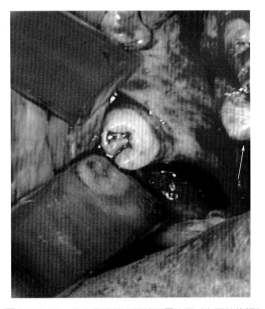

图CC24-15　在左侧窦壁表面找到异位牙（在两拉钩间）箭头指的是尖牙

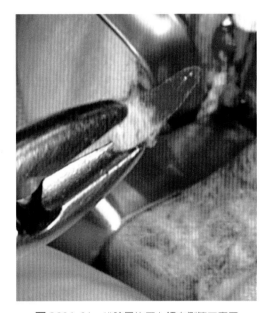

图CC24-16　拔除异位牙上颌右侧第三磨牙

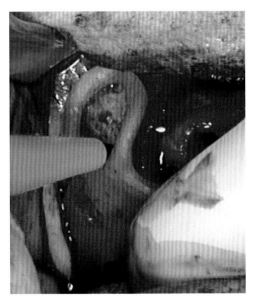

图CC24-17　导板引导下上颌窦底提升
先将导板在窦壁上就位，然后用画笔勾勒出开窗的轮廓线

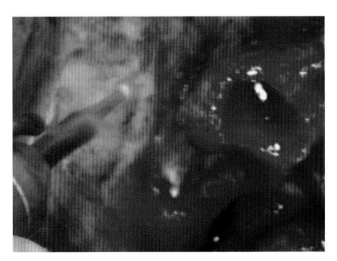

图CC24-18　用球钻沿画好的线行开窗术

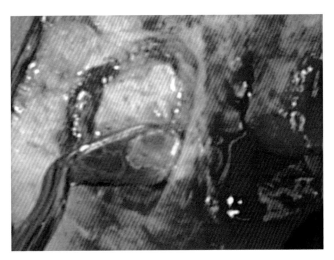

图CC24-19　用剥离子分离窦黏膜

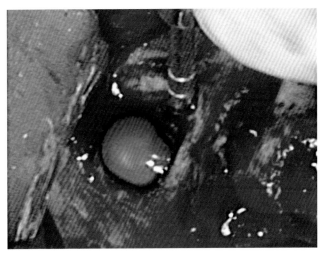

图CC24-20　用水囊（EMS，美国Osseous技术公司，纽波特比奇，加州）通过向囊内注射生理盐水的方法行窦底提升

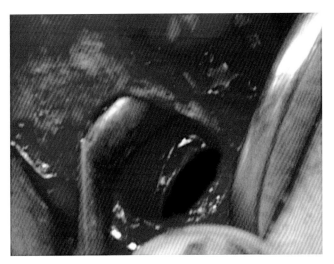

图CC24-21　窦黏膜穿孔
实际穿孔比图中要大

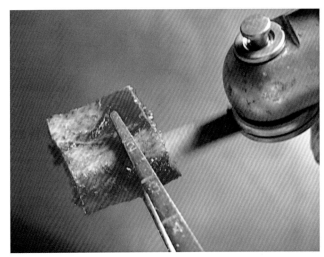

图CC24-22　将取下的骨块制备成"T"形（详见文中描述）

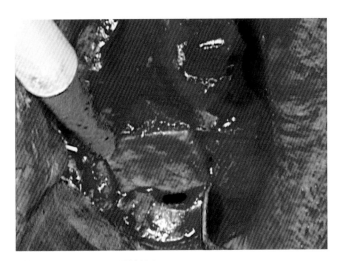

图CC24-23　"T"形骨块植入

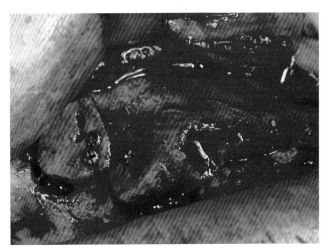

图CC24-24　骨块用螺钉固定

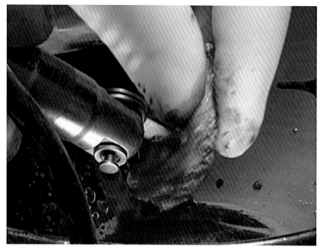

图CC24-25　在模型和骨面上比对，进行骨块制备

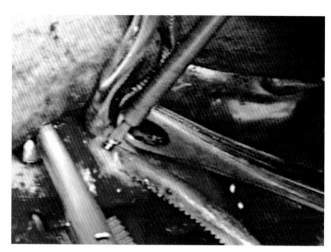

图CC24-26　螺钉固定移植骨

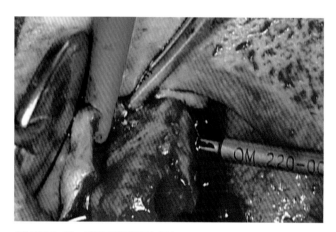

图CC24-27　移植骨的坚固内固定

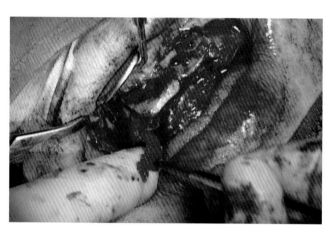

图CC24-28　拔牙创中充填松质骨。

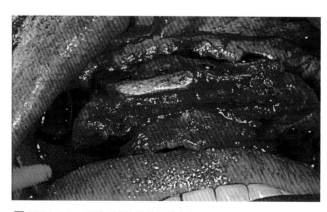

图CC24-29　重建手术的植骨部分完成后

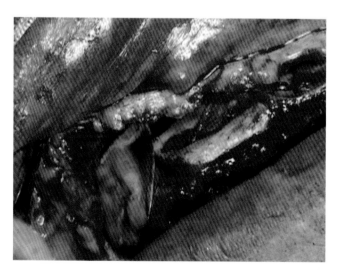

图CC24-30　在开窗部位用胶原膜保护

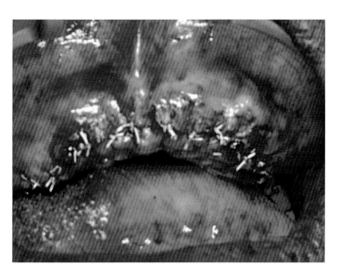

图CC24-31 缝合

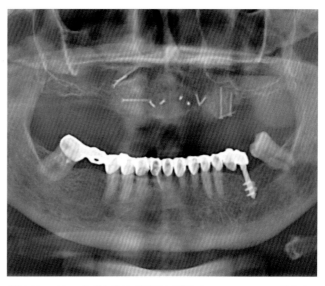

图CC24-32 术后全景片可见固定螺钉（Osteomed LP，艾狄生，德克萨斯）

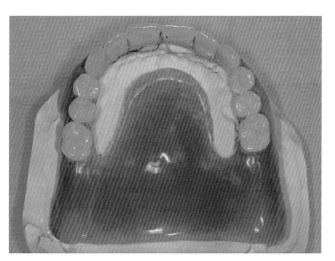

图CC24-33 为不使义齿压迫种植区，行义齿嵴顶区挖空

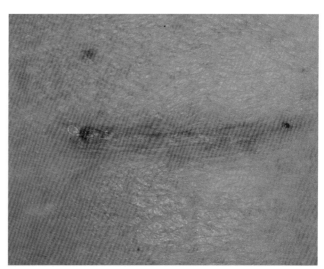

图CC24-34 约1个月后髂部取骨区愈合的情况

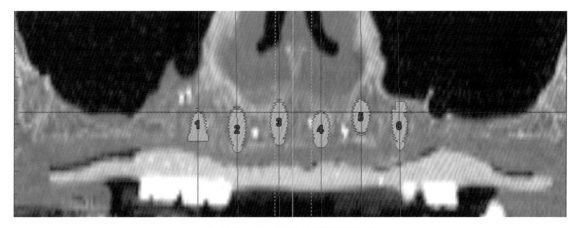

图CC24-35 种植计划的冠状面影像

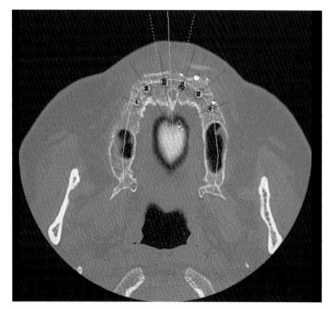

图CC24-36 种植计划的横断面影像

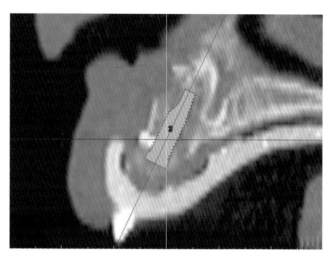

图CC24-37 3号种植体矢状面影像
种植体植入在移植骨中，唇侧有固定螺丝

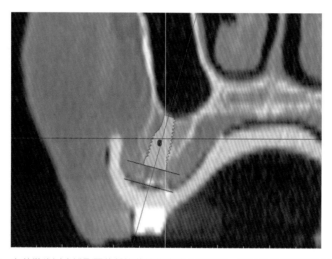

图CC24-38 在曾发生过皮瓣裂开的部位种植体应植入更深些，这是考虑到移植骨是否存活的问题
黑线间部分是死骨，需清除

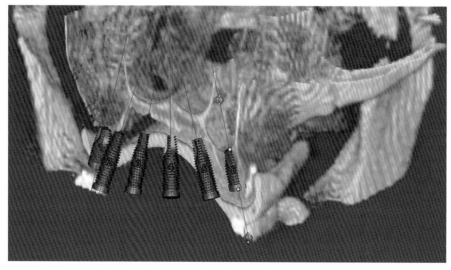

图CC24-39 三维影像中种植体间的相互关系

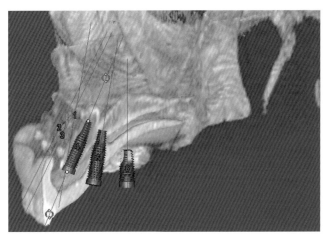

图CC24-40　在三维中经4号种植体作矢状向剖面的图像

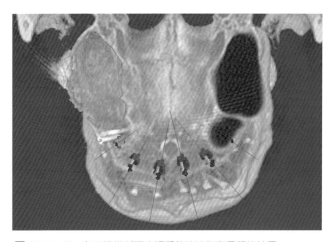

图CC24-41　在三维横断面中观看种植计划和骨移植结果

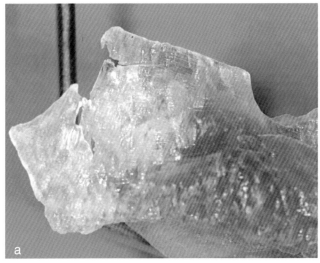

图CC24-42　3D打印模型
a.上颌窦外侧壁开窗部位已完全愈合；b.从上往下看右侧窦内骨质尚未完全钙化

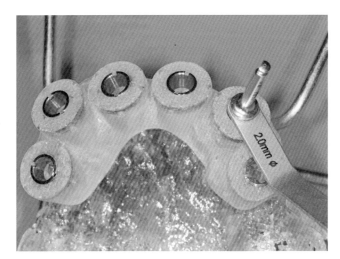

图CC24-43　用SurgiGuide导板（Simplant登士柏种植公司，哈瑟尔特，比利时）和Navigator System工具（Biomet 3i，棕榈滩，佛罗里达）在模型上进行模拟手术
图中为压板插入导板套管后用φ2.00mm钻备洞

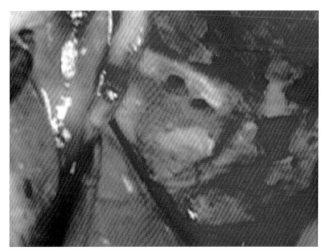

图CC24-44　右侧上颌窦开窗部位的愈合状况

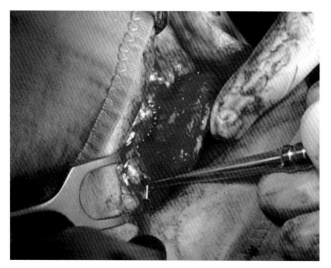

图CC24-45   移植骨愈合状况和取出固定螺钉

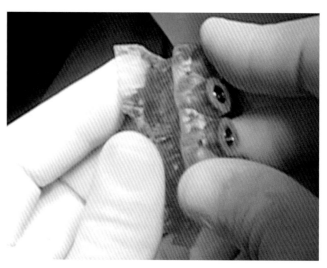

图CC24-46   在模型上检查导板稳定性（吻合）

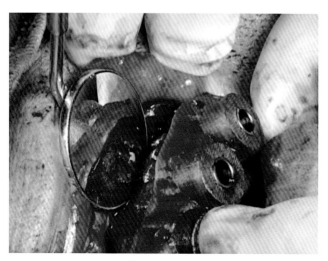

图CC24-47   在骨面上检查导板的稳定性和直视下检查

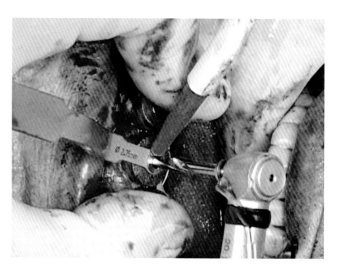

图CC24-48   通过导板用Navigator System工具（Biomet 3i，棕榈滩，佛罗里达）中φ2.75mm钻备洞

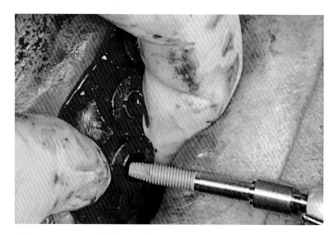

图CC24-49   选择相应的携带体通过导板植入种植体（Certain Nanotite，Biomet 3i，棕榈滩，佛罗里达）

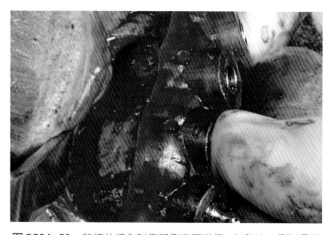

图CC24-50   种植体植入时应双侧交互进行，以防止一侧对骨面压力过大而发生导板翘动（换轮胎技术）
携带体上面的突起要和导板上的凹槽对齐，这样就能保证种植体与替代体的内连接方向一致

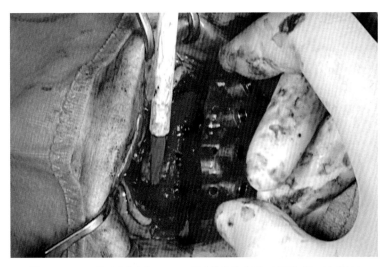

图CC24-51 取出导板（Simplant登士柏种植公司，哈瑟尔特，比利时）

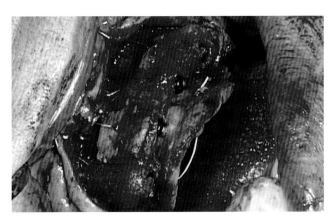

图CC24-52 与计划相同植入种植体

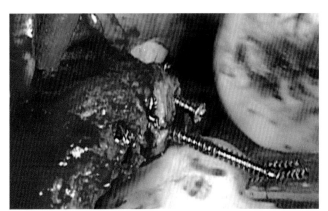

图CC24-53 取出第二象限坏死骨块上的螺丝

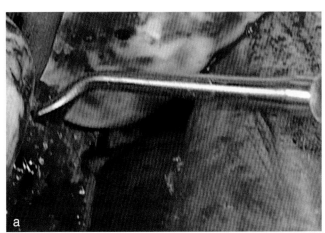

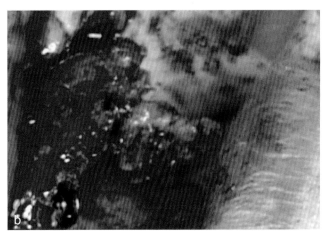

图CC24-54 清理死骨

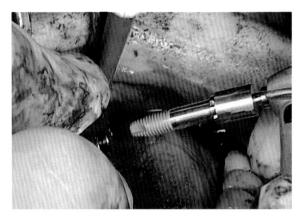

图CC24-55 重新放入导板，按原计划植入最后一颗种植体

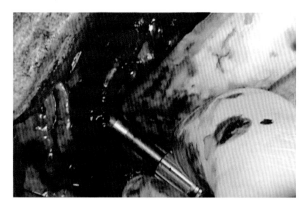

图CC24-56 用环形骨锉进行种植体颈部修整，以便于安装覆盖螺丝

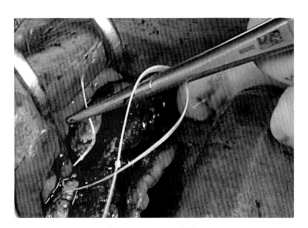

图CC24-57 缝合

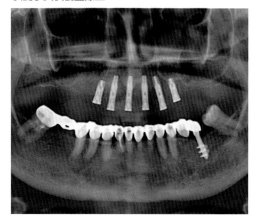

图CC24-58 术后全景片

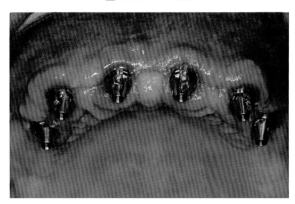

图CC24-59 使用多牙角度基台（Certain Nanotite，Biomet 3i，棕榈滩，佛罗里达）纠正种植体的颊向倾斜

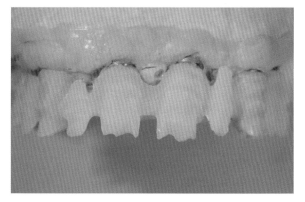

图CC24-60 模型上制作树脂支架，将树脂支架扫描后，采用CAD/CAM技术切削出钛支架

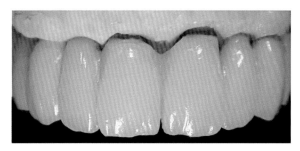

图CC24-61 钛支架（CAM StructSURE，Biomet 3i，棕榈滩，佛罗里达）表面上复合树脂

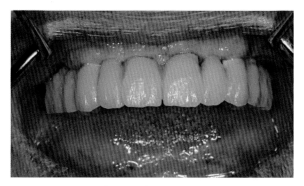

图CC24-62 螺丝固位修复体戴入口内（由技师A. Arcidiacono和P. Di Bene提供）

临床病例25
上颌无牙颌，骨移植，窦底提升植骨，种植体倾斜植入

要点：窦底骨高度和宽度均不足，治疗周期。

病史和资料

患者，男性，55岁，身体健康（ASA1），上颌全口牙患的严重牙周病。后牙区骨量不足，无法直接植入种植体（1～3mm：Jensen D类，Misch S-A Ⅳ类）。在这样的情况下，植骨后同时植入种植体是无法获得足够的稳定性，所以要等到移植骨钙化后再种植。而患者由于职业的关系，对最终完成固定修复的时间倒是很在意。

窦底骨宽度和高度不足使得植骨重建和上颌窦底提升植骨是必需的。之前也有医师提过这样的治疗计划，但由于治疗时间太长患者拒绝接受。这个病例最关键是治疗时间，患者希望更快的方法。对患者而言，植骨重建是第一选择，但为满足患者的需求，我们想出了一个不一样的替代方法。

术前考量

我们决定采取一次手术的方法来解决双侧窦底骨缺损，骨宽度不足和植入种植体的问题。让患者戴着扫描义齿做了CT扫描，并将数据导入到Simplant软件中（Simplant登士柏种植公司，哈瑟尔特，比利时）（图CC25-1～图CC25-3）。在诊断阶段，可以对各种治疗计划进行虚拟电脑模拟，然后根据CT数据打印3D模型，可在3D打印的模型上进行模拟手术（图CC25-4）。在3D打印的模型上用铅笔将术中需避开的上颌窦前缘标记出来（图CC25-3～图CC25-7）。

在左侧，通过倾斜植入种植体，植体的上端可从上颌第二磨牙相应区域出骨面。而在右侧，由于上颌窦腔前向前延伸较多，就没法这样做（图CC25-8～图CC25-10）。因此，我们决定种植体通过上颌窦穿入到窦前壁中以获得足够的固位力，同时进行窦提升植骨（图CC25-11）。如果垂直植入种植体的话，种植体是不能稳定的；相反，植入到前壁中就不一样。选择植入的位置就如同把Jensen D类转变成了B类或者说是把Misch S-A Ⅳ类转变成Misch S-A Ⅲ类。在3D打印的模型上的模拟手术可以更具体、直观的观察种植体植入在什么部位和方向骨量更多，如何减少并发症，以获得最大可能的成功。重要的是也不要将种植体植入到产生过大角度的不理想部位。总之，由于骨吸收和骨性Ⅱ类关系导致的前面和侧面骨的成角，种植体可能太偏向颊侧出来（图CC25-12～图CC25-15）。

因此，尽管可能出现颊侧骨板的穿透，也要将种植体上端偏向口内，避免太偏颊侧（图CC25-16）。种植体从牙槽窝从腭侧穿向颊侧，可以采用局部植骨的方法覆盖根尖区的缺损。这样在种植体和尖牙间产生一正向角度。要获得足够的骨量，可从髂嵴取骨。由技工室制作树脂导板：两个用于窦前缘的定位（定位导板）（图CC25-4，图CC25-5和图CC25-7），一个用在右上颌窦底提升用导板（开窗导板）和一个取骨导板。

模拟手术使我们有时间审慎考虑手术方案，如果不是这样的话，在有限的手术过程中是没办法做到的。

手术过程

手术在全身麻醉鼻插管下进行。先根据取骨导板（图CC25-18）从髂嵴取骨（图CC25-17）。关闭好供区后，进行口腔术区准备。翻开黏骨膜瓣，经牙周膜分离器分离后拔除所有牙（图CC25-19），拔牙时尽量保留牙槽骨。放置好定位导板后，确定上颌窦的前缘（图CC25-20），然后用球钻在骨面刻一标志线（图CC25-21）。在右上颌窦底提升时（因为要穿过窦腔），先用开窗导板确定开窗部位（图CC25-22和图CC25-23）。用水囊（EMS，美国Osseous技术公司，纽波特海滩，加利福尼亚）分离和抬起窦黏膜。经开窗将球囊放入窦腔中，通过连接管注入灭菌生理盐水，增加球囊的容积来分离窦黏膜（图CC25-24和图CC25-25）。完成上颌窦底提升后，先以按计划以大角度避开上颌窦，植入倒数第二颗植体（图CC25-26和图CC25-27），并为远中植入留下空隙。用牵开器保护好窦黏膜，植入髂骨，预备种植窝并植入最远端的种植体（图CC25-28和图CC25-29）。稳定性通过抵在上颌窦上壁和前壁的骨面而获得。在种植体旋入的最后一转时扭力已达到预定的值，即45N·cm。然后在窦内植骨并压紧后，完成窦内植骨过程（图CC25-29）。

在左侧，采用定位导板，用画笔画线，然后用球钻标志窦前缘（图CC25-30～图CC25-33；见图CC25-7）。

为避免植入方向太偏颊侧，种植体从腭侧向颊侧植入，穿过牙槽窝，从颊侧穿出。和模型上计划一样，颊侧植入两块骨块以增加厚度和覆盖植体根尖部（图CC25-34和图CC25-35）。在移植骨块上挖一小凹（图CC25-36a）使植体根尖、受植床和植骨块间更贴合。为增加右侧的骨厚度和使双侧牙弓协调，右侧也做了植骨（图CC25-36）。将4个种植体倾斜植入后，又在前牙区植入了4颗（诺保科公司，哥德堡，瑞典）（图CC25-37和图CC25-38）。松解并延长牙龈瓣，用Schuchard技术缝合创口。

术后讨论

术后予以抗生素和抗炎药1周。术后第10天拆线。术后无并发症。术后3个月，局部麻醉＋静脉镇静下，翻瓣取出固定螺丝，连接30°多牙基台（多牙基台，诺保科公司，哥德堡，瑞典）（图CC25-39和图CC25-40；见图CC25-38）。利用这种基台相互间平行就基本达到了（图CC25-40），修复体也容易制作了。修复体支架是采用CAD/CAM技术切削的钛支架（Procera种植桥，诺保科公司，哥德堡，瑞典），外层上特殊的复合树脂（图CC25-41）。

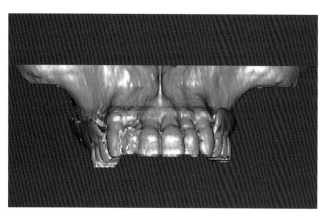

图CC25-1 三维影像前面观

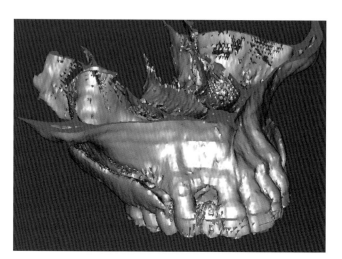

图CC25-2 等容积的三维CT扫描影像

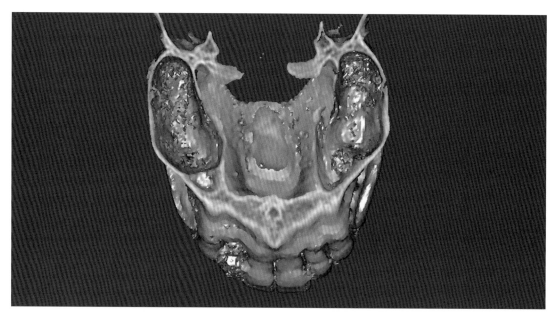

图CC25-3 三维重建的CT影像
横断面显示上颌窦腔向前延伸明显，减少了可种植区域

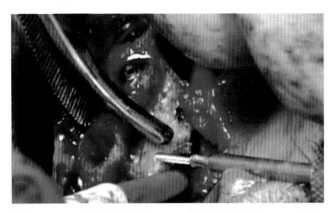

图CC25-34 左侧植骨块以φ1.2mm微螺钉固定（Osteomed LP，艾狄生，德克萨斯）

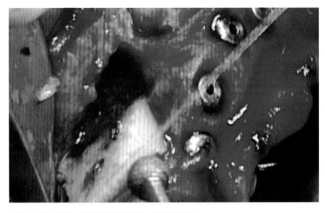

图CC25-35 右侧植骨情况，边缘修整

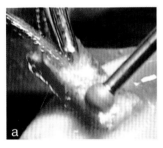

图CC25-36 a.移植骨块上磨一凹槽；b.骨块表面打孔，以利于移植物的植入

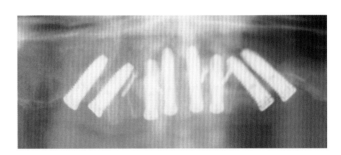

图CC25-37 术后全景片

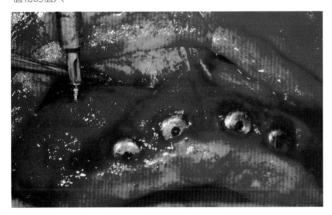

图CC25-38 术后3个月时从右侧植骨区取出固定钉

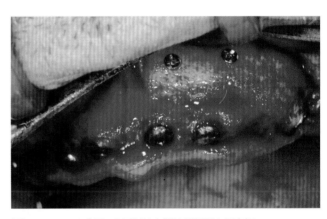

图CC25-39 术后3个月时从左侧植骨区取出固定钉

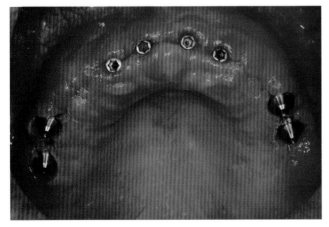

图CC25-40 用30°的角度基台来纠正4个倾斜种植体间相互不平行

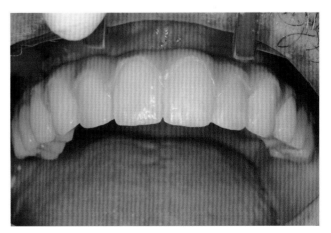

图CC25-41 CAD/CAM技术切削的钛-复合树脂桥（Procera种植桥，诺保科公司，哥德堡，瑞典）（由技师A. Arcidiacono和P. Di Bene提供）

临床病例26
上、下颌无牙颌，骨移植，计算机引导的种植外科

要点：骨高度和厚度不足。

病史和资料

患者，男性，51岁，身体健康（ASA1），因为全口重度牙周病而寻求治疗，检查显示上、下颌牙均松动。推荐治疗方案是拔除所有无法保留的患牙，做一种植支撑让口腔功能恢复。患者同意，拔除了全部的牙，愈合也参差不齐。

第一次手术

术前考量

拔牙术后约3个月，患者做了CT检查以评估哪些部位有足够的骨量可植入种植体。为更直观地评估各种治疗策略，将数据导入到Simplant软件中（Simplant登士柏种植公司，哈瑟尔特，比利时）（图CC26-1）。存在上颌骨有形态各异的骨缺损。在第二象限有一明显和大范围的骨宽度不足区（图CC26-2～图CC26-5）。考虑到修复所要达到的效果和上颌窦的位置，这个部位的骨缺失就很关键。因此，根据这个缺损的部位和大小，就必须选择植骨重建手术，也就是说单就这一缺损就决定了没有其他可替代的种植方案。

看过计算机的模拟计划后，患者理解种植之前需进行植骨重建，也同意从髂部取骨和骨移植手术。

为优化髂部取骨和植骨手术，先制作了一个3D打印树脂模型（Replay 3D，罗马，意大利）（图CC26-4～图CC26-6）。3D打模型为分析现有骨质的解剖状况和模拟植骨提供了很直观的方法（图CC26-4～图CC26-6）。在双侧下后牙区，存在Cawood-Howell V类骨缺损，又难以辨认下牙槽神经管和下牙槽神经的走行，所以难以行手术治疗。在双侧颏孔区间有足够的骨量可植入一定数量的种植体，以作修复。

手术过程

在有牙区经牙龈沟切开，在无牙区作嵴顶切口，翻开黏骨膜瓣。

利用3D打印模型作为参考，先从髂嵴切取足量的骨以行上颌重建术（图CC26-7）。取好骨后，将骨块进行测量、切割、修剪成和受植床最吻合的形态，并在消毒好的模型上比试好（图CC26-8和图CC26-9）。同时，暴露上颌受植床（图CC26-10），并做植骨前准备。

第二象限的骨缺损凹陷明显（图CC26-11）。取自髂部的骨块很薄且以皮质骨为主。单层的骨块无法完成缺损重建，而应用改良的"三明治"法植骨可以再植入一层骨而增加骨宽度。在骨缺损区先铺上一层松质骨（图CC26-12），然后用螺钉（OsteoMed LP，Addsion，德克萨斯）将皮质骨块固定在上颌骨（图CC26-13）。为进一步增加厚度，在腭侧植入一块含松质骨的皮质骨板（图CC26-14和图CC26-15）。然后将其他移植骨块固定到全部上颌牙弓颊侧骨面上（图CC26-16～图CC26-18）。修整锐利的骨面，完成植骨手术（图CC26-19），松解黏骨膜瓣，在无张力状态下缝合创口（图CC26-20和图CC26-21）。

术后讨论

术后予以抗生素和抗炎药1周，以防止疼痛和肿胀。无并发症，嘱尽可能少戴活动义齿。术后拍摄全景片（图CC26-22），4个月后做了第二次CT扫描，用作做种植计划。

第二次手术

术前考量

检查患者的临时义齿，然后复制成扫描义齿以帮助在三维影像和软件中制订治疗方案。含放射阻射物的扫描义齿在拍摄CT时，和骨组织一起显影，这样在软件中可先确定准备植入牙位，然后分析其下骨质的情况，并且每一预备植入的位置都可以这样做计划（Simplant登士柏种植公司，哈瑟尔特，比利时）。并在以下层面检查：冠状面（图CC26-23）、横断面（图CC26-24）、矢状面（图CC26-25）和三维重建影像。在上颌拟植入8颗种植体（图CC26-26～图CC26-31）。利用该软件的三维剪切功能，可以从各个角度和方向来评估种植体和周围结构的关系：横断面（图CC26-27）和矢状面（图CC26-28和图CC26-29）。确定方案后，将它给患者看，取得患者同意后，将方案（通过互联网）发给厂家订制SurgiGuide导板（Simplant登士柏种植公司，哈瑟尔特，比利时）（图CC26-32～图CC26-34）。厂家也提供3D打印模型，模型和导板一起用来模拟和评估手术方案（图CC26-35和图CC26-36；见图CC26-33和图CC26-34）。导板中有金属套管与成套的导板专用工具相配套（Navigator System，Biomet 3i，棕榈滩，佛罗里达）用作导板手术。

导板是根据计算机中虚拟的种植方案生成的，用于精确地控制种植体植入的空间位置和种植位点制备时的钻孔深度的。在下颌由于双侧骨高度不足，骨质极松（相当于Cawood-Howell V类），又因不能确定骨性神经管的走行而无法定位下牙槽神经，开始就决

定在前部颏孔区间植入5颗种植体来完成修复。为使远端修复体得到足够的支撑，最远端的两个植体在安全的前提下，尽可能向颏孔后延伸。各种植位点从以下层面进行评估：冠状面（图CC26-37）、横断面（图CC26-38）和矢状面（图CC26-39和图CC26-40），以及三维影像（图CC26-41～图CC26-44）和其中各个特殊点的剖面影像（图CC26-45～图CC26-47）。然后在模型上进行模拟手术（图CC26-48～图CC26-50）。

手术过程

种植手术在全身麻醉下进行，这是因为手术涉及上颌的内固定取出和植体植入，同时还要进行下颌种植手术。手术先上颌，后下颌。

上颌骨

沿嵴顶切开，并在正中和两侧作松弛切口，翻瓣，暴露骨面。直视下可见植骨有少量吸收，特别是骨缺损较少的部位。而最关键的部位即在行"三明治"法植骨的区域，结果相反，骨吸收最少，恢复得也最好（如模型上显示的一样）（图CC26-51）。取出所有固定

钉（图CC26-52），稳定安放好导板（图CC26-53）。记牢：导板有且仅有一个稳定的位置。如果稳定位置多于一个，就应该放弃使用导板，改徒手植入。

如前所述用导板专用工具（Navigator System，Biomet 3i，棕榈滩，佛罗里达）进行种植窝制备，其间通过一系列的钻经导板套管来制备（图CC26-54和图CC26-55）。种植体（Certain Nanotite，Biomet 3i，棕榈滩，佛罗里达）通过特定长度的携带体（图CC26-56和图CC26-57），经导板套管植入种植体，这样可以控制植入的深度（全程导板引导）。取下携带器，取出导板（图CC26-58和图CC26-59），盖上覆盖螺丝（图CC26-60），并修整周围骨边缘（图CC26-61）。拉拢缝合创口（图CC26-62）。

下颌骨

沿嵴顶切开，并在正中作松弛切口，广泛暴露骨面和双侧颏孔（图CC26-63），以使导板获得足够的支持。分别在模型（图CC26-64）和骨面上（图CC26-65和图CC26-66）检查导板的稳定性后，同上颌一样制备种植位点（图CC26-67和图CC26-68）。用携带体（图CC26-69～图CC26-71）植入种植体（Certain

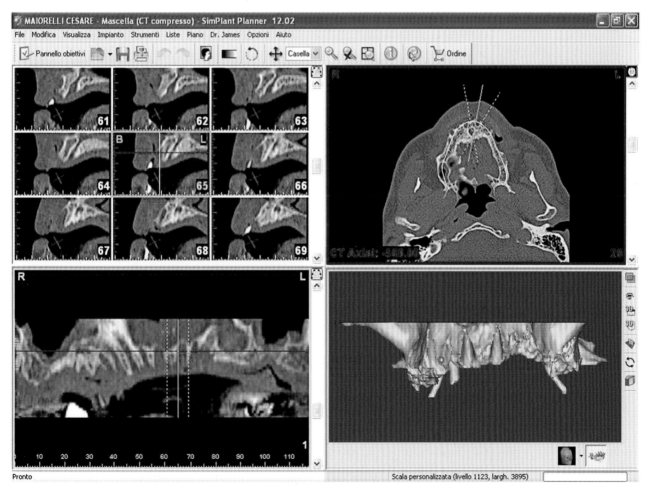

图CC26-1　Simplant软件的4个主界面
从左上顺时针方向依次是：矢状面、横断面、三维和冠状面

Nanotite，Biomet 3i，棕榈滩，佛罗里达）。导板的套管上有凹槽，携带体上的突起代表种植体内抗旋转多边形的方向，当槽与突起对齐时，就确定了种植修复的连接方向（图CC26-72）。要将这个关系在术前转移出来，就要用到工具盒中的专用替代体（Navigator System，Biomet 3i，棕榈滩，佛罗里达）。植入种植体，取下携带体（图CC26-73），取出导板（图CC26-74和图CC26-75），盖上覆盖螺丝，缝合创口。

术后讨论

术后予以抗生素和抗炎药。无并发症。术后拍摄全景显示手术和计算机种植方案一致（图CC26-76）。愈合3个月后种植体水平取模。上下颌最终修复体是螺丝固定-可拆卸式的，以CAD/CAM技术制作的钛-树脂混合的固定桥（图CC26-77）（CAM StructSURE，Biomet 3i，棕榈滩，佛罗里达）。

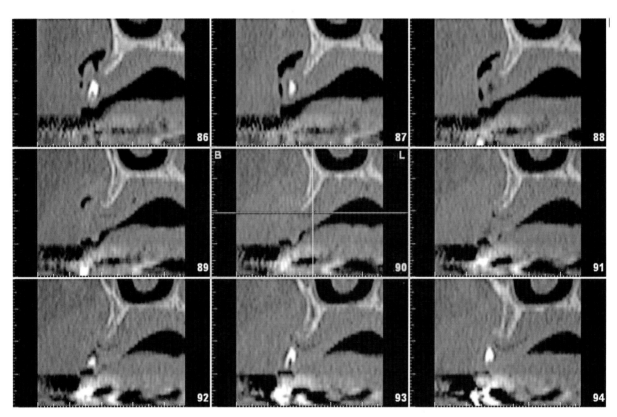

图CC26-2　第二象限骨缺损区的矢状面CT影像

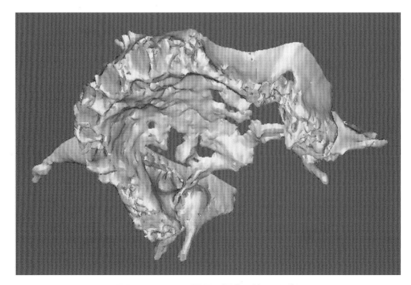

图CC26-3　上颌骨缺损的三维CT影像

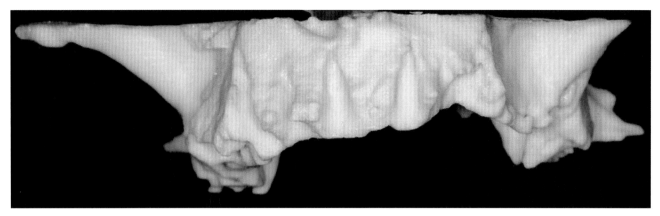

图CC26-4　3D打印模型（Replay 3D，罗马，意大利）前面观，骨缺损明显

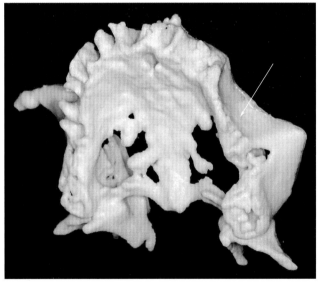

图CC26-5　3D打印模型腭面观，清晰显示第二象限骨缺损。颊腭侧皮质骨聚合在一起，颊侧骨板明显凹陷（箭头）

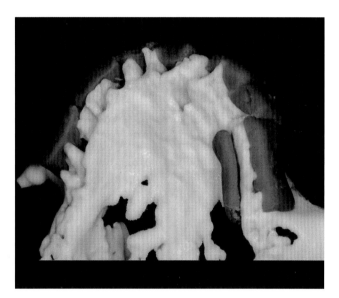

图CC26-6　在3D打印模型上模拟植骨

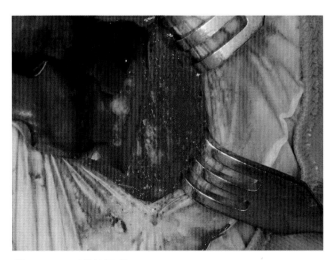

图CC26-7　从髂嵴取骨

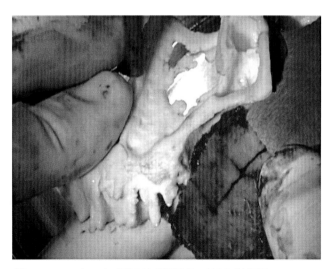

图CC26-8　在3D打印模型上测量骨块，并用画笔标记

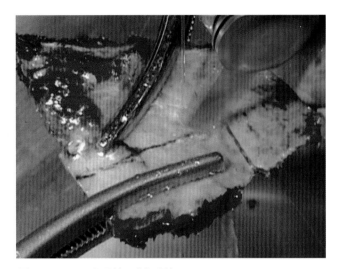

图CC26-9 切割骨块，准备移植

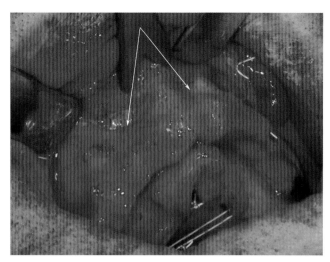

图CC26-10 上颌骨。暴露梨状孔（箭头），龈瓣缝合后用拉钩拉开

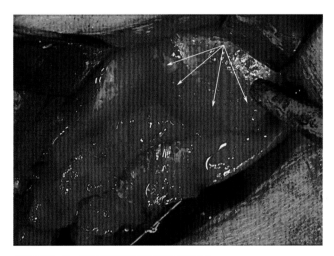

图CC26-11 第二象限的骨缺损区（箭头）

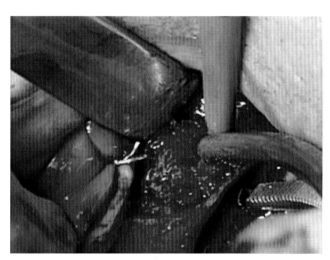

图CC26-12 三明治法植骨，以松质骨充填骨缺损

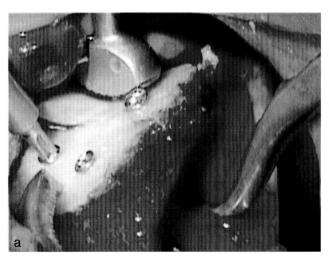

a

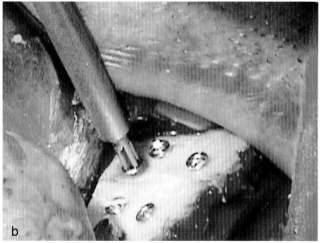

b

图CC26-13 三明治法植骨，用螺丝（Osteomed LP，艾狄生，德克萨斯）固定
最后一颗螺钉将翘起的骨块一角固定贴合

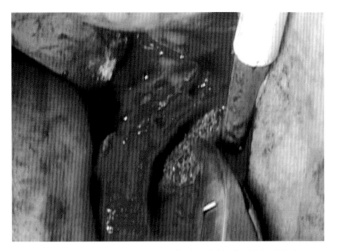

图 CC26-14 三明治法植骨，在腭侧植入含松质骨的皮质骨块

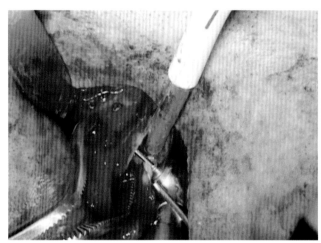

图 CC26-15 三明治法植骨，腭侧用长螺钉固定
螺钉穿过植骨块、松质骨和颊侧植入皮质骨

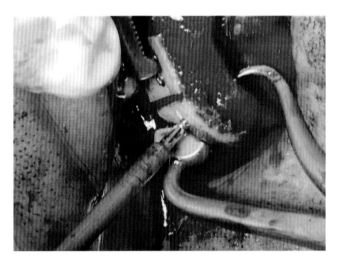

图 CC26-16 上颌牙弓上其他部位的植骨固定

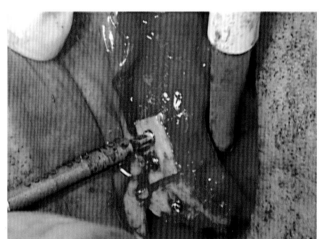

图 CC26-17 上颌牙弓上其他部位的植骨固定

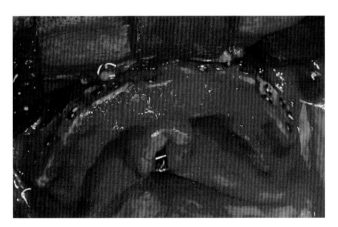

图 CC26-18 上颌植骨重建完成

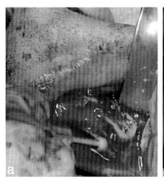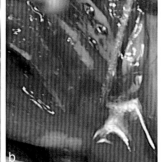

图 CC26-19 a.用金刚砂球钻修整骨块小的锐利边缘；b.三明治法式结构清晰可见

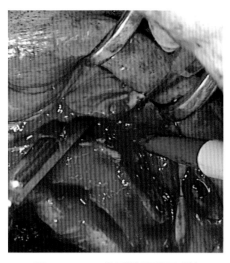

图CC26-20 黏骨膜瓣骨膜下减张

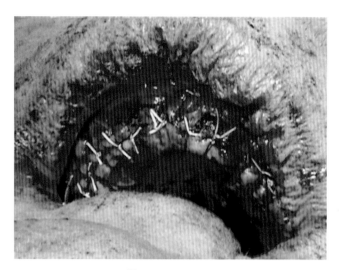

图CC26-21 缝合

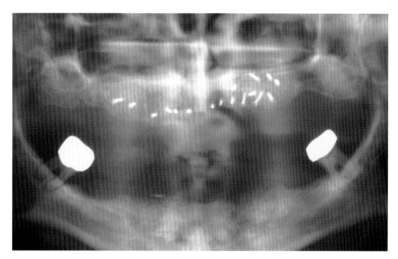

图CC26-22 术后即刻全景片
可见固定螺钉

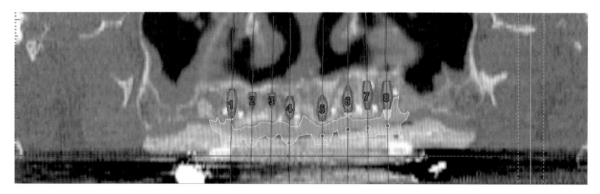

图CC26-23 上颌骨
种植计划的冠状面CT影像

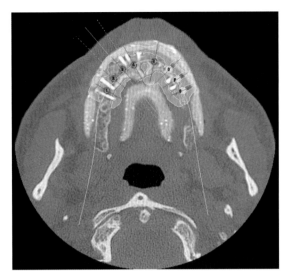

图CC26-24　上颌骨
种植计划的横断面CT影像，可见8颗种植体和固定螺钉

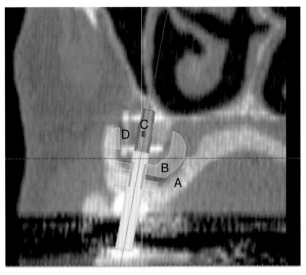

图CC26-25　上颌骨。三明治法植骨区的矢状断面图像重现。扫描义齿A、B导板预览、模拟植入8号种植体（C，紫色）及骨块和螺钉（D）。

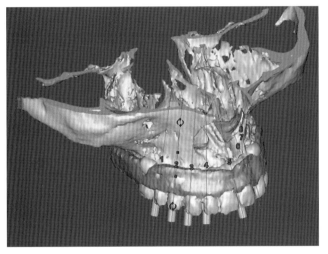

图CC26-26　上颌骨
计算机种植计划中植体的位置。三维影像从下到上显示：种植体长轴的方向，扫描牙，扫描义齿的基托，电脑生成的导板预览和上颌骨

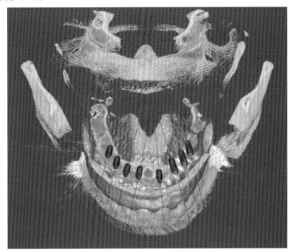

图CC26-27　上颌骨
计算机种植计划中植体的三维影像。利用软件的三维剪切功能，经颌骨平面行横断截面，可观察种植体和周围结构的关系。图中可见8颗种植体，切牙管在正中和左侧的固定螺钉

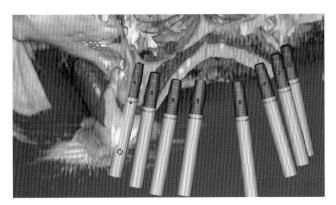

图CC26-28　上颌骨
计算机种植计划三维图像中植体的位置。经1号种植体的矢状断面图像。从下至上依次为：种植体长轴（黄色），扫描义齿，种植体（紫色）和相关解剖结构

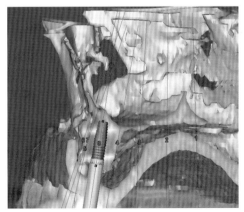

图CC26-29　上颌骨
计算机种植计划三维图像中种植体的位置。在8号种植体部位的矢状断面

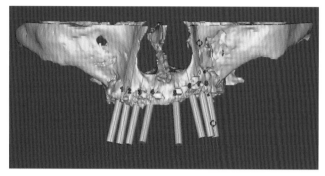

图CC26-30   上颌骨
计算机种植计划三维图像中种植体的位置（前面观），黄色杆为指示种植体长轴的方向

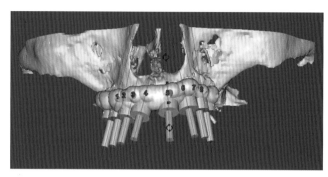

图CC26-31   上颌骨
计算机种植计划三维图像中种植体的位置。种植体长轴（前面观）和骨支持式导板的预览

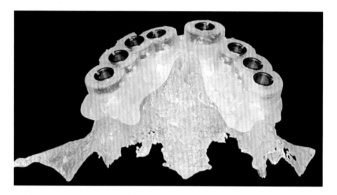

图CC26-32   骨支持式导板在上颌3D打印模型上

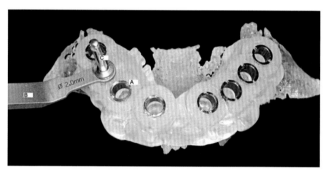

图CC26-33   3D打印模型上用导板进行模拟种植位点制备
导板的套管（A）用以放置压板（B）引导不同直径的钻针（C）备洞，钻上方有止停，可钻至全长

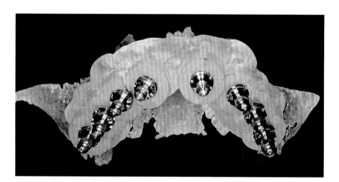

图CC26-34   用携带体经导板套管将种植体植入预定的位置
这样（不但控制了位置和长轴方向），也控制了植入的深度

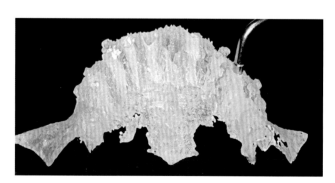

图CC26-36   3D打印模型上的模拟种植手术

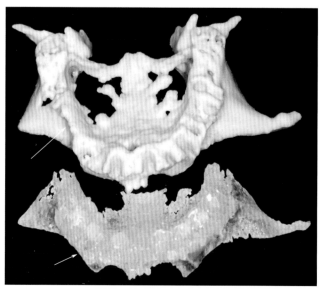

图CC26-35   植骨重建前、后的两个3D打印模型比较
左侧骨缺损区的变化最明显（箭头）

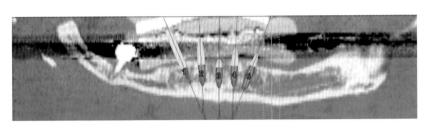

图CC26-37 下颌骨
计算机种植计划的冠状面CT影像。最远端的两个种植体倾斜角度决定了修复体延伸的长度（悬臂），同时要保持与颏神经的安全距离

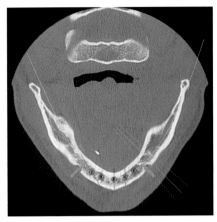

图CC26-38 下颌骨
计算机种植计划的横断面CT影像。所有种植体植入在两颏孔间（橘红色为标志）

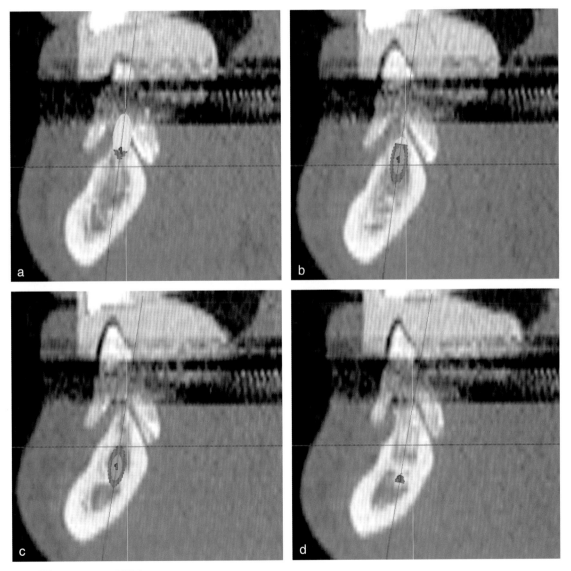

图CC26-39 下颌骨
计算机辅助技术在做倾斜种植体种植计划时必不可少。倾斜植入种植体在每一矢状面只能见到一部分。利用计算机辅助技术，可以在各个层面中检查植入的情况，特别是在三维影像中

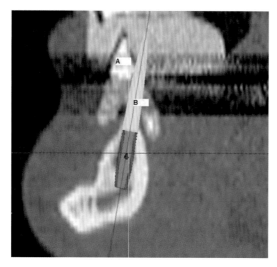

图 CC26-40　下颌骨

种植体长轴与矢状断面平行计划更简单。在同一层面的影像中可见到种植体的全程。在4号种植体计划时尽量使植体长轴从舌侧穿出，以免螺丝孔开在颊面。因此，要考虑扫描义齿和种植体长轴的方向

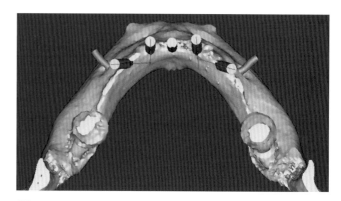

图 CC26-41　下颌骨

从上往下看计算机种植计划的三维图像，图中可见种植体的倾斜度和颏神经

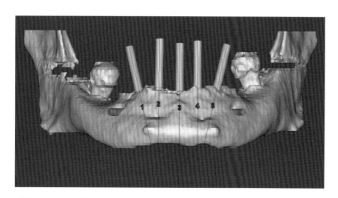

图 CC26-42　下颌骨

计算机种植计划的三维图像的前面观

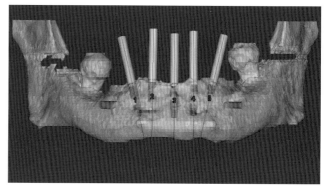

图 CC26-43　下颌骨

计算机种植计划的三维图像的前面观，将骨质透明化后可见种植体

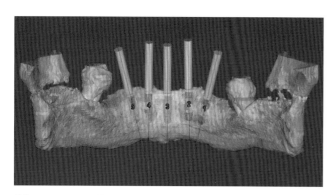

图 CC26-44　下颌骨

计算机种植计划的三维图像。后面观：将骨透明化后，可检查安全边界和舌侧骨板的完整性。舌侧骨板的穿孔可导致非常危险的口底出血

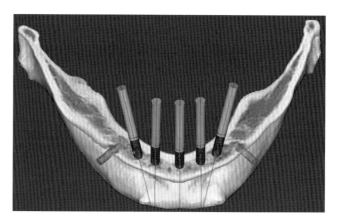

图 CC26-45　下颌骨

计算机种植计划的三维图像。利用软件的剪切功能，从种植体长度一半处作横截面

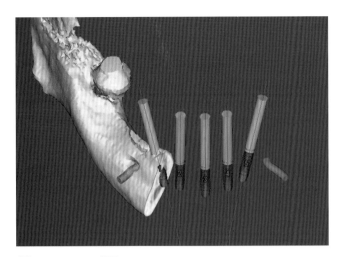

图CC26-46　下颌骨

计算机种植计划的三维图像。在与颏神经相关的1号种植体处的矢状截面

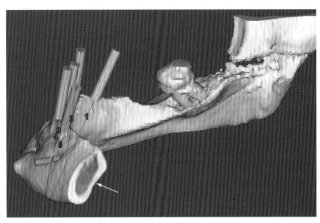

图CC26-47　下颌骨

计算机种植计划的三维图像。经颏孔区的矢状截面图。下牙槽神经不能显影是因为骨性神经管的缺失（箭头）

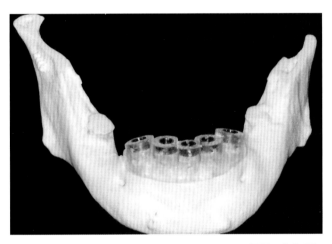

图CC26-48　导板在3D打印模型上（Replay 3D，罗马，意大利）

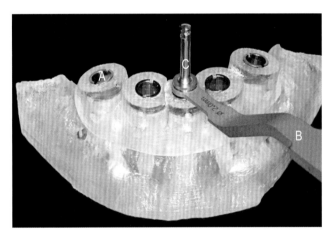

图CC26-49　用导板在3D打印模型上模拟种植位点制备

导板的套管（A）用以放置压板（B）引导不同直径的钻针（C）备洞，钻上方有止停，可钻至全长

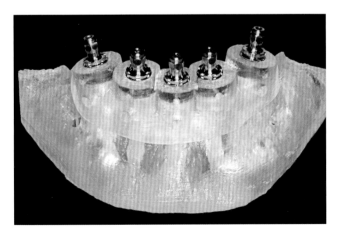

图CC26-50　用携带体经导板套管将种植体植入到预定的位置

这样不但控制了位置和长轴方向，也控制了植入的深度

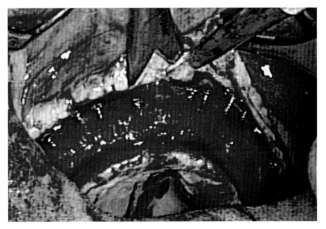

图CC26-51　植骨4个月后

术中可通过测量骨面和螺钉头间的距离来评估植骨后的骨吸收情况。图中所示沿整个牙弓均有部分骨吸收。在第二象限这个主要骨缺损区，经三明治式植骨后，骨吸收很少。总体植骨效果好，可植入种植体

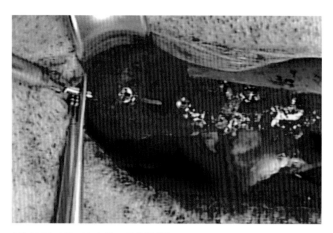

图CC26-52　取出第一象限的螺钉

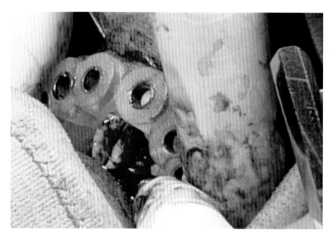

图CC26-53　检查导板就位情况
只有一个稳定的位置

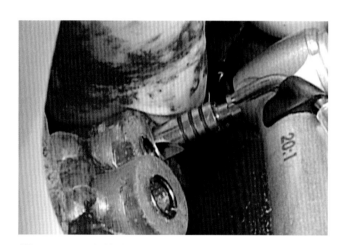

图CC26-54　起始钻（Navigator System，Biomet 3i，棕榈滩，佛罗里达）会在骨面上形成一小窝，可引导接下来的钻
必须钻至预定的槽所指示的深度

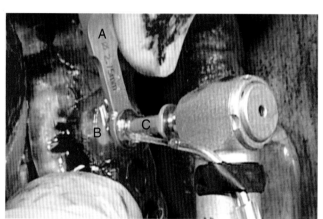

图CC26-55　用压板（A）经导板套管（B）进行位点制备，每一钻代表不同直径
钻必须钻至止停才达到预定深度

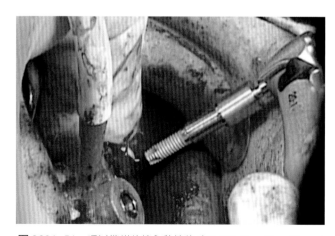

图CC26-56　通过携带体植入种植体（Certain Nanotite，Biomet 3i，棕榈滩，佛罗里达）到预定深度

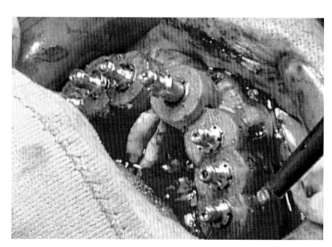

图CC26-57　所有携带体均在导板上

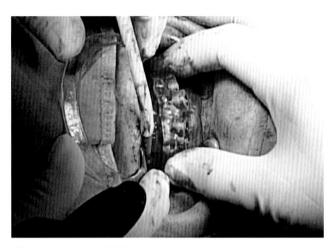

图CC26-58　取出导板

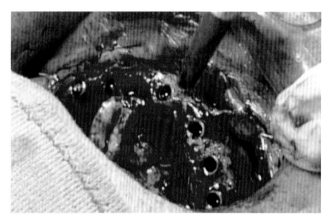

图CC26-59　取出导板后，检查每个种植位点

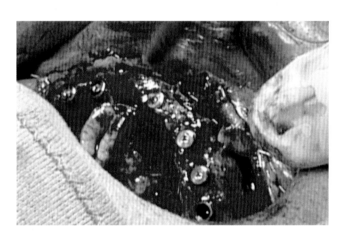

图CC26-60　盖上覆盖螺丝

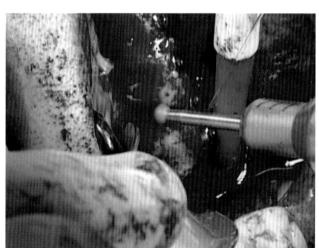

图CC26-61　用金刚砂球钻修整骨面
任何修整都必须在最后，因为微小的改变都可导致导板不稳定

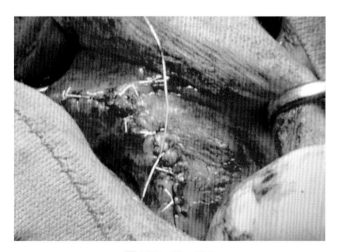

图CC26-62　缝合

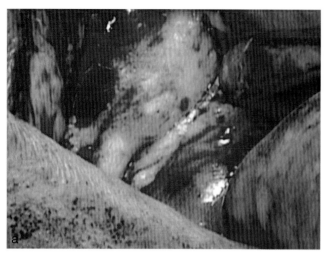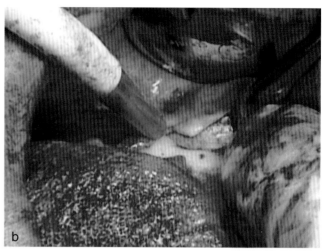

图CC26-63　检查颏孔很重要

a.右侧；b.左侧

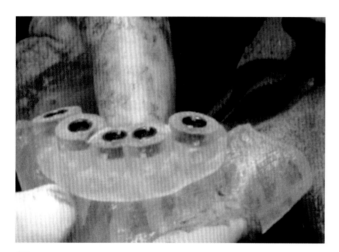

图CC26-64　检查导板在3D打印模型上的稳定性

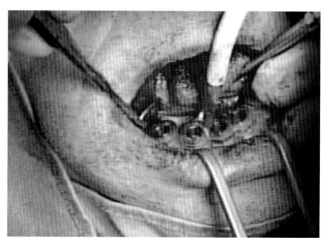

图CC26-65　导板在下颌骨上就位

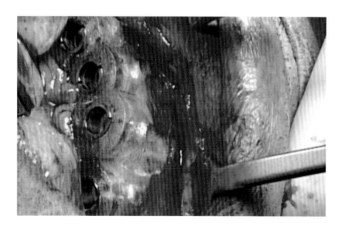

图CC26-66　检查导板的位置及导板与右侧颏孔的关系

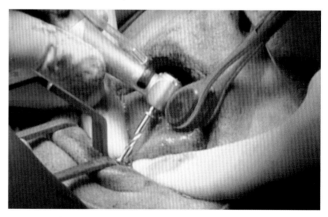

图CC26-67　用Navigator System工具（Certain Nanotite，Biomet 3i，棕榈滩，佛罗里达）进行种植位点制备

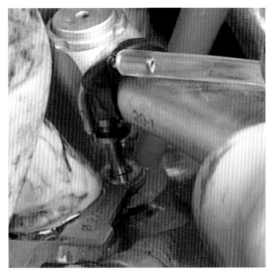

图CC26-68 φ2.0mm先锋钻经压板制备种植窝，其上方有止停，要钻至全长

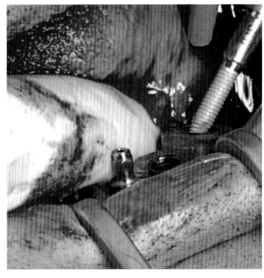

图CC26-69 植入左侧倾斜植入的植体

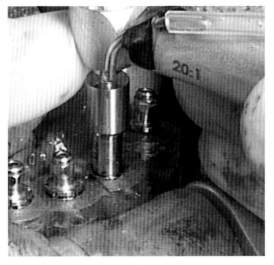

图CC26-70 用携带体植入种植体
由于携带体和套管之间贴合，穿过套管后，使种植体沿制备方向植入，防止位置偏移

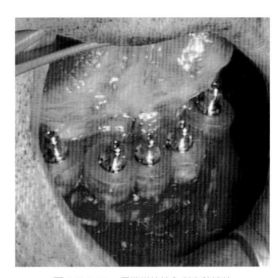

图CC26-71 用携带体植入所有种植体

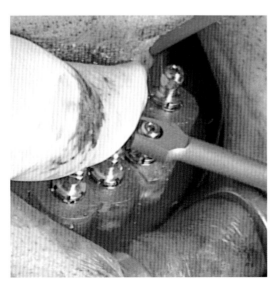

图CC26-72 调整携带体上的凸起的位置，使与套管上凹槽相对应

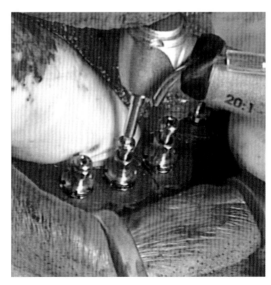

图CC26-73 取出携带体

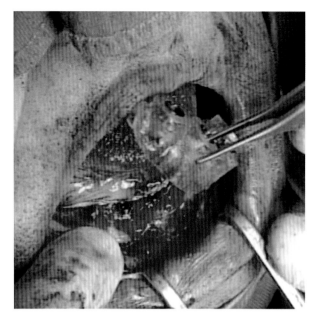

图CC26-74 取下导板

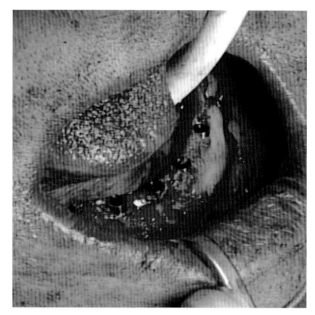

图CC26-75 取出导板后种植体植入情况

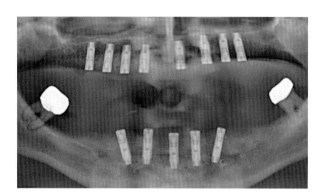

图CC26-76 术后全景片
通过Navigator System工具，植入13颗种植体，准确地将计算机中的种植计划转移到手术中

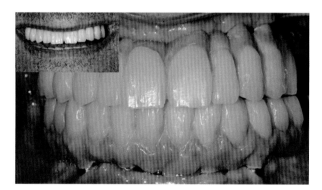

图CC26-77 最终修复体是以CAD/CAM技术制作的钛支架－复合树脂混合的固定桥（CAM StructSURE，Biomet 3i，棕榈滩，佛罗里达）
上、下颌均做了义龈以掩盖骨高度的丧失。图中是患者戴牙的笑容
（由技师A. Arcidiacono和P. Di Bene提供）

临床病例27
上颌无牙颌，骨移植，窦底提升植骨，计算机引导的种植外科

要点：窦底骨高度和宽度不足。

病史和资料

患者，女性，49岁，双侧中切牙和左侧切牙曾行种植修复，且目前骨结合良好（图CC27-1）。由于患有严重的牙周炎，导致骨吸收，而出现右上颌天然牙支持的桥、左上前磨牙和磨牙出现松动（图CC27-2）。患者寻求做类似天然牙的美观的，固定的种植修复。全景片显示左上颌窦底骨缺损。由于窦腔过度气化和牙槽骨的吸收，导致窦底延伸到尖牙的远中。窦底骨缺损可通过骨移植或倾斜植入种植体的方法加以解决。初步评估一下患者的上颌解剖状况：有骨缺损、右侧上颌骨宽度不足和前牙区现有种植体。初步方案是行植骨重建后，做更传统的种植支持的修复。

术前考量

当我们告知患者很有可能需要从口外取骨和行骨移植手术时，患者宁可选择在手术时同时拔牙，因此就不去掉现有的义齿而做CT扫描。由于义齿的存在，在CT影像中牙齿部位呈黑色区。如果该影像用作种植计划或做不翻瓣手术，义齿散射造成的伪影会使影像没法使用；但用作做植骨重建和上颌窦底提升的方案还是可以的。将CT数据以DICOM格式导入到Simplant软件（Simplant登士柏种植公司，哈瑟尔特，比利时）中进行诊断、分析。骨缺损在冠状面（图CC27-3）和矢状面（图CC27-4）都很清晰。在三维影像中，利用"选择性透明化"功能（图CC27-5），可对关注区域（ROI）从横断和矢状面（图CC27-6和图CC27-7），观察评估其深部结构和窦腔。也可以评估骨质和软组织间的关系（图CC27-8）。为计划好左上颌窦底提升的开窗部位，定制了一个3D打印模型（Replay 3D，罗马，意大利）（图CC27-9）。在模型上，模拟将骨窗开在最合适的位置，形状和大小恰当（图CC27-10和图CC27-11）。根据手术计划，由技工室制作一块用作窦底提升的开窗导板（图CC27-12），导板在骨面就位后，可将手术设计的开窗部位、形状和大小转移到手术中（详见第2章，Ganz-Rinaldi上颌窦侧壁开窗骨增量法）。

手术过程

手术在住院后全身麻醉下进行。为缩短手术时间，手术分成髂部取骨组和口腔组，两组手术同时进行。当一组在髂峪取骨时（图CC27-13），另一组行拔牙（图CC27-14）和上颌窦开窗、窦黏膜分离。两组同时手术大大缩短了手术和麻醉时间。为简化窦底提升，开窗导板放置在骨面上（图CC27-15），像个模板一样，用画笔画出开窗部位的边界（图CC27-16）。用金刚砂球钻，磨除皮质骨（图CC27-17），准备进入上颌窦内。在手术中，用模型来估计上颌窦腔的空间和体积（图CC27-18）选择合适的剥离子分离并抬起窦黏膜（图CC27-19）。植入髂骨松质骨块并压紧（图CC27-20）。左侧上颌窦底骨缺损是因窦腔气化明显引起，但也许更重要的是因为牙槽骨吸收。因此，也做了牙槽植骨重建。将一髂骨块先根据模型塑形，用3个固定螺钉固定（图CC27-21、图CC27-22、图CC27-23），然后修平边缘（图CC27-24）以免损伤皮瓣。

为纠正右侧前磨牙区的倒凹，植入另一骨块（图CC27-25）。拔牙后在牙槽窝中植入松质骨，并挤紧。完成植骨重建（图CC27-26），缝合创口。

术后讨论和种植体植入

术后无并发症发生。约1个月后拍摄全景片（图CC27-27），未见异常。4个月后再次做了CT扫描来评估手术效果和做种植计划。将数据以DICOM格式导入Simplant软件中，在软件中（Simplant登士柏种植公司，哈瑟尔特，比利时）可虚拟植入种植体，并从不同层面来分析和检查植入的种植体：冠状面（图CC27-28），横断面（图CC27-29），矢状面（图CC27-30和图CC27-31）及三维图像（图CC27-32和图CC27-33）。

为将计算机中的种植计划转移到手术中，利用快速原型技术打印骨骼模型和导板（图CC27-34）。在这个病例，设计了和计算机辅助专用手术工具（Navigator System，Biomet 3i，棕榈滩，佛罗里达）相匹配的骨支持导板。这套工具可经导板套管制备种植位点和植入种植体（全程导板引导）。这套工具可确保按计划准确植入种植体和在术前翻制好模型，预先做好临时修复体。在制备种植窝时（图CC27-35），通过压板插入到导板的套管中，上端配有止停（图CC27-36）的钻进行窝洞制备。钻孔时达到止停则表示已到达预定深度，钻上没有其他标记。种植位点的制备说明书和导板附在一起，其中标明每一位点所要用的钻孔序列。钻头的长度必须要考虑到导板的厚度和导板相对于骨峪的位置。为加快位点制备的过程，常常是不同长度的种植体用同一钻头制备。

种植体植入手术在全身麻醉下进行。翻开黏骨膜瓣并取出固定螺钉后（图CC27-37和图CC27-38），先在模型上检查导板的稳定性和吻合度，然后在骨面上检查（图CC27-39和图CC27-40）。一定要牢记：导板

在模型和骨面上的就位必须相同，有且只有一个稳定的位置。如果有不止一个稳定的位置，就必须舍弃导板。应用这些特殊的钻头（图CC27-36），通过压板和导板套管制备种植位点（图CC27-41）。不同长度的种植体，选择不同的携带体植入（图CC27-42和图CC27-43），以控制植入的深度。完成植入后，先取下携带体（图CC27-44），然后取出导板（图CC27-45）。这样在原来有3颗情况良好的种植体基础上，又植入了7颗（图CC27-46和图CC27-47）。

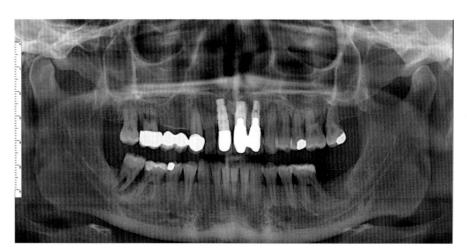

图CC27-1　术前全景片

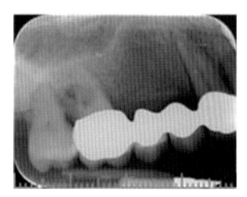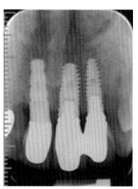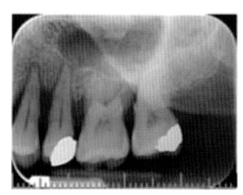

图CC27-2　由于牙周病的关系，左侧的牙和右侧的桥均出现松动

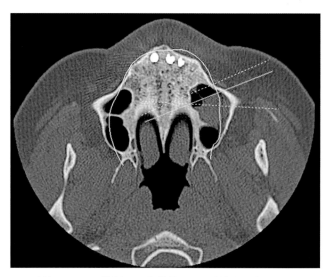

图CC27-3　横断面CT影像显示原有种植体骨结合良好

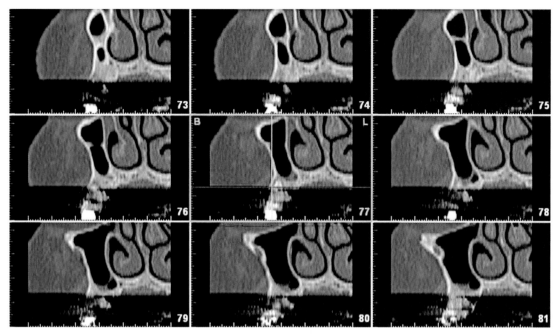

图CC27-4 矢状面CT图像
可见骨缺损和由于修复体散射造成的黑色阴影带

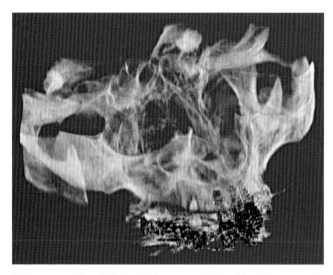

图CC27-5 将三维影像透明化后，可重点显示某个结构，如上颌窦、原来的种植体

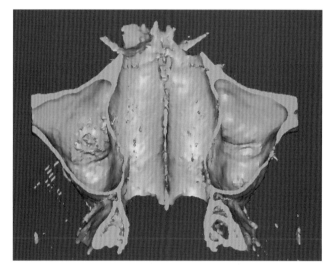

图CC27-6 三维影像的横断面
从后面由上向下观看上颌窦

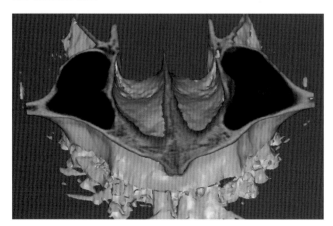

图CC27-7 三维影像的横断面
上颌窦前面观

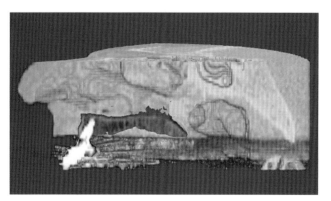

图CC27-8 三维矢状断面影像
图像在义齿部位断开，注意骨和软组织间的关系

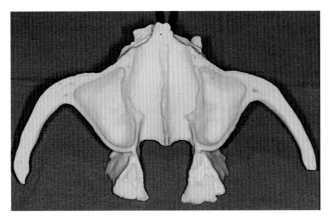

图CC27-9 3D打印模型（Replay 3D，罗马，意大利）
从上面看，可了解窦腔的形态

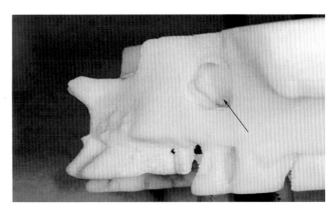

图CC27-10 在3D打印模型上行左上颌窦开窗（侧面观）（箭头）

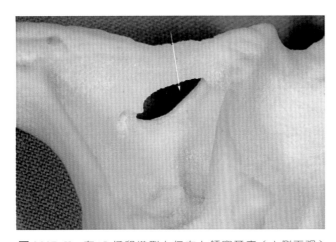

图CC27-11 在3D打印模型上行左上颌窦开窗（内侧面观）
（箭头）

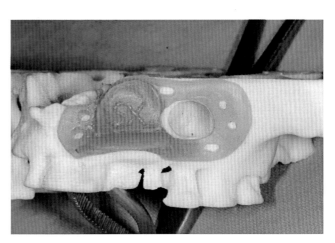

图CC27-12 在3D打印模型上根据上颌窦开窗设计的开窗导板

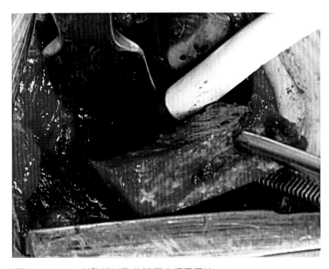

图CC27-13 从髂嵴切取的双层皮质骨骨块

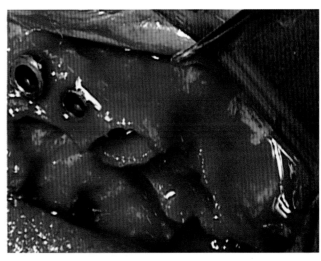

图CC27-14 左上颌区骨缺损

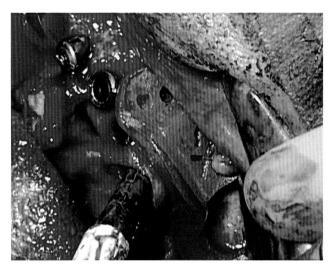

图 CC27-15　开窗导板在骨面上就位

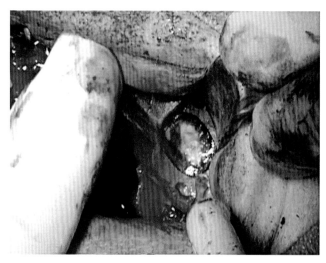

图 CC27-16　根据导板用画笔在骨面上画出开窗部位的边界

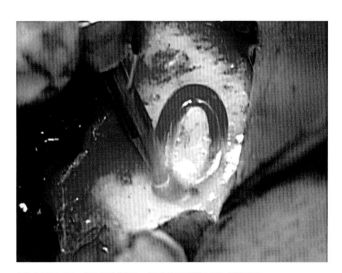

图 CC27-17　取出导板后，用金刚砂球钻行骨壁开窗

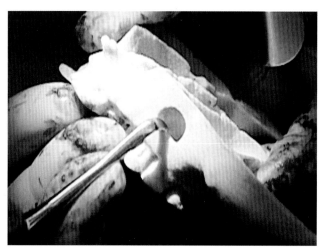

图 CC27-18　在3D打印模型上估算植骨量和了解窦腔的形态

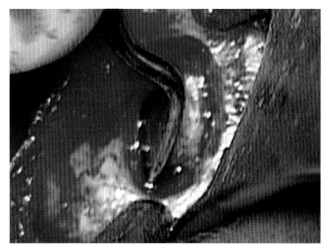

图 CC27-19　剥离子进入上颌窦，分离窦黏膜

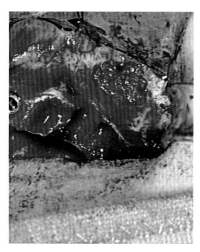

图 CC27-20　窦内植骨

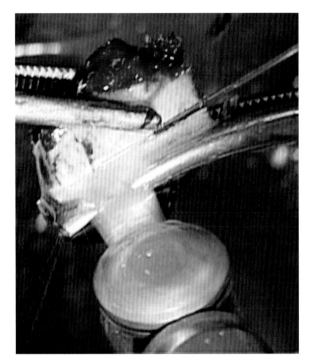

图CC27-21   准备植骨块

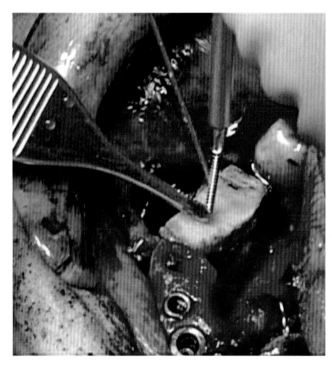

图CC27-22   左侧牙槽嵴上固定植骨块

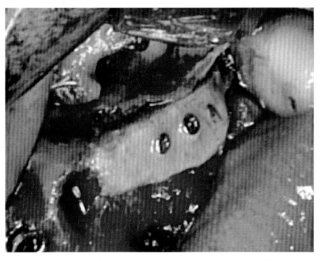

图CC27-23   用螺钉（Osteomed LP，艾狄生，德克萨斯）固定骨块

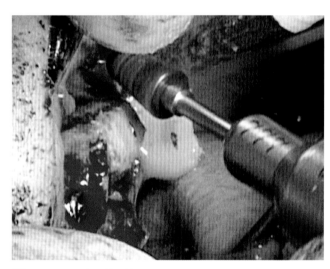

图CC27-24   磨平植骨块

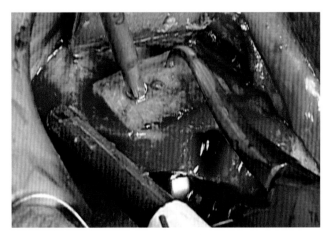

图CC27-25   用持骨钳夹紧植骨块

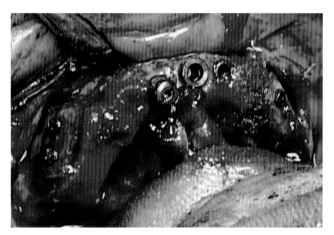

图CC27-26   完成植骨重建

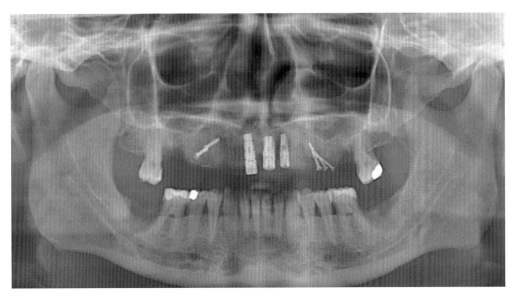

图CC27-27　术后全景片

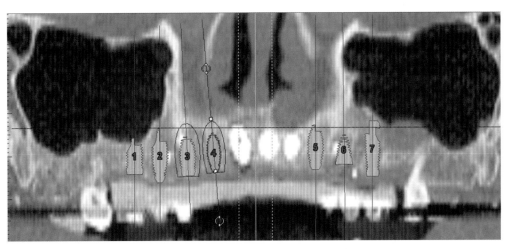

图CC27-28　种植计划的冠状面CT影像

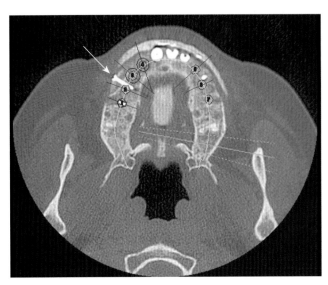

图CC27-29　横断面CT影像显示固定螺钉和植骨块（箭头）

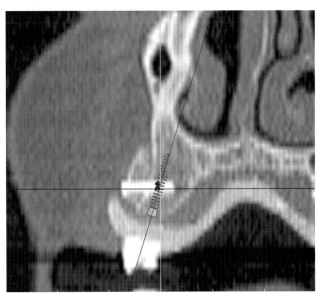

图CC27-30　经2号种植体位置矢状面CT影像。显示植骨块和固定螺钉

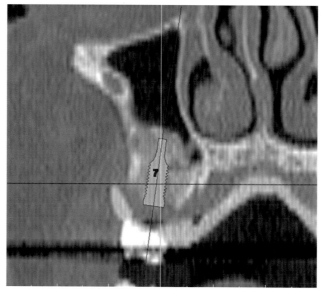

图CC27-31　矢状面CT影像

计划种植7号种植体，在上颌窦底提升植骨部位

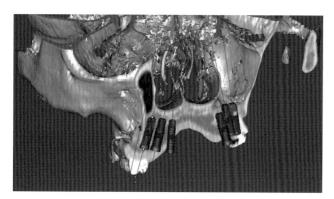

图CC27-32　经2号种植体位置的三维剖面图像

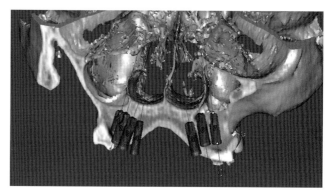

图CC27-33　在7号种植体部位的三维剖面图像

包括窦底提升部位

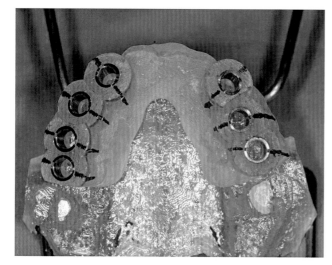

图CC27-34　匹配Navigator System工具（Biomet 3i，棕榈滩，佛罗里达）的SurgiGuide种植导板（Simplant登士柏种植公司，哈瑟尔特，比利时）

导板套管上的凹槽和携带体上的凸起对齐，能确保口内种植体的植入方向与模型上一致

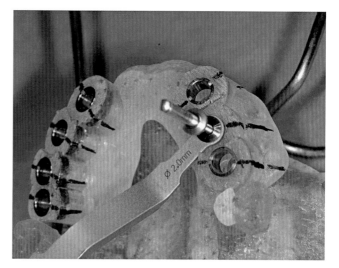

图CC27-35　钻头在钻孔时要一直钻到止停；工作长度与套管长度相关

一定直径的钻头通过压板备洞，图中为φ2.00mm的先锋钻

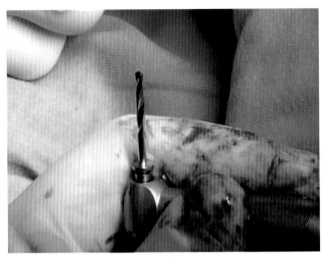

图CC27-36 Navigator System的钻头（Biomet 3i，棕榈滩，佛罗里达），钻上没有深度刻度，使用时钻至止停即可

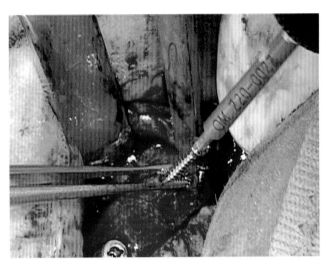

图CC27-37 取出左侧的固定螺钉

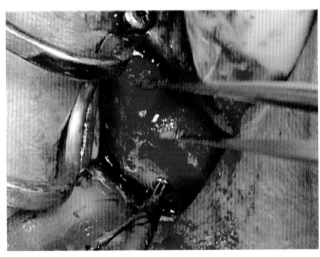

图CC27-38 取出右侧固定螺钉
植骨块结合得很好，螺钉头上有骨接触就是证据

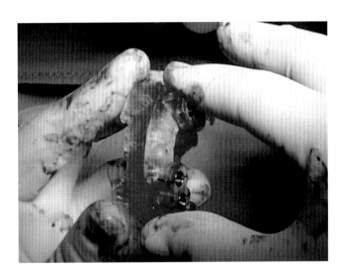

图CC27-39 在模型上检查导板的稳定性

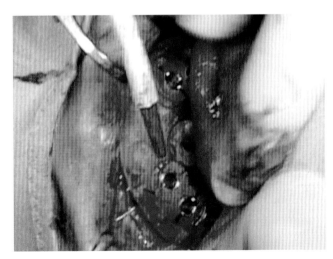

图CC27-40 导板在颌骨上就位
唯一的稳定位必须和导板上一致

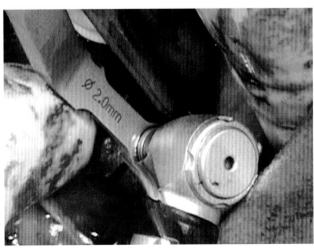

图CC27-41 φ2.00mm的压板插入套管中，2mm的钻插入压板中，钻头一直钻至止停

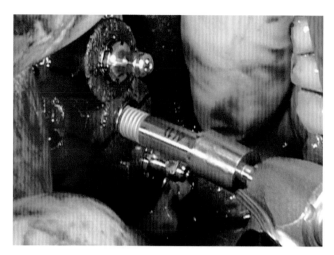

图CC27-42 用特定长度的携带体经套管植入种植体，种植体内连接方向的对齐可用手动扳手

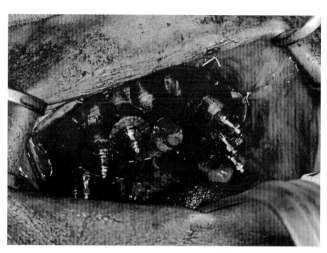

图CC27-43 通过导板植入7颗种植体（Certain-OsseoTite，Biomet 3i，棕榈滩，佛罗里达）
携带体仍在位

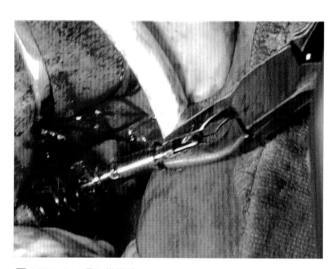

图CC27-44 取出携带体

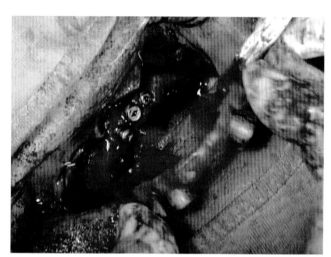

图CC27-45 取出导板
3个原来种植体仍在位

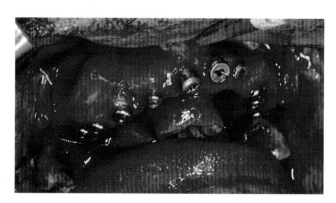

图CC27-46 所有的种植体。新的和旧的都安装好覆盖螺丝

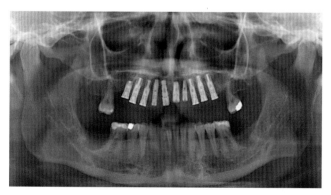

图CC27-47 术后即刻全景片
可以比较出经计算机设计、导板引导植入的种植体的植入准确度和徒手植入种植体间差异一目了然

临床病例28
骨高度和宽度不足，从下颌体部和升支取骨

要点：骨高度和宽度不足。

病史和资料

患者，女性，39岁，身体健康（ASA1），因下颌拔牙后骨量不足而就诊。临床检查显示下牙槽神经管上方骨宽度和垂直高度不足。患者因为骨宽度和高度不足无法行种植固定修复而求诊。检查后决定采用上置法植骨重建骨缺损。下颌体部或升支部是取骨的首选部位，因为这可取得足够的骨量用于重建缺损。

第一次手术：骨移植

术前考量

术前行CBCT检查，将数据以DICOM格式导入Simplant软件中（Simplant登士柏种植公司，哈瑟尔特，比利时）。在软件的三维影像中可进一步分析受植区和供区的解剖结构（图CC28-1～图CC28-3）。通过虚拟的模拟植骨发现可增加骨宽度和容积，使得可以植入更长直径更大的种植体（图CC28-4和图CC28-5），可获得更好的修复效果（图CC28-6）。利用植虚拟骨移植功能，可以直观看到在植骨成功后种植方案会发生什么样的变化（图CC28-7和图CC28-8）。

另一可选的方法是植入短种植体，这就不需要植骨。为有利于做出恰当的治疗方案，临床医师可在该软件中根据患者自身的骨质形态，对其解剖结构进行研究、分析。正如前面模拟种植中所显示的一样（图CC28-6），不植骨和应用短种植体会导致种植牙出牙龈的部位比邻牙低得多。对修复体长期维持健康的口腔卫生是一个挑战。在牙龈水平，修复体与邻近天然牙接触面间产生一陡的斜坡。类似病例中我们的方法大大地缩短了手术时间和操作风险，植骨重建的创伤和拔牙差不多。因此，考虑到患者的全身状况良好，年轻，以要功能和美学效果兼顾，我们决定采取植骨重建这一更好的治疗方案。

为计划好植骨，取骨这一过程，我们采用了经多年实践论证过程的临床模式：快速原型技术打印出下颌3D树脂模型（Simplant登士柏种植公司，哈瑟尔特，比利时）（图CC28-9）；在模型上植骨导板来模拟植骨块的形状和大小。供区的选择也利用此信息。在模型上的外斜线（嵴）处，找到一大小合适的区域并用画笔标记出来（图CC28-10）。把这个信息送给技工室，

制作一块取骨导板，用以术中确定取骨的部位（图CC28-11和图CC28-12）。

手术过程

手术在局部麻醉下进行。翻开黏骨膜瓣，暴露取骨和植骨区的骨面。在骨面上安放取骨导板，试着戴入导板直到其完全到位，并且稳定（图CC28-13）。沿取骨导板的内侧缘用超声骨刀切开皮质骨一圈（Pizeosurgery，迈创，热那亚，意大利）（图CC28-14）。这样，先浅浅地局部切开，避免损伤下方的血管神经结构。继之，取出导板，徒手继续地切开骨板（图CC28-15）。待周围皮质骨都切开后，用锤子轻敲凿子撬下骨块（图CC28-16～图CC28-18）。

在这个部位手术时，找到并暴露颏神经和颏孔是最好的操作方式（图CC28-19）。在植骨前，先在受植床的皮质骨上钻一系列的孔或者称"去皮质化"（图CC28-20）。这些孔可以增加移植骨局步的血供，造成了创伤过程，激发了导致体内源性骨修复的生物化学反应。骨块先在下颌3D打印模型上塑形和修整外形（图CC28-21），然后植入到受植床，用螺钉（OsteoMed LP，Addsion，德克萨斯）固定（图CC28-22）。本手术最难的地方在如何获得足够的软组织，覆盖移植骨，可以在无张力状态下关闭创口；这是因为植骨后骨容积显著增加，而导致软组织量不足。为松解舌侧瓣，舌侧切开黏骨膜，分离下颌舌骨肌附丽，以延长舌侧瓣（图CC28-23和图CC28-24）。同样方法以分离颊侧、松解皮瓣（图CC28-25）。确认皮瓣可在无张力状态下覆盖植骨后，缝合创口（图CC28-26～图CC28-28）。

第二次手术：植入种植体

术前考量

4个月愈合后，做了第二次CBCT，以评估植骨的效果，以及在软件中制定种植计划。植骨重建取得了很好的效果，改变了骨的形态，在虚拟的模拟手术中植入3颗种植体。三维影像显示新骨的容积、固定螺钉和取骨部位的骨创（图CC28-29）。种植计划可在三维影像中通过"选择性透明化"功能来调整（图CC28-30）。为增加种植计划的准确性，将石膏模型的光学扫描数据整合到CBCT影像中（图CC28-31）。

为实行计算机引导的种植手术，设计了牙支持式的SurgiGuide导板（Simplant登士柏种植公司，哈瑟尔特，比利时）。导板的近远中间距太小，无法容纳3个套管；而套管正是引导钻孔和通过套管植入种植体（全程导板引导）的。由于这个原因，在最远端最窄的部位，只容纳2mm的先锋钻的引导套管（图CC28-

32）。在此位置，就无法通过导板套管引导植入种植体。

手术过程

手术在局部麻醉下进行。牙龈瓣仍愈合良好无开裂（图CC28-33），移植骨结合很好，仅有少量的宽度减小（图CC28-34）。取出螺钉（图CC28-35），在天然牙上安放导板（图CC28-36）。用导板专用手术工具（ExpertEase，登士柏种植公司，慕尼黑，德国）

（图CC28-37）中必要的工具配件进行种植位制备（图CC28-38和图CC28-39）。最远端的种植只有2mm钻可在导板引导下进行制备，接下来徒手制备至最终3.8mm直径。正是因为这个原因，所以取出导板，徒手植入3颗种植体（图CC28-40和图CC28-41）。缝合创口（图CC28-42）。术后愈合3个月，重新打开，显示骨结合良好（图CC28-43）。连接愈合帽，（图CC28-44）。软组织愈合后，送修复医师处修复。

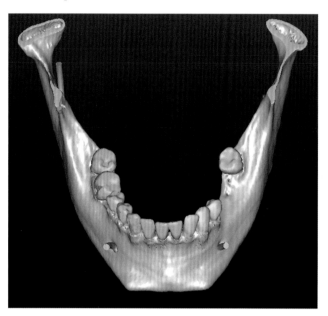

图CC28-1   下颌骨的三维影像

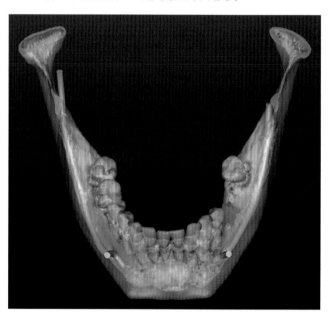

图CC28-2   将三维影像透明化处理后下颌神经管的走行

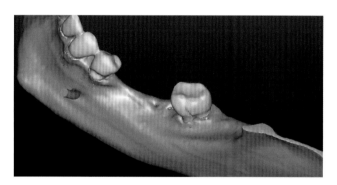

图CC28-3   下颌骨牙缺失区的骨缺损三维影像

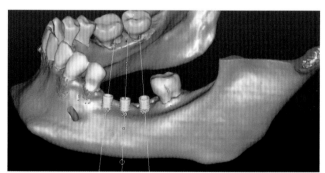

图CC28-4   模拟种植
种植体与邻牙的骨高度相同，但由于该区骨宽度、高度不足，种植体上端无骨组织覆盖

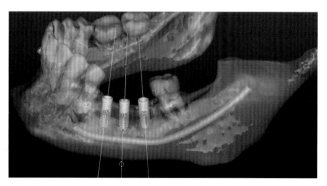

图CC28-5   模拟种植的透明化影像

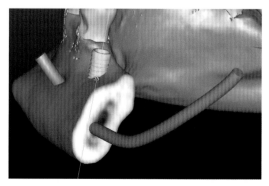

图CC28-6   该区的三维矢状截面显示需要植骨重建（详见文中）

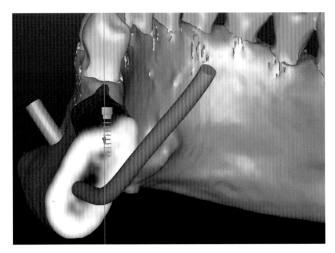

图CC28-7 从横截面观察，利用软件的模拟植骨功能，显示植骨可获得的结果

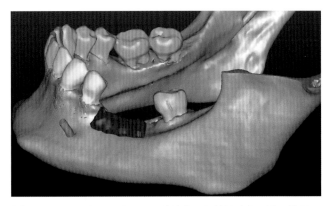

图CC28-8 从侧面观察，利用软件的模拟植骨功能，显示植骨可获得的结果

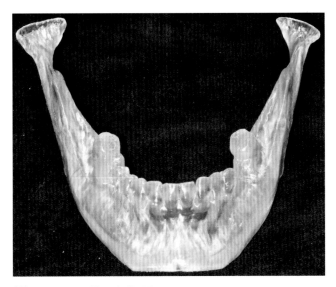

图CC28-9 下颌3D打印模型
可进行各种术前评估

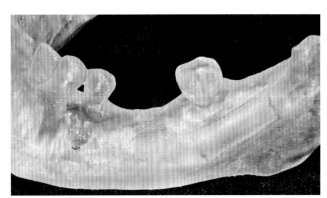

图CC28-10 在外斜线处取骨
模型上画出了取骨部位

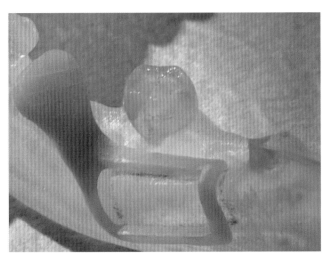

图CC28-11 取骨导板

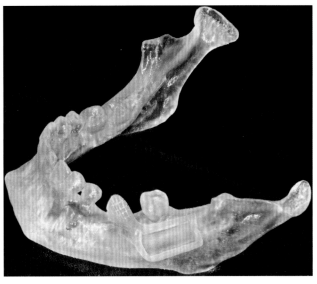

图CC28-12 取骨导板戴入模型上

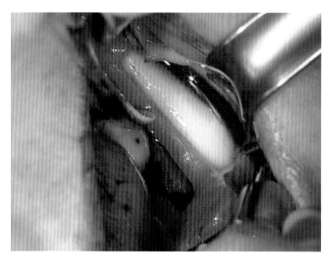

图CC28-13　术中取骨导板放置在骨面上，确定取骨部位

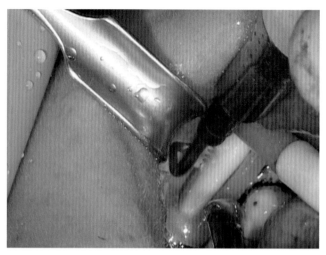

图CC28-14　超声骨刀（Pizeosurgery，迈创，热那亚，意大利）沿导板内界切开骨面，划定取骨范围

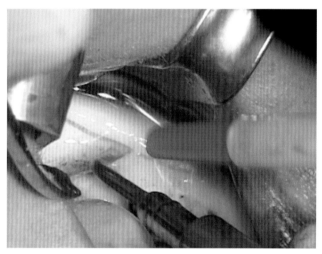

图CC28-15　划出取骨边界后，取出导板，继以徒手切开骨板，确保保持安全距离，防止损伤深部解剖结构

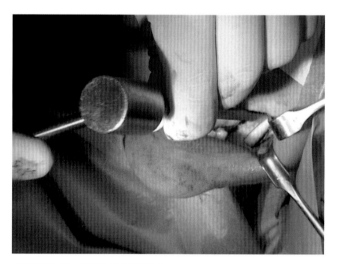

图CC28-16　用锤子和凿子取骨

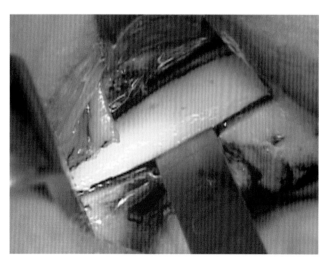

图CC28-17　用凿子撬动、分离骨块

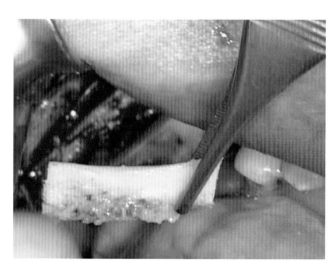

图CC28-18　取下骨块

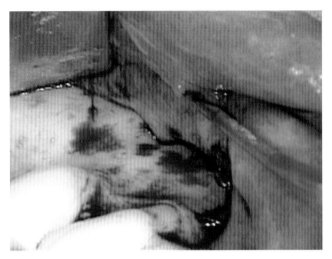

图CC28-19　在该区手术时，最好先暴露颏神经和颏孔

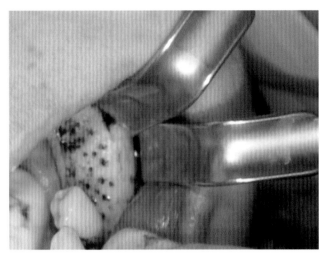

图CC28-20　准备植骨床

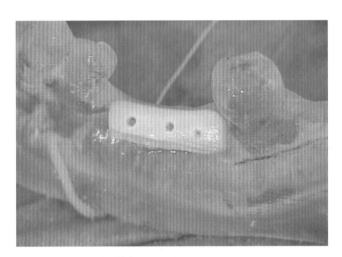

图CC28-21　移植骨块在模型上塑形

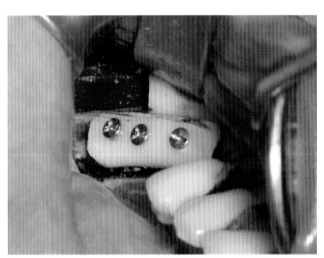

图CC28-22　植骨块植入受植床后用螺钉固定（osteoMed LP，Addsion，德克萨斯）

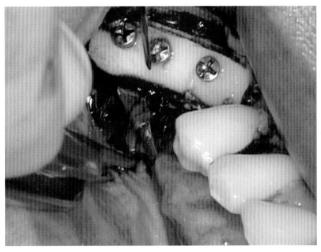

图CC28-23　切开下颌舌骨肌的附丽，松解舌侧皮瓣

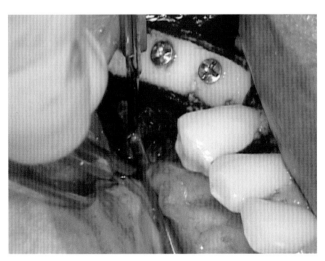

图CC28-24　从舌侧瓣内侧分离下颌舌骨肌的附丽，松解皮瓣

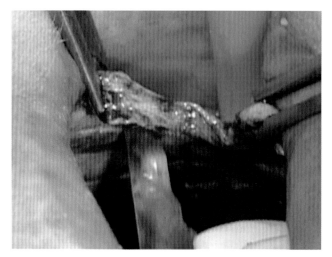

图CC28-25   颊侧皮瓣松解和切开黏骨膜

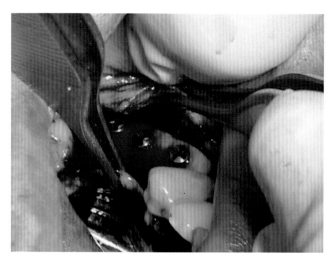

图CC28-26   经松解后皮瓣能足够覆盖移植骨

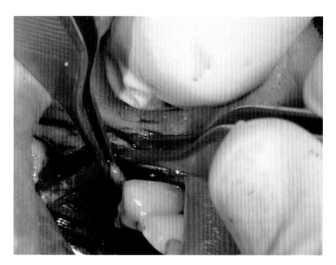

图CC28-27   无张力缝合

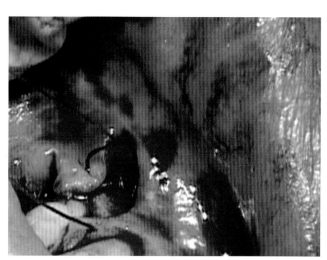

图CC28-28   缝合

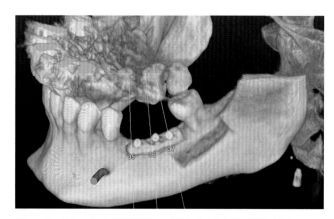

图CC28-29   术后三维影像显示植骨区、固定螺钉和取骨区

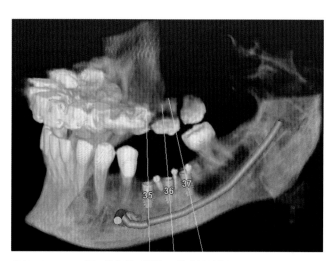

图CC28-30   将三维影像透明化后的种植计划

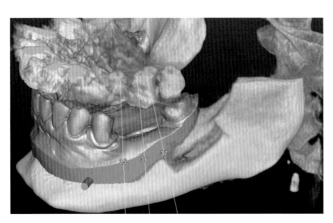

图CC28-31　利用该软件可将石膏模型的扫描图像和三维CBCT影像结合起来

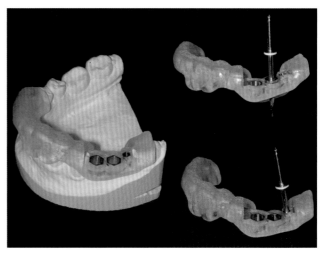

图CC28-32　种植导板（SurgiGuide导板，Simplant登士柏种植公司，哈瑟尔特，比利时），设计植入3颗种植体（详见文中）

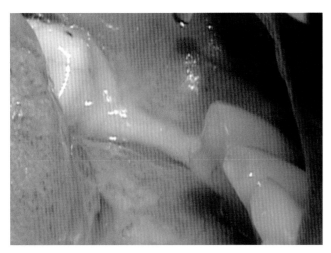

图CC28-33　植骨4个月后，皮瓣松解和仔细缝合保证了软组织的覆盖

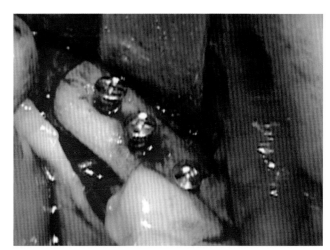

图CC28-34　暴露后显示骨移植结合良好

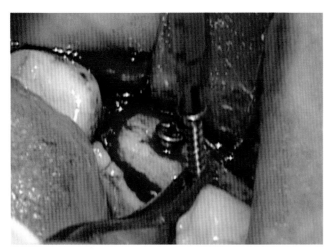

图CC28-35　取出固定螺钉

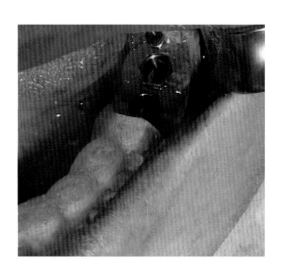

图CC28-36　放置种植导板（SurgiGuide导板，Simplant登士柏种植公司，哈瑟尔特，比利时）

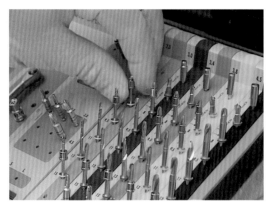

图CC28-37　计算机引导的手术专用工具（ExpertEase，登士柏种植公司，慕尼黑，德国）

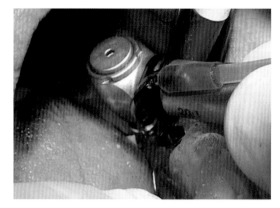

图CC28-38　导板引导下以φ2mm钻制备最远端的种植位点

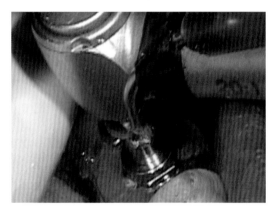

图CC28-39　导板引导下的位点制备

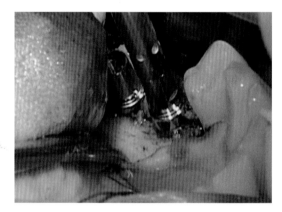

图CC28-40　该病例只能在没有导板引导的情况下徒手植入种植体（XiVe植体，登士柏种植公司，慕尼黑，德国）

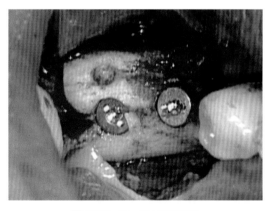

图CC28-41　盖上覆盖螺丝

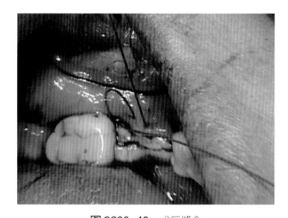

图CC28-42　术后缝合

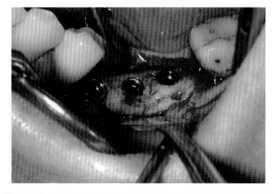

图CC28-43　种植术后3个月打开，可见植骨后骨宽度增加

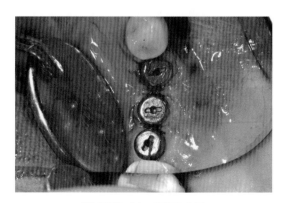

图CC28-44　连接愈合帽

临床病例29

下后牙区骨缺损，骨移植，计算机引导的种植外科

要点：骨宽度和厚度不足。

病史和资料

患者，女性，54岁，身体健康（ASA1），拔除左下后牙后来就诊。有一骨高度和厚度不足的缺损区限制了植入合适的植体行种植修复。自体骨移植可改善种植修复的结果。

术前考量

考虑到要进行植骨重建，因此采用计算机辅助技术和快速原型技术打印出3D模型，可使手术更快，更安全，也更简单。根据CT数据，订购了一个同尺寸的3D打印模型（Simplant登士柏种植公司，哈瑟尔特，比利时），在模型上可以对骨缺损情况进行评估和确定取骨的部位（图CC29-1）。然后请技工室制作一个取骨导板（图CC29-2）。这类手术的取骨部位一般定在外斜线处（图CC29-3）。

手术过程

骨移植

手术在局部麻醉下进行。从尖牙远中区翻开黏骨膜瓣，向后延伸到磨牙后垫区。这样就把植骨区和邻近的取骨区都暴露好了。将取骨导板放置在骨面上，以确定取骨区，使与模型上设计的位置相同（图CC29-4）。先用超声骨刀（Pizeosurgery，迈创，热那亚，意大利）沿内缘切开骨面，然后取下骨块（图CC29-5）。将骨块分成两块，用3个固定螺钉（OsteoMed LP，Addsion，德克萨斯）固定在两分开的区段，这样做目的是为了符合受植区转角的弧度相匹配（图CC29-6）。

关键和决定性的一步是取得足够的软组织覆盖骨块。植骨后骨量的增加往往使软组织瓣长度不够。为增加皮瓣的长度，要切开骨膜，分离下颌舌骨肌纤维的附丽（图CC29-7）。同种冻干骨粉塞入到植骨块间的空隙中（BTM，里佐利矫形外科研究所，博洛尼亚，意大利）（图CC29-8）。最后，用连续外翻＋水平褥式缝合创口，以减轻张力（图CC29-9）。

术后讨论

种植体植入

术后4个月行CBCT检查，并将数据以DICOM格式导入到Simplant软件中（Simplant登士柏种植公司，哈瑟尔特，比利时）。种植计划必须从以下层面进行分析：全景（图CC29-10），横断面（图CC29-11），矢状面（图CC29-12～图CC29-14），和三维影像（图CC29-15和图CC29-16）。为将计算机中设计方案转移到患者手术中，订购了一个骨支持式的手术导板（SurgiGuide导板，Simplant登士柏种植公司，哈瑟尔特，比利时）（图CC29-17）。

手术过程

种植体植入

手术在全身麻醉下进行。翻开黏骨膜瓣，暴露植骨区，可见到骨三维形态发生改变，骨量足以植入种植体（图CC29-18）。取出固定螺钉后（图CC29-19），安置导板准备种植位点制备（图CC29-20）。应用厂家定制的导板手术专用工具（ExpertEase，登士柏种植公司，慕尼黑，德国）（图CC29-21）。在下颌左侧第一前磨牙、下颌左侧第二前磨牙、下颌左侧第一磨牙通过导板以"全程引导"的方式植入3颗种植体（XiVe，登士柏种植公司，慕尼黑，德国）。拉拢并缝合创口（图CC29-22～图CC29-24）。愈合4个月后，连接愈合帽，患者转到修复医师处行修复体制作。

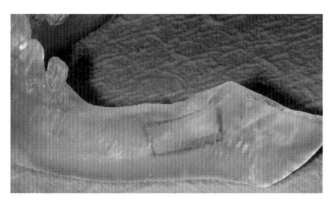

图CC29-1 3D打印模型（Simplant登士柏种植公司，哈瑟尔特，比利时），可见缺牙区的骨缺损的状况和取骨区，铅笔画出取骨的部位

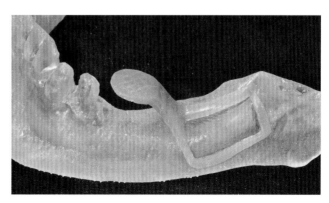

图CC29-2 在模型上制作取骨导板

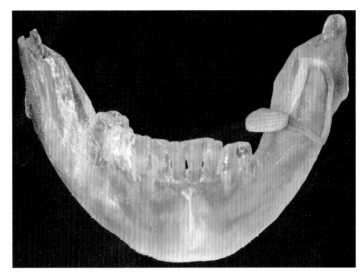

图CC29-3　取骨区设计在外斜线处

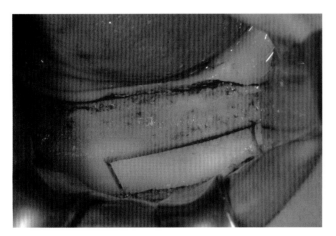

图CC29-4　切割出取骨区的边界

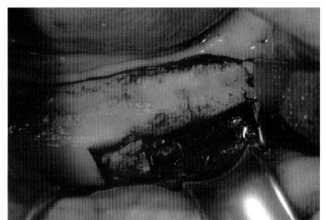

图CC29-5　取下骨块

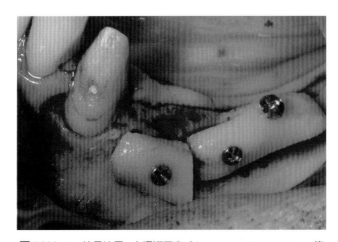

图CC29-6　植骨块用3个螺钉固定（OsteoMed LP，Addsion，德克萨斯）

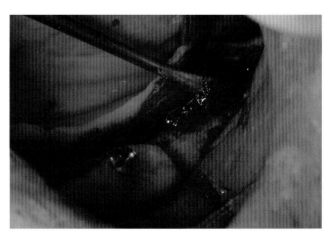

图CC29-7　分离并切断部分下颌舌骨肌纤维，以延长舌侧皮瓣

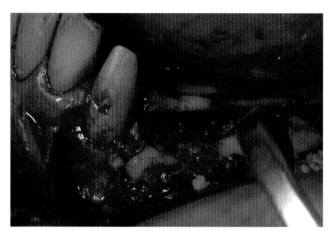

图CC29-8 植骨块间空隙用同种冻干骨粉充填

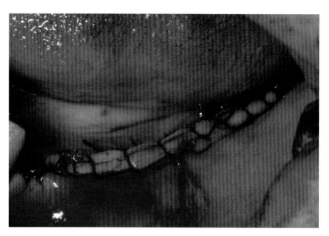

图CC29-9 无张力连续毯边缝合

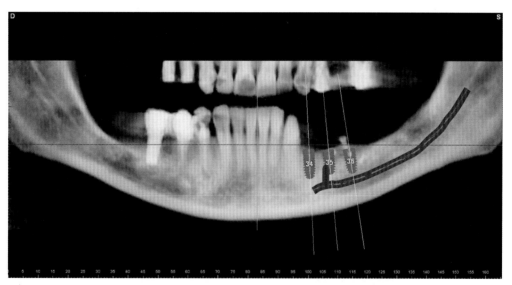

图CC29-10 种植计划全景影像（Simplant登士柏种植公司，哈瑟尔特，比利时）

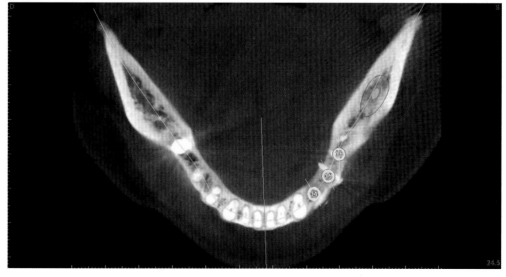

图CC29-11 种植计划横断面影像

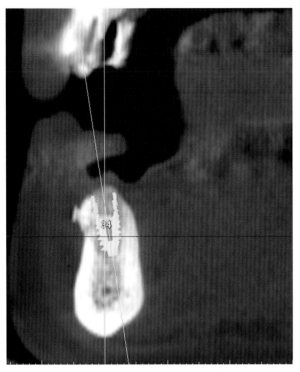

图CC29-12　经下颌左侧第一前磨牙种植体的矢状断面影像

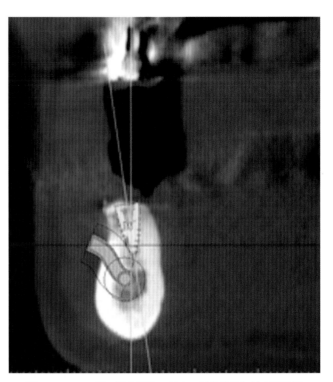

图CC29-13　经下颌左侧第二前磨牙种植体的矢状断面影像

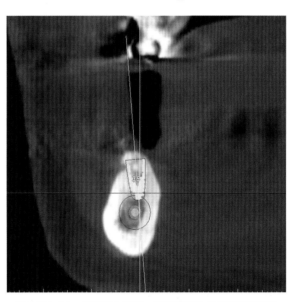

图CC29-14　经下颌左侧第一磨牙种植体的矢状断面影像

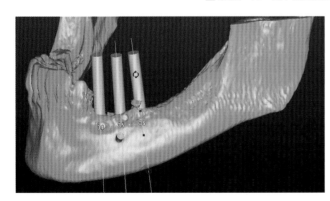

图CC29-15　三维影像中可见植骨块和固定钉
黄色代表种植体长轴的方向

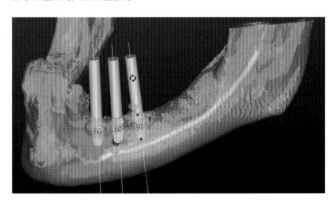

图CC29-16　种植计划透明化影像

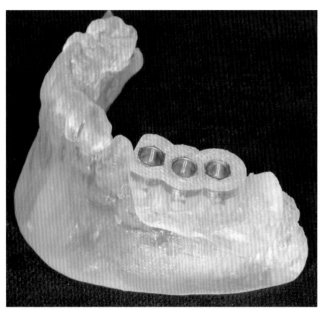

图CC29-17　3D打印模型和骨支持式导板（Simplant登士柏种植公司，哈瑟尔特，比利时）

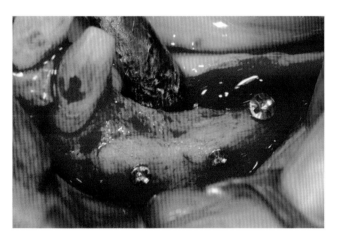

图CC29-18　4个月后骨结合良好

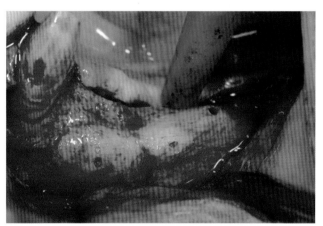

图CC29-19　取出固定钉，骨形态适合种植

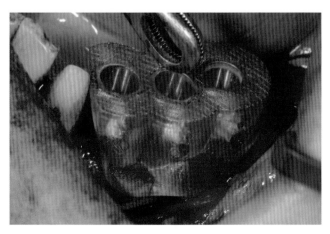

图CC29-20　骨支持式导板在骨面就位（SurgiGuide导板，Simplant登士柏种植公司，哈瑟尔特，比利时）

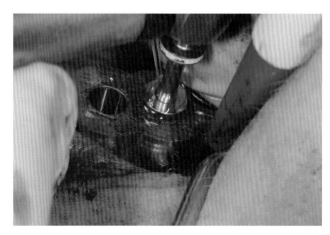

图CC29-21　经导板植入所有种植体

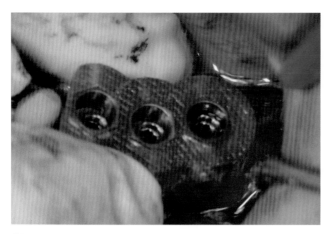

图CC29-22　经导板的套管植入种植体

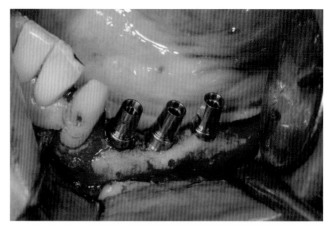

图CC29-23　根据种植计划植入种植体

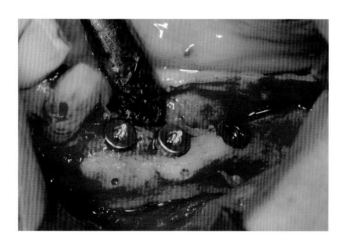

图CC29-24　盖上覆盖螺丝

临床病例30
先天性侧切牙缺失，骨移植，计算机引导的种植外科

要点：骨厚度不足。

病史和资料

患者，男性，22岁，身体健康（ASA1），刚完成正畸治疗。患者先天性侧切牙缺失，间隙正以粘在正畸弓丝上的修复体维持。缺牙区伴有软硬组织凹陷（图CC30-1）。

术前考量

患者戴着扫描义齿（图CC30-2）做了CBCT检查。软件（Simplant登士柏种植公司，哈瑟尔特，比利时）模拟分析表明在侧切牙区骨厚度不足，有一明显的骨性倒凹，不足以植入种植体。要改善以植入种植体则必须植骨（见第2章，Ganz写的讨论骨三角的内容）（图CC30-3和图CC30-4）。为弄清供区可供切取的骨量，就要先确定下牙槽神经管在下颌骨中的走行（图CC30-5和图CC30-6）。为行模拟手术，订购了双颌的3D打印模型（Simplant登士柏种植公司，哈瑟尔特，比利时）（图CC30-7）。利用3D打印上颌模型，先将树脂块模拟成所需植入的骨块大小，用于从下颌外斜线处取骨，以植入缺损区（图CC30-8和图CC30-9）。在下颌模型上画出取骨区的轮廓。送技式工室制作取骨导板，用以确定取骨块的形状和供区的取骨量（图CC30-10和图CC30-11）。

手术过程

手术在局部麻醉+静脉镇静下进行。根据术前模拟，已确定好取骨的大小，因此直接暴露好下颌外斜线即可。放置好取骨导板，就可以如同模型上如计划般取骨（图CC30-12）。用超声骨刀，切开骨皮质，取下骨块（图CC30-13～图CC30-15）。拉拢并缝合牙龈创口（图CC30-16）。从左侧尖牙区到右侧尖牙区翻开牙龈黏膜瓣，暴露骨面（图CC30-17）。利用植骨导板，将骨块分成两半，准备植入（图CC30-18和图CC30-19）。预备受植床后（图CC30-20），用螺钉（OsteoMed LP，Addsion，德克萨斯）将两骨块固定到双侧侧切牙部位：右侧（图CC30-21和图CC30-22）和左侧（图CC30-23和图CC30-24）。固定后，用同种冻干骨粉充填其间小空隙。松解软组织，拉拢用缝线（肌肉骨骼组织库，里佐利矫形外科研究所，博洛尼亚，意大利）缝合创口（图CC30-25和图CC30-26）。

术后讨论和种植体植入

4个月后再次行CBCT检查，以评估植骨效果和制定种植手术计划。在软件中，侧切牙部位模拟植入2颗植体。尽管植骨块不大，也足以植入种植体，可以以合适的植入角度，也不会穿裂前庭区骨板（图CC30-27～图CC30-30）。为将设计转移到患者手术中，订购了牙支持式导板（SurgiGuide导板，Simplant，登士柏种植公司，哈瑟尔特，比利时）（图CC30-31）。翻瓣后暴露骨面，取出固定钉（图CC30-32），导板就位在邻牙上（图CC30-33），通过导板制备种植位点（图CC30-34和图CC30-35）。以合适的角度和深度植入2颗植体（XiVe，登士柏种植公司，慕尼黑，德国）（图CC30-36～图CC30-38）。取出导板（图CC30-39），关闭创口（图CC30-40）。经3个月愈合后，拍摄全景片（图CC30-41）。作小的嵴顶切口，暴露种植体，连接愈合帽（图CC30-42和图CC30-43），即刻取模（图CC30-44）。第二天戴入两个螺丝固位的临时冠（图CC30-45和图CC30-46）。最终修复时，采用CAD/CAM技术制作个性化基台（Atlantis，XiVe，登士柏种植公司）（图CC30-47～图CC30-49）。应用个性化的基台，可为牙龈提供很好的支撑（图CC30-50和图CC30-51），做了两个粘接固位的金属烤瓷冠（图CC30-52和图CC30-53）。

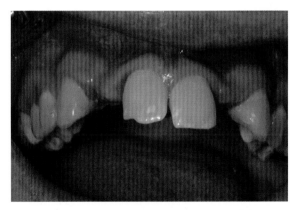

图CC30-1 先天性双侧侧切牙缺失，导致明显的骨宽度不足和牙龈凹陷

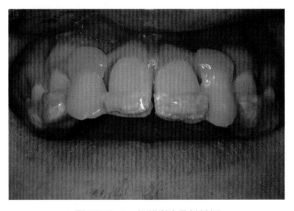

图CC30-2 扫描义齿及其基托

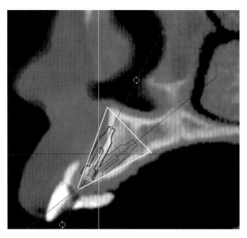

图CC30-3　计算机模拟种植

由于骨厚度不足，种植体将需要倾向颊侧植入（位置A），而使冠的固位螺丝从颊侧突出。相应地，如果植入在正确的方向上，会导致颊侧骨板裂开。骨三角的概念可解释为何需要植入一小块骨（详见第二章，关于骨三角的讨论，由Ganz提出）

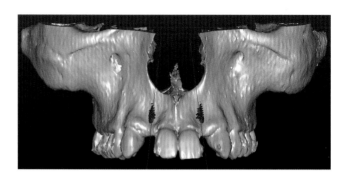

图CC30-4　计算机模拟种植（Simplant，登士柏种植公司，哈瑟尔特，比利时）

由于骨厚度不足，直接植入会导致骨壁裂开

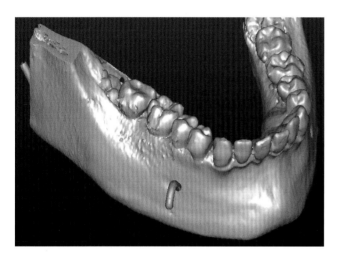

图CC30-5　用CBCT确定取骨区

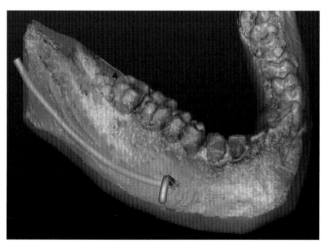

图CC30-6　下牙槽神经管标记出，以方便估计其与取骨区的关系

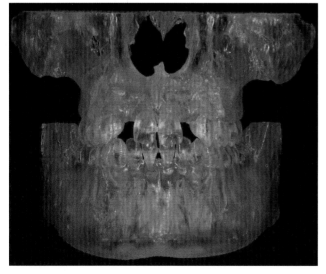

图CC30-7　双颌3D打印模型（Simplant登士柏种植公司，哈瑟尔特，比利时）

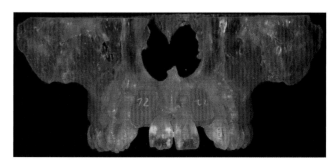

图CC30-8　用树脂块模拟植骨

这个树脂块也代表了植骨块的大小，也可用作确定取骨块的取骨位置和大小

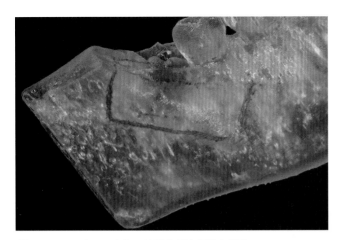

图CC30-9 在模型上标出取骨的部位和轮廓外形

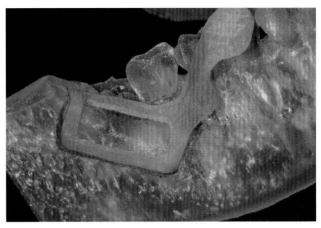

图CC30-10 在3D打印模型制作取骨导板（Simplant登士柏种植公司，哈瑟尔特，比利时）

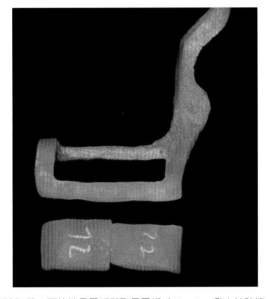

图CC30-11 两块植骨导板和取骨导板（Simplant登士柏种植公司，哈瑟尔特，比利时）

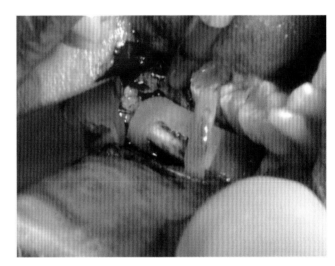

图CC30-12 手术中，将取骨导板（Simplant登士柏种植公司，哈瑟尔特，比利时）放置在骨面上，取骨的位置和形状术前在模型上已设计好

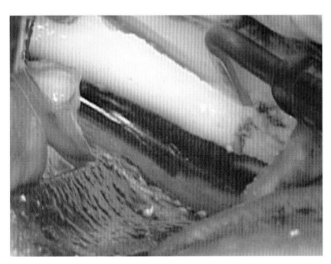

图CC30-13 根据取骨导板（Simplant登士柏种植公司，哈瑟尔特，比利时）画好取骨的边界后，用超声骨刀（Pizeosurgery，迈创，热那亚，意大利）取骨

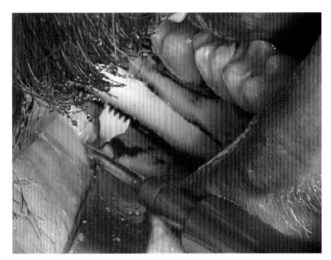

图CC30-14 在切开下缘骨板时，弯刀头非常方便

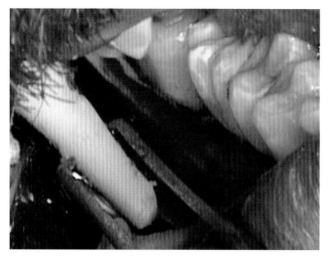

图CC30-15 从外倾线处取下骨块

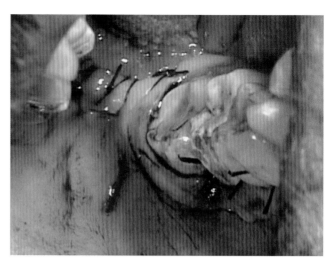

图CC30-16 缝合供区创口

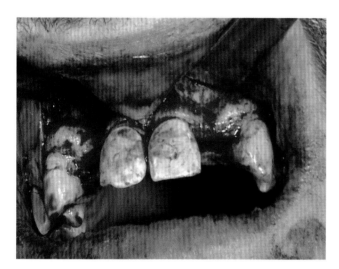

图CC30-17 翻开皮瓣暴露上颌骨，侧切牙区骨缺损明显

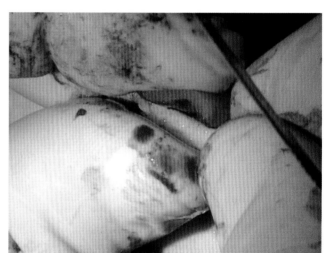

图CC30-18 用植骨导板（SurgiGuide 导板，Simplant 登士柏种植公司，哈瑟尔特，比利时）测量取下的骨块

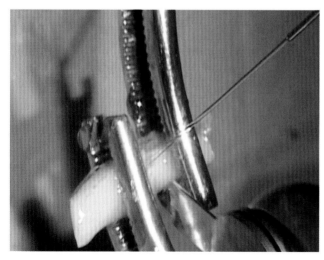

图CC30-19 将取下骨块劈成两块，分别植入两侧侧切牙区

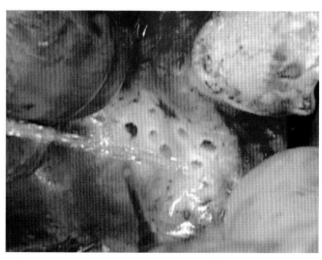

图CC30-20 受植区的预备

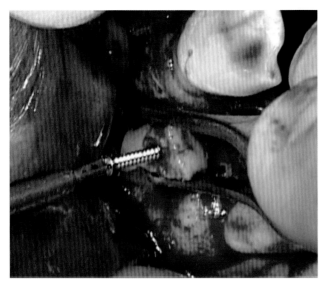

图CC30-21　上颌右侧侧切牙位置植骨固定（OsteoMed LP，艾狄生，德克萨斯）

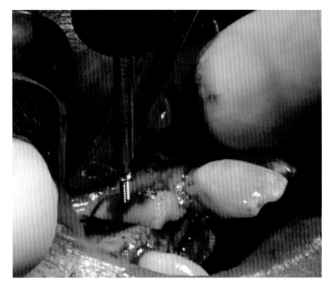

图CC30-22　为防止骨块旋转，一般用两个固定钉

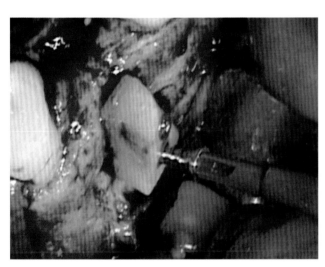

图CC30-23　在上颌左侧侧切牙位置，另一骨块也用两个螺钉固定（OsteoMed LP，艾狄生，德克萨斯）

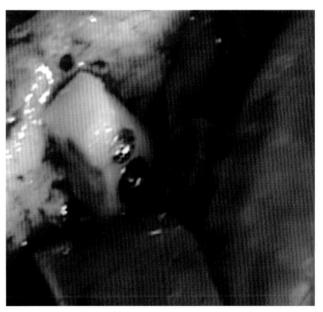

图CC30-24　固定骨块的两个螺钉（OsteoMed LP，艾狄生，德克萨斯），一个为 ϕ1.2mm，另一个为 ϕ1.6mm

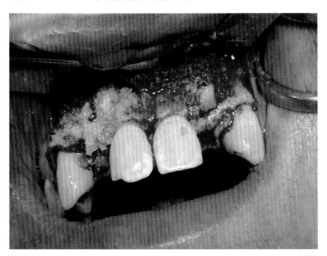

图CC30-25　固定骨块后植入同种异体骨粉（肌肉骨骼组织库，里佐利矫形外科研究所，博洛尼亚，意大利）

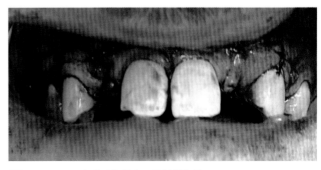

图CC30-26　准确对位缝合，覆盖移植骨

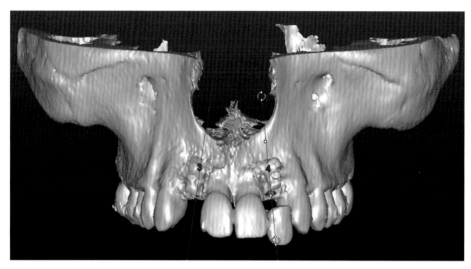

图CC30-27　4个月后行CBCT扫描，进行计算机种植手术设计
图中显示2个骨块和计划植入的种植体

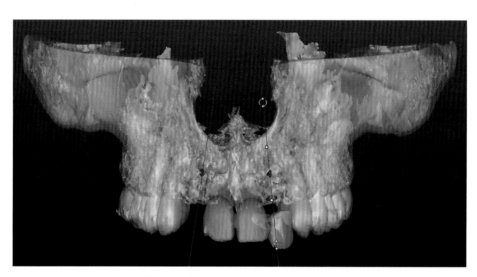

图CC30-28　种植计划的三维透明化影像

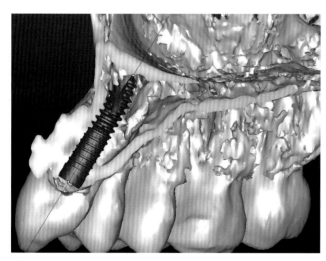

图CC30-29　经上颌右侧侧切牙位的三维横截面CBCT影像，小植
骨块避免唇侧骨板裂开

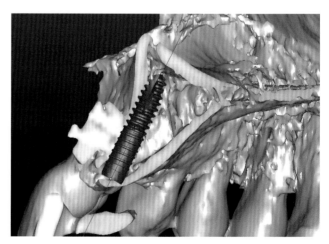

图CC30-30　经上颌左侧侧切牙位的三维横截CBCT面影像，小植
骨块避免唇侧骨板裂开

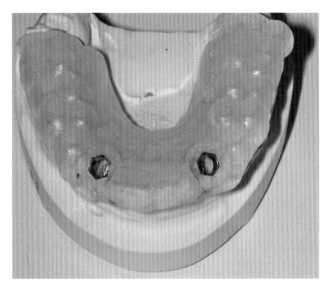

图CC30-31　牙支持式导板（Simplant登士柏种植公司，哈瑟尔特，比利时）

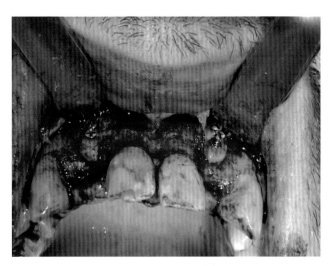

图CC30-32　切开暴露上颌骨，取出固定钉（OsteoMed LP，艾狄生，德克萨斯）

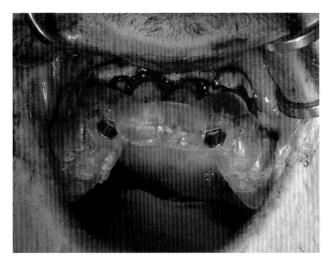

图CC30-33　导板（SurgiGuide导板，Simplant登士柏种植公司，哈瑟尔特，比利时）戴入口内

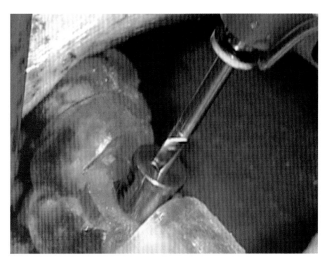

图CC30-34　导板引导下进行上颌右侧侧切牙种植位点的制备

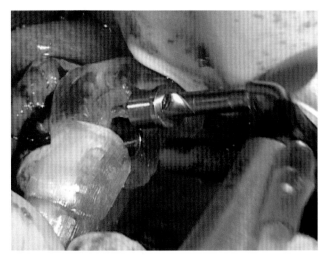

图CC30-35　应用导板专用工具（ExpertEase，登士柏种植公司，慕尼黑，德国）进行上颌右侧侧切牙种植位点制备

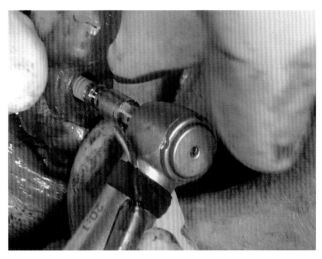

图CC30-36　经导板引导植入上颌右侧侧切牙位置和植体（XiVe，登士柏种植公司，慕尼黑，德国）

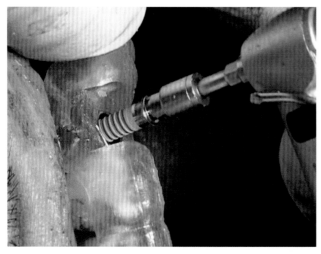

图 CC30-37　经导板引导植入上颌左侧侧切牙位置种植体（XiVe，登士柏种植公司，慕尼黑，德国）

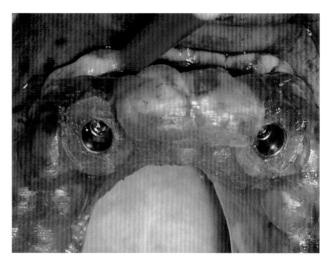

图 CC30-38　根据计算机种植计划，上颌右侧侧切牙、上颌左侧侧切牙位置植入2颗种植体（XiVe，登士柏种植公司，慕尼黑，德国）

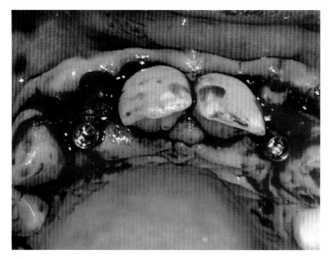

图 CC30-39　取出导板（SurgiGuide 导板，Simplant 登士柏种植公司，哈瑟尔特，比利时），可见2颗种植体

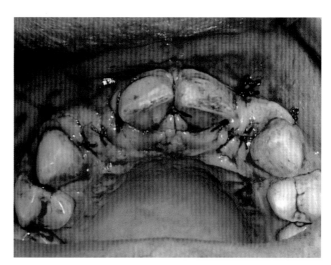

图 CC30-40　术后缝合

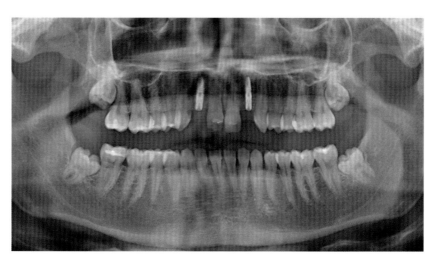

图 CC30-41　术后全景显示植入了两颗φ3mm 长15mm 的种植体

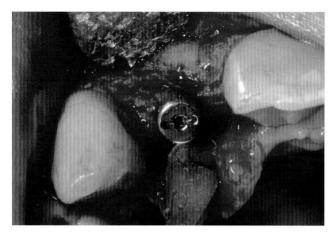

图CC30-42　上颌右侧侧切牙位连接愈合帽

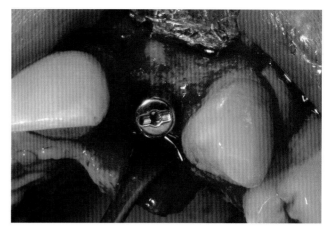

图CC30-43　上颌左侧侧切牙位连接愈合帽

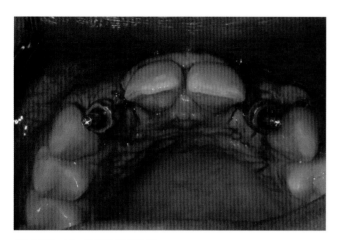

图CC30-44　连接取模杆取模

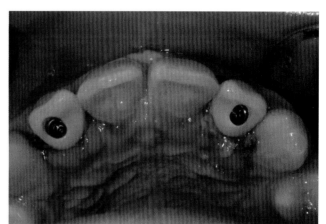

图CC30-45　2个螺丝固位的临时修复体腭面观

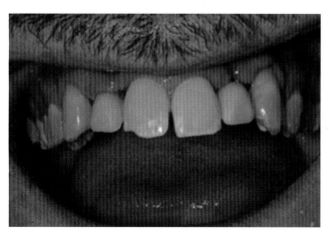

图CC30-46　临时牙进行牙龈塑形

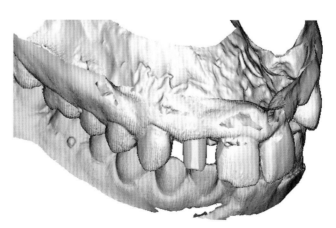

图CC30-47　上颌右侧侧切牙位置基台和光学扫描模型

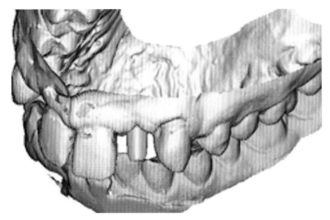

图CC30-48   上颌左侧侧切牙位置基台和光学扫描模型

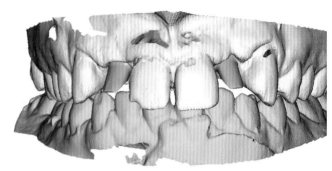

图CC30-49   个性化基台前面观

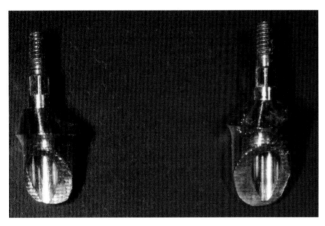

图CC30-50   两个个性化切削基台（Atlantis，XiVe，登士柏种植公司）

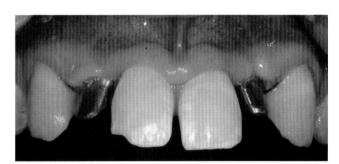

图CC30-51   基台戴入口内。基台为牙龈外形提供支撑

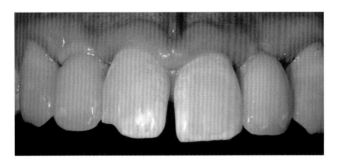

图CC30-52   金属烤瓷冠粘固在个性化基台上之后（由意大利博洛尼亚的技师Orosline提供）

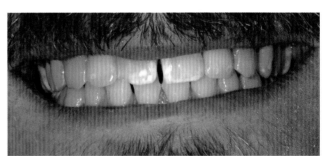

图CC30-53   患者的笑容

临床病例31
部分牙列缺失，骨移植，压电外科

要点：骨宽度不足。

病史和资料

患者，女性，74岁，身体健康（ASA1），患者拔除了作为桥基牙的左下第一前磨牙和第二磨牙。初步检查发现，该部位骨宽度不足，无法植入标准种植体。为便于植入种植体，有必要在左下第一、第二前磨牙、第一磨牙区植骨。为减少并发症，供区就选择在与受植床相连续的同侧下颌升支部。为准确估计植骨的量和做植骨计划，进行CBCT扫描，并将数据以DICOM格式导入到软件中（Simplant登士柏种植公司，哈瑟尔特，比利时）。

术前考量

三维容积重建功能是一个非常强大的辅助诊断工具（图CC31-1）。特别是当和软件的选择性透明化功能联合使用时，用以确定下牙槽神经的走行（图CC31-2）。骨缺损的形态也很清楚。重建好后的下颌骨输出制作3D打印模型，在模型上可进行分析、模拟取骨和植骨的情况（图CC31-3）。3D打印模型是根据DICOM格式的CT扫描数据制作的，准确且透明，可以看清下牙槽神经管的走行。在模型上确定适合取骨的部位，用铅笔画好。取骨应在外斜线附近（图CC31-4）。根据临床要求，技工室制作一导板来定位术中取骨最适合的部位。在模型上制作的取骨导板可确定取骨的范围，导板上有个手柄，便于稳定的把持。这样就方便在骨面上用画笔做标记，或者直接用钻勾勒出取骨区的外形（图CC31-5～图CC31-9）。

在模型上也可以估计取截骨的深度，以保持安全距离，防止损伤下方解剖结构。应用超声骨刀（Pizeosurgery，迈创，热那亚，意大利）是因为其对硬组织的选择性切割功能（图CC31-10）。

手术过程

手术在局部麻醉+静脉镇静下进行，并做术中麻醉监护。行牙槽嵴顶切口，翻开黏骨膜瓣，直到完全暴露供区和受植区。戴入取骨导板，用画笔画出取骨区轮廓线。用以下刀头行骨切开（图CC31-11～图CC31-14）：0.6mm右弯微锯OT8R（矢状向截骨）；0.6mm左弯微锯OT8L（尾部转角处水平截骨）；微锯OT70.55（水平向截骨）；骨开孔钻OP5（开螺丝孔）；刮刀OP1（修平骨边缘）（Pizeosurgery，迈创，热那亚，意大利）。

截骨达到一定深度，则用骨凿（Epker，马丁公司，图特林根县，德国）撬动取下骨块（图CC31-15和图CC31-16）。用OP5钻头制备受植床，以帮助建立起足够的血运（图CC31-17）。为增进植骨块的稳定性和受植床的吻合，在受植区切出一条沟，以容纳骨块的边。植入骨块后，用OP5制备螺丝孔，用两个螺钉（OsteoMed LP，艾狄生，德克萨斯）固定骨块。为保护植骨块，用一层弹性的皮质骨膜覆盖（因为部分脱矿）（OX，Bioteck，阿尔库尼亚诺，维琴察，意大利）。这是一种长时间才能吸收的膜，可被破骨细胞改建。4个月应该只有部分吸收，打开还能见到。其作用力包括两个方面：一方面是屏障作用，阻止软组织中的上皮细胞长入；另一方面可起到帐篷作用，促进骨再生。最后，将软组织复位、缝合。

术后讨论

术后予以抗生素和抗炎药。愈合良好，无并发症发生。

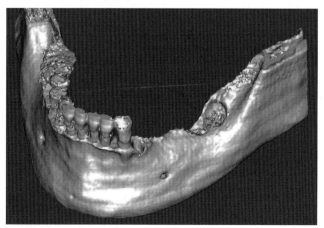

图CC31-1 左侧骨缺损的三维CT影像

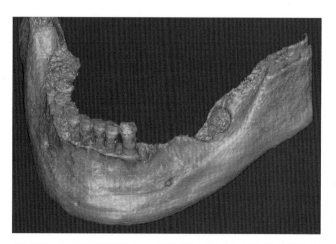

图CC31-2 将影像透明化，可见深部结构，以及下牙槽神经管的走行

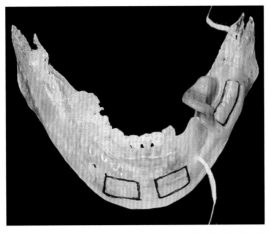

图CC31-3　3D打印模型（Simplant登士柏种植公司，哈瑟尔特，比利时）上模拟取骨

模型上画好了取骨线。由技工制作取骨导板（Simplant，登士柏种植公司，哈瑟尔特，比利时，红色），以定位在骨面上的位置。牙线塞入神经管中

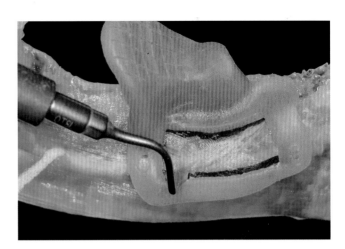

图CC31-4　用OT8L刀头在模型上模拟水平截骨（Pizeosurgery，迈创，热那亚，意大利）

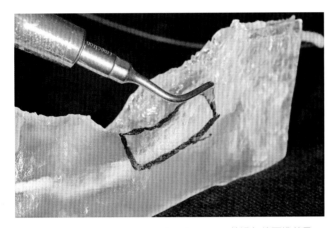

图CC31-5　在模型上模拟取骨。用OT8R刀头沿矢状画线截骨

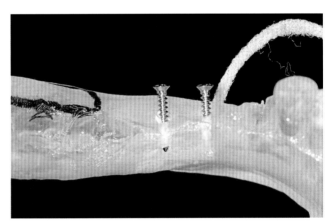

图CC31-6　在3D打印模型上模拟植骨（相邻两个螺钉）（OsteoMed LP，艾狄生，德克萨斯）

牙线进入处是颏孔

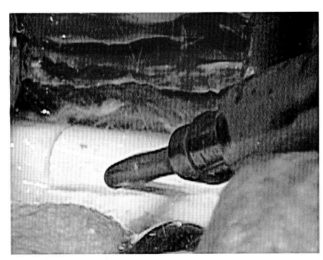

图CC31-7　用OT7刀头截骨

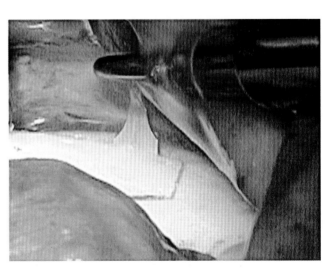

图CC31-8　用OT8L刀头截骨

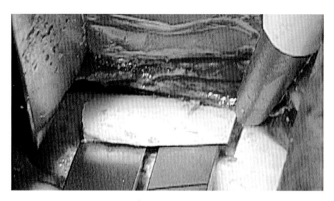

图CC31-9 用凿子（Epker，马丁公司，图特林根县，德国）撬动骨块

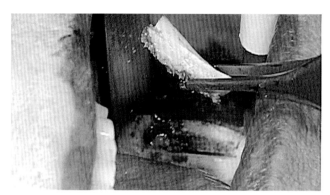

图CC31-10 取下骨块

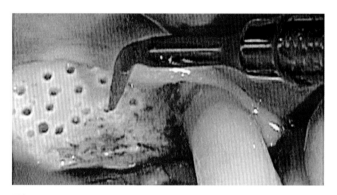

图CC31-11 用OP5制备受植床

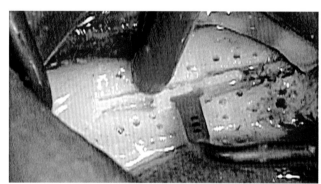

图CC31-12 为稳定植骨块，用OT7刀头切割沟槽，同时行上置法植骨

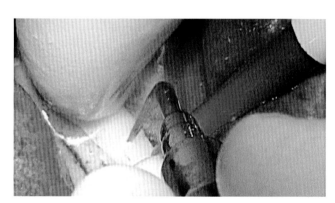

图CC31-13 用OT7刀头进行骨块上打孔

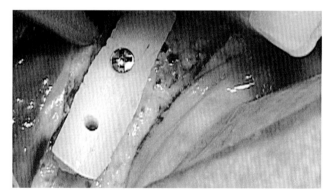

图CC31-14 第一个螺钉固定后
受植床表面的沟槽增加了植骨块的接触面和稳定性

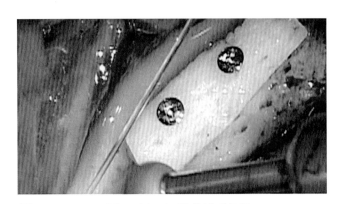

图 CC31-15　两个螺钉固定好后，用球钻修整边缘

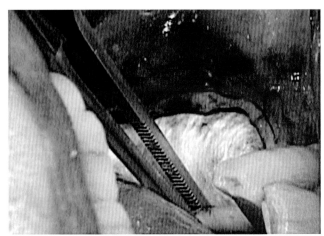

图 CC31-16　用部分脱矿化的皮质骨膜（OX，Bioteck，阿尔库尼亚诺，维琴察，意大利）覆盖移植骨

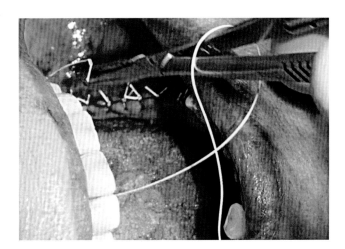

图 CC31-17　间断缝合创口

临床病例32
上颌无牙颌，上颌窦底提升植入3D模型上预成的异体骨块

要点：窦底骨缺损，慢性上颌窦炎。

病史和资料

患者，男性，68岁（ASA1），上颌无牙颌，双侧上颌窦底骨量不足，左侧上颌窦伴有无症状的慢性增生性上颌窦炎。他寻求做种植修复，可能的话固定的最好，不想做创伤较大的植骨重建手术。患者转到耳鼻喉科专家处咨询，认为上颌窦炎症不需要做手术处理。增厚的窦黏膜对维持上颌窦植骨后的骨容积是有负面作用的。

术前考量

在Simplant软件（Simplant登士柏种植公司，哈瑟尔特，比利时）中对CT数据进行分析，种植的主要难点在于上颌窦。双侧窦底骨高度仅1～3mm（Jensen D类，Misch S-A Ⅳ类）。可以通过在窦前方倾斜植入种植体的方式避开上颌窦。然而，在做固定修复时，修复体远端延伸足够长的话，种植体至少应该在前磨牙的位置植入。在这个病例中，右侧可以从前磨牙区倾斜植入种植体，而避开上颌窦；而左侧由于窦腔向近中延展，不能这样做，甚至种植体植入不能超过尖牙区（图CC32-1～图CC32-7）。为达到预期的修复结果，应模拟将种植体植入到远中离上颌窦前壁1cm处。为便于做种植计划，订购了一透明的3D打印模型（Simplant登士柏种植公司，哈瑟尔特，比利时）。在3D打印模型上，可模拟在上颌窦前壁水平处开窗，使将要植入的骨质可增加与前壁的接触，从而增加移植骨和宿主自体骨整合的机会（图CC32-8）。为确定开窗的部位和复制患者骨的形状，将设计送技工室制作一小块树脂导板（上颌窦开窗导板）（图CC32-9）。至于窦内植骨，笔者采取了新方法，取一块马松质骨骨块（OX，Bioteck，阿尔库尼亚诺，维琴察，意大利）（图CC32-10），将该骨块在模型上修剪、塑形（图CC32-11和图CC32-12）。在模型上而不是在患者体内塑形，可以从上面了解窦腔的形态，准确地控制植骨块和窦腔间的密贴（图CC32-13～图CC32-15）。将移植骨块的上表面修成斜面，这样更好与上颌窦本来的解剖形态相吻合，形成新的窦底壁，可支撑增厚的窦黏膜。这样也使骨块和上颌窦前壁的接触面积达最大，因而获得最大的充填效果。植骨块经牙槽嵴或颊侧骨板用螺钉固定。

完成塑形后，将骨块送到厂家去进行酶消化和消毒处理。最后用双层消毒包装返回，准备移植。采取上述方法的原因是：患者不想做像口外取骨这类创伤较大的手术；在左侧要倾斜植入种植体，有必要将窦前壁向后扩展；行上颌窦底提升，由于慢性炎症的存在，使窦黏膜增厚，始终会对植入的骨颗粒形成压迫，而使植入的骨颗粒分散在窦壁上，影响效果。既然已排除了口外取骨，只好选择异体骨。为增强稳定性，骨块塑成能覆盖颊侧骨板表面的形状（图CC32-13和图CC32-15）。

手术过程

手术在局部麻醉+静脉镇静下进行，并做术中麻醉监护。切口沿嵴顶并向近、远中延长，尽可能暴露骨面。和许多其他病例一样，通过后面大部分颊侧骨壁，可看到窦腔，很难区分上颌窦前壁所在位置。因此安放好开窗导板（图CC32-16）。用画笔在骨面上画出开窗的轮廓，移去导板，用金刚砂球钻在骨面上磨出开窗的边界线（图CC32-17），用超声骨（Pizeosurgery，迈创，热那亚，意大利）开窗。用OP3刀头（图CC32-18）刮除颊侧骨板表面后，可见到透明的上颌窦黏膜。然后用OT1刀头（图CC32-19）完成开窗去骨；接着，用无切割功能的EL1刀头（图CC32-20），沿开窗的边缘小心分离上颌窦黏膜。最后，完成分离后，用手用上颌窦提升专用工具（图CC32-21和图CC32-22）（马丁公司，图特林根县，德国）将肥厚的黏膜推向后上方。先植入塑形好的骨块（图CC32-24～图CC32-28）植入后，不可避免在骨块和窦壁间存在小的空隙，在这些空隙中填入马骨颗粒（图CC32-23）（OX，Bioteck，阿尔库尼亚诺，维琴察，意大利）。移植骨块和模型上一样稳定，用ϕ2mm长12mm的螺钉（马丁公司，图特林根县，德国）从牙槽嵴进行固定（图CC32-26）。表面盖上胶原膜图CC32-29）（OX，Bioteck，阿尔库尼亚诺，维琴察，意大利）。拉拢并间断缝合创口（图CC32-30）。

术后讨论

术后无并发症。2周后拍摄全景片显示移植骨与窦腔贴合得很好（图CC32-31和图CC32-32）。

种植前考量

约6个月后，为做种植计划，患者再次做了CT扫描。移植骨结合得很好（图CC32-33和图CC32-34），可以在后牙区植入种植体，做固定修复。

将数据导入软件中（Simplant登士柏种植公司，哈

瑟尔特，比利时），计划植入6颗植体。最远端的两颗种植体为避免伤及上颌窦而倾斜植入（图CC32-35和图CC32-36）。因为要取出固定螺钉，订购了骨支持式导板（Simplant登士柏种植公司，哈瑟尔特，比利时）。

3D打印模型显示左上颌窦植骨后骨量增加（图CC32-37）。左侧中切牙和尖牙间间距不足以放置2个导板套管。因此，为了这2个种植体的植入，需要两套独立的导板。第一个导板是用来制备除左中切牙外的所有种植位点（图CC32-38）；而中切牙位点制备是经第二个导板来实施的（图CC32-39）。在患者口内手术之前，先在3D打印模型上用导板专用工具进行模拟手术（Navigator System，Biomet 3i，棕榈滩，佛罗里达）（图CC32-40）。

手术过程

手术在门诊局部麻醉+静脉镇静下进行，并行术中麻醉监护。作嵴顶切口暴露上颌骨。可以看到在上颌窦植骨部位骨生长很好（图CC32-41）。导板在骨面上

正确就位后（图CC32-42），通过导板制备所有种植位点（除左中切牙外）（图CC32-43）。第二个导板用以制备左中切牙的种植位点。徒手植入（导板辅助）6颗植体（Osseotite Tapered Certain，Biomet 3i，棕榈滩，佛罗里达）（图CC32-44～图CC32-46），并使植体植入到位（图CC32-47）。手术结束时，在左上颌窦植骨部位用环钻取一骨块，做组织学检查（图CC32-48和图CC32-49）。

术后讨论和修复结果

组织学检查结果不像临床检查那么令人欣慰。事实上，相当大部分移植骨仍然呈现出来是异体骨碎片和少量自体新生骨组织。胶原和结缔组织在其中也很明显。骨再生也许需要更长的时间。因此，即使在6个月骨质量也不好，仍有不成熟的骨质，骨组织仍然在改建中（图CC32-50）。在种植体结合4个月后，连接愈合帽，最后做了螺丝固定的、CAD/CAM切削的金属烤瓷牙（图CC32-51）。

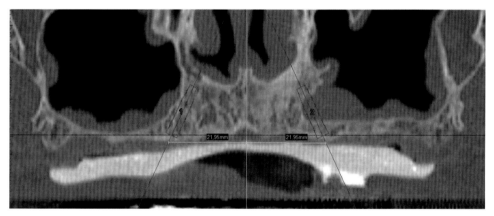

图CC32-1　冠状面CT影像，设计了理论上的倾斜种植计划
种植体1号和2号距中线相等。由于左上颌窦向前延展，左侧后面无法直接植入种植体而不进入上颌窦

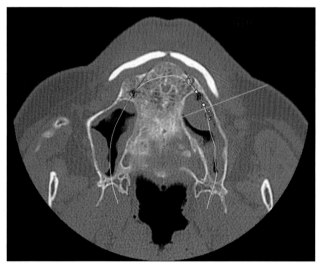

图CC32-2　横断面CT影像显示2号种植体进入上颌窦
左上颌窦炎症明显

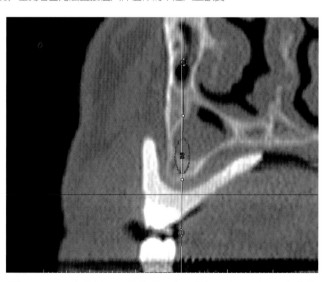

图CC32-3　矢状断面CT影像显示左上颌窦炎症和理论上假想的种植体进入上颌窦

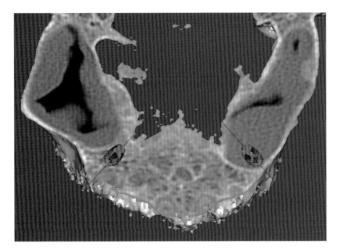

图 CC32-4 三维横截面影像和假想种植体
图像清楚显示窦腔前伸，腔中包含2号种植体。左侧炎症更广泛

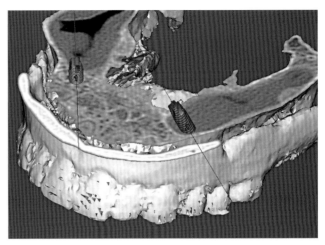

图 CC32-5 三维影像
扫描义齿可辅助评估种植体的位置和修复牙的关系。为避免进入上颌窦，2号种植体应往前植入，但是就会到尖牙区，修复体的远端延伸不足

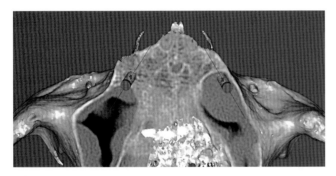

图 CC32-6 从腭侧面看三维种植计划的横断观
左上颌窦太向前延伸，妨碍种植体的植入

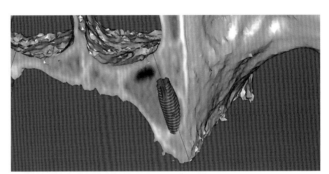

图 CC32-7 三维种植计划的矢状断面影像
左上颌窦妨碍种植体植入

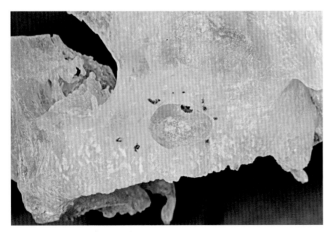

图 CC32-8 3D打印模型上模拟上颌窦开窗提升手术
开窗部位很靠近窦前壁，使前壁和移植骨间更贴合

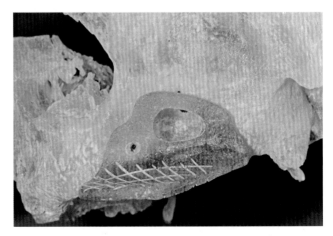

图 CC32-9 开窗导板，可在术中确定开窗的部位和形状

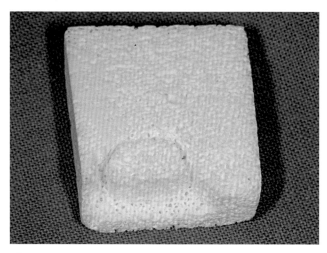

图 CC32-10　马松质骨骨块，开始塑形

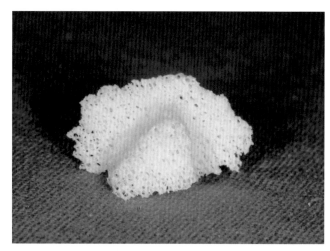

图 CC32-11　个性化定制的植骨块
斜面部分与窦前壁相贴合，倾斜度一致。平坦部分放置在颊侧骨板
表面，提供稳定作用

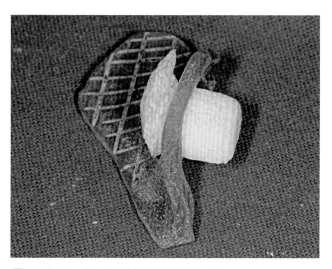

图 CC32-12　检查开窗导板和植骨块的吻合度

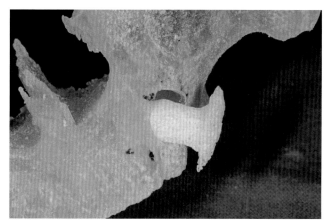

图 CC32-13　在3D打印模型上检查植骨块
骨块部分进入窦腔，扁平部分围绕在开窗周围，起稳定作用

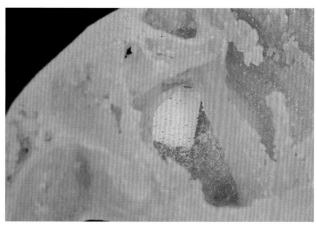

图 CC32-14　从窦内向外看，在3D打印模型上检查植骨块

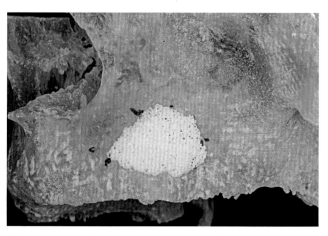

图 CC32-15　骨块放置在3D打印模型上和颊侧骨壁贴合

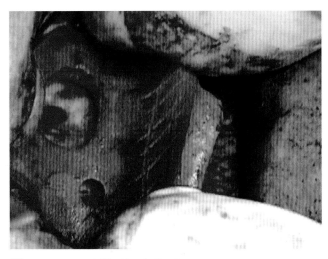

图CC32-16 开窗导板放置在骨面上

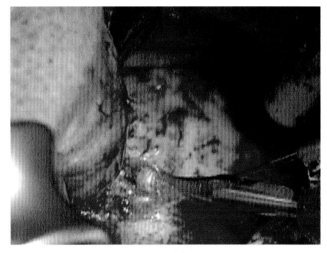

图CC32-17 用记号笔画出开窗边界后，用球钻作标志

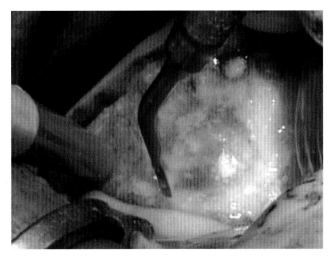

图CC32-18 用超声骨刀OP3刀头（Pizeosurgery，迈创，热那亚，意大利）去除颊侧骨板

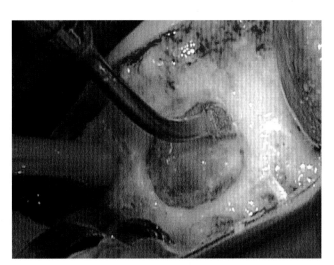

图CC32-19 用OT1作精细切开靠近黏膜的骨质

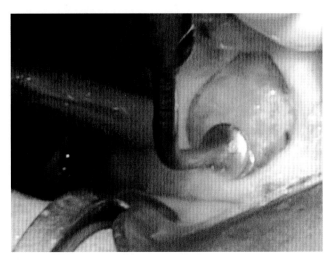

图CC32-20 用EL1刀头分离开窗周围的窦黏膜

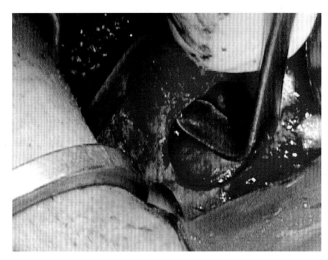

图CC32-21 用手工器械分离上颌窦黏膜，将肥厚的黏膜向后移位

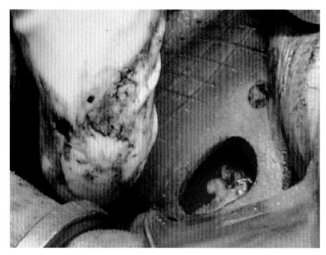

图CC32-22 完成上颌窦底开窗提升，形状和开窗导板相同

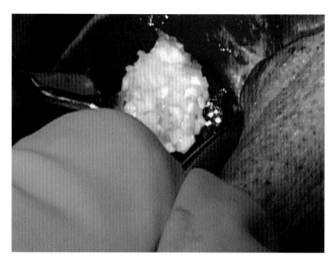

图CC32-23 在移植骨块周围的空隙中植入异体骨颗粒

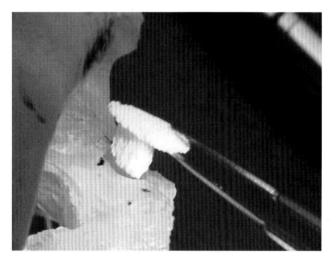

图CC32-24 在3D打印模型上检查塑好形的骨块

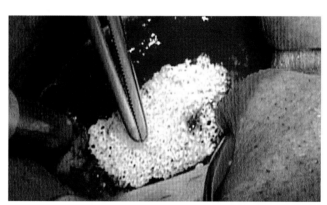

图CC32-25 窦腔内植入骨块，外面部分贴在颊侧骨板上

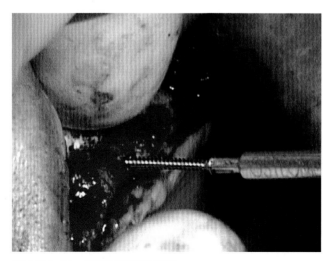

图CC32-26 经牙槽嵴用螺钉固定

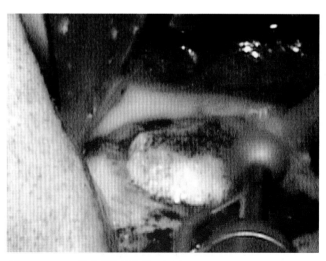

图CC32-27 修整移植骨的外面部分

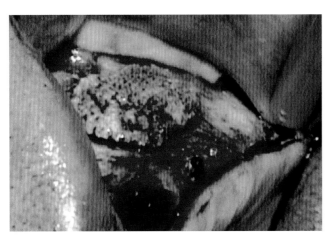

图CC32-28　移植骨块的外面部分贴在颊侧骨板上，深部植入窦腔，螺钉将里面和深部的骨块固定

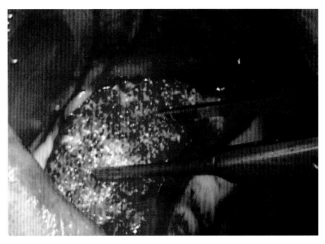

图CC32-29　盖上胶原膜，以保护骨块，胶原膜由胶原化马松质骨制成（OX，Bioteck，阿尔库尼亚诺，维琴察，意大利）

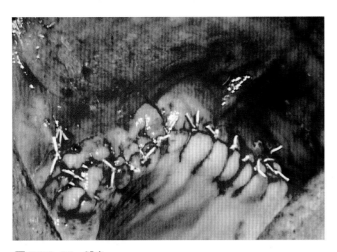

图CC32-30　缝合

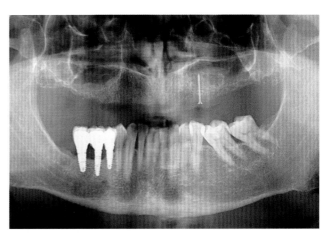

图CC32-31　15d后全景片

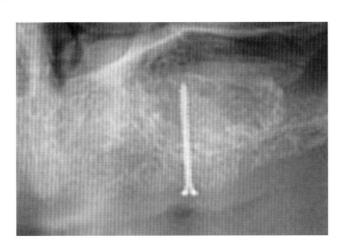

图CC32-32　骨块和周围骨结合良好可见固定螺钉

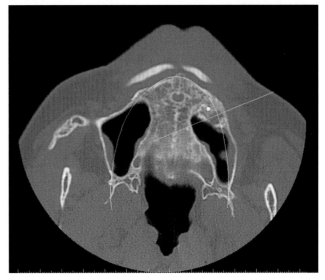

图CC32-33　冠状面CT影像显示移植骨和螺钉在上颌窦植骨后骨再生，使其和右上颌窦一样向远中方向延伸（图CC32-2）

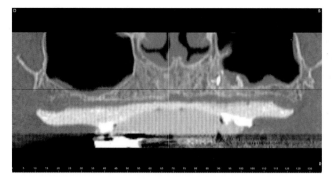

图CC32-34 CT全景影像显示在上颌窦个性化植骨后,可以在后面植入种植体,行固定修复,不需过度延伸悬臂(图CC32-1)

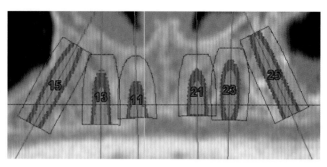

图CC32-35 计算机种植计划的全景(Simplant登士柏种植公司,哈瑟尔特,比利时)。计划植入6颗种植体;最后端可倾斜植入而不伤及上颌窦

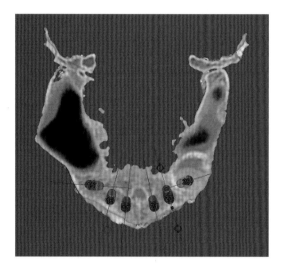

图CC32-36 种植计划的三维横断面
上颌左侧第二前磨牙植入在移植骨中

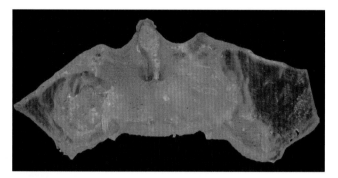

图CC32-37 在3D打印模型上可见左上颌窦骨容量增加明显

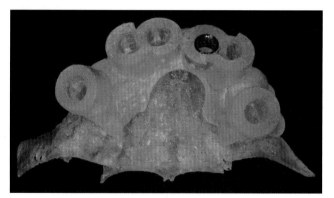

图CC32-39 第2个导板,上颌左侧中切牙位置有套管

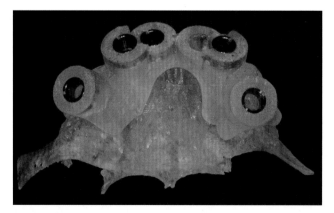

图CC32-38 骨支持式SurgiGuide导板(Simplant登士柏种植公司,哈瑟尔特,比利时)
因空间不足,不能在同一导板中同时放置上颌左侧中切牙和上颌左侧尖牙牙位的套管

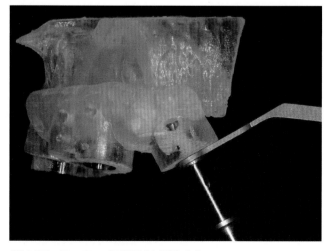

图CC32-40 在3D打印模型上模拟手术

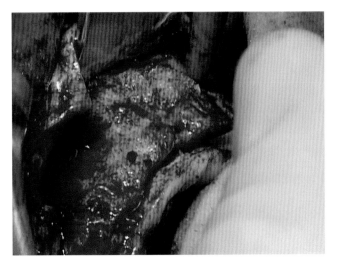

图 CC32-41　打开后看到上颌窦植骨区的骨再生

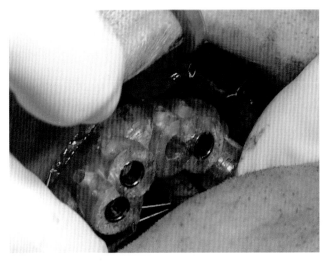

图 CC32-42　将导板放置在骨面稳定的位置

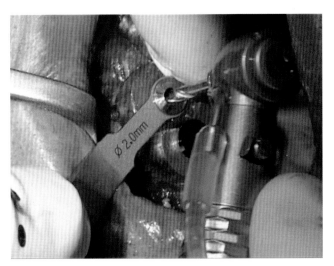

图 CC32-43　用导板专用工具（Navigator System，Biomet 3i，棕榈滩，佛罗里达）进行种植位点制备

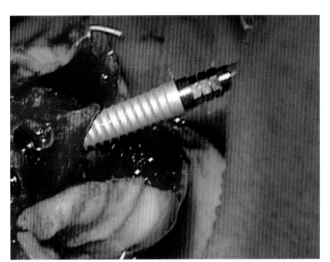

图 CC32-44　左上颌倾斜植入种植体
这个种植体植入到上颌窦内植骨处

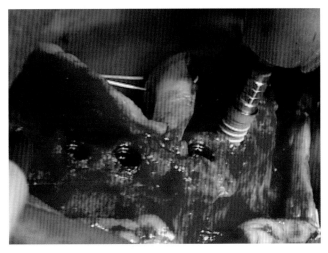

图 CC32-45　上颌前牙第 4 个种植体

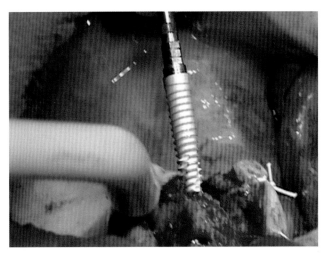

图 CC32-46　右上颌倾斜植入种植体

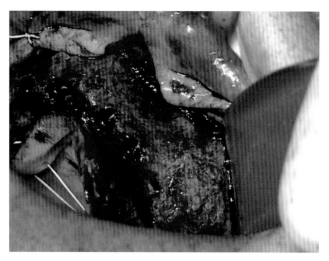

图CC32-47　盖上覆盖螺丝，拉钩下可见上颌窦植骨

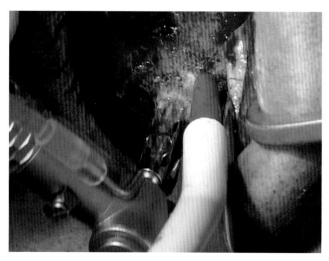

图CC32-48　用环钻取骨做组织学检查

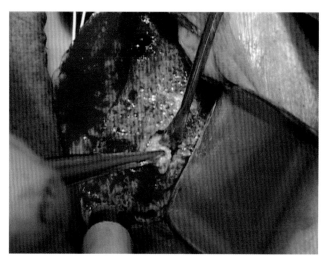

图CC32-49　取骨样在上颌窦区并深度足够

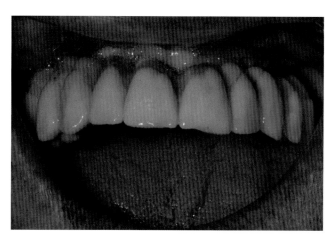

图CC32-51　最终修复
CAD/CAM切削支架，上瓷。螺丝固位

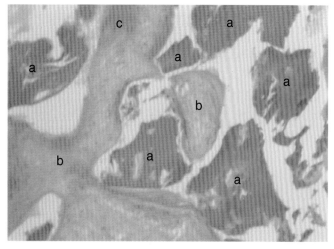

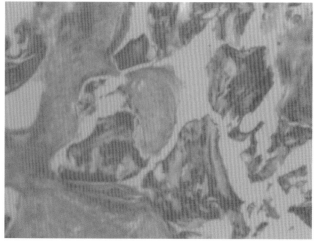

图CC32-50　植骨6个月后组织学检查可见移植骨支架仍在，骨组织还在改建中
新骨的再生还需要更长的时间

临床病例33
双侧上颌窦底骨增量，从髂后上棘取骨

要点：窦底骨高度不足。

病史和资料

患者，男性，51岁，身体健康（ASA1）。患者数年前拔除了上颌右侧第二前磨牙、上颌右侧第一磨牙、上颌左侧第二前磨牙、上颌左侧第一磨牙，由于上颌窦气化严重，如不植骨无法进行种植（图CC33-1）。窦底骨高度尽管与Jensen D类和Misch S-A Ⅳ类符合（1～3mm），但实际上更薄，窦底仅有一层皮质骨而无骨小梁结构。从解剖学情况来看是不利于行植骨重建手术的，因为皮质骨缺乏的再生能力，不能促进移植骨的再血管化。我们知道：缺损区周边的血运越丰富、体积越小的其再生潜能更大（详见第2章）。从解剖状况看，此区域主要由皮质骨组成，血供差，却需要大量植骨。正是由于这个原因，就应该移植具有骨引导和成骨活性的材料。而自体骨移植是"金标准"，考虑到植骨的量相当大，从口内没有这样的供区，髂部是个很好的选择。从髂前上棘取块状骨时，除了要皮肤切开和皮下组织分离，还要解剖腹外斜肌和股大肌。因此，像这种手术，我们强烈推荐在全身麻醉下进行，切口足够大，可在术野直视下操作，控制好出血。而这个患者，不愿住院和全身麻醉下手术，宁可选择局部麻醉。因此，我们就得考虑改变供区，要局部麻醉下也可取，而是且能取得大量的松质骨。髂后上棘（PSIS）从结构上看位于骶髂关节侧方，是髂骨这块锥状骨的尖部，可从中取出大量松质骨，满足该患者的要求（详见第2章）。这个部位取骨要是患者取俯卧位。一般情况下，全身麻醉手术时采取仰卧位，所以不在此区取骨。让全身麻醉患者术中变换体位是件麻烦和复杂的事，而对局部麻醉患者而言，却可以很配合，也不是什么难事。因此，要找一个能取得大量松质骨，又可以在局部麻醉下进行的取骨的部位，髂后上棘作为上颌窦底提升植骨的供区，就这样首次进入口腔外科。

术前考量

上颌窦底骨增量

通过CT扫描和软件（Simplant登士柏种植公司，哈瑟尔特，比利时）分析可以作精确的上颌窦底提升的计划。在三维透明化影像（图CC33-2～图CC33-5）和矢状断面（图CC33-6和图CC33-7）中可清楚地看到双侧上颌窦的形态。窦底骨高度不足明显，相当于Jensen D类和Misch S-A Ⅳ类，残余骨高度在1～3mm。这个过程包括根据CT数据定制一个与实物等大的3D打印模型。根据3D影像和3D打印模型，找到侧壁开窗合适的部位，并在模型上用铅笔画好（图CC33-8）。然后由技工室制作一个光固化树脂的开窗导板。这个导板就位在患者的骨面上，辅助确定开窗位置，使之与模型上确定的位置相同（图CC33-9～图CC33-11）。在此类病例中，在移植骨上方要形成一个新的窦底，这项技术由Tulasane最先提出，后来得到其他人的赞同，当时采用的是颅骨，而笔者用的是在3D打印模型上预先成形的两层异体骨（图CC33-12）。

手术过程

上颌窦底骨增量

手术在局部麻醉下进行，先从PSIS取骨，患者采取俯卧位。确定PSIS位置，相当于骶髂关节侧面骶1水平处（图CC33-13），行局部浸润麻醉（图CC33-14）。作一小的直线切口（1～2cm），切开皮肤和皮下组织（图CC33-15），用骨膜剥离子分离并暴露PSIS骨面（图CC33-16）。用电动工具去除骨尖，沿着PSIS用挖匙刮取双侧上颌窦底提升植骨所需的骨量（图CC33-17～图CC33-19）。由于骨的神经支配主要在骨膜，而骨膜已作麻醉，取松质骨并不会引起疼痛。为防止出血，在取骨创中填入含凝血酶的胶原基质（Floseal，百特健康公司，迪尔菲尔德，伊利诺伊）（图CC33-20），然后分层缝合。切口在隐蔽部位，愈合后无明显瘢痕（图CC33-21）。

此时，将患者翻回仰卧位，行上颌手术。翻开黏骨膜瓣后，在暴露右上颌窦骨面放置开窗导板，用超声骨刀（Pizeosurgery，迈创，热那亚，意大利）行上颌窦开窗准备（图CC33-22和图CC33-23）。用专用提升工具分离窦黏膜，形成植骨空间（图CC33-24）。将一在模型上塑好形的异体骨块放入黏膜下方，形成新的窦底壁（图CC33-25）。将取得的松质骨和冻干骨混合后植入，盖上胶原膜（图CC33-26）。拉拢并缝合创口。同样行左侧手术（图CC33-27～图CC33-29）。

术后予以抗生素和抗炎药。10d后拆线。术后全景片上可见窦分隔把移植骨限定局步区域（图CC33-30）。术后无并发症。

术后讨论

种植体植入

术后6个月拍摄CT片，显示新骨的容积，计划在Simplant软件中制定种植计划。在软件中模拟植入4

颗种植体。颊腭侧的骨板宽度，尽管对垂直方向上的骨宽度再生有限制，但现有骨量植入直径4.1mm种植体还是足够的，右侧2个长13mm，左侧2个长11mm（图CC33-31和图CC33-32）。为将计算机中的设计方案转移到手术中，订购了牙支持式的SurgiGuide导板（Simplant，登士柏种植公司，哈瑟尔特，比利时）。牙支持式导板一般用在不翻瓣手术中，但翻瓣手术也可

以用。在这个病例中，为防止龈瓣干扰导板就位，要磨短颊、腭侧的基托（图CC33-33）。用导板专用手术工具（Navigator System，Biomet 3i，棕榈滩，佛罗里达），制备种植位点，先在右侧植入种植体（图CC33-34），然后左侧（图CC33-35）。术后全景观察种植体植入状况（图CC33-36）。最终修复体做了螺丝固定的、CAD/CAM切削的氧化锆全瓷桥（图CC33-37）。

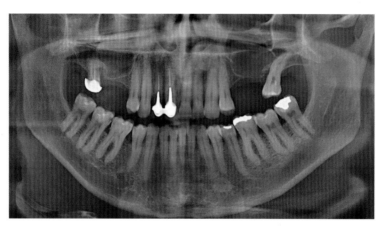

图CC33-1　全景片上显示双侧上颌窦底骨高度

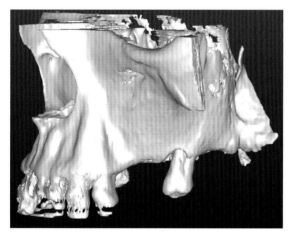

图CC33-2　左侧三维CT影像

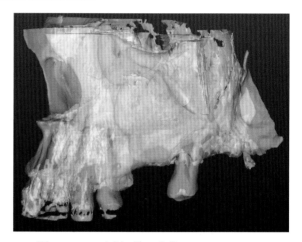

图CC33-3　左侧三维CT影像
软件的透明化功能将皮质骨变成透明，可见上颌窦

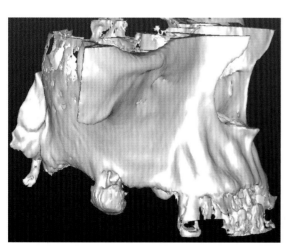

图CC33-4　右侧三维CT影像

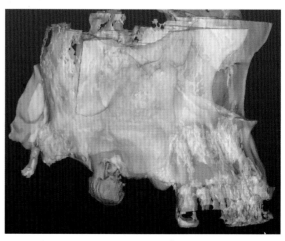

图CC33-5　右侧三维CT影像
右上颌窦透明化影像

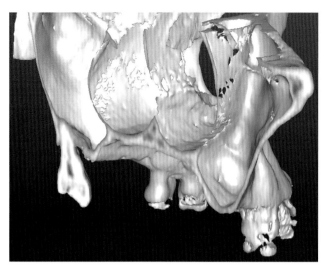

图 CC33-6 右侧三维 CT 影像
经右侧无牙区的上颌窦矢状断面影像

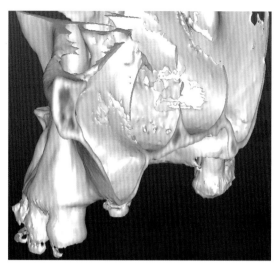

图 CC33-7 左侧三维 CT 影像
经左侧无牙区的上颌窦矢状断面影像

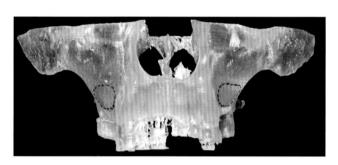

图 CC33-8 上颌窦提升过程
在 3D 打印模型上确定开窗的部位和形状

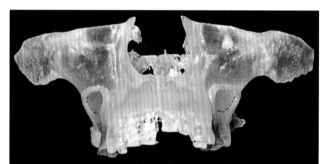

图 CC33-9 上颌窦提升过程
根据设计由技工制作开窗导板

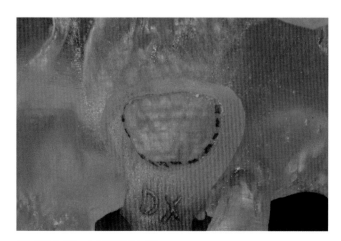

图 CC33-10 上颌窦提升过程
左侧开窗导板（左右方向相反）

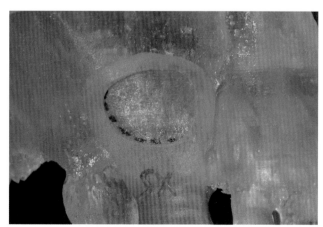

图 CC33-11 上颌窦提升过程
右侧开窗导板

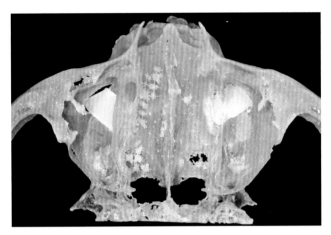

图CC33-12　在3D打印模型上用异体骨切出两块新的窦底骨板

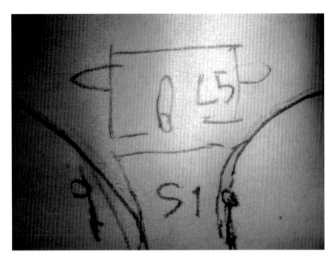

图CC33-13　从髂后上棘取骨（PSIS）
皮肤上标出了PSIS取骨部位

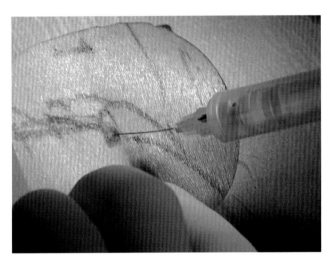

图CC33-14　从髂后上棘取骨
行局部浸润麻醉后取骨

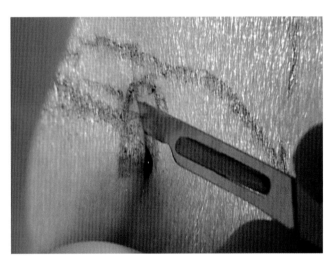

图CC33-15　从髂后上棘取骨
作1～2cm皮肤切口

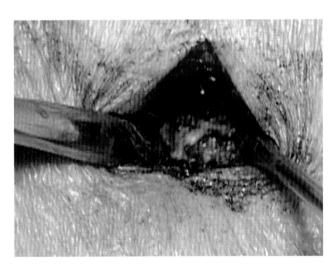

图CC33-16　从髂后上棘取骨
暴露髂后上棘。髂后上棘是锥状区的顶，可从中取得大量松质骨

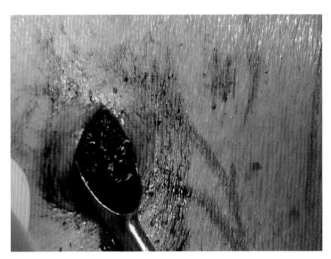

图CC33-17　从髂后上棘取骨
用挖匙取骨

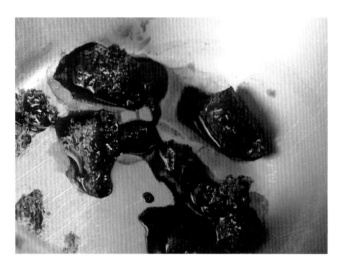

图CC33-18 从髂后上棘取骨
取下的骨质

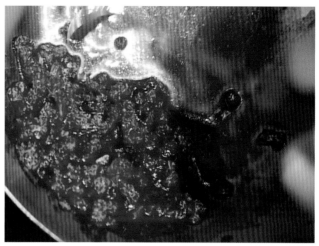

图CC33-19 从髂后上棘取骨
将取下的骨与冻干骨混合

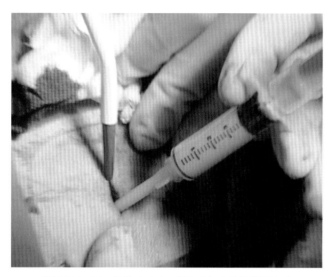

图CC33-20 为防止出血，填入含凝血酶的胶原基质

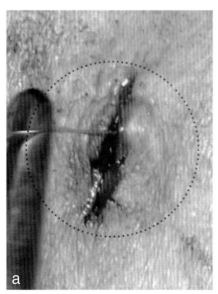 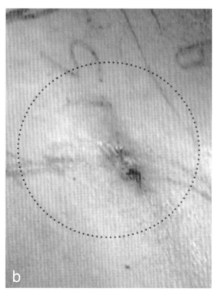 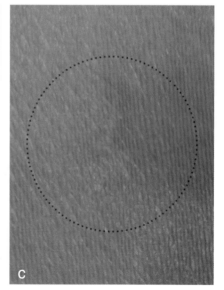

图CC33-21 取骨区愈合过程
从左至右依次为：a.缝合中；b.10d后；c.6个月后。瘢痕几乎看不出

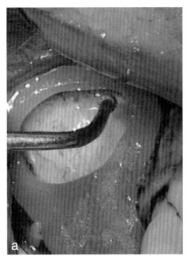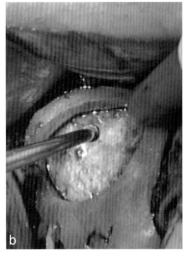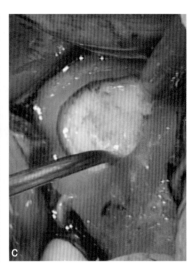

图 CC33-22   上颌窦底提升过程
右侧：在骨面上放置开窗导板，找到模型上计划的开窗部位

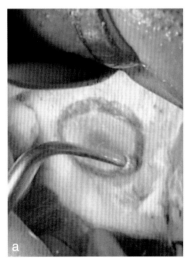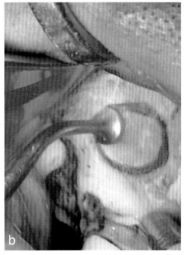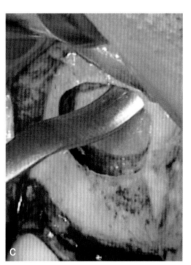

图 CC33-23   上颌窦底提升过程
用超声骨刀准备行右上颌窦开窗

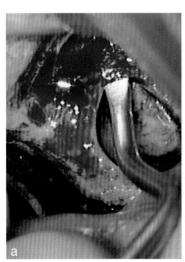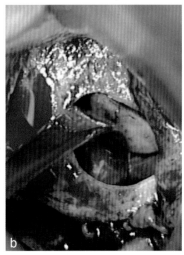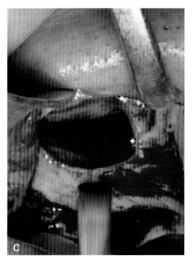

图 CC33-24   上颌窦底提升过程
右侧：分离和抬起上颌窦黏膜，形成空间以容纳移植物

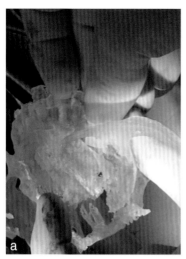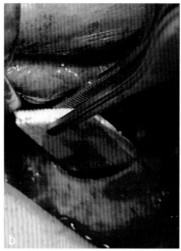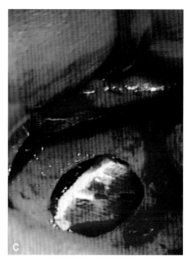

图CC33-25　在3D打印模型上切出一块皮质骨板，填入到窦底上部，形成新的窦底（右侧）

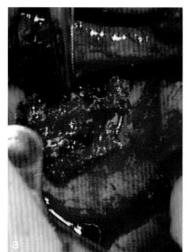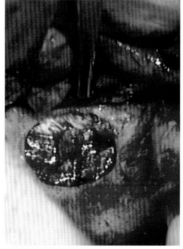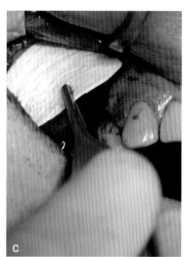

图CC33-26　上颌窦底提升过程
在右侧上颌窦，用胶原膜覆盖移植物

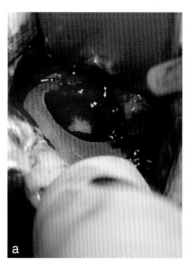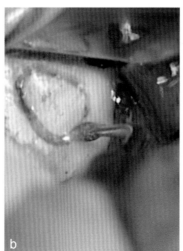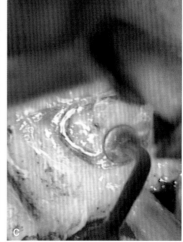

图CC33-27　上颌窦底提升过程
用超声骨刀准备行左上颌窦开窗

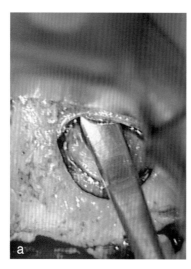
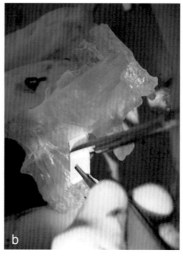
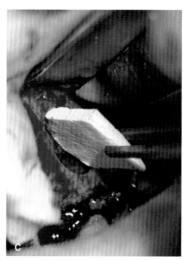

图CC33-28　上颌窦底提升过程
分离左上颌窦底黏膜，植入皮质骨块，形成新的窦底

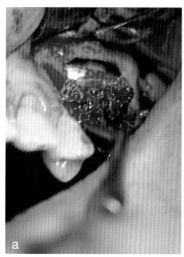
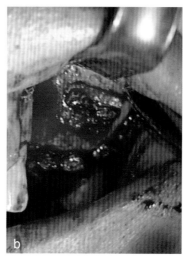
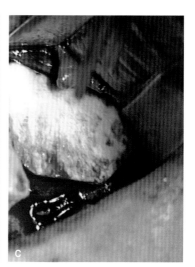

图CC33-29　上颌窦底提升过程
在左侧上颌窦，用胶原膜覆盖移植物

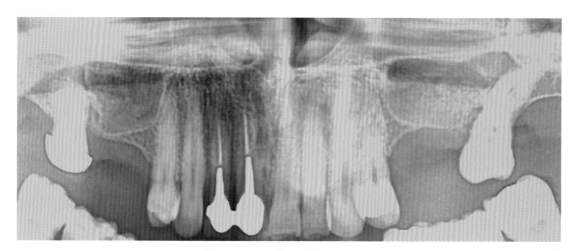

图CC33-30　术后全景片
皮质骨块防止了移植物垂直向扩散

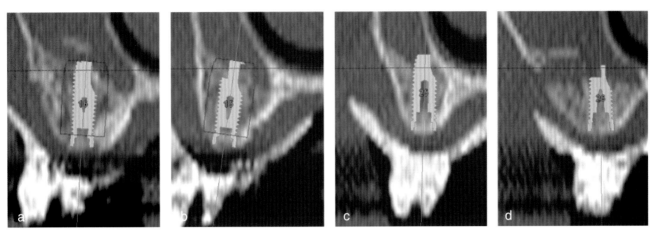

图CC33-31 计算机种植计划的矢状断面

植骨后结果虽不是非常好，但仍可植入2颗13mm和2颗11mm的种植体

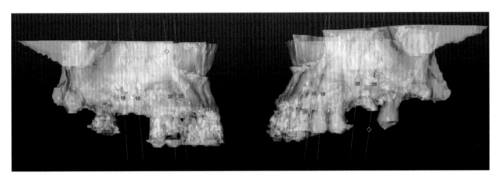

图CC33-32 种植计划的三维透明化影像

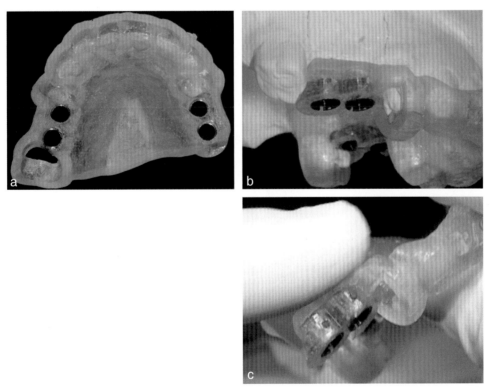

图CC33-33 牙支持式SurgiGuide导板（Simplant登士柏种植公司，哈瑟尔特，比利时）

这种导板一般用在翻瓣手术中。为方便在翻瓣时使用，笔者推荐适当磨短导板的颊、腭侧基托，以防止牙龈瓣妨碍导板在骨面上正确就位

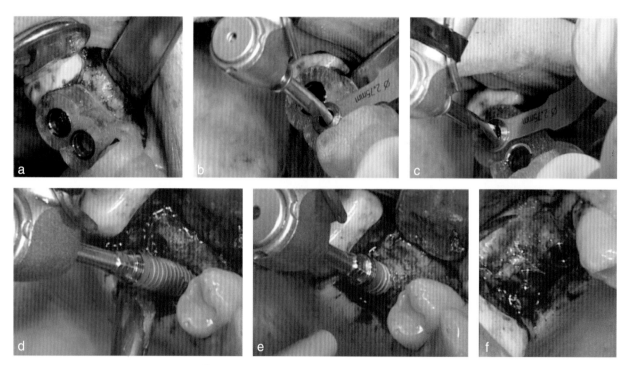

图CC33-34 用导板专用工具进行种植位点制备

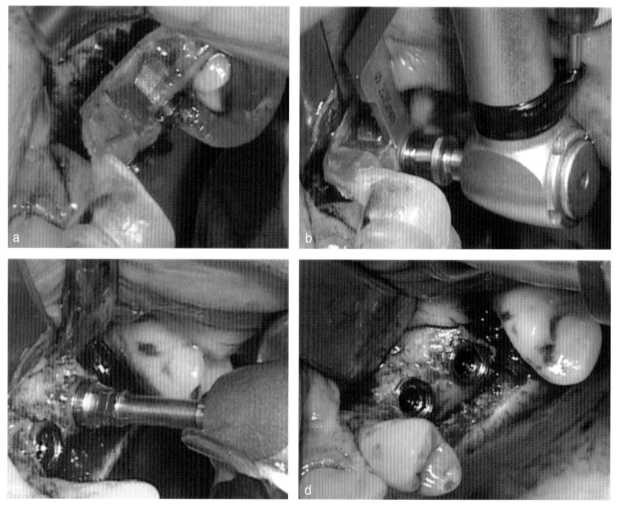

图CC33-35 制备左侧种植位点和植入种植体

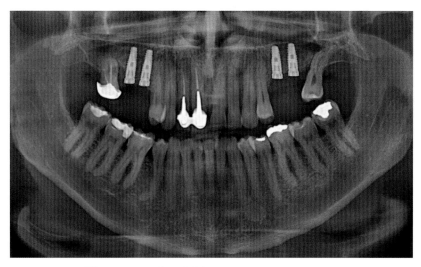

图CC33-36　术后全景片
左侧植入φ4.1mm×13mm和右侧φ4.1mm×11.5mm的种植体

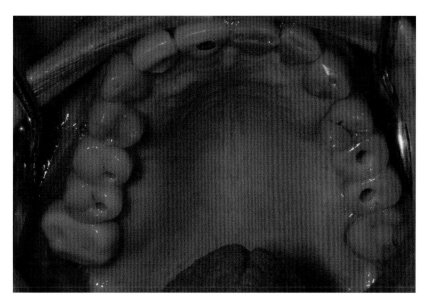

图CC33-37　氧化锆全瓷桥的𬌗面观，采用CAD/CAM技术切削而成

临床病例34
上颌窦底骨增量，从髂后上棘取骨，窦分隔，计算机引导外科

病史和资料

患者，男性，58岁，身体健康（ASA1）。口内有一从上颌右侧尖牙到上颌右侧第二磨牙的固定桥，基牙是上颌右侧尖牙、上颌右侧第二前磨牙、上颌右侧第二磨牙。由于牙周的原因，上颌右侧第二前磨牙和上颌右侧第二磨牙出现松动，修复体不能再使用了。上颌右侧第一前磨牙、上颌右侧第一磨牙已拔除多年了，在这些位置上颌窦严重气化，不做上颌窦底骨增量无法种植。大约在上颌右侧第二前磨牙对应区，有一横隔将上颌窦底部分隔成两部分。

术前考量

上颌窦底骨增量

为做种植计划，将CT数据以DICOM格式导入到Simplant软件中（Simplant登士柏种植公司，哈瑟尔特，比利时）。在所有影像中窦底骨缺损都很明显。在上颌右侧第一磨牙和上颌右侧第一前磨牙位置，骨质分别相当于Jensen D类和C类。也就是说远中的骨高度为1～3mm，近中的骨高度4～6mm。这两种情况都有侧壁开窗提升上颌窦底的指征。两个区域区别在于前面位置在提升的同时可以植入种植体（图CC34-1）。在上颌右侧第二前磨牙位置，横隔将上颌窦分为独立的两个腔（图CC34-2～图CC34-4）。一般而言，横隔对窦底提升是障碍，会增加黏膜穿孔的风险。在做好计划后，订购了一个实际尺寸的上颌骨3D打印模型（Simplant登士柏种植公司，哈瑟尔特，比利时）。在模型上选择合适的开窗部位。在这个病例中，考虑到开一个窗可能损伤窦黏膜，笔者采取隔前后开两个窗的方法，这样更简单和安全。通过导板，模型上的计划和确定开窗的部位，可以转移到口腔中。在3D打印模型上标出开窗部位（图CC34-5和图CC34-6）。技工根据模型上的计划做出导板（图CC34-7）。

我们决定从髂后上棘取骨（PSIS）。

手术过程

手术在局部麻醉下进行。患者取俯卧位，行髂后上棘（PSIS）区浸润麻醉。沿皮纹做1～2cm的横切口，暴露髂嵴（图CC34-8）。用电动工具（图CC34-9），钻取下骨尖（图CC34-10），用挖匙取松质骨（图CC34-11）。切口分层缝合，以减小瘢痕（图CC34-12

和图CC34-13）。

在上颌骨暴露窦前壁，在骨面上放置开窗导板（图CC34-14）。沿导板周围用超声骨刀和模型上一样标出两开窗（图CC34-15～图CC34-17）。横隔在两开窗中间。用提升专用工具分别在隔前、后分离并抬起窦黏膜（图CC34-18和图CC34-19），进入窦腔。将从PSIS取下的骨分别植入两窦腔内（图CC34-20和图CC34-21）。用胶原膜覆盖移植骨（图CC34-22）。间断缝合（图CC34-23）并拍术后全景片（图CC34-24）。术后予以抗生素和抗炎药，以控制疼痛。10d后拆线。愈合期间无并发症发生。拔除上颌右侧第二前磨牙。

术后讨论

种植体植入

术后6个月行CT检查。在软件中做种植计划。计划植入上颌右侧第一前磨牙、上颌右侧第二前磨牙、上颌右侧第一磨牙三颗植体。上颌右侧第一前磨牙和上颌右侧第二前磨牙位置骨再生情况好，可植入足够长度的植体。而上颌右侧第一磨牙位置植骨后只能植入短种植体（图CC34-25～图CC34-29）。

手术过程

种植体植入

种植在局部麻醉下进行。翻开黏骨膜瓣后，放置开窗导板，在近中开窗的中心部位取骨样本做组织学检查（图CC34-30～图CC34-32）。通过牙支持式SurgiGuide导板（Simplant登士柏种植公司，哈瑟尔特，比利时）（图CC34-33）和导板手术专用工具（Navigator System，Biomet 3i，棕榈滩，佛罗里达）（图CC34-34）植入种植体。为更好控制植入扭力，我们采取徒手植入（图CC34-35和图CC34-36），并缝合创口（图CC34-37）。

术后讨论

组织学检查显示骨仍处于改建中，可见坏死区和再生区，有含血铁黄蛋白的破骨细胞和新骨形成的成骨细胞，可以看到宽骨髓带（图CC34-38和图CC34-39）。组织学检查显示有板层骨形成，成骨细胞出现在骨陷窝中，与自体骨残余混合在一起，没有炎性结缔组织成分。骨密度也很好，新骨和部分吸收的自体骨小梁混合在一起。

上颌右侧尖牙天然牙做了冠修复，上颌右侧第一前磨牙、上颌右侧第二前磨牙、上颌右侧第一磨牙做了螺丝固定的、CAD/CAM切削的烤瓷桥（图CC34-40）。

1年后拍摄牙片，显示种植体和移植骨结合良好（图CC34-41）。

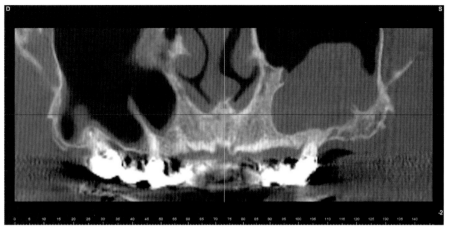

图CC34-1 CT全景影像显示在缺牙区上颌窦底骨高度不足，横隔将右上颌窦分成两个独立的腔

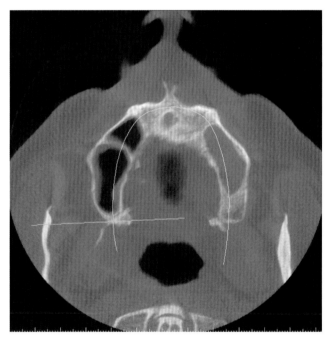

图CC34-2 横断面CT影像显示有横隔分隔右上颌窦 左上颌窦腔内有慢性炎症

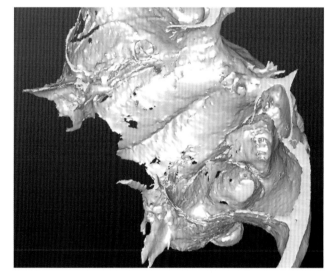

图CC34-3 三维影像显示骨横隔形状和窦解剖结构

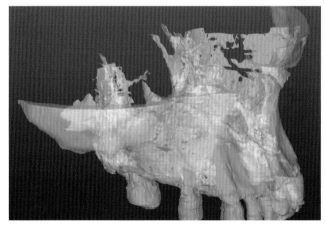

图CC34-4 在软件中将骨表面透明后看到的上颌窦形状

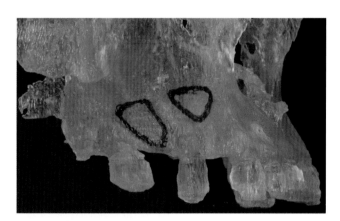

图CC34-5 上颌窦底骨增量过程 在3D打印模型上，在横隔分隔成两个腔的部位画出两个开窗

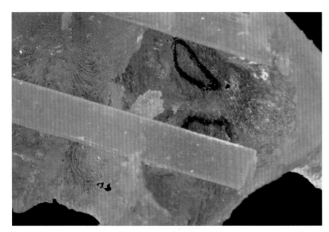

图CC34-6　上颌窦底骨增量过程
在3D打印模型上，可从内面观看到上颌窦的形态，确定最合适的两个开窗部位

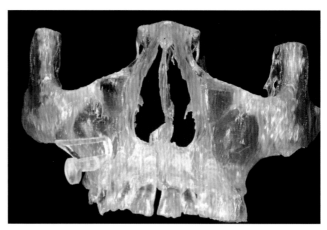

图CC34-7　上颌窦底骨增量过程
技工在3D打印模型上制作的开窗导板，在术中放置到骨面上时，可将模型上设计的开窗形状和位置复制出来

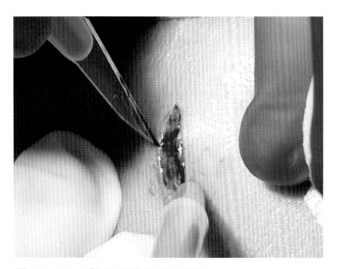

图CC34-8　在髂后上棘沿皮纹作小横切口

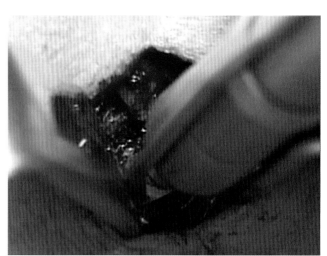

图CC34-9　用环钻在嵴顶钻一圆柱状孔，从中取松质骨

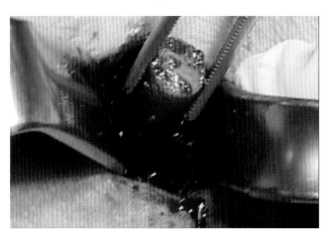

图CC34-10　取出髂后上棘顶部

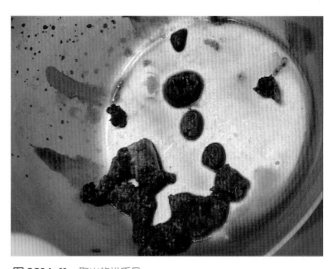

图CC34-11　取出的松质骨

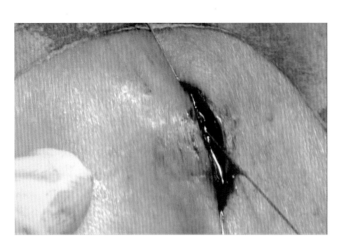

图CC34-12　皮内缝合

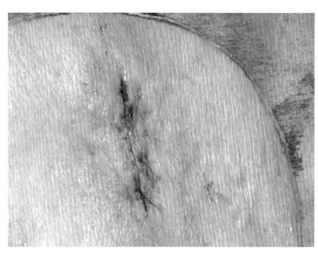

图CC34-13　缝合确保无瘢愈合

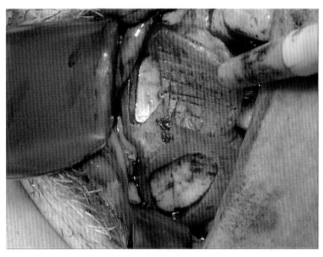

图CC34-14　上颌窦底骨增量过程
开窗导板（Simplant登士柏种植公司，哈瑟尔特，比利时）放置在骨面上，可将模型上的设计转移到患者口内

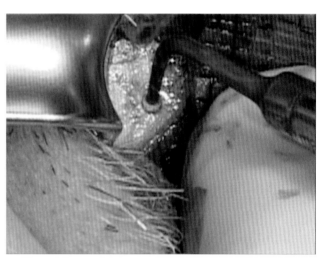

图CC34-15　上颌窦底骨增量过程
用超声骨刀头（Pizeosurgery，迈创，热那亚，意大利）在上颌窦侧壁，沿导板内缘作标记，将模型上的设计复制出来

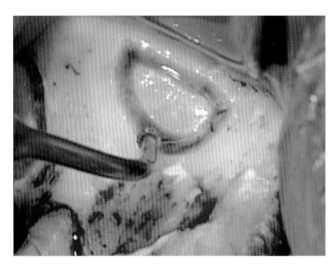

图CC34-16　上颌窦底骨增量过程
用超声骨刀（Pizeosurgery，迈创，热那亚，意大利）开其中一个窗，开始显露窦黏膜

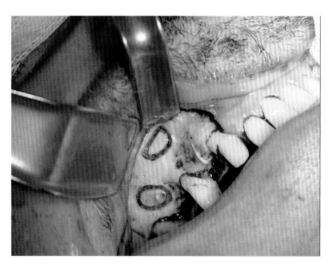

图CC34-17　上颌窦底骨增量过程
上颌窦侧壁上的两个开窗很好地复制了模型上设计的形状

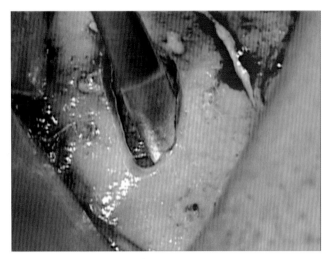

图 CC34-18 上颌窦底骨增量过程
用特殊剥离子分离、抬起窦黏膜

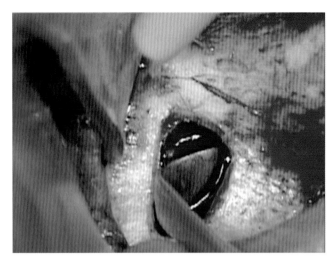

图 CC34-19 上颌窦底骨增量过程
窦黏膜的分离必须沿在窗口周围进行

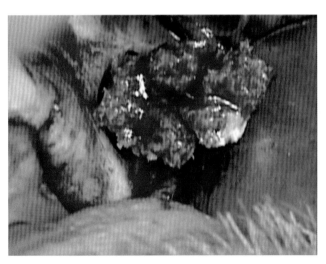

图 CC34-20 上颌窦底骨增量过程
植入从髂后上棘取得的骨质

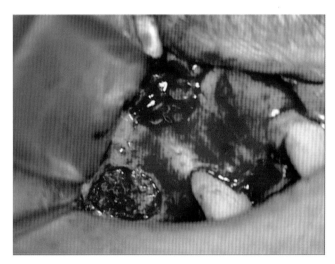

图 CC34-21 上颌窦底骨增量过程
通过分离窦黏膜而形成的两个腔中植满了从髂后上棘取得的松质骨

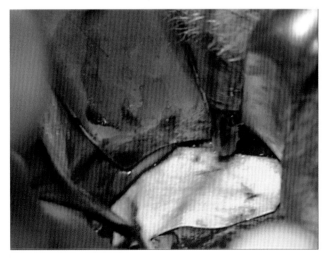

图 CC34-22 上颌窦底骨增量过程
用胶原膜覆盖保护两处移植骨

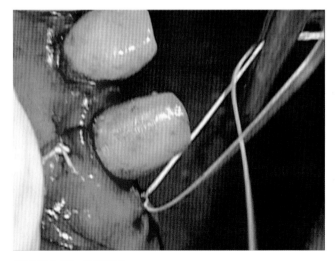

图 CC34-23 间断缝合

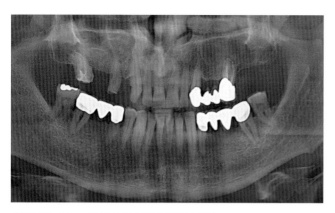

图 CC34-24　术后全景片显示上颌窦内植骨

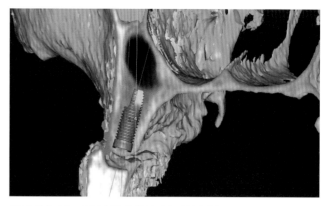

图 CC34-25　经计划植入种植体上颌右侧第一前磨牙位置的矢状断面三维影像

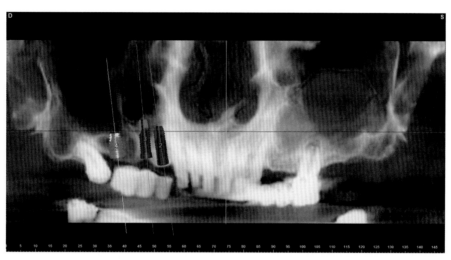

图 CC34-26　计算机种植计划的全景影像

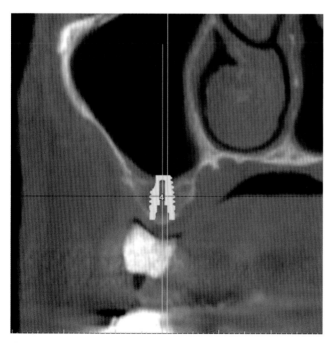

图 CC34-27　在上颌右侧第一磨牙位置骨再生有限，只能植入短的种植体

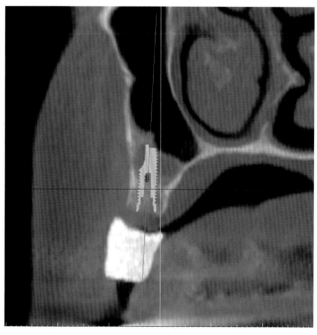

图 CC34-28　在上颌右侧第二前磨牙位置窦底骨增量后有足够骨量，可植入足够长度的种植体

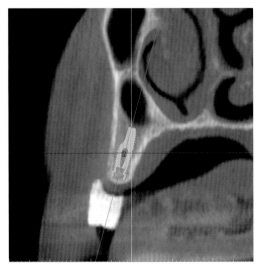

图CC34-29　在上颌右侧第一前磨牙位置窦底骨增量后有足够骨量，可植入足够长度的种植体

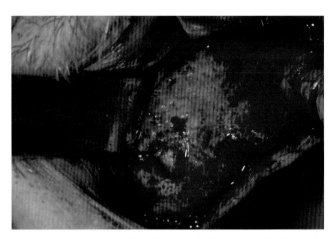

图CC34-30　6个月后种植手术时重新打开，上颌窦开窗部位正在愈合中

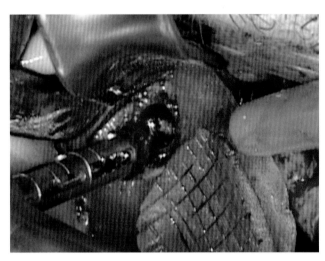

图CC34-31　用环钻在近中开窗部位取活检
为了定位，重新放入开窗导板（Simplant登士柏种植公司，哈瑟尔特，比利时）

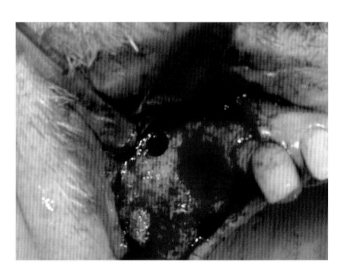

图CC34-32　取出活检的骨环

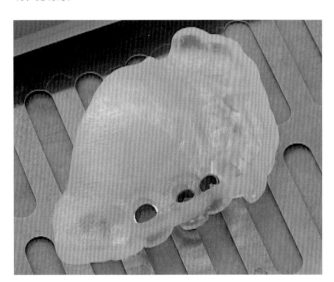

图CC34-33　计算机引导种植手术的牙支持式SurgiGuide导板（Simplant登士柏种植公司，哈瑟尔特，比利时）

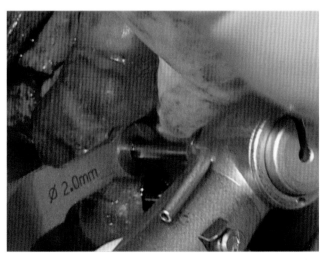

图CC34-34　用导板手术专用工具（Navigator System，Biomet 3i，棕榈滩，佛罗里达），进行种植位点制备

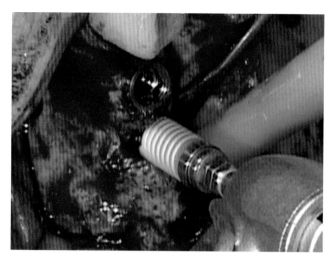

图CC34-35   在这个病例中，用导板制备好种植位点后，我们选择徒手植入种植体

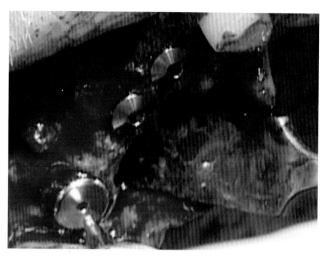

图CC34-36   盖上覆盖螺丝

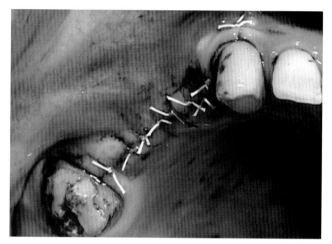

图CC34-37   简单间断缝合

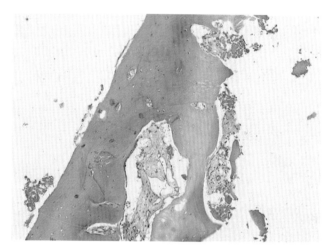

图CC34-38   组织切片
组织学检查显示有板层骨形成，成骨细胞出现在骨陷窝中，与残余的自体骨混合在一起，没有炎性结缔组织成分（镜下40倍放大，苏木素-伊红染色）

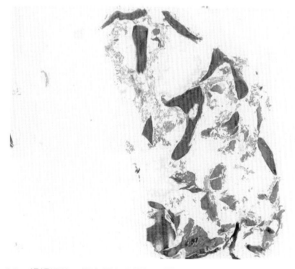

图CC34-39   组织切片。标本骨密度很好，显示新骨和部分吸收的自体骨小梁混合在一起

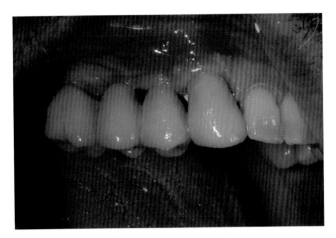

图CC34-40   最终修复
螺丝固定的、CAD/CAM切削的烤瓷桥

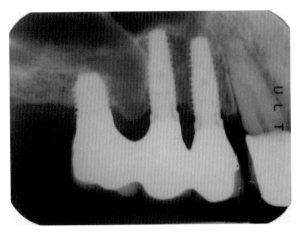

图CC34-41   修复体负重1年后的牙片

临床病例35
部分牙列缺失，双侧上颌窦底植骨

要点：窦底骨高度不足。

病史和资料

患者，女性，49岁，身体健康（ASA1），在同事的诊所进行多学科综合治疗。治疗计划包括牙周和根管治疗后，要行种植和天然牙的固定修复。患者的期望和美学要求很高，这就会影响手术方案的选择。因为她右侧的侧切牙和第一前磨牙，及左侧的前磨牙和第二磨牙都不能做基牙，所以要纠正其窦底的骨量不足，以植入一些种植体。因为尖牙远中还有牙缺失，要解决她的肯氏Ⅰ类（双侧远中游离缺失）且伴有双侧窦底骨高度不足的状况。尽管基牙情况不好且已松动，但她不愿佩戴活动义齿；只要可能的话，临时固定修复体倒是愿意的。

术前考量

由于基牙松动，在做CT检查时保留了临时固定修复体，产生了伪影，导致一部分牙槽嵴看不清。将数据以DICOM格式导入到软件中（Simplant登士柏种植公司，哈瑟尔特，比利时）处理分析（图CC35-1）。冠状面CT影像中显示左上颌窦有窦横隔，这在横断面（图CC35-2）、矢状面和三维影像（图CC35-3和图CC35-4）中得到确认。在右侧，上颌第二双尖牙区窦底骨高度是5～6mm（相当于Jensen B类）（图CC35-5）；但是就在后面的第一磨牙区，骨高度急剧降低至1～3mm（图CC35-6）（相当于Jensen D类）。左侧上颌窦被横隔分成两部分；在隔前方，相当于第一、二双尖牙区，有足够的骨量，植入种植体可获得良好的初始稳定性（Jensen B类）（图CC35-8）。这些位置本来行经牙槽嵴顶的内提升就可以了；但由于要尽可能长时间保留义齿，就排除了内提升的可能，只能是行侧壁开入路了。由于这些原因，我们决定采用侧壁开窗行双侧上窦底提升术。左侧上颌窦被横隔分成两个腔，需再开两个窗，所以总共要开三个窗。我们是以这样的假设来做计划的，但是患者考虑美学的原因，如果瘢痕不明显的话，宁愿做髂部取骨。在她皮肤上我们用画笔画出切口，由她决定长度，最多也就1～2cm长。这么小的切口会限制取骨的量。根据患者和修复医师的要求，我们做术中评估，在完成前两个窦腔植骨后，在第三个腔手术时，还剩有多少骨量可用。

横隔远中的窦腔宽大且气化严重，而且其剩余骨高度仅有1～3mm（Jensen D类），因此需要的植骨量很大。通过软件中的模拟植骨，可以计算出所需的骨量（图CC35-5～图CC35-8）。三维影像（图CC35-9和图CC35-10，见图CC35-3）可提供整体的情况，而通过局部相关位置的断面影像，可了解上颌窦和牙槽骨的形态（图CC35-4）。在3D打印模型上（图CC35-11），可进行模拟手术和设计上颌窦开窗植骨最优化的形状和位置（图CC35-12～图CC35-14）。技师直接在窦壁上制作了两个开窗导板（图CC35-15和图CC35-16）。也可以模拟水囊提升窦黏膜（图CC35-17和图CC35-18），计算达到预定的位置所需注入盐水的量（图CC35-19）。

手术过程

手术在全身麻醉鼻插管下进行。考虑到患者的要求，从髂嵴取骨时只做了很小的切口，仅够作为器械进入的通道那么大（图CC35-20），取了一块圆柱状的松质骨（图CC35-21）。

在上颌，在有牙区沿龈沟作切口，延伸到无牙区嵴顶切口，掀起全层黏骨膜瓣，暴露骨面。在3D打印模型上检查导板的就位后，将导板放置在右上颌窦侧壁的骨面上，检查其稳定性，并再次和模型上相比对。以导板为模板，用画笔标出开窗的部位和形状（图CC35-22）。然后用电动工具的金刚砂球钻慢慢在骨面磨出窗口（图CC35-23），直到看见窦黏膜（图CC35-24）。骨窗完全离断并可轻轻晃动（图CC35-25）；这时，用上颌窦剥离子小心从周边骨面分离黏膜（图CC35-26～图CC35-28）。为抬起上颌窦黏膜，这时采用了水囊工具（EMS，美国Osseous技术公司，纽波特比奇，加利福尼亚）（图CC35-29）。该工具有一水囊和可充气的注射器组成。囊在放入上颌窦黏膜下时是未充气的，通过注入灭菌盐水扩张球囊（图CC35-30）。在3D打印模型上经模拟，已经计算出将黏膜提到预定位置所需注入的量（图CC35-19）。将囊保持充盈几秒钟，放水后取出（图CC35-31）。注意：使用时先将球囊反复充盈排空几次，因为球囊第一次充盈时，体积增加很快，存在导致撕裂窦黏膜的风险。这样反复几次后，就会在注水时逐渐增加体积，减小损伤黏膜的风险。窦腔中植入从髂部取的松质骨（图CC35-32），盖上生物材料以保护移植骨（图CC35-33）。

在左侧上颌窦行类似的手术。放置开窗导板后，设计开两个窗（图CC35-34），一个在隔近中，一个在远中，因为横隔将左上颌窦分为左右两独立的腔（图CC35-35）。偶尔会碰到很厚的窦壁，损伤其中的小血管而导致出血。如果碰到出血，就应该立即烧灼止血（图CC35-36），一旦骨瓣松开后，止血就会非常困难。骨切开后，松动骨窗（图CC35-37），分离窦黏膜（图CC35-38），放入球囊，抬起黏膜。将球囊抽空（图CC35-39），然后注入准备好的盐水（图CC35-40）。之后抽出盐水，取出球囊（图CC35-41）。分离出了窦腔（图CC35-42），植入松质骨并压紧（图CC35-43），盖上生物材料以保护移植骨（图CC35-44）。因为取得的髂骨几乎用完了，我们决定不做横隔后的窦底提升；幸运的是，在横隔前的提升过程中，从窦内直接探到了横隔的骨板，注意到恰好在横隔前方可植入上颌第一磨牙。由于这个位置的颊系带特别低，拉拢缝合创口后做了颊系带切除。

术后讨论和种植体植入

4个月后做了CT扫描（图CC35-45～图CC35-47）。可以看到横隔起到了容纳移植骨的作用。而在右侧植入的骨有些沿着窦底"散开"。正是由于这个原因，隔的出现也被认为是一积极因素（详见第2章）。

在门诊局部麻醉下行种植手术，术中按原计划拔除了右上第一双尖牙和左侧两双尖牙（图CC35-48和图CC35-49）。每侧在移植骨中植入了3颗植体。右侧1颗和左侧2颗是植入在拔牙窝（图CC35-50）。这样做的目的是为了尽可能长时间地保留固定的临时牙（图CC35-51）。

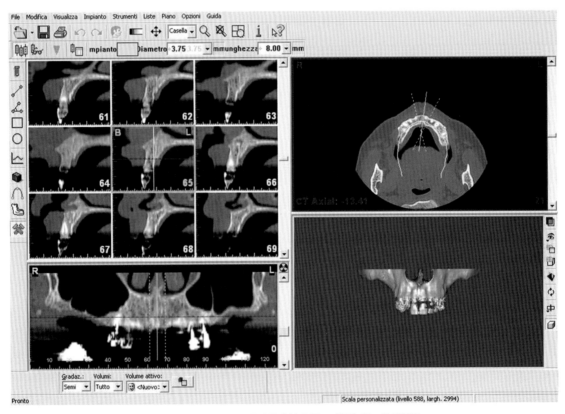

图CC35-1　种植设计软件（Simplant登士柏种植公司，哈瑟尔特，比利时）
界面有4个窗口，分别对应矢状断面、横断面、三维和冠状面（从左上顺时针方向）

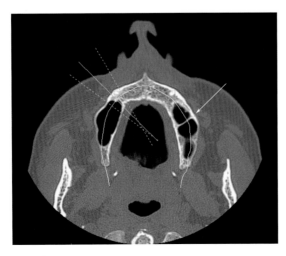

图CC35-2　CT横断面影像
左上颌窦的横隔（箭头）

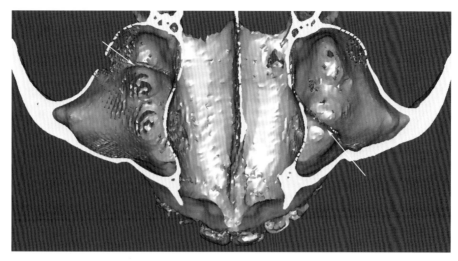

图CC35-3　三维CT影像的俯视观
左侧的横隔（左侧箭头）对手术有重要的作用，而右侧横隔（箭头）太靠后，没有实际作用

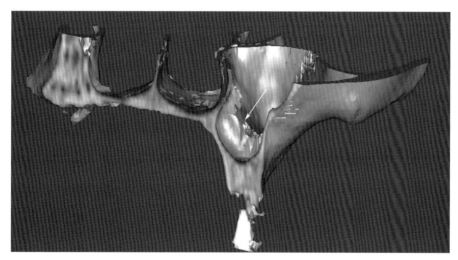

图CC35-4　经上颌右侧第二前磨牙位置三维横截面CT影像，隔前还有空隙

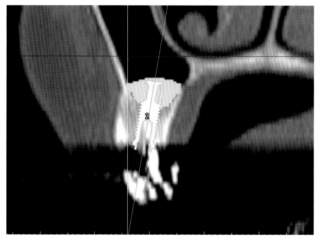

图CC35-5　上颌右侧第一前磨牙位置的矢状断面。计算机模拟窦底植骨和种植

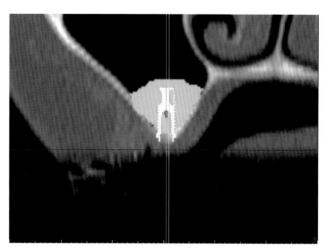

图CC35-6　上颌右侧第一磨牙位置的矢状断面。计算机模拟窦底植骨和种植

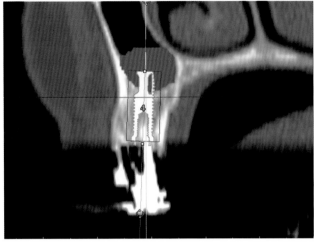 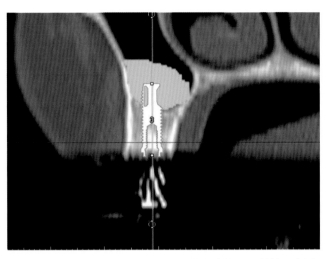

图CC35-7　上颌左侧第一前磨牙位置的矢状断面。计算机模拟窦底植骨和种植

图CC35-8　上颌左侧第二前磨牙位置的矢状断面。计算机模拟窦底植骨和种植

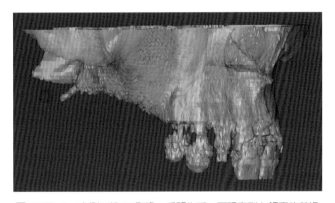 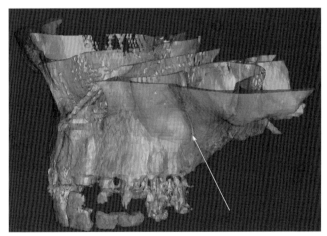

图CC35-9　右侧三维CT影像。透明化后，可观察到上颌窦的前缘

图CC35-10　左侧三维CT影像。透明化后，可观察到上颌窦的前缘和横隔（箭头）

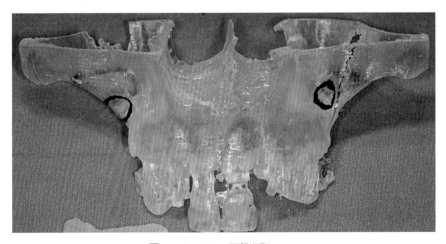

图CC35-11　3D打印模型
黑色画出的是上颌窦壁骨开窗位置

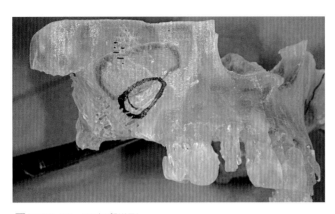

图 CC35-12 3D打印模型
黑色画出的是右上颌窦壁骨开窗位置

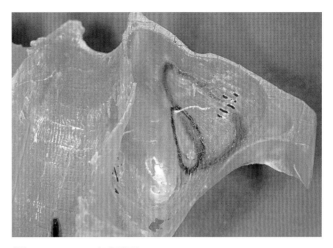

图 CC35-13 3D打印模型
黑色画出的是右上颌窦壁骨开窗位置（从上颌窦内由上往下看）

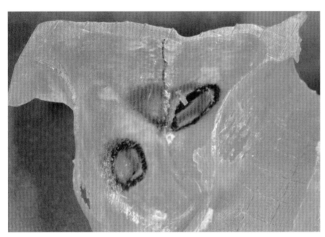

图 CC35-14 3D打印模型
黑色画出的是左上颌窦壁骨开窗位置，分别位于横隔前、后方（从上颌窦内由上往下看）

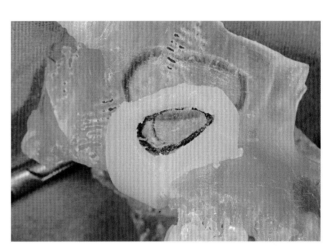

图 CC35-15 右侧窦底提升用的开窗导板（Simplant登士柏种植公司，哈瑟尔特，比利时）放置于3D打印模型上

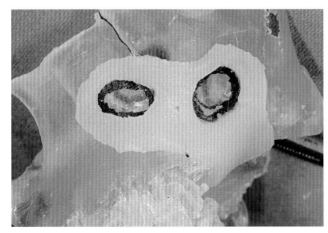

图 CC35-16 左侧窦底提升用的开窗导板（Simplant登士柏种植公司，哈瑟尔特，比利时）放置于3D打印模型上

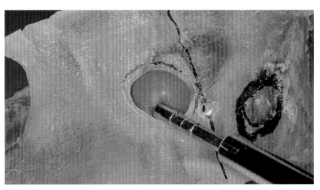

图 CC35-17 在3D打印模型进行左侧上颌窦模拟手术（隔前方），放入水囊并注水充盈（EMS，美国Osseous技术公司，纽波特比奇，加利福尼亚）

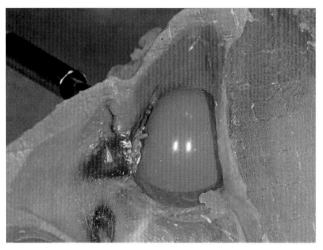

图CC35-18   在3D打印模型进行左侧上颌窦模拟手术，充盈水囊。从窦内面看，水囊与窦腔形状相吻合，进入到前隐窝

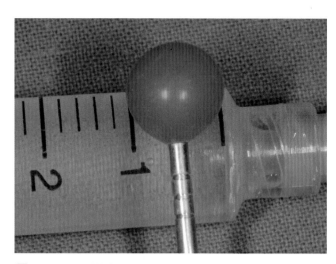

图CC35-19   计算应注入囊的盐水量

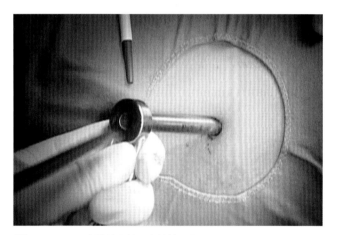

图CC35-20   在髂嵴上放置套管针取骨

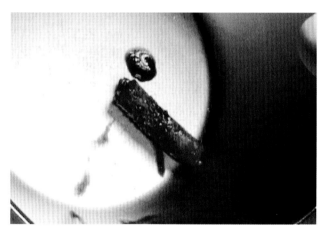

图CC35-21   取出的柱状松质骨

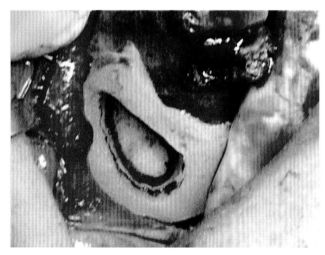

图CC35-22   在骨面上放置开窗导板（Simplant登士柏种植公司，哈瑟尔特，比利时）
导板作模板，用画笔画出开窗的入口

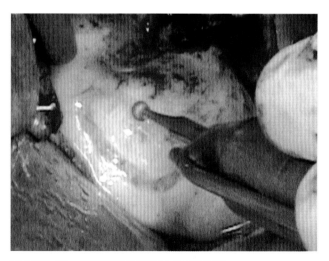

图CC35-23   沿画线用球钻磨除右上颌窦骨壁

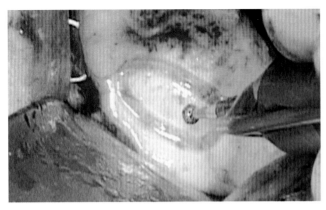

图CC35-24　可见淡蓝色的上颌窦黏膜

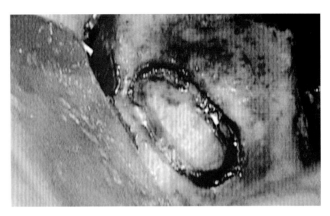

图CC35-25　完成去骨

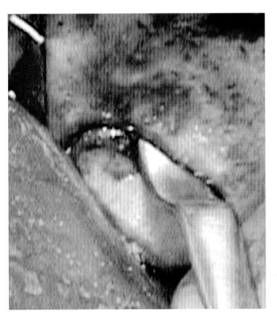

图CC35-26　在上颌窦下方分离黏膜

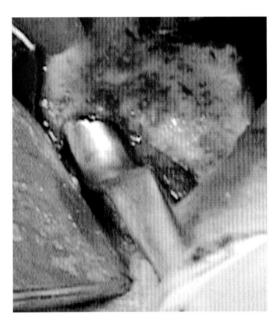

图CC35-27　在上颌窦前部分离黏膜

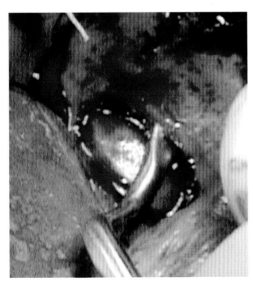

图CC35-28　分离上颌窦后部黏膜

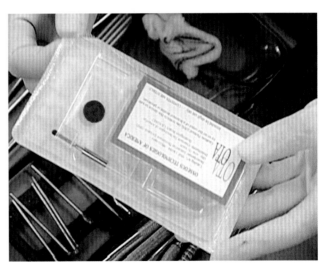

图CC35-29　提升窦黏膜的水囊

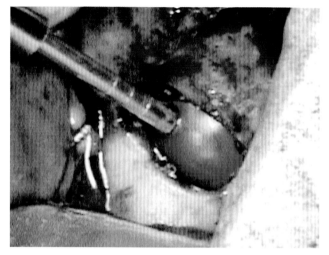

图CC35-30　在右上颌窦中放入水囊并注入盐水

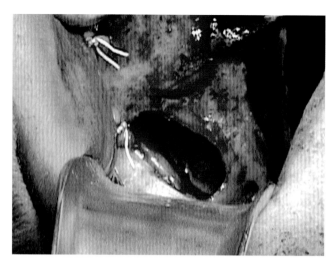

图CC35-31　取出水囊后的窦腔

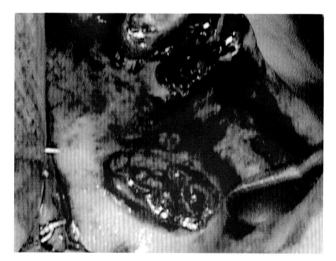

图CC35-32　在新形成的窦腔中植入髂骨

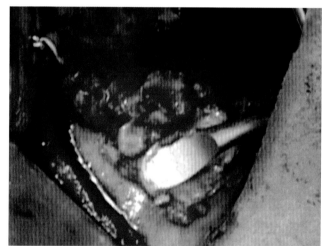

图CC35-33　盖上生物材料（Ostim，贺利氏，汉诺，德国）以保护移植骨

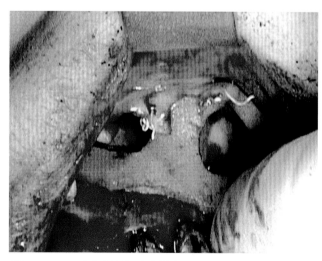

图CC35-34　放入导板行右上颌窦底提升。用画笔标出开窗的轮廓

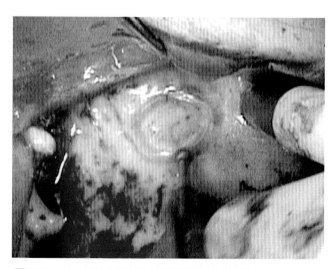

图CC35-35　用球钻磨出左上颌窦骨壁开窗的边界

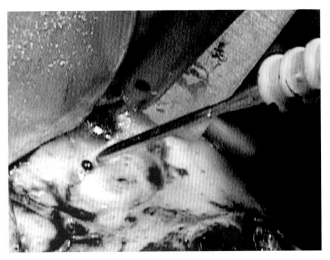

图CC35-36　用电凝防止骨内血管的轻微出血

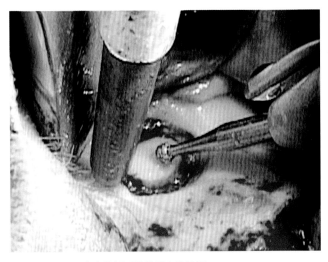

图CC35-37　磨穿骨板后松动开窗的骨板

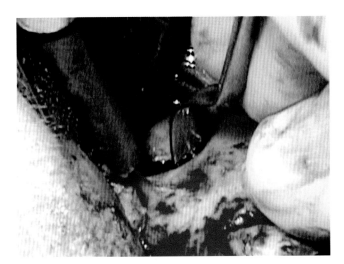

图CC35-38　分离窦黏膜，准备放入水囊提升窦黏膜

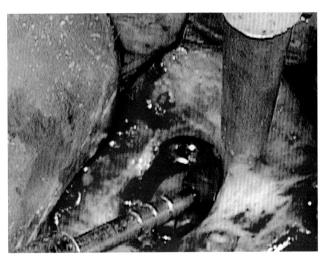

图CC35-39　水囊部分充盈后放入窦腔，仅注入少量盐水使水囊有充盈，并和黏膜、窦壁保持接触

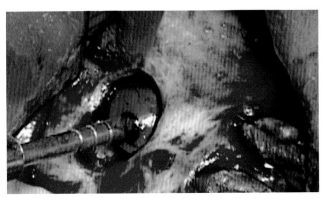

图CC35-40　逐渐注入盐水，使水囊慢慢膨大，抬起黏膜注水的量术前在模型上已计算好

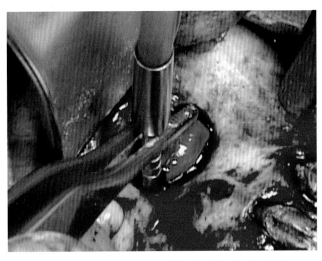

图CC35-41　用注射器抽出盐水，使水囊回缩，然后取出囊

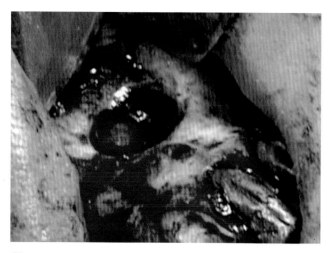

图CC35-42 取出囊后的窦腔

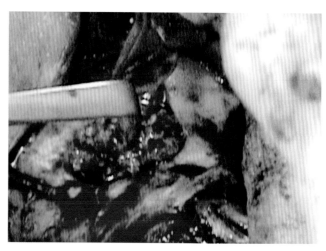

图CC35-43 植入从髂嵴取出的松质骨

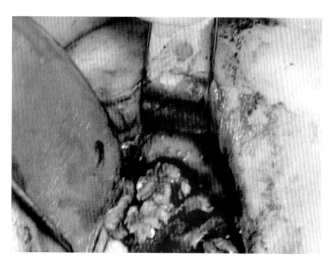

图CC35-44 盖上生物材料以保护移植骨

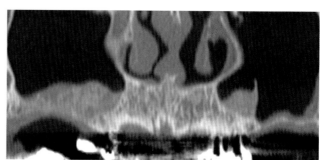

图CC35-45 术后CT冠状面影像
在某些情况下，横隔的出现对维持骨的位置是有益的。在左侧隔起到了维持骨高度的作用；而在右侧植入的骨则"散"在上颌窦底部

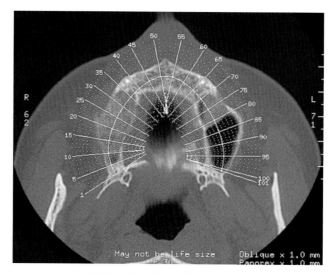

图CC35-46 术后CT横断面影像
左侧突出的隔将移植骨包围起来的作用

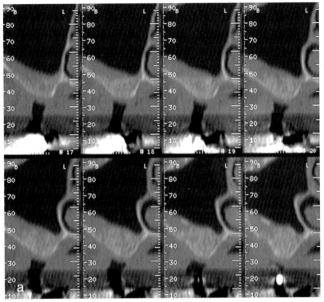
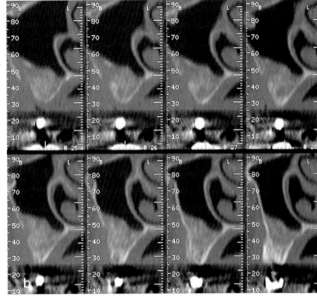
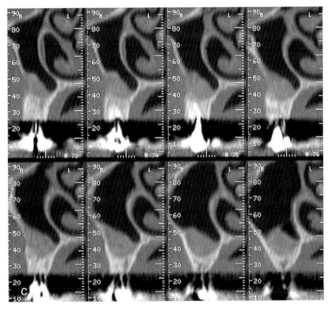

图CC35-47 术后CT矢状断面影像

右上颌窦（a，b），左上颌窦（c）

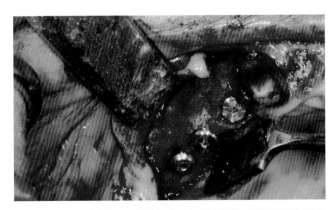

图CC35-48 右侧植入3颗种植体；上颌右侧第一前磨牙植入在拔牙窝中

注意：用碎骨片修补其颊侧骨板的小缺损

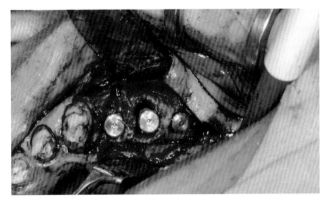

图CC35-49 左侧植入3颗种植体；上颌左侧第一前磨牙、上颌左侧第二前磨牙植入在拔牙窝中

周围骨缺损用骨碎片充填

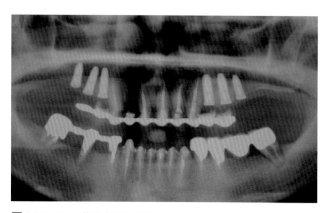

图CC35-50   种植术后全景片
上颌左侧第一磨牙种植在横隔的位置

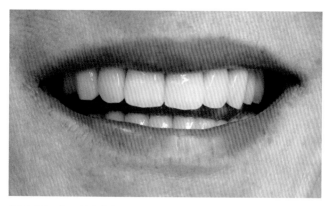

图CC35-51   最终修复（由技师M.Cosma提供）

临床病例36
上颌窦底提升，3D打印模型，计算机引导的种植外科

要点：窦底骨高度不足。

病史和资料

患者，女性，49岁，身体健康（ASA1），左上颌第一磨牙缺失。数年前患者由于冠-根折断而拔除了该牙。

术前考量

根据我们的诊断流程，也为了更好地制定种植计划，术前做了CT扫描，并将数据以DICOM格式导入到软件中（Simplant，登士柏种植公司，哈瑟尔特，比利时）。长期缺牙引起了骨的丧失，导致了严重的垂直高度不足（Jensen D类和Misch S-A IV类）。窦底残余骨高度在1～3mm，需进行上颌窦底骨增量，才能符合做种植的条件。

因为窦底剩余骨量太少，无法保证植入的种植体能获得足够的稳定性，所以要分两步进行。

经软件中的诊断分析，可清楚看到在重建后的全景（图CC36-1）、矢状面（图CC36-2）和三维（图CC36-3）影像中，垂直骨高度不足。诊断过程可利用Ganz称作"选择性透明"功能，对不同密度的研究对象进行分析；也可通过操作直接计算三维对象的容积（详见第2、3章）。在三维（图CC36-4）、矢状断面（图CC36-5）和横断面（图CC36-6）中都可应用透明化功能。为方便实施计划的上颌窦骨增量手术过程，订购了代表患者解剖结构的3D打印模型（Simplant登士柏种植公司，哈瑟尔特，比利时）。这个模型是与实际人等大的，用透明树脂制作而成，准确地代表了患者的解剖结构。在上颌窦侧壁上确定手术入路。在树脂模型上，确定开窗的部位，避开窦隐窝和形状不规则的地方，防止在骨面分离窦黏膜时发生粘连和撕裂（图CC36-7和图CC36-8）。良好的手术计划源于对患者个体情况的正确了解。因此必须利用现有的影像，从内（图CC36-9）到外（图CC36-10）对上颌窦做全面的评估，确定侧壁开窗的部位后，在模型上标记出来，将模型送到技工室，制作树脂转移导板，将模型上的信息，正确转移到手术中（图CC36-11）。

手术过程

手术在局部麻醉下进行。翻开黏骨膜瓣，暴露上颌窦侧壁。放入开窗导板，引导在预定的位置开窗（图CC36-12）。

先用超声骨刀在侧壁上沿导板内侧作标志，然后用直机金刚砂球钻去骨。沿导板所标的形状，仔细磨除骨壁。

完成去骨后，轻轻晃动骨窗，沿着骨壁内侧分离、推开上颌窦黏膜和窦内容物，避免撕裂黏膜（图CC36-13）。小心将窦黏膜提升到窦壁的中部。在窦腔底壁上植入人体冻干骨（BTX，里佐利矫形外科研究所，博洛尼亚，意大利）（图CC36-14）。

术后讨论和种植体植入

愈合6个月后，做了CT检查，用以评估植骨后的愈合状况和制定种植计划（图CC36-15～图CC36-17）。在软件中评估拟种植位置的新骨形成状况。确定种植计划后，订购牙支持式SurgiGuide导板，以确保种植计划准确转移到手术中。

手术过程

牙支持式导板可用于不翻瓣手术，也可用于翻瓣手术，像这个病例需要在手术中翻瓣暴露骨面的情况。

为确认植骨后的结合状况，我们选择翻瓣手术（图CC36-18）。在导板就位时，导板的基托会将软组织瓣卷入，因此翻瓣时要范围稍广些，方便导板就位（图CC36-19）。种植位点的制备根据厂家的说明书，用专用工具进行（ExpertEase，登士柏种植公司，慕尼黑，德国）。深度和制备的精度通过钻头上的止停控制。种植体通过导板进行全程引导植入（XiVe，登士柏种植公司，慕尼黑，德国）（图CC36-21～图CC36-24）。

术后讨论

对这个病例的术后评估，三维影像在观察患者的解剖结构方面很能说明问题。

患者术后由于耳鼻喉科的原因做了面部骨骼CT检查，很清楚地显示了上颌窦植骨后的效果（图CC36-15）。影像中可以看到在鼻腔侧窦壁边上有空腔，没有骨质（图CC36-25），这在全景片或其他类型的三维影像中是无法看到的。

由于在植骨后已通过CT发现了这个没骨质的区域，种植体只要按计划植入就可避开它。因此，通过二维的种植计划植入种植体，有可能将种植体植入到没有骨质的部位，而拍出的片子看起来很好，但种植体没有足够的骨量支撑其功能。三维影像术后法医式的评估可以对很多失败病例提供解释。

修复

术后4个月重新打开，安装愈合帽（图CC36-26）。软组织愈合几周后（图CC36-27），行种植体水平取模，将种植体的位置转移到石膏模型上，以制作修复体。最终修复体做了以螺丝固定的、CAD/CAM技术切削的金属烤瓷桥（图CC36-28和图CC36-29）。

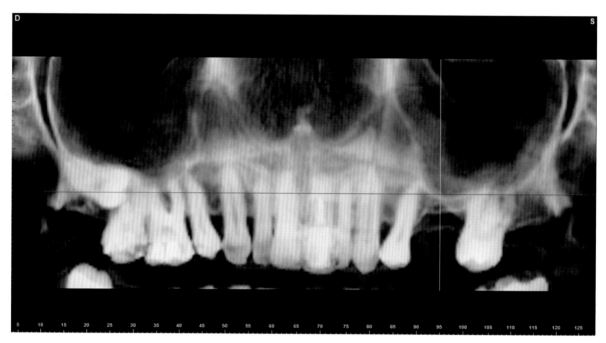

图CC36-1　CT全景影像显示窦底骨缺损

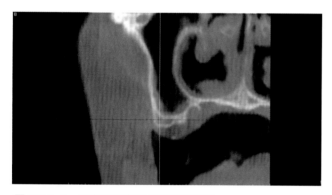

图CC36-2　CT矢状面影像显示窦底骨缺损

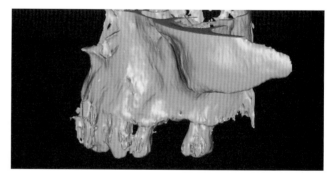

图CC36-3　三维CT影像

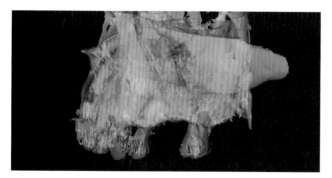

图CC36-4　三维透明化CT影像显示窦底骨的解剖结构

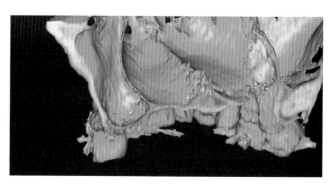

图CC36-5　三维CT图像的矢状面影像

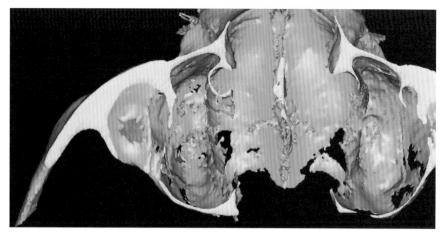

图CC36-6　三维CT图像的横断面影像

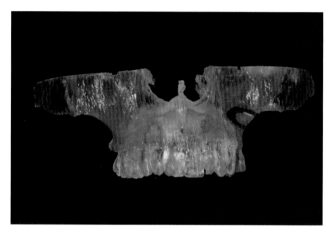

图CC36-7　上颌窦底骨增量过程
上颌骨3D打印模型。左侧，画出了开窗部位的轮廓

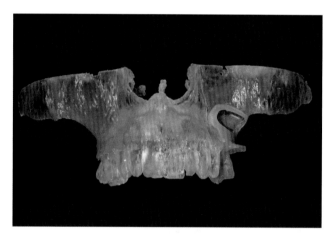

图CC36-8　上颌窦底骨增量过程
开窗导板放置在模型上

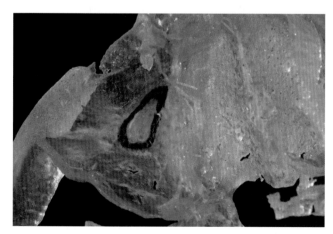

图CC36-9　上颌窦底骨增量过程
从窦内侧观看窦腔和开窗的轮廓

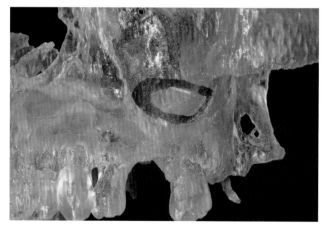

图CC36-10　上颌窦底骨增量过程
窦壁颊侧骨板

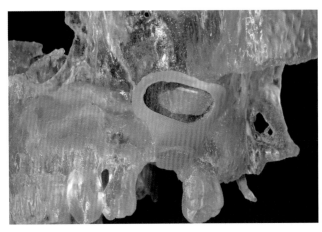

图CC36-11   上颌窦底骨增量过程
上颌窦开窗导板在3D打印模型上（Simplant登士柏种植公司，哈瑟尔特，比利时）

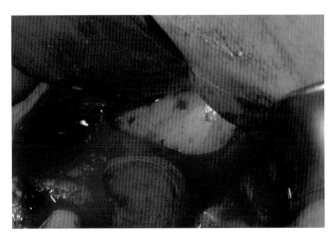

图CC36-12   上颌窦底骨增量过程
导板在骨面上就位，将模型上的计划复制到骨面上

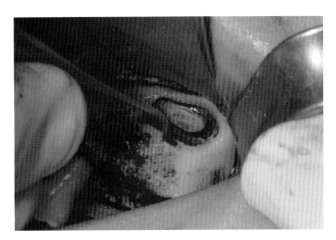

图CC36-13   上颌窦开窗

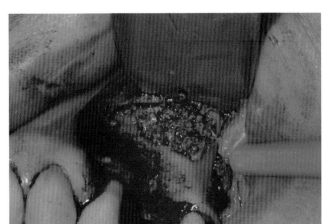

图CC36-14   窦内骨移植

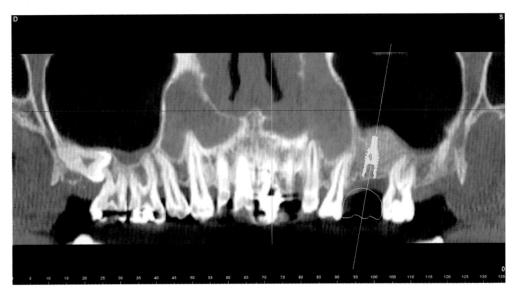

图CC36-15   计算机种植计划
虚拟种植体的大小和实际一致，呈1：1比例。图中显示了植入的骨量（图CC36-25）和虚拟义齿

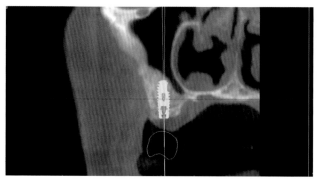

图 CC36-16　三维 CT 中种植计划的矢状面影像
注意：近中靠近鼻腔侧有一空腔，没有骨质

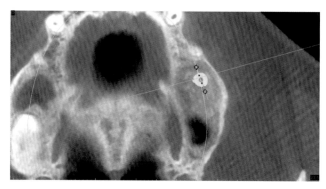

图 CC36-17　种植计划的横断面 CT 影像

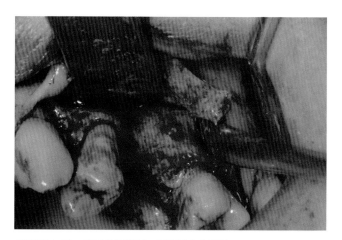

图 CC36-18　翻开黏骨膜瓣，检查骨愈合状况

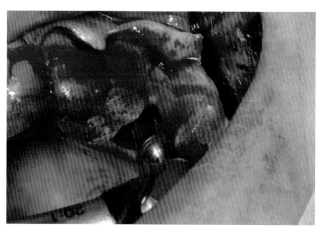

图 CC36-19　牙支持式 SurgiGuide 导板（Simplant 登士柏种植公司，哈瑟尔特，比利时）
当使用这类导板时，应检查确保牙龈组织不会干扰导板就位。牙龈瓣应在导板上方。用第一钻在制备种植位点

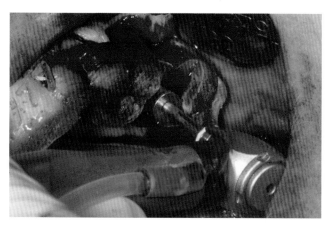

图 CC36-20　通过导板专用工具（ExpertEase，登士柏种植公司，慕尼黑，德国）经导板套管制备种植位点

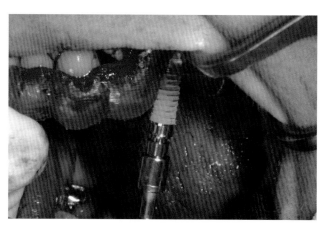

图 CC36-21　经导板植入种植体（XiVe，登士柏种植公司，慕尼黑，德国）

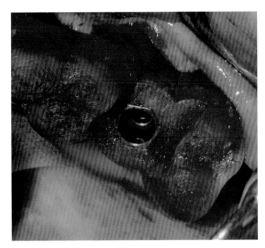

图CC36-22 种植体经导板套管植入（Simplant 登士柏种植公司，哈瑟尔特，比利时）

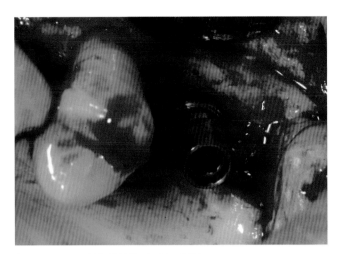

图CC36-23 植入种植体后，取下导板

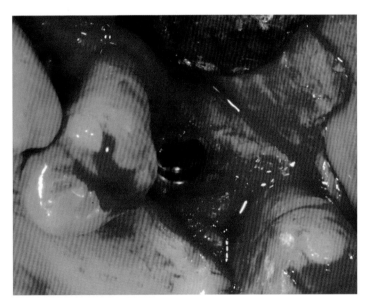

图CC36-24 经导板引导植入的种植体的位置 种植体恰好植入在牙槽嵴顶的位置

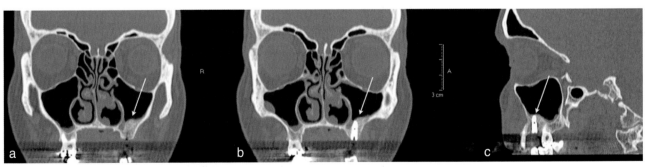

图CC36-25 种植术后面骨的CT扫描影像 箭头所指为窦内移植骨。只有在图中可以看见上颌窦靠鼻腔侧有一空腔，其中无骨质（见文中解释）

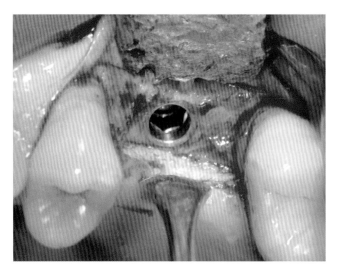

图CC36-26　打开安装愈合帽

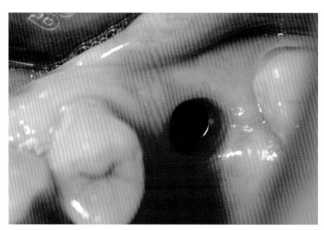

图CC36-27　软组织愈合后

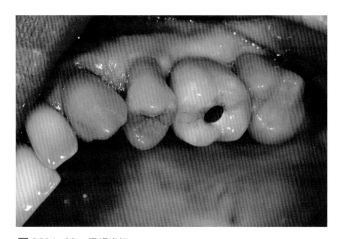

图CC36-28　最终修复
𬌗面可见固位螺丝

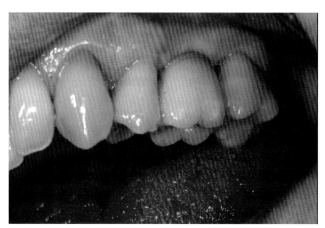

图CC36-29　金属烤瓷冠

临床病例37
上颌窦底骨增量，计算机引导的种植体植入

要点：窦底骨高度不足。

病史和临床资料

患者，女性，48岁，身体健康（ASA1），右侧上颌第二前磨牙由于根折而需种植修复。患者对用邻牙做基牙有顾虑。而初步拍片检查显示需要上颌窦底植骨。

术前考量

将CBCT数据以DICOM格式导入Simplant软件（Simplant登士柏种植公司，哈瑟尔特，比利时）中，制定种植计划。模拟种植计划显示在右上颌第二前磨牙区的骨高度不足（图CC37-1和图CC37-2）。利用软件中测量工具测得窦底骨高度为5.7mm（Jensen C类）（图CC37-3）。窦底骨量决定了手术方式的选择。Jensen认为在C类可在侧壁开窗植骨的同时行种植体植入，因为当有5～6mm骨量时，可确保种植体的初始稳定性。我们排除了经牙槽嵴的方法，一般认为经牙槽嵴的内提升最多可增加3～4mm的骨量，这样的话最多可植入7～8mm的种植体。

在软件中的三维影像十分清楚和简单明了，因此给患者看其本身的解剖状况也很有帮助（图CC37-4～图CC37-7）。

上颌窦底骨增量过程常规是根据正确的诊断和手术规范来进行的。利用CBCT数据制作上颌骨的3D打印模型。这个模型是与实际等大的、透明的。在树脂制作的模型上确定和标记合适的开窗部位。重要的是要避开窦壁上狭窄的隐窝和不规则的区域，因为这些

部位的粘连会使提升过程中黏膜容易穿孔。在3D打印模型模拟开窗。根据模型上的模拟情况，技师制作开窗导板（图CC37-8～图CC37-10）。开窗导板放置在骨面上，确定开窗的位置和形状。在这个病例中，如前所述，剩余的骨量可保证同期植入种植体，因此我们订购了一牙支持式SurgiGuide导板（Simplant登士柏种植公司，哈瑟尔特，比利时）植入种植体（图CC37-11）。

手术过程

手术在局部麻醉下进行。翻开黏骨膜瓣后，可看清上颌窦侧壁的骨壁（图CC37-12），如模型上计划一样，在骨面上放置开窗导板（图CC37-13）。用超声骨刀的球形钻（Pizeosurgery，迈创，热那亚，意大利），沿导板内侧缘切出和模型上相同的开窗形状（图CC37-14）。为防止遇到很厚的骨板或缩短手术时间，可用电动工具去骨（图CC37-15）。有时候骨内的小血管破裂可导致出血。可用双极电凝止血（图CC37-16）。切开骨壁后，小心分离和抬起窦黏膜（图CC37-17～图CC37-20）。由脱矿冻干骨碎片和含有TGF-β、VEGF、BMP-2和BMP-4的骨基质（骨骼肌组织库，里佐利矫形外科研究所，博洛尼亚，意大利）混合后，植入上颌窦内。导板是牙支持式的（图CC37-21和图CC37-22）。这种SurgiGuide导板（Simplant登士柏种植公司，哈瑟尔特，比利时）常用在不翻瓣手术中，但也可有效地应用在像这种翻瓣病例中。有时将前庭沟和腭侧的基托磨短是很有用的，可减少牙龈瓣的干扰。经导板全程引导，用导板专用工具（ExpertEase，登士柏种植公司，慕尼黑，德国），制备种植位点（图CC37-23），植入一个φ3.8mm×13mm的种植体（XiVe，登士柏种植公司，慕尼黑，德国）（图CC37-24和图CC37-25）。植入种植体后，填充好上颌窦的侧壁（图CC37-26）。放置胶原膜保护移植骨（图CC37-27），缝合创口（图CC37-28）。手术结束后拍摄全景片（图CC37-29）。

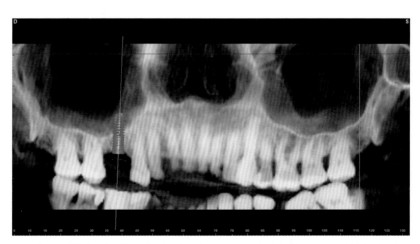

图CC37-1 在软件中模拟种植计划的全景影像（Simplant登士柏种植公司，哈瑟尔特，比利时）

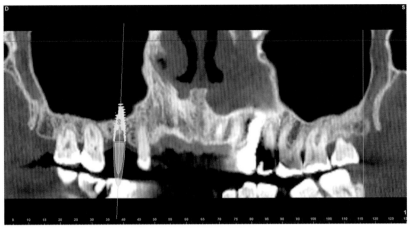

图 CC37-2　模拟种植计划的 CT 影像额面观
计划必须在各个层面中检查

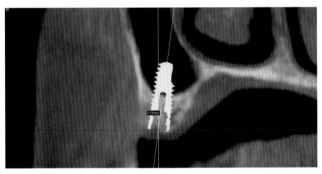

图 CC37-3　经过种植位点的矢状断面影像
利用软件的测量工具，可测量上颌窦底的骨高度。根据测量可决定
上颌窦手术的入路方式（详见文中）

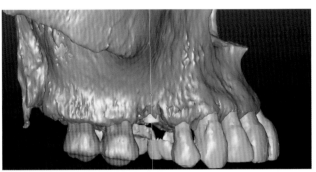

图 CC37-4　种植计划的三维影像

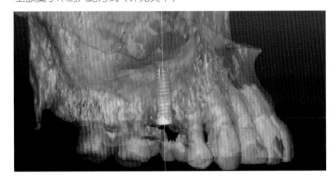

图 CC37-5　种植计划的三维影像
将表面骨透明化处理，可以看到深部结构和种植体与窦腔的关系

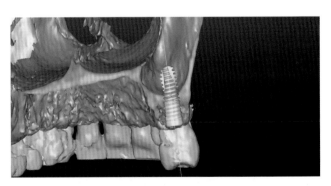

图 CC37-6　经种植体的种植计划的三维影像矢状面观
种植体穿入窦腔，因此需要行窦底骨移植

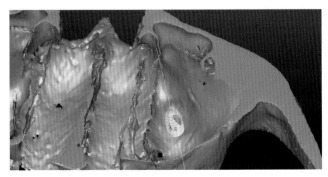

图 CC37-7　从上颌窦内观看种植计划的三维影像

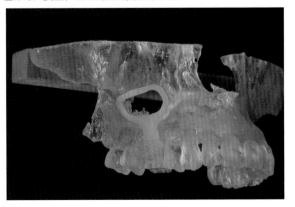

图 CC37-8　3D 打印模型和窦底提升的开窗导板
（Simplant 登士柏种植公司，哈瑟尔特，比利时）

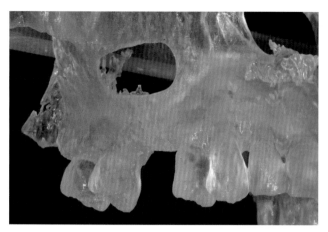

图CC37-9 上颌窦底骨增量过程

一旦在模型上确定好开窗的位置和形状，就在侧壁上画出来

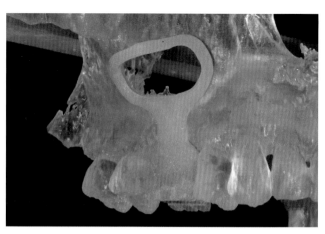

图CC37-10 上颌窦底骨增量过程

技师制作窦底提升用的开窗导板。导板放置在骨面上，在术中确定计划开窗的位置和形状（图CC37-13）

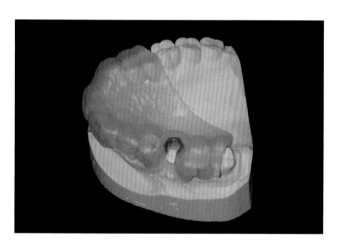

图CC37-11 牙支持式SurgiGuide导板（Simplant登士柏种植公司，哈瑟尔特，比利时）

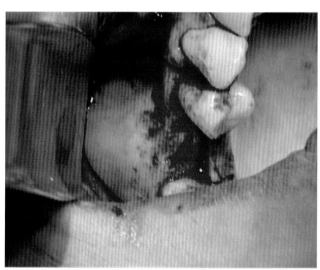

图CC37-12 暴露上颌窦骨壁

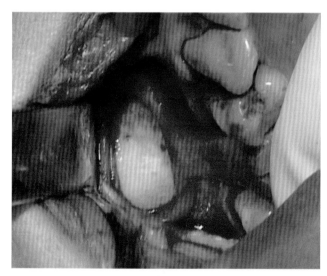

图CC37-13 上颌窦底提升的开窗作导板（Simplant登士柏种植公司，哈瑟尔特，比利时）放置在骨面上，找到模型上设计的开窗部位

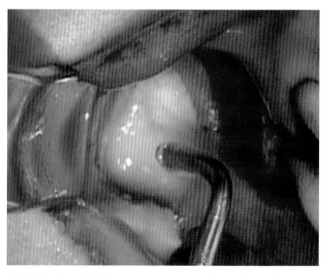

图CC37-14 超声骨刀（Pizeosurgery，迈创，热那亚，意大利）在骨面上沿导板内缘切割出开窗的形状

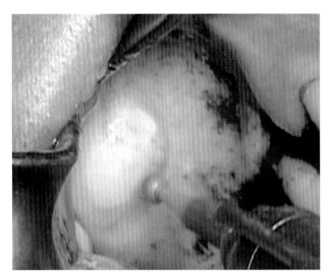

图 CC37-15　用金刚砂球钻去骨，以缩短时间

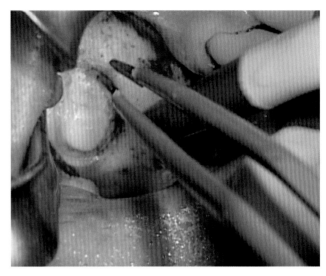

图 CC37-16　双极电凝可用于烧灼骨内出血的小血管

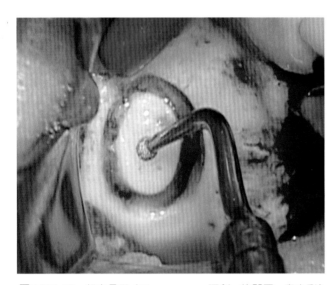

图 CC37-17　超声骨刀（Pizeosurgery，迈创，热那亚，意大利）用于防止在开窗去骨时损伤窦黏膜十分有效

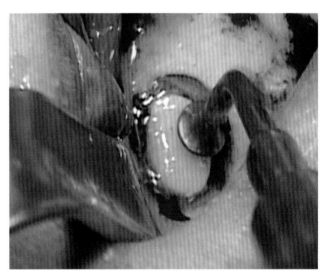

图 CC37-18　用锥形超声骨刀（Pizeosurgery，迈创，热那亚，意大利）头分离进入上颌窦

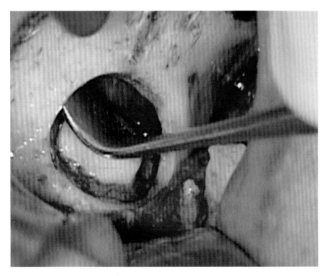

图 CC37-19　抬起窦黏膜
这个过程必须沿开窗边缘进行

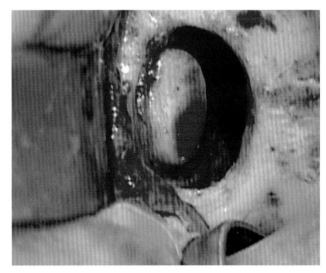

图 CC37-20　窦壁的骨窗可有不同的利用方法
可以去掉，而在这个病例中，我们把它抬起转入窦内。在完成上颌窦底提升后，植入移植材料，骨窗的骨板可成为新窦底骨板

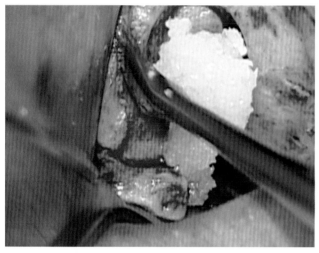

图CC37-21　移植物植入黏膜下窦腔中

先充填鼻腔侧，然后植入种植体后，再行侧壁充填。植入材料由脱矿冻干骨碎片和含有TGF-β、VEGF、BMP-2和BMP-4的骨基质混合而成（骨骼肌组织库，里佐利矫形外科研究所，博洛尼亚，意大利）

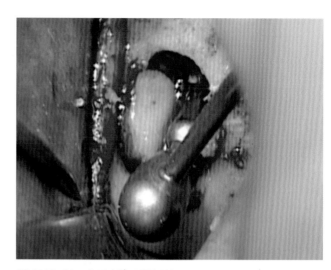

图CC37-22　在近中轻压移植材料

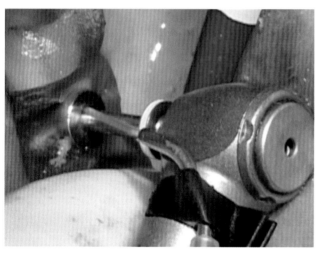

图CC37-23　计算机引导的种植外科

牙支持式导板和导板专用工具（ExpertEase，登士柏种植公司，慕尼黑，德国）。经导板制备种植位点

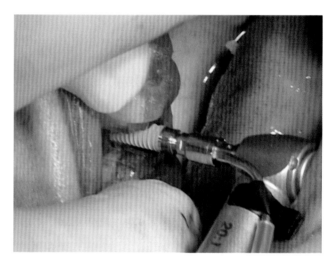

图CC37-24　种植体（XiVe，登士柏种植公司，慕尼黑，德国）植入经导板全程引导

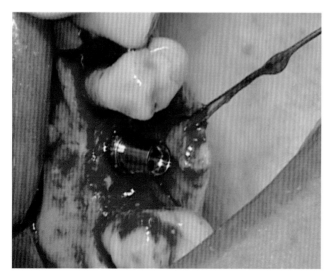

图CC37-25　种植体植入后，取出导板

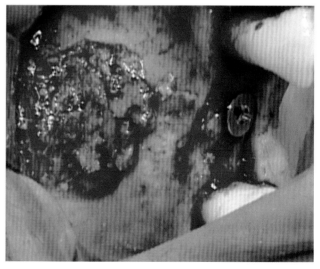

图CC37-26　在完成种植体植入后，行上颌窦侧壁植骨

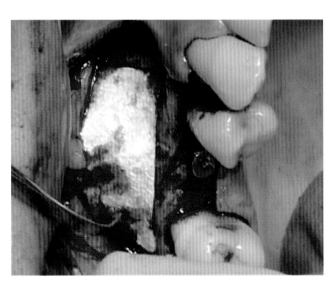

图 CC37-27 用胶原膜保护移植骨

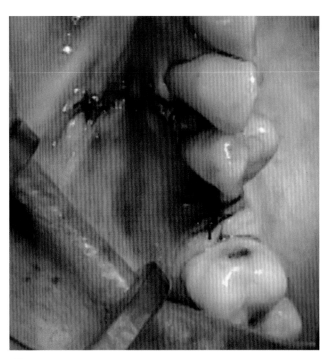

图 CC37-28 缝合

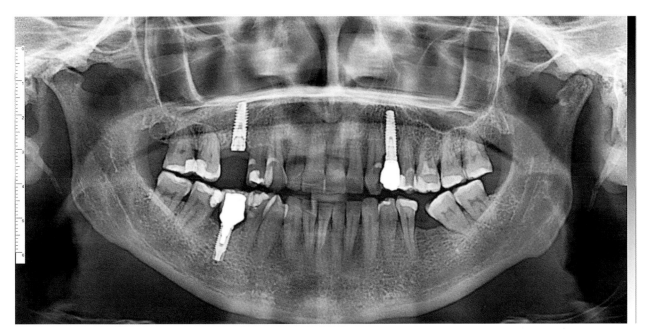

图 CC37-29 术后全景片

可见种植体和移植骨，移植骨仍未钙化

临床病例38
上颌窦底骨增量，3D打印的上颌窦开窗导板，计算机引导的种植外科

要点：窦底骨高度。

案例说明

这个病例代表了我们首次用更快捷、简单和直接的方法来制造上颌窦底提升的开窗导板的经验。我们原先推荐的是在3D打印模型上制作开窗导板，要先在模型上画出开窗的入路；根据这个设计，技师制作开窗导板，然后就位到患者的骨面上，来复制手术计划。新的方法就不需要技师和3D打印模型，而是直接在计算机的三维界面设计开窗导板，通过快速原型技术来打印导板。

病史和资料

患者，男性，70岁，自诉有轻微高血压，身体健康状况尚可（ASA2）。右侧上颌第二前磨牙和第一磨牙缺失，上颌窦底剩余骨高度不足，无法直接植入种植体（图CC38-1）。残余骨高度在4～6mm，相当于Jensen C类。和常见的一样，远中部骨缺损更多些。现有的骨量可使植入种植体获得足够的稳定性，因此可在植骨的同时植入种植体，这样可能节约相当一部分时间。

术前考量

我们应用Simplant软件（Simplant登士柏种植公司，哈瑟尔特，比利时）做种植设计（图CC38-2～图CC38-4），而新的上颌窦底提升导板设计则需要另一个软件（O&O，Simplant登士柏种植公司，哈瑟尔特，比利时）。可以在软件中直接进行三维设计，设计时只能设计成四边形，因为在软件中不能进行曲线切割。上颌窦开窗的位置位于侧壁上，在窦底上方，长度上要包含两个种植位点（图CC38-5和图CC38-6）。由于这是个实验性的病例，还需要上颌骨的模型（图CC38-7）来评估开窗导板在其上的位置（图CC38-8和图CC38-9）。这个导板还设计了一个小的手柄（图CC38-10）。同时订购了一个牙支持式导板用来行种植手术（图CC38-11）。

手术过程

手术在局部麻醉下进行。翻开黏骨膜瓣暴露上颌窦侧壁，将导板放置在骨面上（图CC38-12）。由于导板的手柄妨碍超声骨刀的使用，因此我们选择用铅笔在骨面上作标记，在没有导板的情况下截骨（图CC38-13）。用一系列超声骨刀刀头（Esacrom，Imola，博洛尼亚，意大利）切开上颌窦壁，进入窦腔（图CC38-14）。有时会碰到骨内血管的出血，这种情况下可以马上用双极电凝止血（图CC38-15），但小心不要损伤窦黏膜。用上颌窦底提升专用工具，仔细分离黏膜，抬起黏膜形成植骨腔（图CC38-16和图CC38-17）。

在种植之前，先在窦底的近中部植入异体冻干骨（BTM，里佐利矫形外科研究所，博洛尼亚，意大利）（图CC38-18），并压紧（图CC38-19）。放置与ExpertEase专用导板工具（登士柏种植公司，慕尼黑，德国）（图CC38-20和图CC38-21）匹配的牙支持式导板，植入2颗种植体（XiVe，登士柏种植公司，慕尼黑，德国）（图CC38-22）。植入种植体后，在窦侧壁的腔中植骨（图CC38-23），并用胶原膜保护（图CC38-24）。术后全景片显示，移植骨和2颗种植体植入的位置与计算机种植计划中一致（图CC38-25）。

术后讨论和种植体植入

从这个实验性的案例中，我们注意到从技术的角度应当注意以下事项：① 3D打印的导板手柄妨碍术中使用切割工具，这个要修改。② 导板在骨面上的基底相当小，但稳定性很好；因此导板可以做得大些。③ 开窗设计成四边形是个局限，常规是卵圆形的。④ 这个案例可以说是开创了一个新的产品，而这个产品在使这类手术更加快捷、简单和经济。

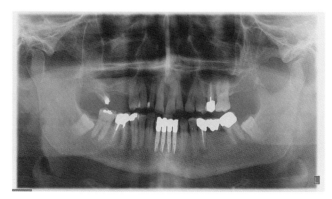

图CC38-1 全景片显示在上颌右侧第二前磨牙、上颌右侧第一磨牙缺失的位置，上颌窦底骨高度不足

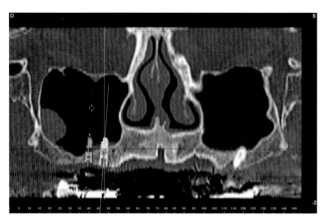

图CC38-2　计算机种植计划的全景影像

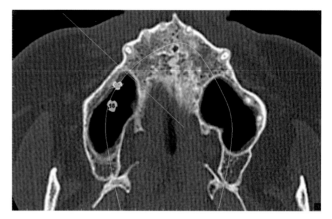

图CC38-3　计算机种植计划的横断面影像　种植体进入上颌窦

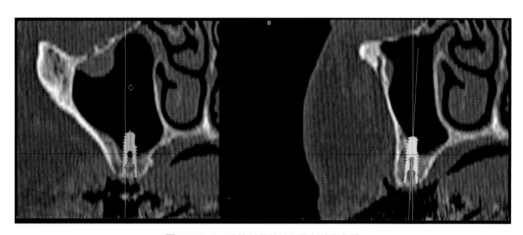

图CC38-4　计算机种植计划的矢状面影像

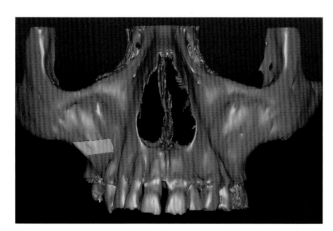

图CC38-5　三维影像前面观
在上面设计了上颌窦开窗（O&O，Simplant登士柏种植公司，哈瑟尔特，比利时）

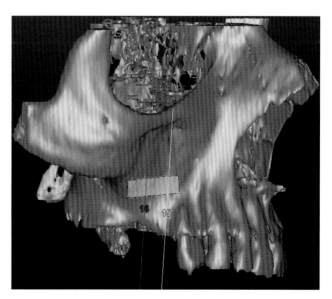

图CC38-6　三维影像右侧面观。在上面设计了上颌窦开窗（O&O，Simplant登士柏种植公司，哈瑟尔特，比利时）

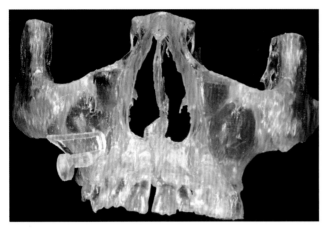

图CC38-7　3D打印模型和开窗导板

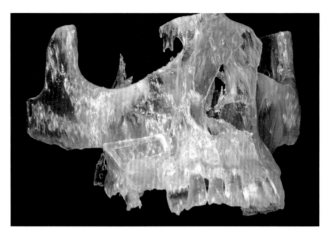

图CC38-8　3D打印模型的开窗导板和四边形开窗的侧面观

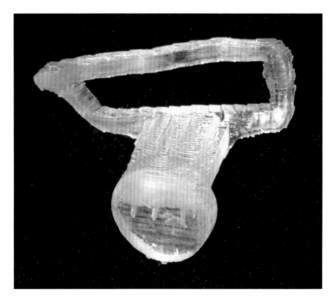

图CC38-9　在3D打印制作的开窗导板和模型

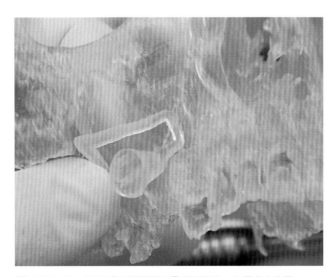

图CC38-10　3D打印模型和开窗导板可消毒，方便术中使用

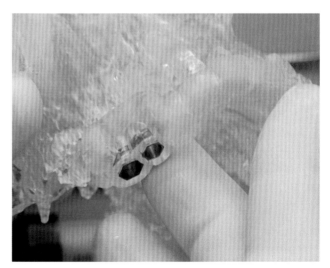

图CC38-11　牙支持式导板用于制备种植位点（Simplant登士柏种植公司，哈瑟尔特，比利时）

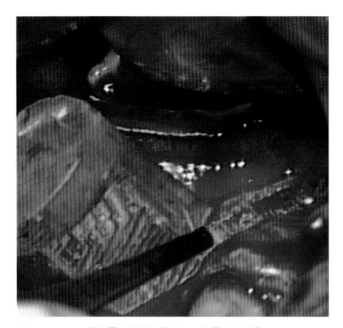

图 CC38-12　开窗导板放置在骨面上，引导开窗去骨

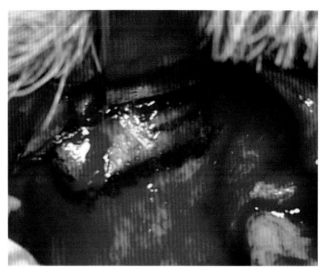

图 CC38-13　在这个病例，我们选择画出开窗的边界，然后徒手行开窗

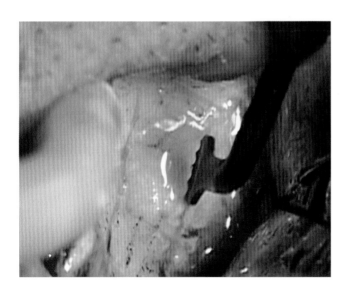

图 CC38-14　用超声骨刀切开窦侧壁骨板

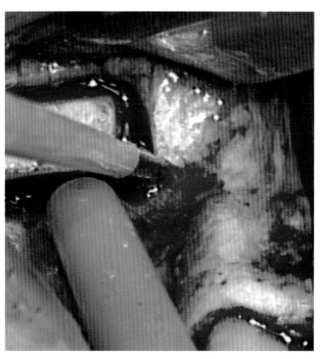

图 CC38-15　在骨板中用双极电凝烧灼止血

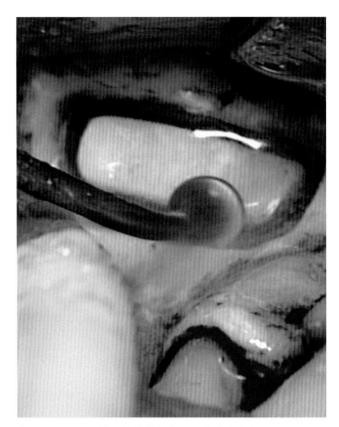

图CC38-16　开始用锥状的超声骨刀头分离窦黏膜（Esacrom，Imola，博洛尼亚，意大利）

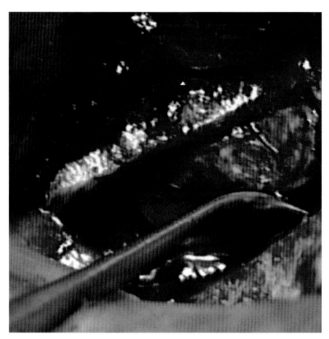

图CC38-17　用上颌窦黏膜剥离子分离并抬起窦黏膜，形成植骨腔

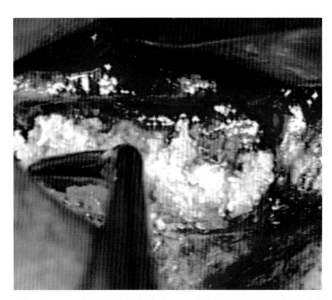

图CC38-18　异体冻干骨植骨（BTM，里佐利矫形外科研究所，博洛尼亚，意大利）

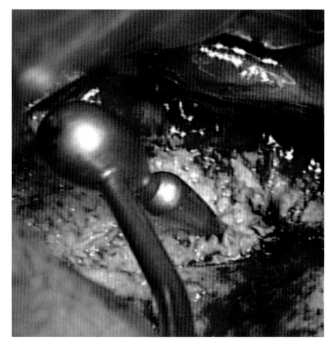

图CC38-19　在种植之前，压紧近中部分的移植骨

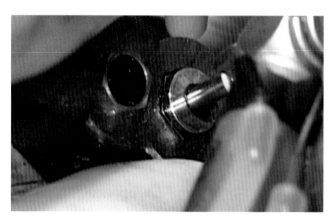

图CC38-20　用导板专用工具（ExpertEase，登士柏种植公司，慕尼黑，德国），经导板套管制备种植位点

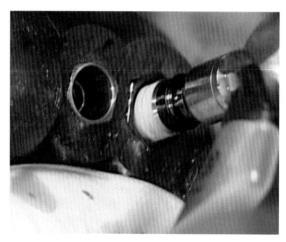

图CC38-21　经导板套管植入种植体（XiVe，登士柏种植公司，慕尼黑，德国）

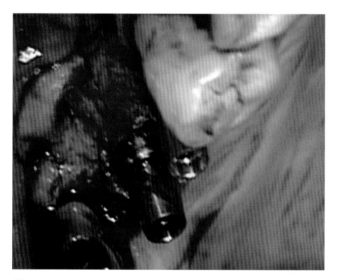

图CC38-22　取出导板后植入的种植体

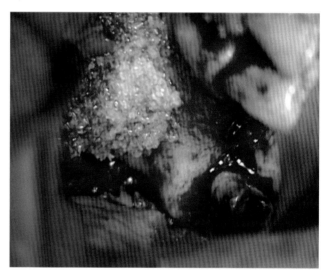

图CC38-23　窦侧壁植骨

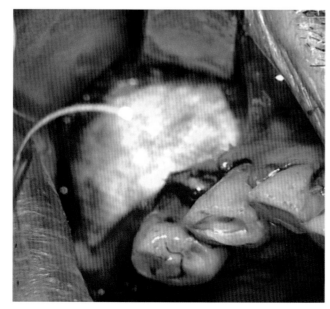

图CC38-24　放置胶原膜保护移植骨

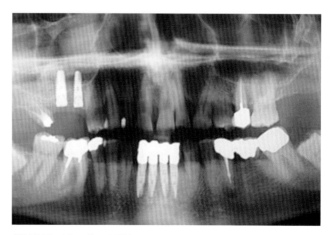

图CC38-25　术后全景片

临床病例39
双侧上颌窦底骨增量，计算机引导的种植外科

要点：窦底骨高度。

病史和资料

患者，女性，64岁，身体健康（ASA1）。拔除上颌左侧第二双尖牙、右上颌第二双尖牙和第一磨牙，窦底骨高度不足。远中部分骨高度不足更明显。由于病理性松动，左上第一双尖牙也需要拔除。为行种植，计划行双侧上颌窦底提升，以增加骨高度。

术前考量

为制定手术计划，将CT导入Simplant软件（Simplant登士柏种植公司，哈瑟尔特，比利时）中进行分析。在重建后的全景影像（图CC39-1）、三维影像（图CC39-2～图CC39-6）和矢状面中（图CC39-7和图CC39-8）骨缺损都很明显。这项技术包括制作重建后的3D打印模型（Simplant登士柏种植公司，哈瑟尔特，比利时），并在模型上确定窦侧壁开窗的位置和方式（图CC39-9和图CC39-10）。一旦确定在模型上开窗的位置后，由技师制作两开窗导板将模型上的状况复制转移到手术中（图CC39-11～图CC39-14）。

手术过程

上颌窦底骨增量

手术在局部麻醉+静脉镇静下进行。在取得患者同意后，先行一侧手术，2周后再行另一侧手术，以避免过大的压力和保持一侧的咬合功能。为方便起见，手术就如同一期手术一样来描述。先行右侧手术。翻开黏骨膜瓣，暴露窦侧壁，将导板稳定就位（图CC39-15）。以导板为模板，沿其内侧缘，用超声骨刀的球状刀头（Pizeosurgery，迈创，热那亚，意大利）切开骨壁（图CC39-16）。有时为节约时间，就用直机的金刚砂球钻去骨（图CC39-17）。利用导板可以将模型上设计的开窗的位置、形状和大小准确地转移到患者口腔中（图CC39-18）。在分离抬起窦黏膜这个精细的手术过程中（图CC39-19），消毒好的3D打印模型是非常有帮助的，它可提供上颌窦解剖结构的重要信息（图CC39-20）。上颌窦黏膜必须抬起足够的高度，以形成一植骨空间（图CC39-21）。植入异体冻干骨（BTM，里佐利矫形外科研究所，博洛尼亚，意大利），并盖上胶原膜（图CC39-22～图CC39-24）。最后拉拢皮瓣，缝合创口（图CC39-25）。在左侧也施行了相同的手术，只是左侧手术时去除了骨板不一样（图CC39-22～图CC39-30）。在有些病例中，窦壁骨板很厚，也有很少数与黏膜粘连，将骨板去除，当作自体移植骨源使用更方便。也可以将骨板复位到开窗部位（图CC39-31～图CC39-35）。和右侧一样，植入异体冻干骨（图CC39-36和图CC39-37），并盖上胶原膜（图CC39-38）。右侧做了简单的间断缝合（图CC39-39）。

术后讨论和种植体植入

6个月后再次做了CT检查，用Simplant软件制定种植计划。

上颌窦底骨增量手术后窦底骨高度增加明显，可植入种植体。右侧可植入2颗，左侧可植入3颗。从软件的各个层面对种植计划进行分析：前面（图CC39-40）、横断面（图CC39-41）和各个种植体所在位置的矢状断面（图CC39-42～图CC39-46）。订购了牙支持式导板（Simplant登士柏种植公司，哈瑟尔特，比利时）（图CC39-47）进行不翻瓣手术，因为现有条件可做的创伤更小点。

手术过程

种植体植入

种植手术在局部麻醉下进行，没有静脉镇静，不翻瓣。采用这种手术方式，手术是微创和快捷的。放置导板并检查其稳定性（图CC39-48）。用环切刀在每个种植位点切除一环形牙龈（图CC39-49和图CC39-50）。用导板专用工具（ExpertEase，登士柏种植公司，慕尼黑，德国）制备5个种植位点（图CC39-51），然后采用特定的携带体，经"全程导板引导"植入种植体（图CC39-52～图CC39-54）。因不推荐行即刻修复，因此盖上覆盖螺丝（图CC39-55），让牙龈二期愈合。术后拍摄全景片（图CC39-56）。

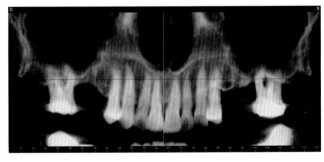

图CC39-1 全景影像显示双侧窦底骨高度不足（图CC39-40）

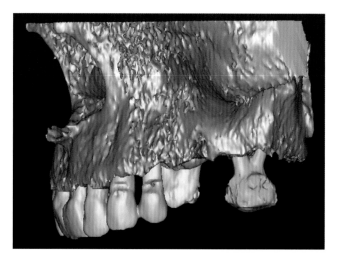

图CC39-2　三维影像（左面观）

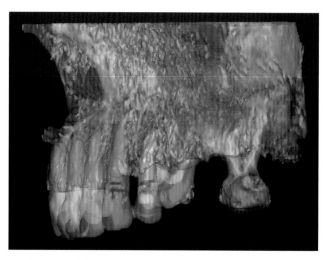

图CC39-3　左侧三维影像
骨面透明化后显示上颌窦

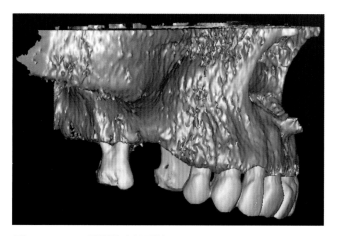

图CC39-4　三维影像（右面观）

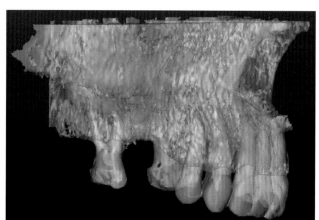

图CC39-5　右侧三维影像
骨面透明化后显示上颌窦

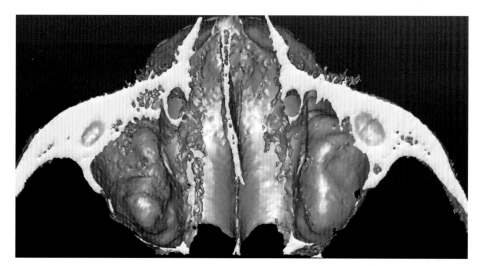

图CC39-6　三维影像
（从上往下看上颌窦内）

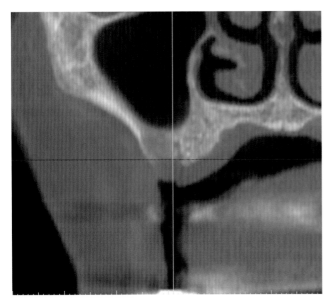

图CC39-7 左侧矢状面
影像显示窦底骨高度不足

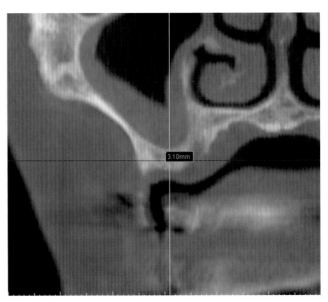

图CC39-8 右侧矢状面
影像显示窦底骨高度不足

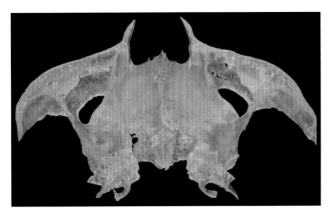

图CC39-9 上颌窦底骨增量过程
模型上有开窗，从窦内往外看

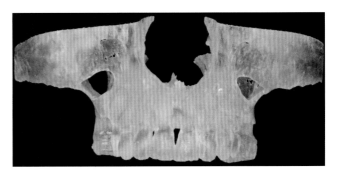

图CC39-10 上颌窦底骨增量过程
在3D打印模型（Simplant登士柏种植公司，哈瑟尔特，比利时）上模拟开窗

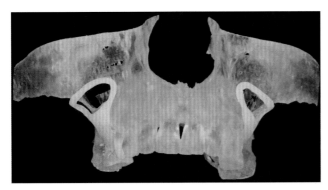

图CC39-11 上颌窦底骨增量过程
开窗导板在3D打印模型上（Simplant登士柏种植公司，哈瑟尔特，比利时）

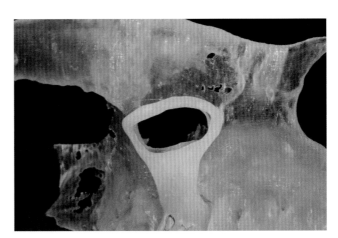

图CC39-12 上颌窦底骨增量过程
开窗导板（Simplant登士柏种植公司，哈瑟尔特，比利时）用于右上颌窦底提升

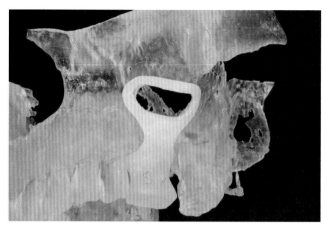

图 CC39-13　上颌窦底骨增量过程

开窗导板（Simplant登士柏种植公司，哈瑟尔特，比利时）用于左上颌窦底提升

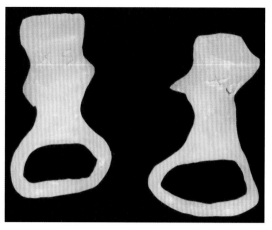

图 CC39-14　两个开窗导板用于将模型（Simplant登士柏种植公司，哈瑟尔特，比利时）上的模拟设计转移到患者口腔中

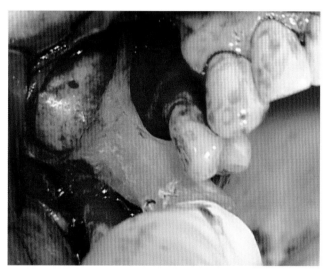

图 CC39-15　上颌窦底骨增量过程

开窗导板，就位在骨面，指示出开窗的位置。右侧

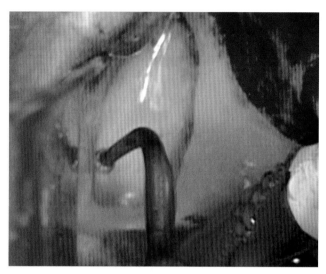

图 CC39-16　上颌窦底骨增量过程

超声骨刀切开骨面，在骨面上切出与模型上开窗一样的形状（Pizeosurgery，迈创，热那亚，意大利）

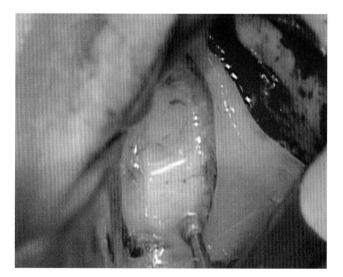

图 CC39-17　有时候为了加快速度，用金刚砂球钻开窗

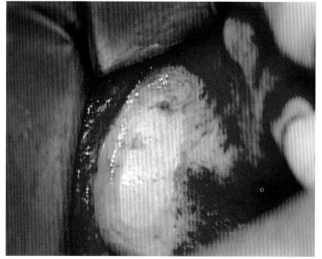

图 CC39-18　上颌窦底骨增量过程

开窗的形状和位置，以及模型上设计的相同，已通过开窗导板转移到患者口腔中（Simplant登士柏种植公司，哈瑟尔特，比利时）

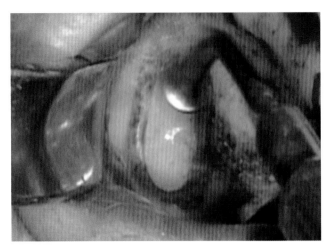

图CC39-19　开始分离上颌窦黏膜

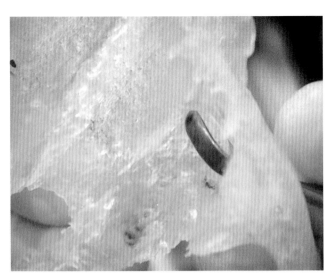

图CC39-20　上颌窦底骨增量过程
通过3D打印模型（Simplant登士柏种植公司，哈瑟尔特，比利时），可选择适当的器械进行窦黏膜的分离

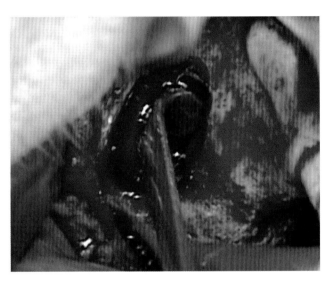

图CC39-21　分离上颌窦黏膜

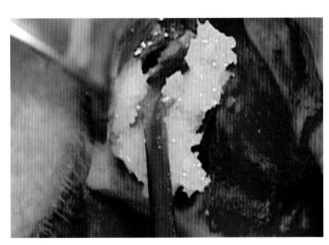

图CC39-22　异体冻干骨植骨（BTM，里佐利矫形外科研究所，博洛尼亚，意大利）

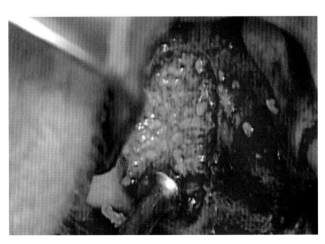

图CC39-23　轻压移植骨

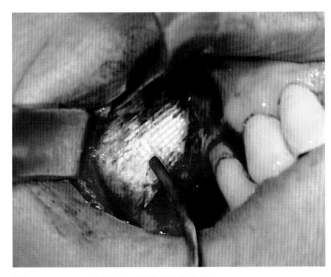

图CC39-24　移植骨上覆盖来源心包的膜

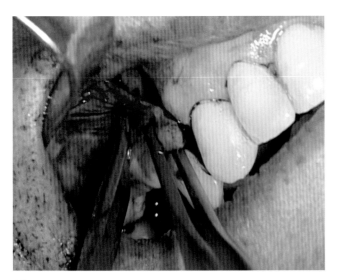

图 CC39-25　缝合创口完成右侧手术

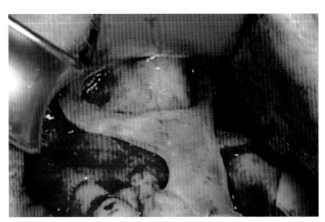

图 CC39-26　上颌窦底骨增量过程
开窗导板（Simplant 登士柏种植公司，哈瑟尔特，比利时）就位在左上颌窦侧壁的骨面上，将体外模型上的设计复制到口腔内

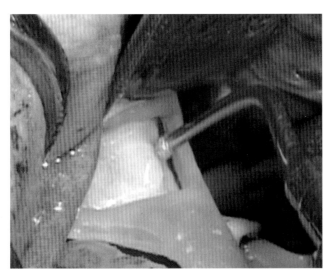

图 CC39-27　上颌窦底骨增量过程
超声骨刀沿导板标出开窗部位

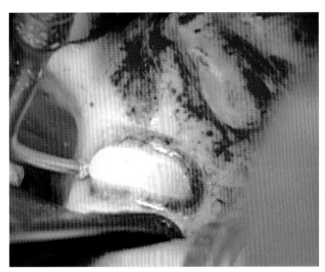

图 CC39-28　可看到上颌窦黏膜

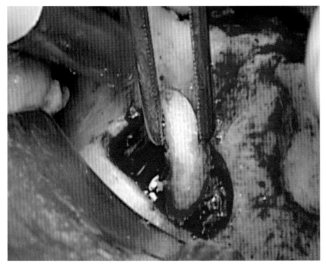

图 CC39-29　当骨板较厚时，取出窗口骨板会更方便

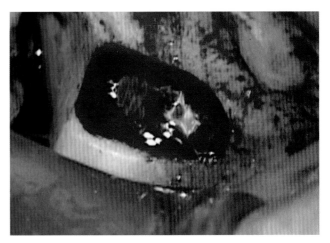

图 CC39-30　取出骨板后，准备分离窦黏膜

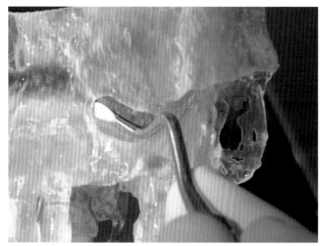

图CC39-31　上颌窦底骨增量过程

3D打印模型（Simplant登士柏种植公司，哈瑟尔特，比利时）在上颌窦黏膜分离时非常有用，通过模型可以预先观察到上颌窦内部的形态（图CC39-32）

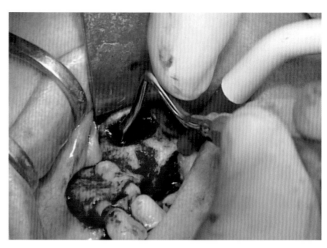

图CC39-32　上颌窦底骨增量过程

从窦壁上分离上颌窦黏膜。在这个过程中，预先知道上颌窦的形态是非常有帮助的（图CC39-31）

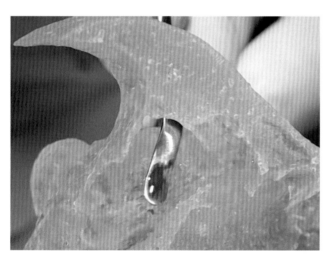

图CC39-33　上颌窦底骨增量过程

通过3D打印模型（Simplant登士柏种植公司，哈瑟尔特，比利时），手术医师可预先知道上颌窦鼻腔侧骨壁的深度

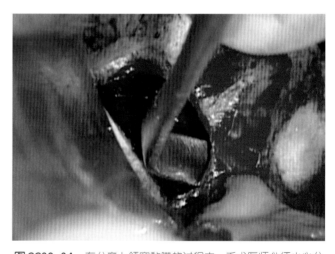

图CC39-34　在分离上颌窦黏膜的过程中，手术医师必须小心分离鼻腔侧骨壁

3D打印模型（Simplant登士柏种植公司，哈瑟尔特，比利时）显示上颌窦鼻腔侧骨壁

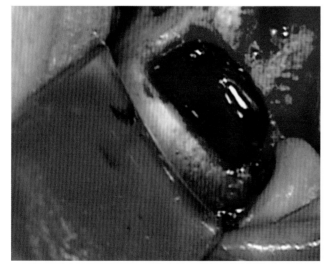

图CC39-35　黏膜分离完成，形成了植骨的窦腔

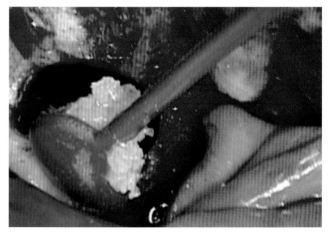

图CC39-36　在左侧上颌窦底植入异体冻干骨（BTM，里佐利矫形外科研究所，博洛尼亚，意大利）

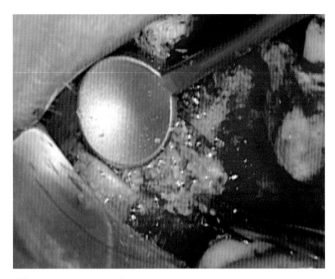

图CC39-37　轻压移植骨
过度压紧会阻碍其血管化

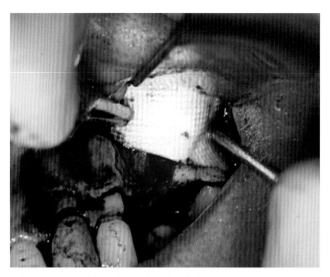

图CC39-38　移植骨上覆盖来源心胞的膜

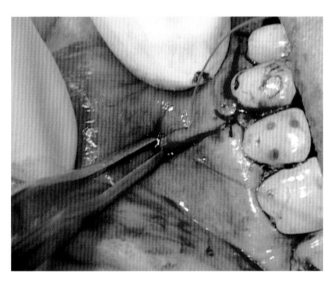

图CC39-39　缝合左侧创口

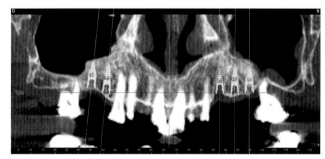

图CC39-40　计算机种植计划
全景片显示双侧上颌窦的植骨和计划植入的种植体（图CC39-1）

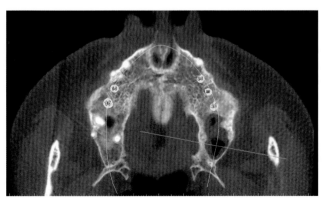

图CC39-41　种植计划的横断面影像

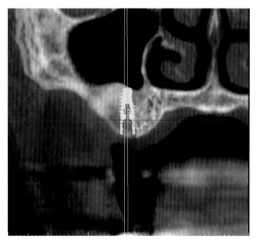

图CC39-42　经计划植入的上颌右侧第二前磨牙
种植体的矢状面影像

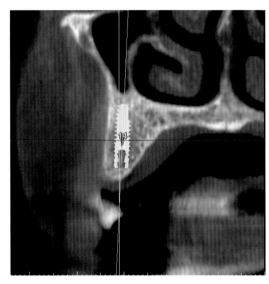

图CC39-43　经计划植入的上颌右侧第一前磨牙种植体的矢状面影像

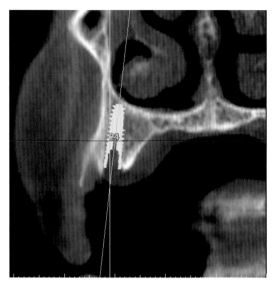

图CC39-44　经计划植入的上颌左侧第一前磨牙种植体的矢状面影像

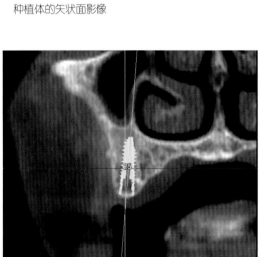

图CC39-45　经计划植入的上颌左侧第二前磨牙种植体的矢状面影像

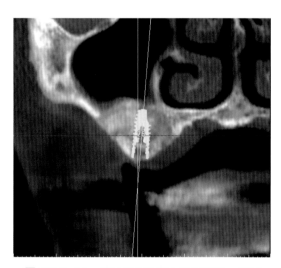

图CC39-46　经计划植入的上颌左侧第一磨牙种植体的矢状面影像

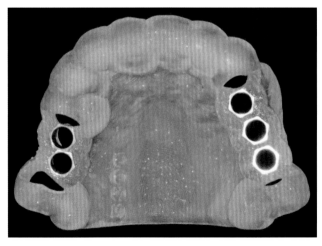

图CC39-47　牙支持式导板（Simplant登士柏种植公司，哈瑟尔特，比利时）

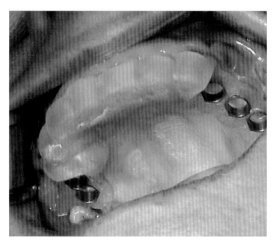

图CC39-48　牙支持式导板（Simplant登士柏种植公司，哈瑟尔特，比利时）在口内就位

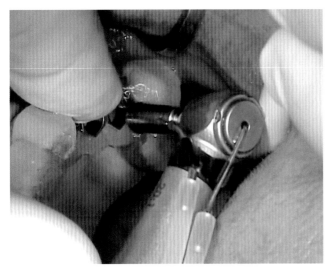

图CC39-49　不翻瓣手术，在种植位点用环切钻切除一小块牙龈

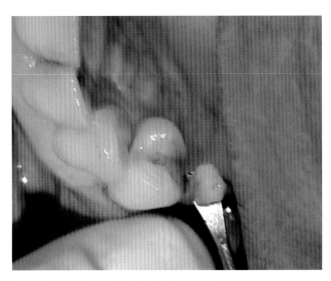

图CC39-50　去除每个种植位点的牙龈组织

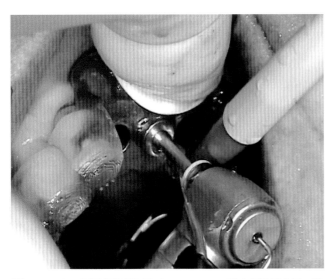

图CC39-51　用导板专用工具（ExpertEase，登士柏种植公司，慕尼黑，德国）进行种植位点的制备

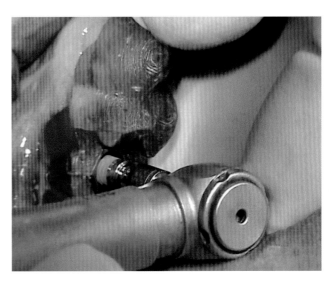

图CC39-52　经导板植入种植体（XiVe，登士柏种植公司，慕尼黑，德国）

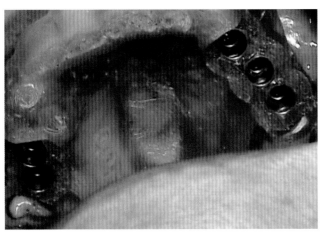

图CC39-53　按照计算机种植方案，经导板植入5颗种植体

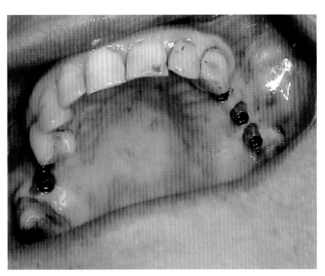

图CC39-54　取出导板后可见植入的种植体

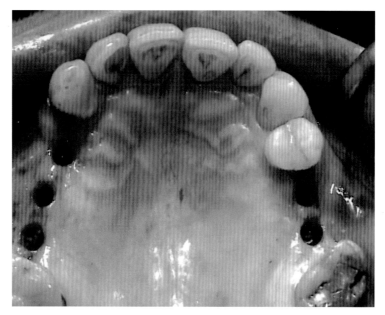

图CC39-55　盖上覆盖螺丝，让牙龈创口二期愈合

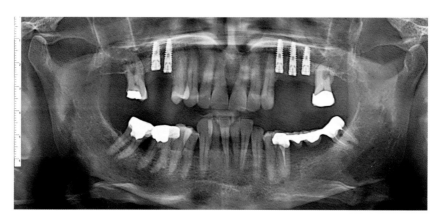

图CC39-56　术后全景片（图CC39-1和图CC39-40）

临床病例40
穿颧种植体在单侧上颌骨切除病例中的应用

案例摘要

患者两年前诊断出上颌骨肿瘤。术前检查发现有高钙血症，进一步检查发现高钙血症是由于甲状旁腺功能亢进引起的，而甲状旁腺功能亢进是由于甲状旁腺肿瘤所导致的。患者先行甲状旁腺切除，等血钙恢复正常后，做了上颌骨肿瘤切除。组织学检查证实为棕色瘤。就颌骨病变本身和切除范围来看，血管化的骨移植重建似乎没有指征。但在行单侧上颌骨切除后，患者有严重的咀嚼困难和社交活动受影响。由于骨缺损，无法支持活动或固定修复。笔者认为只有通过三维影像的诊断、分析才能找到手术和修复的方法。这个肿瘤术后患者，需要一个特异性的手术和修复方法。因此，在这个病例中设计和展现的不是常规治疗上颌骨萎缩的标准流程。

病史和资料

患者，男性，47岁，甲状腺疾病和癌症达临床治愈。由于上颌骨肿瘤（图CC40-1和图CC40-2）导致的大面积骨破坏（图CC40-3），而行单侧上颌骨切除，术后畸形严重影响患者的咀嚼功能、语音功能和生活质量（图CC40-4）。这就需要种植修复来解决或改善其目前的状况。

术前考量

先制作扫描义齿，在做CT检查时戴上扫描义齿；由于没有固位力，扫描时要靠下颌咬紧来固定（图CC40-5）。将数据以DICOM格式导入到Simplant软件中，进行观察和分析，以期找到手术和修复方法。手术导致了严重的骨缺失，能种植的可能性也有限（图CC40-6）。利用扫描义齿作参考，模拟植入一颗虚拟的穿颧种植体，植入的角度要考虑到螺丝的开孔在修复体的所覆盖的范围之内（图CC40-7）。在骨切除侧的远端上颌结节中，另设计植入2颗种植体。在右上颌有2颗牙需要拔除，植入2颗种植体以稳定修复体。在残留的上颌骨后部，朝翼板方向模拟平行植入2颗种植体；其中靠前面的种植体穿过残余的上颌窦腔，需少量植骨。再前方的穿颧种植体可为修复体提供支撑。这三个种植体和植入在右上颌尖牙和第一前磨牙位置上的2颗种植体联成一体（图CC40-8～图CC40-10）。在软件中，计划植入长度（图CC40-11）合适、足以支撑临时修复体的种植体。

在骨结合后，考虑最终修复体可以是种植支持式覆盖义齿或多伦多桥。将口内扫描图像和三维影像进行匹配、重叠（图CC40-12），以便评估种植体出龈的位置和在3D打印模型上实现（图CC40-13和图CC40-14）。种植体植入在特殊的骨支持式导板引导下进行。这有一系列SurgiGuide导板组成，每一个导板都是根据手术后剩下的特定位置的骨的特征而定制的（图CC40-15）。通过3D打印模型，进行手术过程的模拟，对是否能达到预期的修复结果进行再次评估。翼上颌种植体、穿颧种植体和上颌右侧尖牙、上颌右侧第一前磨牙位置的两种植体组成了一支撑修复体的理想牙弓曲线（图CC40-16）。

手术过程

手术在全身麻醉鼻插管下进行。电刀切开软组织后，分离、暴露颧骨、眶缘和上颌结节（图CC40-17）。为复核患者骨的解剖结构，采用了生物医学3D打印模型。在模型上，穿颧种植体的手术导板的就位情况作了评估。为使导板达到稳定就位，必须使其斜贴在颧突下缘（图CC40-18）。先检查导板在骨面的稳定性，然后利用导板将计算机设计方案转移到患者手术中（图CC40-19）。用ϕ2mm钻制备穿颧种植位点（图CC40-20和图CC40-21）。继之用ϕ3mm钻（图CC40-22），最后用标尺杆核查种植位点的深度（图CC40-23）。将导板就位在上颌结节上，制备两翼上颌种植位点（图CC40-24）。在制备时，用直机接入ϕ2mm先锋钻经导板套管进行（图CC40-25）。其中靠前的植体将穿过残留的上颌窦腔；因此，在植入之前要先分离软组织，进行植骨（Bio-oss，盖氏制药公司，乌尔森，瑞士）（图CC40-26和图CC40-27）。用直机植入两种植体（NobelSpeedy，诺保科，哥德堡，瑞典）（图CC40-28和图CC40-29）。用诺堡科种植工具中手动工具植入穿颧种植体（穿颧种植体，诺堡科）（图CC40-30和图CC40-31）。由于右上牙的干扰，无法用穿颧种植体植入工具（圆葱形工具）（图CC40-32）。穿颧种植体有一进入点和一穿出点。这个30mm长的植体20mm植在骨内，10mm穿出在骨外（图CC40-33）。

穿颧种植体拧入到位后，其末端在与其他种植体相连形成支撑修复体的理想牙弓曲线上（图CC40-34）。拔除右上尖牙和第一双尖牙（图CC40-35）。在这些位点植入两个种植体（NobelSpeedy，诺保科，哥德堡，瑞典）（图CC40-36和图CC40-37），拉拢软组织缝合创口（图CC40-38）术后拍摄全景片，显示计算机计划和植入种植体情况一致（图CC40-39）。

术后讨论

术后仅有轻微不适和左上颌轻度水肿。6个月后，连接角度基台，准备修复。

拍摄对照CT显示有结合良好，在冠状面上可见到整个穿颧种植体（图CC40-40）。

4个月后，连接愈合帽和角度基台，以纠正种植体间的倾斜角度。在穿颧种植体上连接的是个性化定制的长穿龈的愈合帽（图CC40-41和图CC40-42）。用CAD/CAM技术切削一个临时修复体（图CC40-43）。

临时修复体用来评估咬合、美学效果和软组织支撑情况（图CC40-44）。

最终修复体制作了一个用CAD/CAM技术切削的钛支架（图CC40-45）和树脂混合桥（图CC40-46）。大的树脂基托用以支撑软组织（图CC40-47～图CC40-50）。之所以选择钛支架，是由于钛的生物相容性好，有较长的一段与软组织相接触。

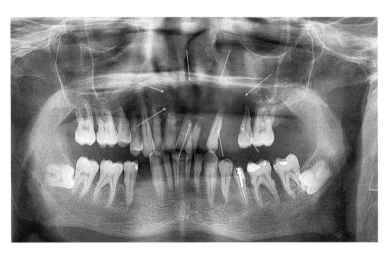

图CC40-1　术前全景片显示上颌骨肿瘤

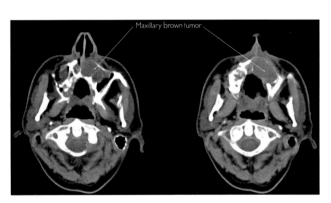

图CC40-2　上颌肿瘤的CT影像

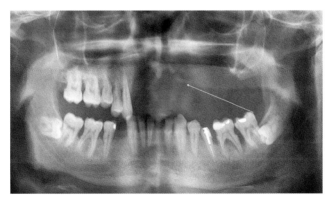

图CC40-3　全景片显示肿瘤切除后严重的骨缺损

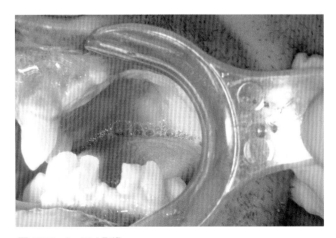

图CC40-4　口内影像

骨缺损的状况导致难以修复

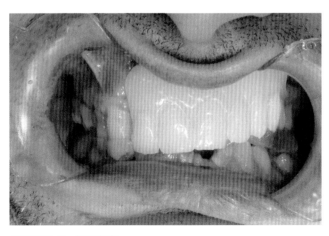

图CC40-5　扫描义齿

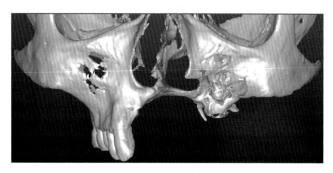

图CC40-6　三维CT影像显示肿瘤切除后的骨缺损状况

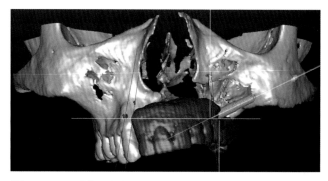

图CC40-7　计算机种植计划

穿颧种植体以较大的角度植入，以使落在修复体范围之内

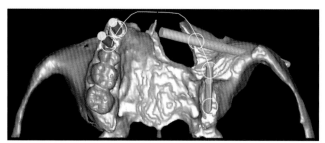

图CC40-8　种植计划的三维CT影像

两个翼上颌种植体、穿颧种植体和右侧两个种植体连成一体，形成支持修复体的理想牙弓曲线

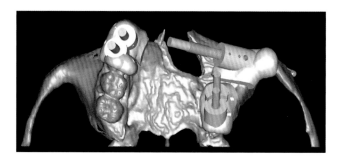

图CC40-9　种植计划和手术导板的腭面观

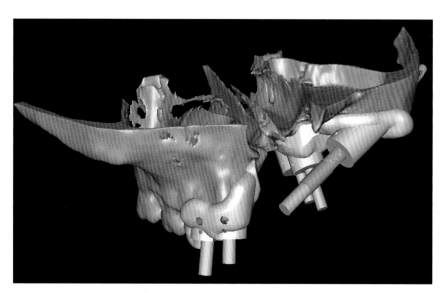

图CC40-10　种植计划和手术导板的等容预览

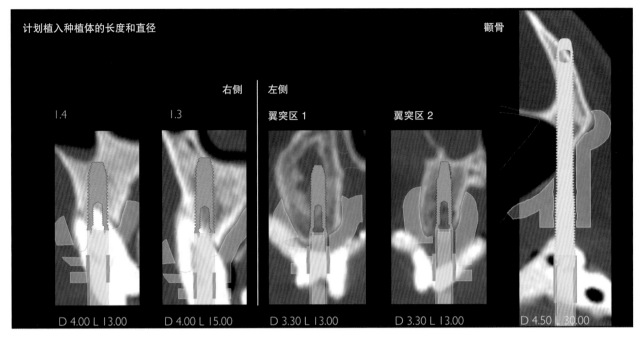

计划植入种植体的长度和直径

颧骨

右侧 | 左侧

1.4 | 1.3 | 翼突区 1 | 翼突区 2

D 4.00 L 13.00 | D 4.00 L 15.00 | D 3.30 L 13.00 | D 3.30 L 13.00 | D 4.50 L 30.00

图CC40-11 种植计划的三维矢状面影像

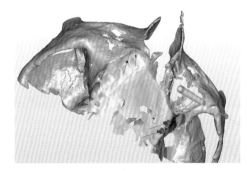

图CC40-12 图像匹配
利用软件中的工具，可将口内扫描图像与患者的三维骨骼影像匹配

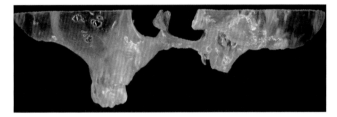

图CC40-13 3D打印模型（Simplant登士柏种植公司，哈瑟尔特，比利时）显示上颌骨缺损

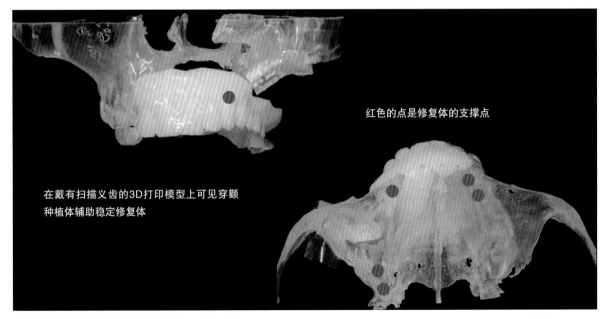

红色的点是修复体的支撑点

在戴有扫描义齿的3D打印模型上可见穿颧种植体辅助稳定修复体

图CC40-14 在戴有扫描义齿的3D打印模型（Simplant登士柏种植公司，哈瑟尔特，比利时）上模拟种植修复体上这些红色点的位置，是修复体连接的位置

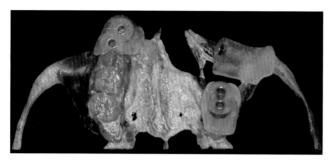

图 CC40-15　3D打印模型（Simplant登士柏种植公司，哈瑟尔特，比利时）和手术导板，导板用以制备种植位点
第一个导板是适用φ2mm的先锋钻

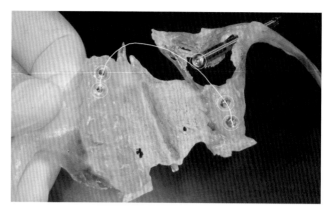

图 CC40-16　3D打印模型（Simplant登士柏种植公司，哈瑟尔特，比利时），可以看到如何应用修复体的支撑点连成的理想牙弓曲线来引导种植体植入

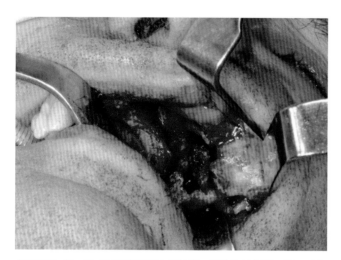

图 CC40-17　手术暴露颧骨和上颌结节，用拉钩保护眶下缘，手术时必须要暴露整个术区

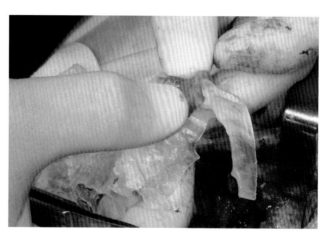

图 CC40-18　SurgiGuide导板（Simplant登士柏种植公司，哈瑟尔特，比利时）应斜贴在颧突的下缘才能获得足够的稳定性

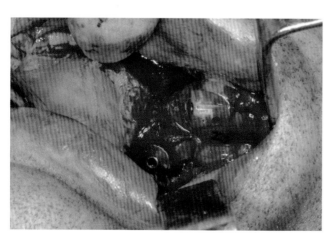

图 CC40-19　已植入翼上颌区2颗种植体，用导板制备穿颧种植位点

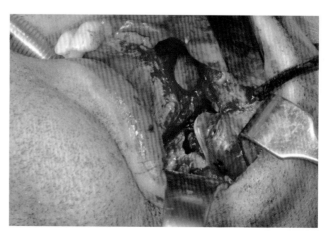

图 CC40-20　制备穿颧种植位点
正用φ2mm先锋钻进行制备

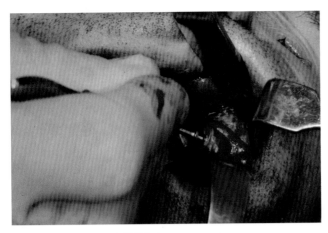

图 CC40-21 制备穿颧种植位点
第一钻是 φ2mm 先锋钻

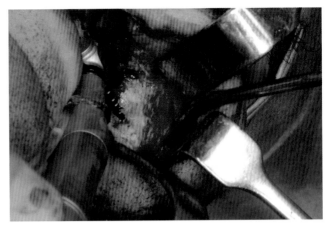

图 CC40-22 制备穿颧种植位点
在导板引导下，第二钻是 φ3mm 钻（图中看不见），扩大先锋钻的窝洞

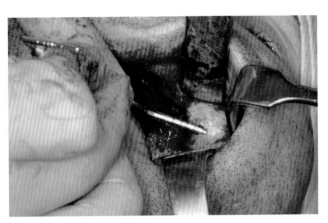

图 CC40-23 制备穿颧种植位点
用标尺杆检查制备深度

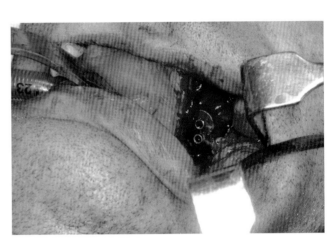

图 CC40-24 制备翼上颌区种植位点
在导板就位在上颌结节，引导制备种植位点

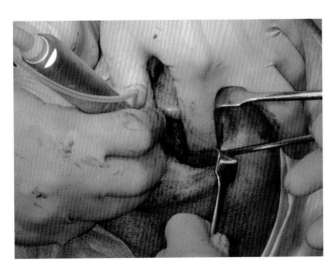

图 CC40-25 制备翼上颌区种植位点
由于种植体是倾斜植入，用直机更方便

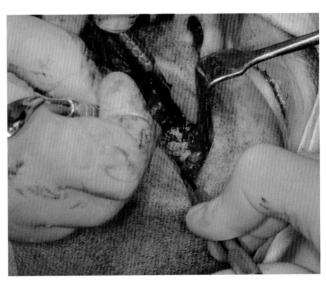

图 CC40-26 制备翼上颌区种植位点
其中最靠前的植体将穿过残留的上颌窦腔；因此，在植入之前要先分离软组织，植入人工骨（Bio-oss，盖氏制药公司，乌尔森，瑞士）

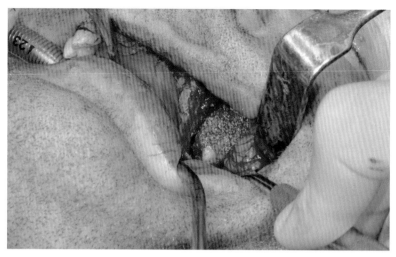

图CC40-27 制备翼上颌区种植位点
在植入种植体之前，在上颌窦中先植入人工骨

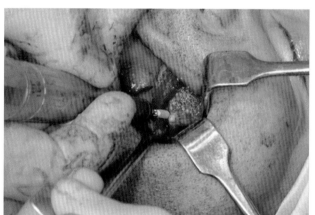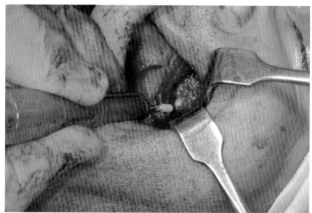

图CC40-28 翼上颌区种植
用直机植入两颗种植体

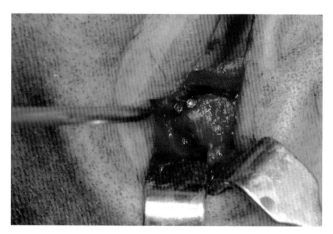

图CC40-29 翼上颌区种植
两颗种植体植入在残留的上颌结节骨质中

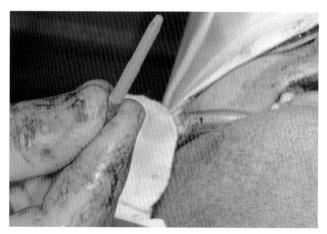

图CC40-30 穿颧种植体，长30mm，φ4.5mm（穿颧种植体，诺堡科，哥德堡，瑞典）

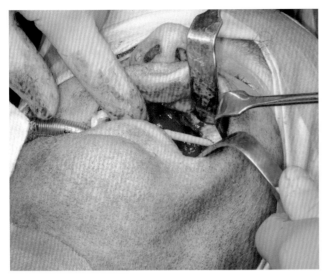

图 CC40-31   穿颧种植体
种植体植入采用计算机辅助手术

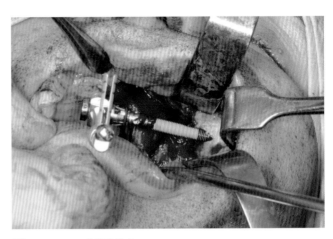

图 CC40-32   穿颧种植体
螺丝型种植体植入采用手术工具盒中的手动工具；因为右上颌牙的
阻挡，不能用穿颧种植工具盒中的直扳手

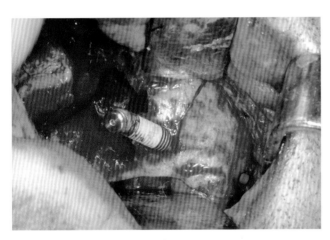

图 CC40-33   穿颧种植体
穿颧种植体有一进入点和一穿出点。这个长30mm的植体20mm植
在骨内，10mm穿出在骨外

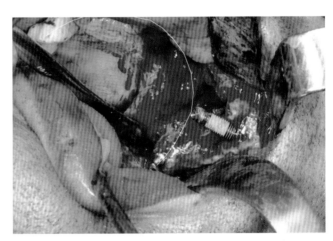

图 CC40-34   穿颧种植体
穿颧种植体的穿龈部分和其他种植体连成一支持修复体的曲线

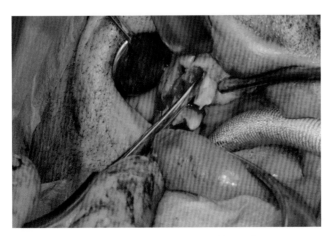

图 CC40-35   拔除上颌右侧尖牙、上颌右侧第一前磨牙

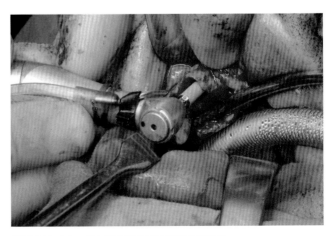

图 CC40-36   在上颌右侧尖牙位置植入种植体

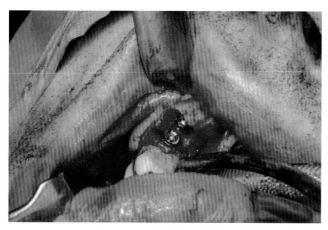

图CC40-37　上颌右侧尖牙、上颌右侧第一前磨牙位置的种植体
这些种植体将和左侧连接起来

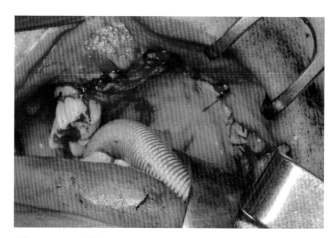

图CC40-38　缝合

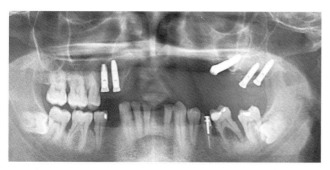

图CC40-39　术后全景片
穿颧种植体看起来较实际（30mm）短。全景片显示种植计划和临
床结果相匹配

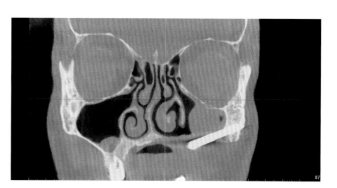

图CC40-40　术后矢状面上显示穿颧种植体

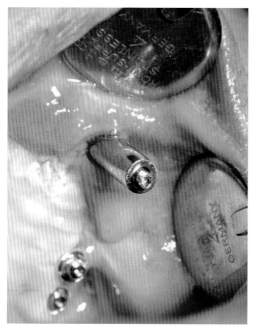

图CC40-41　个性化制作的愈合帽，促进软组织愈合

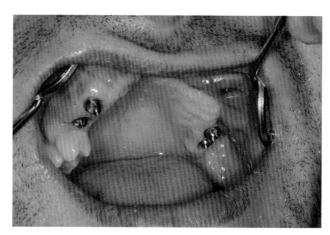

图CC40-42　用角度基台纠正种植体间不平行

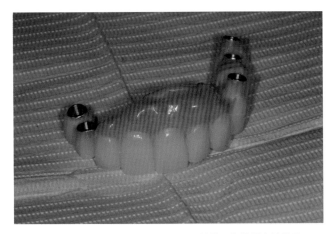

图CC40-43 用临时修复体研究咬合、美学和软组织支撑状况

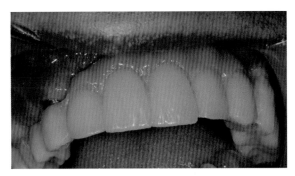

图CC40-44 临时修复体戴入口内

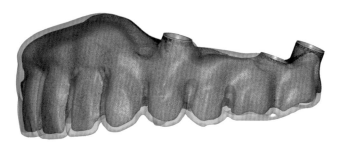

图CC40-45 修复体的CAD设计

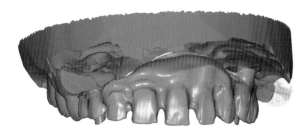

图CC40-46 研磨前的修复支架

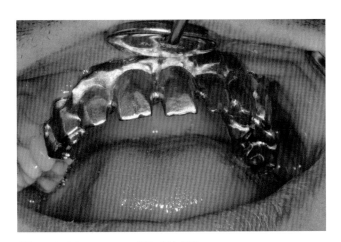

图CC40-47 CAD/CAM制作的钛支架

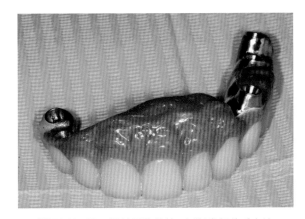

图CC40-48 螺丝固位的钛-树脂修复体（由技师意大利博洛尼亚的C-Oralia提供）

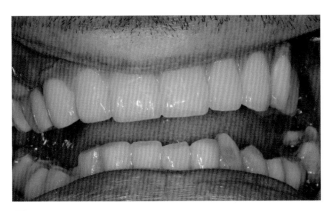

图CC40-49 修复体戴入口内

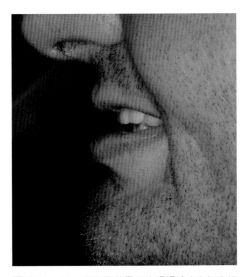

图CC40-50 患者侧貌显示软组织轮廓恢复良好

临床病例41
穿颧种植体在上颌骨严重萎缩病例中的应用

病史和资料

患者，女性，53岁，身体健康（ASA1），因牙周病而行全部牙拔除，上颌骨严重萎缩。患者希望做固定修复，不要花太长的时间，并且要求在整个治疗过程中一直有临时牙。

术前考量

患者先做了CT扫描，并将数据以DICOM格式导入到软件（Simplant登士柏种植公司，哈瑟尔特，比利时）中分析评估可能的解决方法。由于广泛的骨缺损（Cawood-Howell Ⅳ和 Ⅴ 类）和严重的上颌窦气化，我们经分析后认为只有两种可行的办法：① 植骨重建；② 用穿颧种植体。这两种方法都要全身麻醉。考虑更简单和快捷的原因，患者倾向于穿颧种植体。导板引导技术不适用于穿颧种植体；这是因为文献报道计算机引导手术有一定的角度误差，如果应用在很长的种植体的话（特别是当植入位置邻近重要解剖结构时），可导致严重的损伤。我们始终认为，就治疗计划而言，计算机种植计划和3D打印模型能提供很多帮助。就穿颧种植体而言，计算机种植设计有助于种植体的选择和确定植入路径。与最终修复相关的植入点的选择、种植体的穿出点、植入的行径及与解剖结构的变化之间的关系，这些与手术相关的重要决策，即使是有丰富经验的医师也不能留待术中才考虑这些问题。

根据穿颧种植体颧骨解剖引导的分类法（ZAGA），术者可在以下5种颧种植手术入路中选择[1]。

- 0类：植体从牙槽嵴顶进入，途中位于上颌窦内。
- 1类：牙槽嵴顶进入，途中穿行于上颌窦前壁。
- 2类：牙槽嵴顶进入，途中穿出上颌窦前壁，植体及前壁间无间隙。
- 3类：牙槽嵴顶进入，途中穿出上颌窦前壁，植体及前壁间有间隙。
- 4类：牙槽嵴顶颊侧为起始方向，植体直接进入颧骨。

正是因为如此，种植位置的选择需要仔细的研究

和正确的计划。

就安全性而言，术中能够直视解剖结构上的关键点是非常有利的，反复斟酌以下实施流程后，笔者提出一套穿颧种植体的临床规范（见附录，规范6）。

① 用软件分析CT影像。

② 如果没有禁忌证，通过三维设计确定穿颧种植体的植入点、穿出点和在窦内、外穿行的路径。

③ 然后，订购上颌骨的3D打印模型，用实验种植体模拟植入（图CC41-1）。

④ 进行模拟种植手术后，在模型上画出导板的轮廓，为获得最好的稳定性，导板的边缘要延伸到骨面，将颧突包绕在内。

⑤ 模型和实验种植体一起寄送给导板生产厂家（Simplant登士柏种植公司，哈瑟尔特，比利时），用以光学扫描（图CC41-2和图CC41-3）。

⑥ 将获得的CT和光学扫描信息相匹配，采用快速原型技术生产导板。在这个临床规范中，我们称之为颧种植手术导板。

⑦ 这样的导板满足我们的要求，可用于将模型上设计的治疗方案转移到手术中（图CC41-4）。

为使种植位点的制备更加简单化，我们设计了一套专用于特殊种植的超声骨刀工具头。第一个头子是尖的，作用相当于先锋钻，用来制备第一钻的孔洞（图CC41-5和图CC41-6）。第二个刀头工作尖更圆钝，用来扩展种植窝的孔径（图CC41-7）。为方便超声骨刀经导板工作，采用了特殊的聚醚醚酮（PEEK）材料制成的套管（图CC41-5～图CC41-7）。这样的话超声器械就可以有效的应用在计算机引导种植手术中。我们采用改进的上颌窦开窗导板行上颌窦壁开槽（见附录，规范6）。这类导板笔者称之为翼上颌窦导板，其开窗呈长方形，可引导穿颧种植体的植入（图CC41-8）。

手术过程

手术在局部麻醉鼻插下进行。

沿上颌行全牙弓切口，向上暴露达眶下孔、颧内体部、眶底、鼻嵴和梨状孔。在翻瓣的过程中，一定要小心避免损伤眶下神经血管束和腭大孔。

先从右侧颧骨开始。为在手术中制备穿颧种植体植入位点时，可在直视下核查向上进入颧骨的过程，笔者采用了翼上颌窦导板。翼上颌窦导板就位在窦壁上，可以将模型上设计的长方形开窗转移到患者口内（图CC41-9），这就是所谓的"上颌窦开槽技术"[2]。

这个病例笔者采取的是ZAGA分类中的两类入路：

[1] Aparicio C: A proposed classification for zygomatic implant patients based on the zygoma anatomy guided approach (ZAGA): a cross-sectional survey, *Eur J Oral Implantol* 4(3): 269-275,2.

[2] Stella JP, Warner MR: Sinus slot technique for simplificat on and improved orientation of zygomaticus dental implants: A technical note, *Int J Oral Maxillofac Implants* 15(6): 889-893, 2000.

即窦内外联合入路。先用锯齿状的骨刀头在上颌窦侧壁上开一长方形的窗（图CC41-10），沿窗周分离窦黏膜后，将骨瓣推向窦腔。

在制备颧部种植位点时，将翼上颌窦导板放置在骨面稳定的位置上，如同模型上一样，这样可快速找到入口。

共有两超声骨刀头，第一个是尖的，ϕ2.3mm；第二个尖端圆钝一些，ϕ3.5mm（Esacrom，Imola-Bologna，意大利）（图CC41-5～图CC41-7，图CC41-11）。为了在使用超声骨刀时，可同时使用导板，我们采用了PEEK制作的套管（图CC41-12）。

在行穿颧种植体位点制备的过程中，要不断地通过上颌窦的开窗检查超声骨刀头的进程（图CC41-13）。在导板的这端也要注意核对超声骨刀头进入的深度，这是为了了解是否正确进到颧骨体的穿出点（图CC41-14）。制备好种植位点后，用标尺杆检查深度，然后植入长40mm的种植体（图CC41-15）（Branemark系统穿颧种植体，诺堡科，苏黎世，瑞士）。植入时还要注意种植体上端成角处的修复体连接的方向（图CC41-16）。

在左侧我们采取相同的手术流程：用翼上颌窦导板行上颌窦壁开窗（图CC41-17和图CC41-18）。在左侧我们摘除了上颌窦内的一个囊肿，因此无法保持窦黏膜的完整性（图CC41-19）。通过翼上颌窦导板用特殊超声工具（图CC41-11）制备左侧种植位点（图CC41-20）。检查制备深度后（图CC41-21），植入了长42.5mm的穿颧种植体（Branemark系统穿颧种植体，诺堡科，苏黎世，瑞士）（图CC41-22）。

在前牙区，翻开一个小的鼻底黏骨膜瓣，以植其他种植体（图CC41-23）。这样做是为了在种植位点制备的过程中保护黏膜（图CC41-24）。在前牙区植入4颗ϕ3.3mm×11.5mm种植体（NobelSpeedy，诺保科，

哥德堡，瑞典）（图CC41-25和图CC41-26）。在手术最后阶段，在梨状孔（图CC41-27）和右上颌窦开窗部位（图CC41-28），植入生物材料（EQUIMATRIX，Osteohealth，卢波德制药有限公司，雪莉地区，纽约）。左侧因为窦黏膜有裂口，我们决定就不植骨了。最后，在移植骨表面盖上富含白细胞、血小板纤维蛋白（L-PRF）（Intra-Lock国际有限公司，波卡拉顿，福罗里达州）（图CC41-29），并缝合创口。

术后讨论

术后无并发症发生。水肿约5d后消失。在同一手术中，下颌还植入了4颗种植体。

术后做了CT扫描，显示植入种植体和模型上计划的有很好的一致性（图CC41-30和图CC41-31）。为评估该手术规范的准确性，我们将手术前后的CT作了比对。做这样的评估，要采用这个软件（OMS；O&O，Simplant登士柏种植公司，哈瑟尔特，比利时），将包括术前种植计划的CT数据和植入种植体后的术后CT数据进行叠加（图CC41-32）。两个CT数据的叠加通过恒定的解剖标志点，将诸如鼻嵴、骨的外形高点和其他一些细节的重叠来实现。由于在种植计划中用的是实验种植体，所以在评估时没有考虑种植体长度这个因素，我们发现结果和计划高度一致。精确度可在三维影像中体会到和测量（图CC41-32和图CC41-33），也可观察计划和实际植入的情况（图CC41-34）。

6个月后，所有种植体骨结合离好，连接愈合帽（图CC41-35），准备制作修复体。牙龈愈合后（图CC41-36），用CAD/CAM技术制作一个临时修复体（图CC41-37和图CC41-38）。

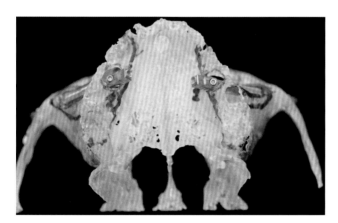

图CC41-1   模拟种植手术
在3D打印模型（Simplant登士柏种植公司，哈瑟尔特，比利时）上植入穿颧种植体，画出手术导板的轮廓

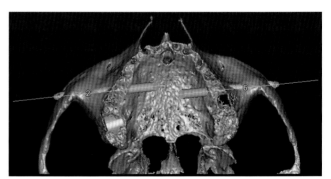

图CC41-2   种植计划的CT三维影像和植入种植体的3D打印模型光学扫描图像重叠后

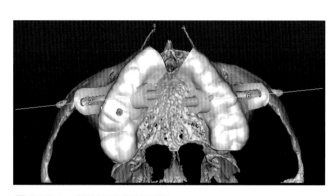

图CC41-3 颧种植手术导板预览

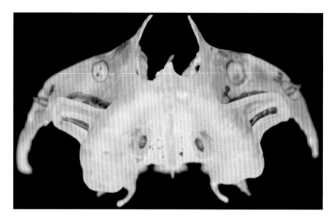

图CC41-4 颧种植手术导板在3D打印模型上
导板导套确定了穿颧种植体的植入点和引导位点制备

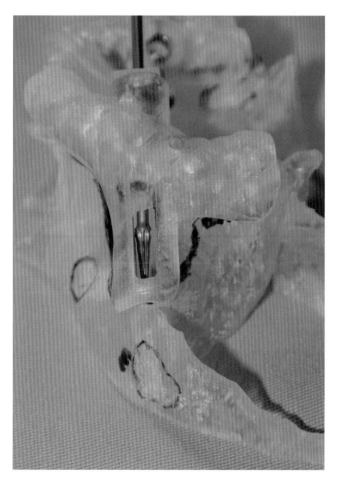

图CC41-5 特别设计生产的超声器械（Esacrom，Imola-Bologna，意大利）使穿颧种植的位点制备更安全和准确

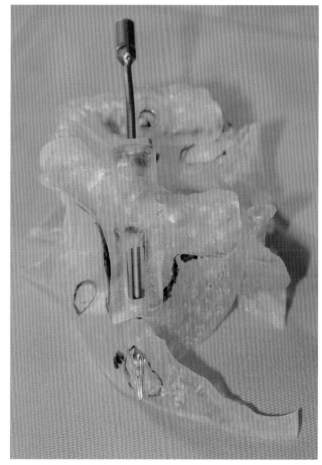

图CC41-6 超声器械已到达穿出点
穿颧种植的位点制备经导板引导。同时，手术如同无导板的徒手一样，保持在直视下进行

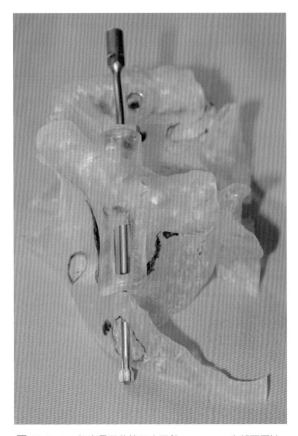

图CC41-7　超声骨刀的第二个刀头ϕ3.5mm，尖部更圆钝
导板可将手术设计转移到口内。为了在导板引导手术中使用
超声骨刀，专门设计了聚醚醚酮（PEEK）的导板套管

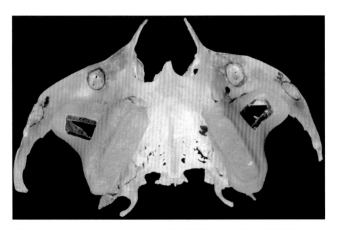

图CC41-8　由技工室人员在3D打印模型上制作翼上颌窦导板（由
意大利博洛尼亚的C-Oralia技工室提供）

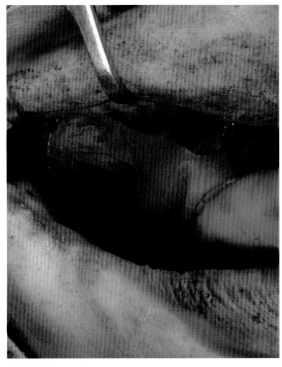

图CC41-9　翼上颌窦导板就位在骨面上，将开窗
的形状和位置转移到窦壁上

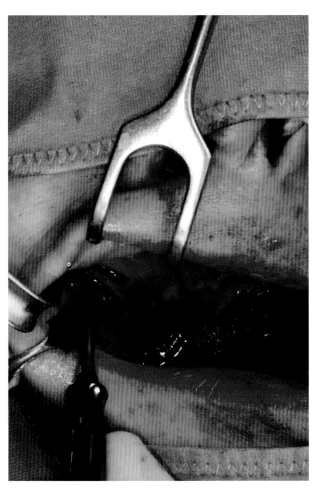

图CC41-10　长方形开窗朝向颧突
分离窦黏膜，并在植入过程中保护好黏膜

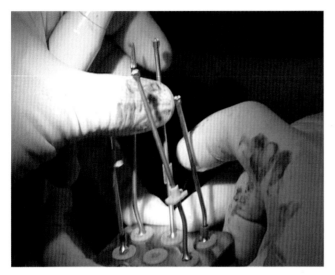

图CC41-11 新设计生产的穿颧种植专用超声骨刀工具

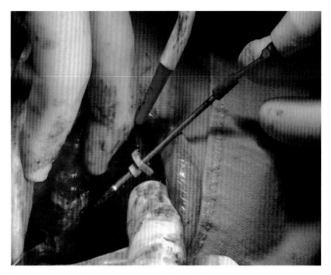

图CC41-12 第一个超声骨刀头正进入导板
图中显示在导板引导性手术中的聚醚醚酮（PEEK）套管

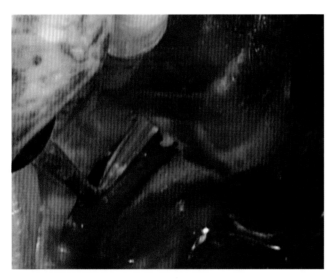

图CC41-13 在种植位点的制备过程中用骨膜剥离子保护窦黏膜
导板上的开窗和窦壁开窗相同，这样可在术中直接检查器械进入的
情况。第一个骨刀头φ2.3mm，呈圆锥状

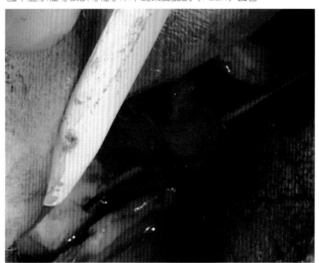

图CC41-14 用第一个骨刀头制备种植位点直至颧穿出点，手术过
程中可通过上颌窦开窗进行检查

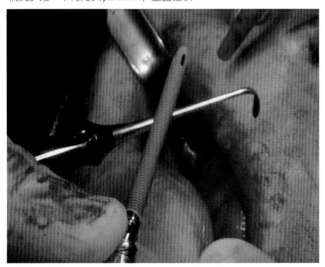

图CC41-15 右侧植入长40mm的穿颧种植体（Branemark系统穿
颧种植体，诺堡科，苏黎世，瑞士）

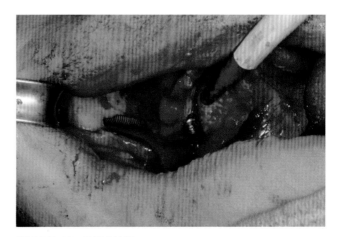

图CC41-16 种植体位置
图中（从种植体的右侧到左侧依次）显示：植入点、略偏腭侧的牙
槽嵴、穿上颌窦部分和颧骨穿出点

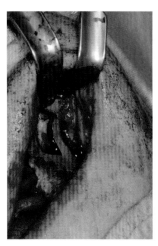

图CC41-17　左侧翼上颌窦导板就位在骨面上

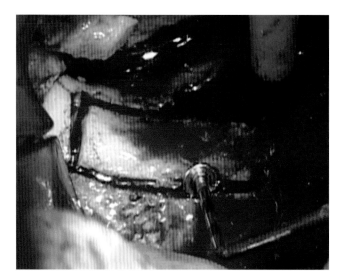

图CC41-18　左侧上颌窦开窗
图中显示囊肿引起上颌窦侧壁骨的腐蚀

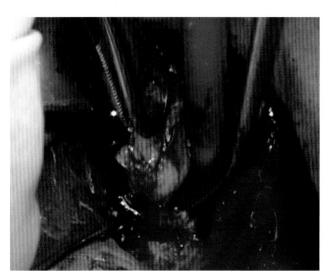

图CC41-19　摘除囊肿
由于囊肿沿上颌窦生长，摘除引起窦黏膜的广泛撕裂

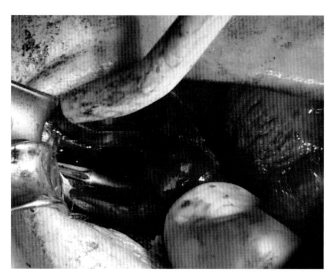

图CC41-20　直视下检查第一个超声骨刀头经过上颌窦开窗部位

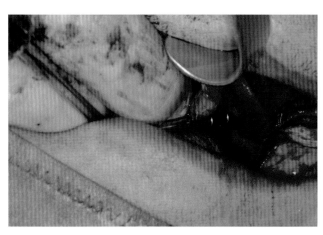

图CC41-21　用标尺杆检查制备深度

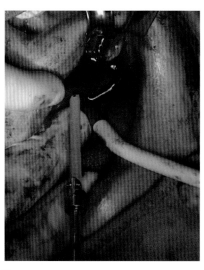

图CC41-22　植入长42.5mm的穿颧种植体

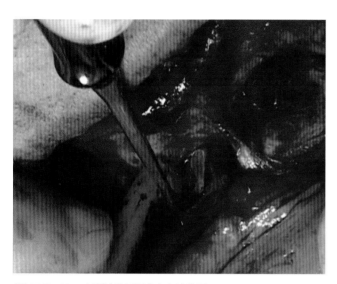

图CC41-23　在梨状孔周围分离鼻腔黏膜

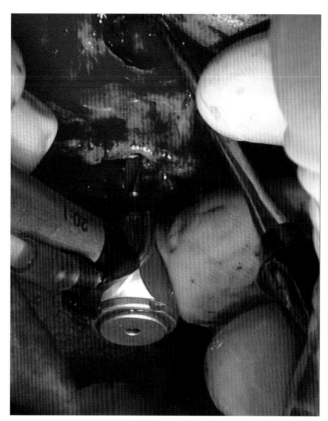

图CC41-24　在种植位点的制备过程中用骨膜剥离子保护鼻腔黏膜

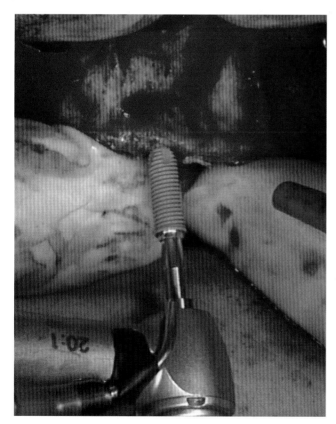

图CC41-25　在前牙区植入4个种植体（NobelSpeedy，诺保科，哥德堡，瑞典）

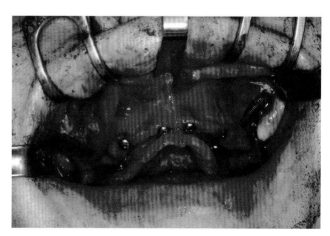

图CC41-26　植入完成后2个穿颧种植体和前牙区4个种植体

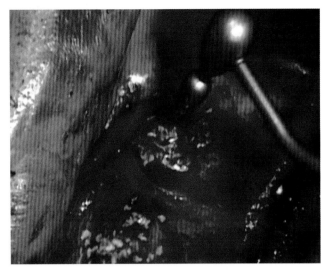

图CC41-27 在梨状孔底部植入生物材料（EQUIMATRIX，Osteohealth，卢波德制药有限公司，雪莉地区，纽约）

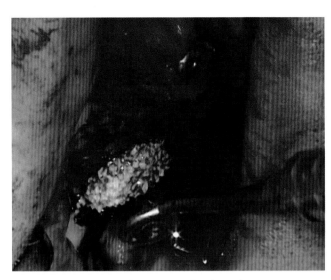

图CC41-28 在右上颌窦开窗部位，植入生物材料

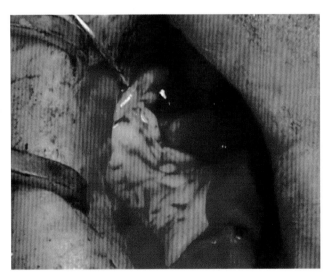

图CC41-29 缝合创口前，在移植骨表面盖上富含白细胞、血小板的纤维蛋白膜（L-PRF）（Intra-Lock 国际有限公司，波卡拉顿，佛罗里达）

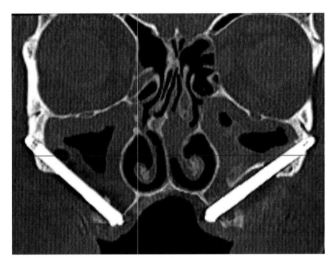

图CC41-30 术后CT冠状面影像
图中显示左侧窦壁开窗处骨板推入到窦腔中

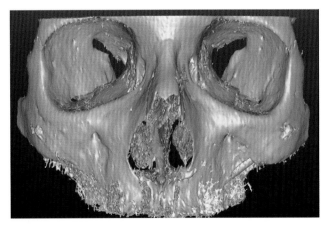

图CC41-31 术后CT扫描的三维影像
可以看到两个穿颧种植体

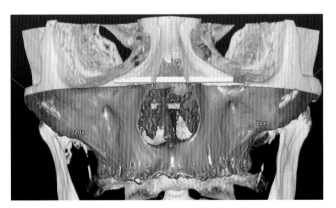

图CC41-32 为评估该手术规范的准确性，将包含术前计划植入种植体（灰色）的CT数据和植入种植体（蓝色和黄色）后的术后CT数据进行叠加。不考虑种植体的长度，计划和手术结果匹配很好

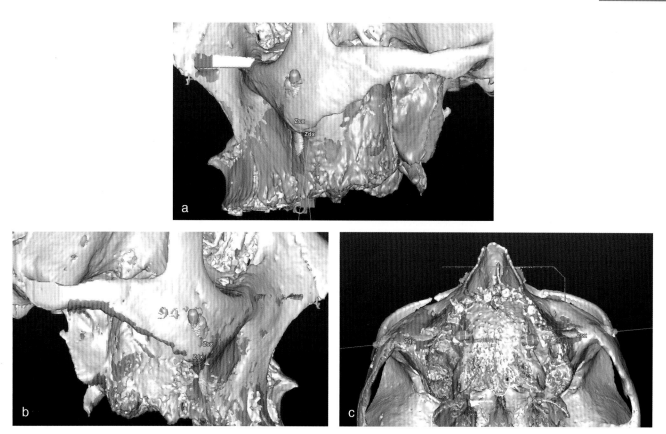

图CC41-33 利用这个软件（OMS；O&O，Simplant登士柏种植公司，哈瑟尔特，比利时），将包括术前种植计划的CT数据和植入种植体后的术后CT数据进行叠加，这样可以评价种植计划转移到手术中的准确性，左则面观（a），右侧面观（b）和腭面观（c）

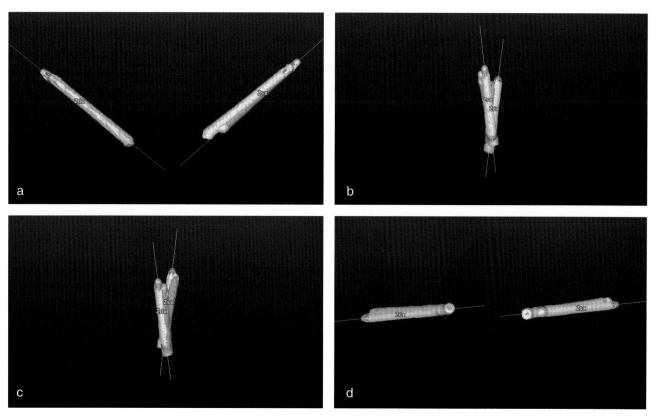

图CC41-34 通过软件中的特殊工具，将骨隐藏后，可以更好地比较术前、术后种植体的位置状况

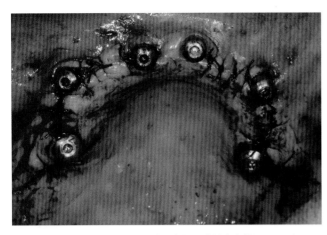

图CC41-35 6颗种植体均骨结合良好，连接愈合帽

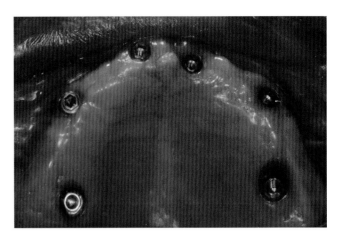

图CC41-36 牙龈组织愈合状况

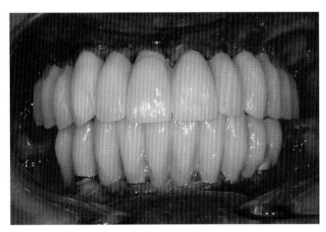

图CC41-37 采用CAD/CAM技术制作的临时修复体

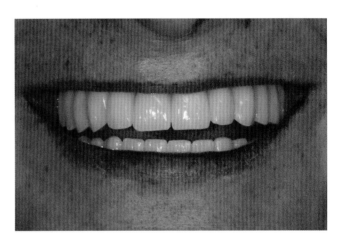

图CC41-38 最终修复体完成后患者的笑容

（邵现红　译校）

使用三维技术的骨移植手术规范

规范1
侧壁进路上颌窦底提升术（Ganz-Rinaldi侧壁进路窦底骨增量手术规范）

手术流程

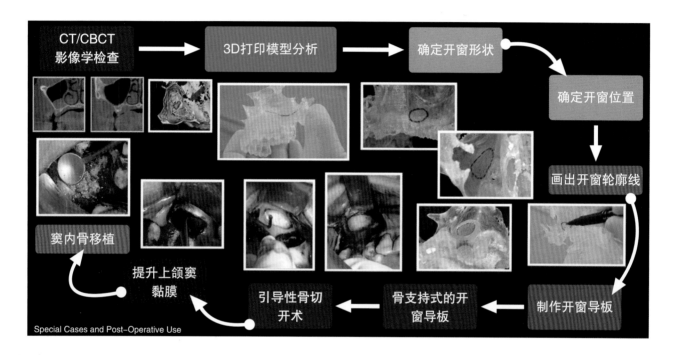

1. CT或锥形束CT的影像学检查

- 由计算机生成的二维和三维图像来评估上颌窦形态。
- 在所有相关的图像上直观显示局部解剖结构，以此来决定最佳的侧壁开窗位置（图A-1～图A-5）。

2. 分析3D打印模型（STL）

- 上颌骨的3D打印模型使对包括上颌窦的内部和外部及窦底的形态的评估成为可能。也有助于在窦底骨增量手术中决定最有利的侧壁开窗位置。
- 必须避开狭窄的凹陷、根尖、骨横隔，以及任何不平整的表面（图A-6）。
- 由于阻碍物会导致黏膜撕裂，因此光滑，平整的区域更可取，这样分离上颌窦黏膜的器械不会碰到阻碍物（图A-7）。

3. 决定开窗的形状

- 开窗形状可以是矩形、卵圆形或圆形（图A-8～

图A-10）。

4. 决定开窗的位置

- 在3D打印模型上确定的轮廓外形开窗，下界应该高于窦底几毫米，这有助于移植骨材料的植入和固位（图A-11和图A-12）。

5. 画出开窗的轮廓线

- 在3D打印模型上用铅笔或细的记号笔画出开窗的轮廓线（图A-13）。

6. 制作开窗导板

- 在3D打印模型上，牙科技师用树脂材料制作"窦开窗导板"。这个小导板在该解剖位置获得稳定的就位后，根据设计的开窗轮廓线制作。
- 在理想的状况下，导板应尽可能地薄，尺寸比外形线稍大（1～2mm），使超声骨刀或电动工具可以自由地在导板内工作，使切缘正好位于预设的位置。
- 如果导板仅用于在患者暴露的上颌骨侧壁上用

细的皮肤划痕笔或铅笔（经过正确的消毒）画线，它的尺寸应该与计划开窗的大小一样。

- 导板可带有小的把手，以便把持（图A-14）。
- "开窗导板"也可以用3D打印技术制作（图A-15）。

7. 开窗导板的骨支持

- 手术过程中，翻起黏骨膜瓣后，"开窗导板"必须放置于上颌窦侧壁骨上，将设计好的开窗形状和位置准确地转移到患者口内（图A-16）。

8. 导板引导下的骨切开术

- 使用金刚砂球钻，或用超声骨刀（推荐使用后者）沿导板内侧磨出开窗的形状（图A-17和图A-18）。
- 也可以用皮肤划痕笔或模板画出上颌窦开窗内周界。

9. 上颌窦黏膜提升

- 当皮质骨穿通后，可以移除导板。
- 黏膜可以用特殊的手用器械进行提升，以避免撕裂（图A-19～图A-22）。

10. 上颌窦骨移植

- 用计算机工具或在模型上计算出移植所需骨或生物材料的量（图A-23）。

特殊病例

在有骨横隔的病例，可以设计两个单独的开窗：一个位于骨隔前部，一个位于后部（图A-24和图A-25）。

术后应用

经过一段时间，创口充分愈合，移植物成熟后，导板也可以再次用于定位开窗位置，用于取骨活检和组织学研究（图A-26和图A-27）。

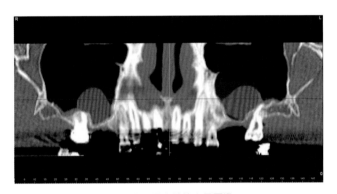

图A-1 计算机模拟上颌窦底骨移植的全景图像

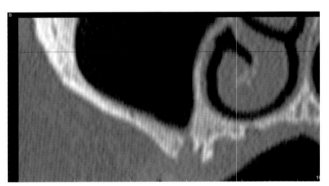

图A-2 CBCT矢状位图像显示一处上颌窦底骨缺损有侧壁进路手术的指征

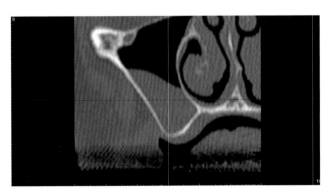

图A-3 矢状位图像显示上颌窦炎症

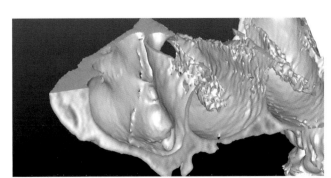

图A-4 上颌窦内部的3D图像
它显示窦前部向前延伸缩小，可见一个骨横隔和牙槽窦动脉的骨沟

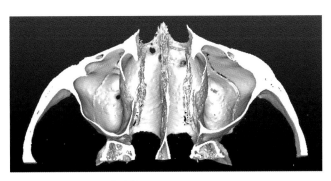

图 A-5　窦腔上面观的图像
牙槽窦动脉有时在骨表面留下一个清晰的印记

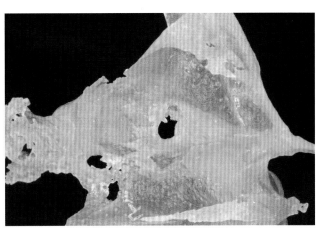

图 A-6　3D 打印模型显示由于一个有根尖囊肿的牙拔除后残留的口腔上颌窦瘘
这种情况下造成了窦黏膜的粘连，使黏膜分离更加困难

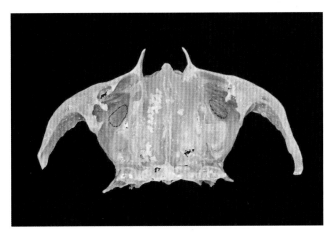

图 A-7　在 3D 打印模型上选择了两个避开阻碍的开窗位置
窦底提升器械可以在骨面上无阻碍地移动，上颌窦黏膜的提升会比较容易

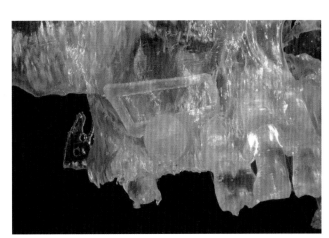

图 A-8　四边形的窦开窗

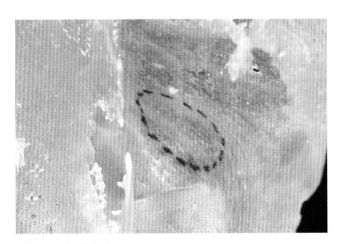

图 A-9　卵圆形的窦开窗

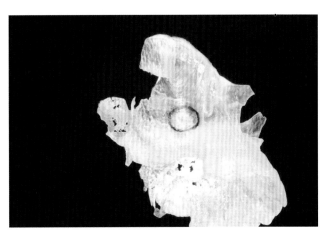

图 A-10　圆形的窦开窗

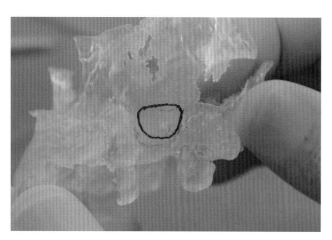

图A-11　通向上颌窦底的开窗位置必须高于窦底几毫米，以增加移植骨的固位

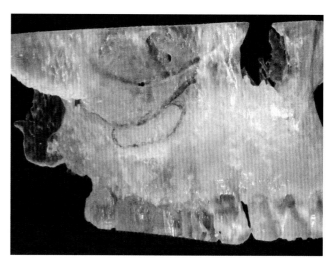

图A-12　这个病例中，在骨内血管的下方，沿着窦底画出上颌窦开窗轮廓

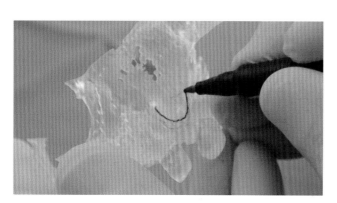

图A-13　上颌窦开窗导板的轮廓用记号笔在上颌窦侧壁上标记出来

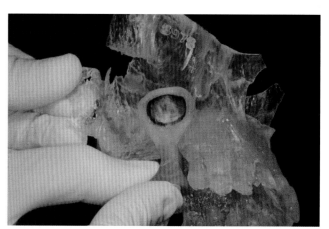

图A-14　牙科技师在3D打印模型上制作"开窗导板"

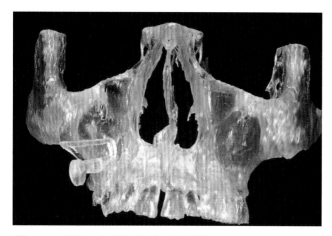

图A-15　通过3D打印技术制作"开窗导板"

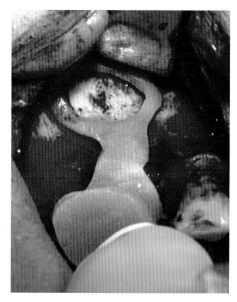

图A-16　手术中，"开窗导板"置于上颌窦侧壁上，将在3D打印模型上设计的开窗形状和位置转移到患者口内

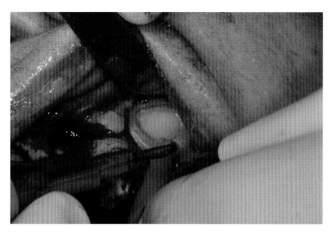

图A-17 用球状超声骨刀头沿导板的内周界磨出开窗边界（Piezosurgery，迈创，热那亚，意大利）

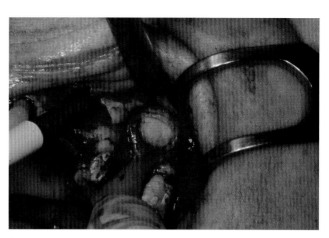

图A-18 开窗的形状被标记到上颌窦骨壁上

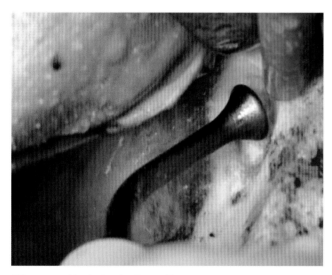

图A-19 某些超声骨刀头（ES004 T-Black，Surgisonic，Esacrom，伊莫拉，博洛尼亚，意大利）使分离上颌窦黏膜这个精细的过程更加便利

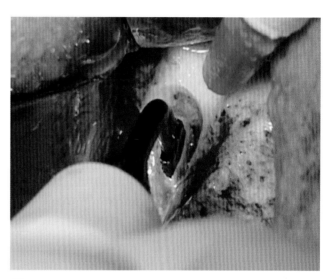

图A-20 某些超声骨刀头（ES002 T-Black，Surgisonic，Esacrom，伊莫拉，博洛尼亚，意大利）使分离上颌窦黏膜这个精细的过程更加便利

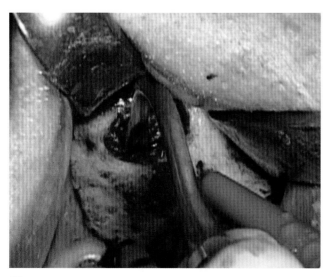

图A-21 用特殊的器械来分离提升上颌窦黏膜

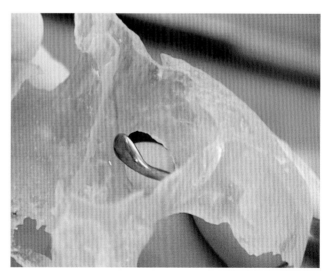

图A-22 在分离窦黏膜遇到困难时，通过3D打印模型观察上颌窦腔内部会有很大的帮助

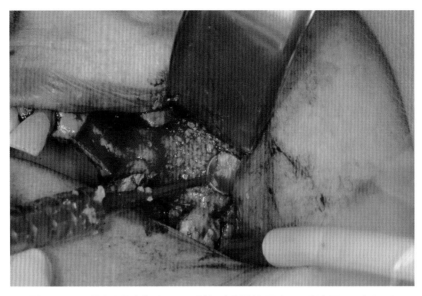

图A-23　上颌窦底骨移植（BTM，里佐利矫形外科研究所，博洛尼亚，意大利）

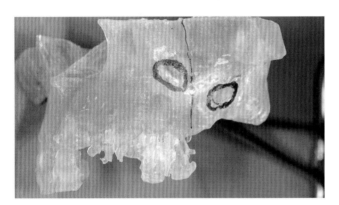

图A-24　骨横隔存在的情况下，在3D打印模型上设计两个开窗

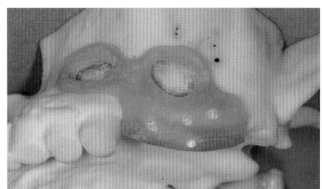

图A-25　"开窗导板"上有两个上颌窦开窗
一个在骨隔前部，一个在骨隔后部

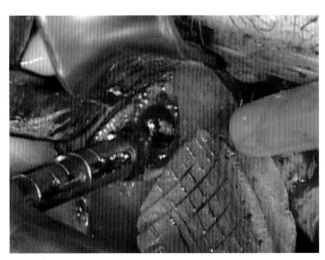

图A-26　导板可用于定位骨移植位置，以行活检术

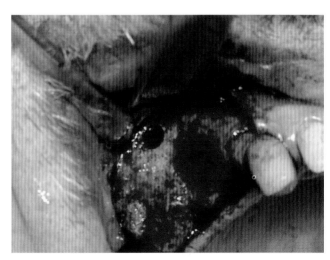

图A-27　活检

规范2
根据上颌窦骨壁厚度来选择用于经侧壁进路的上颌窦提底升手术的器械（Ganz-Rinaldi窦底骨增量器械使用规范）

手术流程

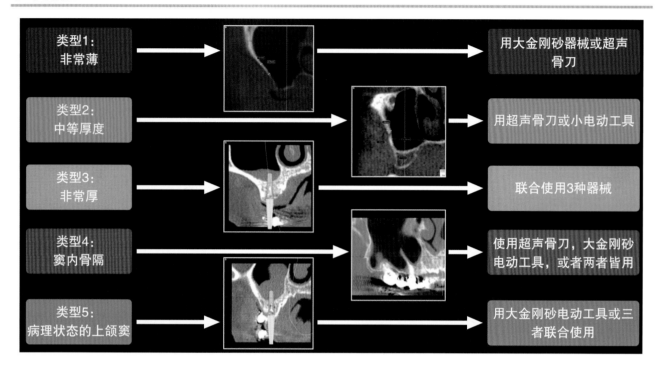

金刚砂电动工具和超声手术器械

- 窦开窗推荐使用金刚砂电动工具和（或）超声骨刀（图A-28）。
- 通过分析CT/CBCT的矢状位图像，就可以评估上颌窦骨壁的厚度，判断最合适使用的器械。
- 一些大直径的金刚砂钻是特别设计用于加快骨壁的磨削（thin-out技术）[登腾高级窦提升工具（DASK），首尔，韩国]（图A-29和图A-30）
- 超声骨刀非常安全，因为即使器械与上颌窦黏膜接触，超声震动也没有电动工具危险。
- 有争论说超声骨刀比使用电动工具慢。当比较相同形状（比如金刚砂球钻）的器械时的确如此。但在使用不同的刀头时，超声技术并不慢，比如用锯齿形刀头来预备一个四边形的窗。
- 超声技术一年比一年先进。
- 最合适器械的选择主要依赖于术者的习惯和偏好。

类型1（薄骨）

- 上颌窦侧壁骨非常薄。
- 大直径金刚砂钻（图A-31）可以快速钻穿骨壁，

形成大的骨切口，便于上颌窦黏膜的分离。
- 使用超声骨刀（图A-32）在开卵圆形窗时非常有效。

类型2（中等厚度骨）

- 上颌窦骨壁中等厚度。
- 金刚砂球钻可以快速、简单地沿开窗轮廓切开。
- 笔者建议当接近上颌窦黏膜时，或需要更安全时，可改用超声骨刀。

类型3（非常厚骨）

- 当上颌窦骨壁非常厚时，笔者推荐联合使用3种方法：① 用金刚砂钻磨出骨开窗边界。② 用大的金刚砂钻削薄骨壁。③ 当接近上颌窦黏膜时，改用超声骨刀。

类型4（存在骨间隔）

- 当存在横向骨间隔时，上颌窦黏膜的分离会变得更困难。
- 笔者已经展示了如何使用窦底提升导板来开两个窗：一个在骨间隔前，一个在骨间隔后。也许你想去除部分骨间隔，而只开一个窗，笔者发现在具体操作中，先使用大直径电动工具然后使用超声骨刀更合适。

类型5（病理状态的上颌窦）

- 在这里笔者仅考虑轻度的无症状性炎症情况，伴有上颌窦黏膜增厚，这不是窦底提升的禁忌证。
- 重要的是，评估增厚的黏膜是否会在被抬起（在骨移植后）堵塞中鼻道，这点非常重要。这样的病例代表了很大的一个变异群体，必须特别仔细研究，也可以咨询五官科医师。由于这些原因，在高度变异的临床情况下，推荐联合使用3种方法。

注意

- 在骨内血管附近不要使用电动工具。
- 在CT/CBCT图像中及在3D打印模型中常可以识别牙槽窦动脉，也可以使用"开窗导板"来避开（图A-33）。

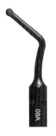 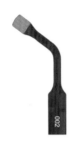 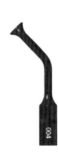

图A-28　骨刀头ES08A、ES002和ES004（T-Black，Surgisonic，Esacrom，伊莫拉，博洛尼亚，意大利）是经常用于卵圆形和圆形开窗的

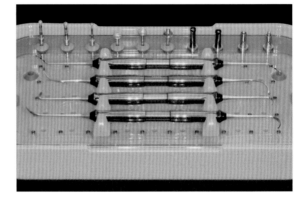

图A-29　用于上颌窦底提升的特殊手术器械［登腾高级窦提升工具（DASK），首尔，韩国］

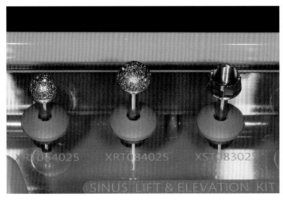

图A-30　一系列大金刚砂钻，对于上颌窦开窗非常有用，使用时应将头倾斜

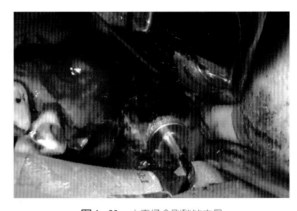

图A-31　大直径金刚砂钻去骨

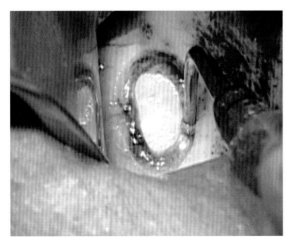

图A-32　考虑到避开软组织，当接近上颌窦黏膜时用超声骨刀会比较安全

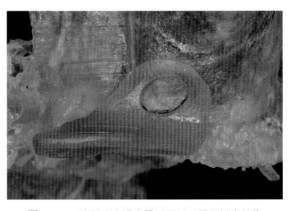

图A-33　使用窦底提升导板可以避开牙槽窦动脉（在3D打印模型上直接可见位于导板上方）

规范3
牙槽嵴顶进路窦底提升手术（Ganz-Rinaldi窦底骨增量牙槽嵴顶进路规程）

手术流程

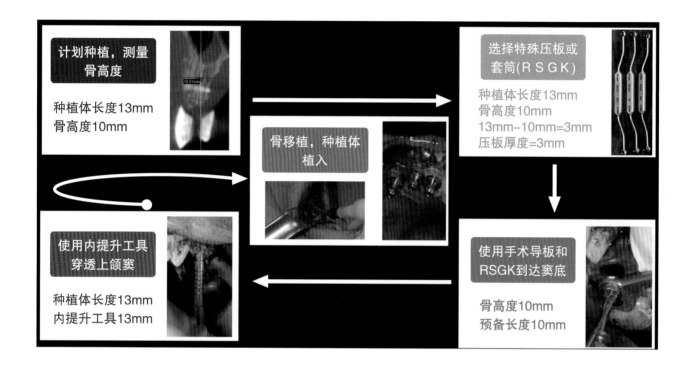

在牙槽嵴顶进路手术中，设计软件很有用，因为它让你能知道种植体植入的精确位置，然后可以测量骨嵴和上颌窦底之间的距离。在2010年，一种专用于Navigator System（Biomet 3i，棕榈滩，佛罗里达，美国）的器械制造出来，由Rinaldi设计生产了窦提升引导器械。它由一套比标准尺寸厚的压板组成。一旦种植体位置由软件设计好（在移植后应处的位置），就可确定种植体穿透到窦腔的距离（以毫米计），以及测量（沿种植体长轴）骨嵴到窦底的距离。仍然按种植计划制作手术导板（SurgiGuides，Simplant，登士柏种植公司，哈瑟尔特，比利时），根据手术设计所需使用的钻的长度，在计划种植位置的预备和植入种植体（比如在上颌窦内）。确定窦底和牙槽嵴顶的距离后，对相应的工具（如Navigator System，Biomet 3i）就可以使用特殊的压板或钻头上的止停套筒（ExpertEase，登士柏种植公司），减少预备到窦底的长度，而避免刺穿上颌窦黏膜穿透到上颌窦腔的风险。用这种方法，内提升工具（osteotomes）的使用和对患者的压力（由于使用锤子）会降到最低，并且损伤黏膜的风险更小。也有其他类似的器械，专用于计算机引导手术的工具，其目的和我们的相似。

1.测量窦底骨高度和种植设计

- 在设计软件中，CT/CBCT矢状位影像中确定种植体植入位置。
- 在窦底植骨的情况下，种植体穿进上颌窦内几毫米（3～4mm）（图A-34）沿种植体长轴测量现有的窦底骨高度（图A-35）。

2.选择RSGK器械套装

- 通过计算种植体长度和窦底骨高度的差异（比如，种植体长度为13mm，骨高度为10mm，高度差13–10=3mm），这决定了需要用钻预备多少毫米的长度来尽最大可能接近上颌窦底。然后，选择这个高度的RSGK器械（图A-36）。

3.计算机引导的手术

- 计算机引导的种植手术可用于各种导板（Simplant，登士柏种植公司，哈瑟尔特，比利时）（指的是用骨、牙及黏膜支持的导板），通过翻瓣（图A-37）或不翻瓣手术来进行（图A-38）。
- 除非用比RSGK器械更高级的器械替代原有的工具（压板或钻上用的套筒），否则手术步骤不会改变。用这样的方法，钻可以快速、准确、安全地到达上颌窦底。

4.穿通上颌窦

● 一旦到达上颌窦底，就很容易使用内提升工具，超声骨刀或其他专为经牙槽嵴顶进路的上颌窦底提升设计的工具，提升上颌窦黏膜。尽量减少这些工具的使用，使患者的不适程度降到最

低（图A-39）。

5.上颌窦骨移植和种植体植入

● 抬起上颌窦黏膜后，植入骨或者生物材料（图A-40）。

● 然后可徒手植入种植体，或者更好的是经手术导板植入。使用手术导板可以使种植体的植入与计算机的设计相一致（图A-41和图A-42）。

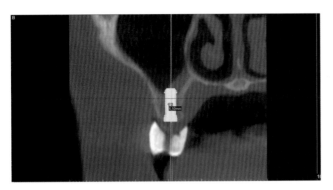

图A-34　RSGK技术：设计的种植体穿透窦腔，如窦底提升后植入状况相同

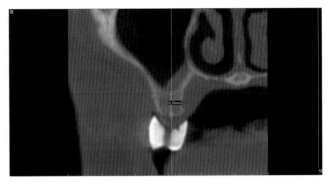

图A-35　RSGK技术：使用测量工具，可以沿种植体长轴方向确定窦底骨的高度

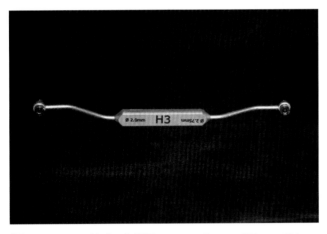

图A-36　RSGK技术：专用于Navigator System（Biomet 3i Inc.，棕榈滩，佛罗里达，美国）的改良的压板

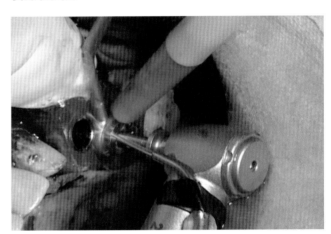

图A-37　RSGK技术：采用不翻瓣手术，钻尖尽可能接近上颌窦底

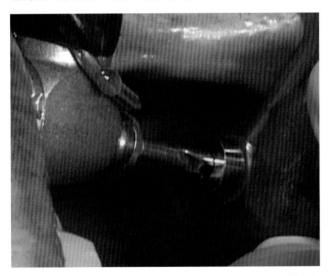

图A-38　RSGK技术：采用不翻瓣手术，钻尖尽可能接近上颌窦底

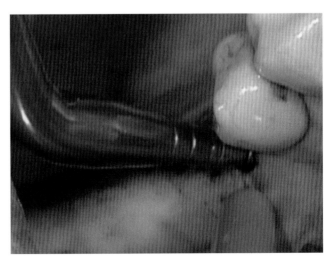

图A-39　RSGK技术：内提升工具用于提升上颌窦底，不翻瓣手术

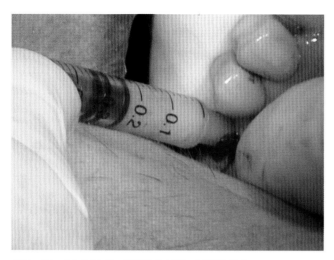

图A-40 RSGK技术：移植生物材料，不翻瓣手术

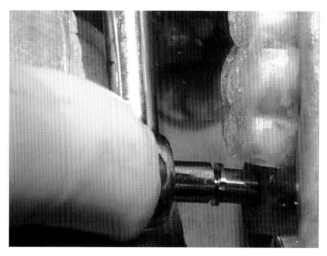

图A-41 RSGK技术：通过手术导板植入种植体，不翻瓣手术

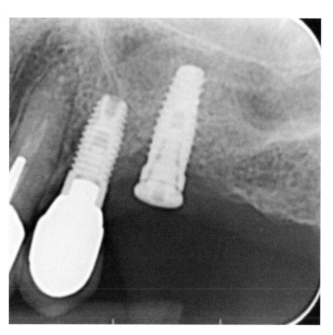

图A-42 RSGK技术：用不翻瓣手术做的一例上颌窦底骨增量种植术后的后牙片

规范4
从下颌骨正中联合或下颌骨体升支取骨（Ganz-Rinaldi取骨手术规范）

手术流程

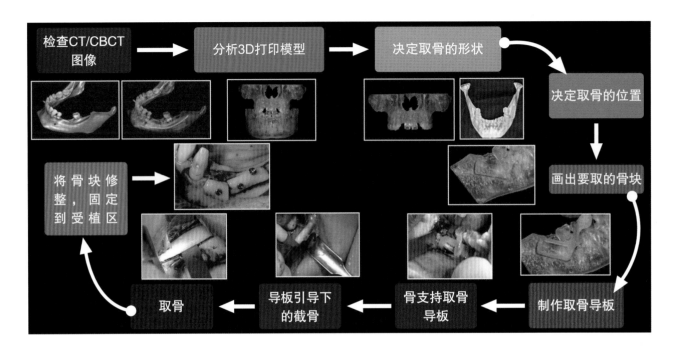

1.检查CT/CBCT图像

- 根据受植区确定移植物大小（图A-43）。
- 在最常见的供区即下颌骨正中联合和下颌骨升支评估可获得的骨。
- 关于取骨量，必须评估下颌神经管和颏孔的走向和位置。

2.分析3D打印模型

- 在3D打印模型上评估供区和受区的位置（图A-44和图A-45）。
- 为了便于可视化，使用彩色标记神经走向的半透明模型更好。

3.决定取骨的形状

- 通常采用矩形来取骨，但有时提示用正方形、圆形或三角形。但受区的立体容积起决定作用。

4.决定取骨的位置

- 取骨的位置必须能提供足够的骨量，同时必须离重要解剖结构有足够的距离，以免取骨时受到损伤。

5.画出要取的骨块

- 最常用的选择部位是外斜线或下颌骨正中联合处。
- 要取的骨块可以画在3D打印模型上。

- 取骨的轮廓线根据受植床的大小和形状设计（图A-46）。

6.制作取骨导板

- 在3D打印模型上，牙科技师根据画出的取骨块的外形用树脂制作一个小导板，被称为"取骨导板"。
- 理想状态下，导板必须尽可能的薄，比外形线稍大（1～2mm），以便于超声骨刀或电动工具的厚度能在导板内自由地工作，这样才能正好切在预先设计的部位。
- 如果导板仅用于在患者暴露的骨侧壁上用细的画笔（充分消毒）或铅笔画出外形线，那它与计划的外形线相同大小即可。
- 导板可以提供一个小把手，便于把持（图A-47）。
- "开窗导板"也可以用3D打印技术制作（图A-48）。

7.骨支持取骨导板

- 取骨导板必须牢固地放于供区骨表面上，以将设计好的取骨的形状和位置转移到患者口内。这样，手术医师可以避开下颌神经管和颏孔，在安全范围内切骨（图A-49）。

8.导板引导下的截骨术

- 用电动工具，使用金刚砂球钻或超声骨刀（推荐后者），标记出导板的内周界，用来在骨上刻出外形。
- 也可以用画笔或模板画出取骨导板的内周界。
- 建议切骨的深度必须在CT/CBCT图像上预先评估，然后在3D打印模型上研究，以确认其准确性（图A-50）。

9.取出骨块

- 一旦截骨完成，骨块用特殊骨凿小心地撬下骨块。

10.修整并将移植骨固定到受区

- 为了保证移植骨和受区的密贴，必须修整移植骨。
- 移植骨的修整可在受区完成，借助无菌的3D打印模型，可使骨块的修整更方便。
- 此外，可以完成骨块固定螺丝孔的定位和预备（图A-51 ～图A-53）。

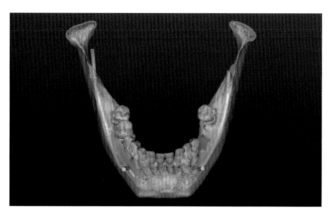

图A-43 对供区和受区位置的分析要考虑到下牙槽神经和重要的解剖结构

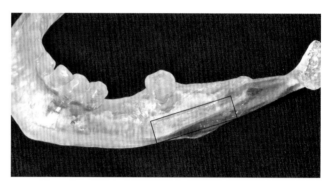

图A-44 在3D打印模型上评估外斜线上的供区

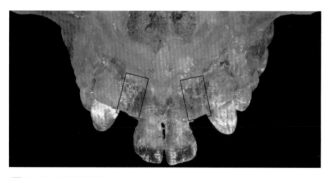

图A-45 评估受区
估算好移植物的大小

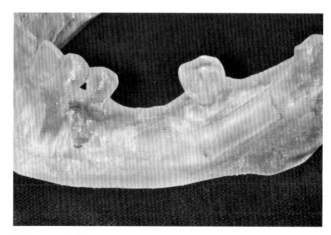

图A-46 在供区画出取骨的轮廓线，以获得重建所需的足够骨量

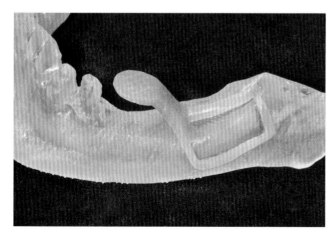

图A-47 牙科技师制作"取骨导板"

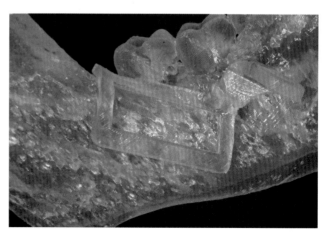

图A-48 取骨导板也可以用软件设计并用3D打印技术制作

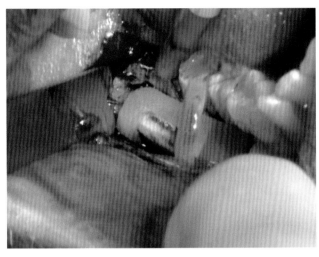

图A-49 取骨导板就位供区骨面上。用这个方法，模型上的设计可以转移到患者口内，取骨可以在安全的位置进行

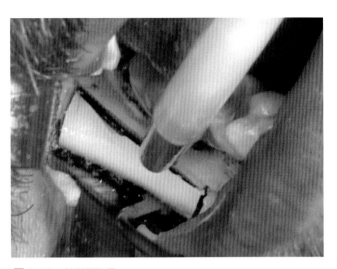

图A-50 从供区取骨

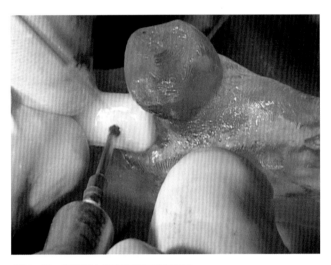

图A-51 在模型上预备移植骨的固定孔

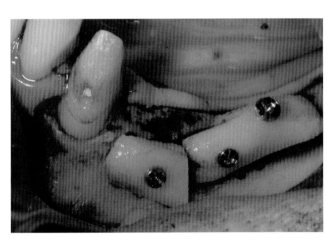

图A-52 用固定螺丝固定移植骨（OsteoMed，LP，艾狄生，德克萨斯，美国）

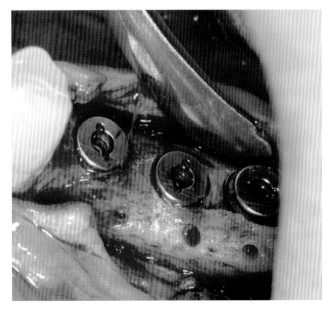

图A-53 骨重建后植入种植体（XiVe，登士柏种植公司，慕尼黑，德国）植入，可见固定螺丝孔

规范5
骨重建手术规程（Ganz-Rinaldi重建手术规范）

手术流程

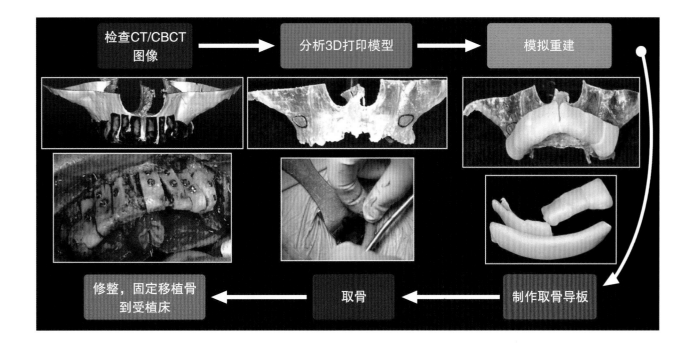

1.检查CT/CBCT图像

- 理想状态下，为获得理想的咬合关系，要先制作扫描义齿，患者戴着扫描义齿行CT扫描，这样可精确判断骨萎缩的程度。
- 矫正骨缺损所需的骨量也可以正确地评估出来（图A-54）。

2.分析3D打印模型

- 利用树脂模型，根据骨缺损的量及想要的咬合关系，可确定最合适的骨重建类型（图A-55）。

3.模拟重建

- 通常，移植骨是矩形的，但有时也需要正方形、圆形或三角形。
- 需要的骨重建在3D打印模型上用个性化定制的丙烯酸树脂块来模拟。
- 通常情况下，如果需要增加宽度，使用侧方上置法植骨，如果高度和宽度都需要增加，建议使用J形植骨块（图A-56）。

4.制作取骨导板

- 牙科技师制作取骨导板，它的尺寸代表了所需骨块的总和，把完成重建所需要的骨量都计算在内（图A-57）。

5.取骨

- 取骨导板模板代表了从髂嵴或其他供区所需取骨的量。
- 设计好重建所需要取的骨块（图A-58），用带裂钻的电动工具、摆动锯、矢状的锯或者超声骨刀来取骨。

6.修整并将移植骨固定到受区

- 为确保移植骨和受区的紧密贴合，有必要修整移植骨。
- 移植骨的修整可以在受区进行，并且利用无菌的3D打印模型，骨块的修整会更容易些。
- 此外，也可以完成移植骨固定螺丝的固位孔的预备（图A-59和图A-60）。

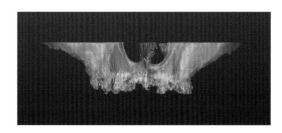

图A-54 在软件上将CT图像透明化（Simplant 登士柏种植公司，哈瑟尔特，比利时）。通过评估萎缩程度来确定治疗计划

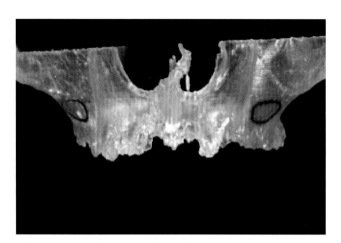

图A-55　3D打印模型用于选择种植术前的骨重建方式

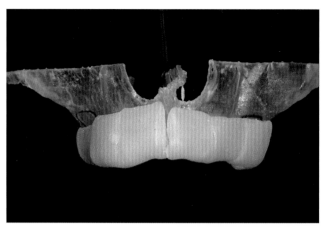

图A-56　在3D打印模型上用"J"形树脂块模拟"J"形骨块（J-shape技术）

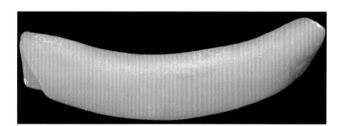

图A-57　将所有树脂块放在一起形成取骨导板，以准确决定取骨的尺寸

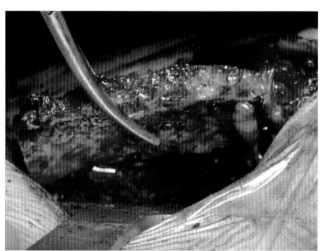

图A-58　从髂嵴取足够重建的骨量

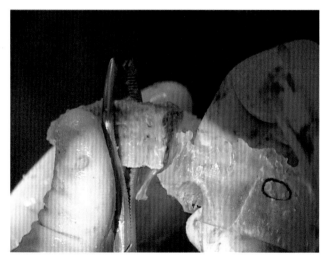

图A-59　3D打印模型也可用来修整骨块外形

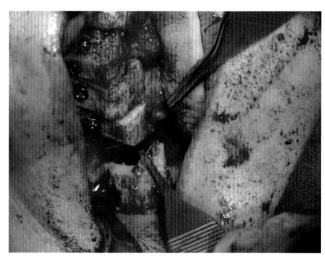

图A-60　一例下颌骨重度萎缩的病例，植入自体骨块并固定

规范6
穿颧种植体（Ganz-Rinaldi穿颧种植体规范）

介绍

在上颌骨严重萎缩的病例中，穿颧种植体确实可以替代需要大量植骨的重建术。计算机引导的种植手术通常不适合穿颧种植体。文献报道的计算机引导手术的平均角度误差是3.81°（从0°～24.9°），因为穿颧种植体特别长（从30～50mm），一个角度误差会导致钻入到重要的解剖区域，引起患者严重的损伤。由于不可能对解剖结构直视检查，不建议采用不翻瓣手术。正是因为上面的原因，以前的计算机引导的颧骨手术已经逐渐被淘汰。由于持续的手术规范的改善，计算机引导手术在此领域能更安全地应用成为可能。

然而，笔者认为由三维技术提供给手术和修复设计的好处也可以应用于穿颧种植体。因此，笔者试着确认骨支持式的计算机引导技术应用于穿颧种植体的缺点，并得出了以下一些原因。

- 骨支持式的手术导板就位于牙槽嵴上，任何牙槽嵴上的不规则的支持基底都会影响它就位。
- 主要由牙槽嵴表面对导板提供支持，但牙槽嵴表面对确保导板的稳定性作用非常有限。
- 穿颧种植体所必须使用的长钻常在口外使用，而使用长钻时，可能会使手术导板发生倾斜。
- 手术导板可能会阻碍对钻头在上颌窦内路径的控制。
- 在软件中设计并不简单，特别是在三维影像中。

笔者试着通过要求制造商（Simplant登士柏种植公司，哈瑟尔特，比利时）对标准程序做出以下改变来改善这些问题。它们构成了我们的规程，并将在下文中介绍。

手术流程

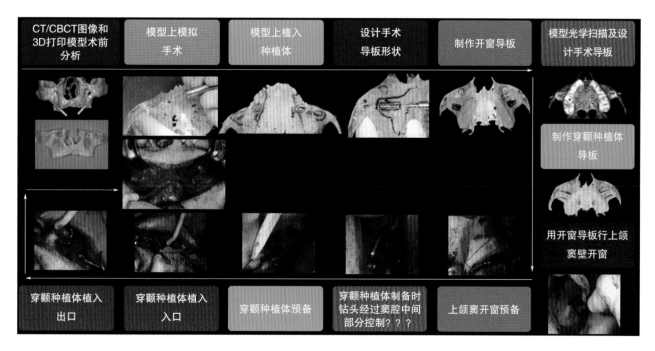

1.检查CT/CBCT图像

- 分析CT/CBCT图像是设计的一个重要步骤。
- 由计算机设计使用穿颧种植体的治疗计划和可能的替代方案。
- 此外，X线图像显示出现有的骨量和可能存在的上颌窦病理情况（图A-61）。

2.分析3D打印模型

- 上颌骨的3D打印模型可直接评估各种解剖情况

下颌骨种植体的植入位置（图A-62）。

3.在模型上模拟手术

- 采用在手术中相同的技术，在3D打印模型上直接预备穿颧种植体位置（图A-63）。对于这类种植体，笔者认为就计算机设计而言，这个方法更现实和容易。
- 手术模拟首先要在上颌窦侧壁开一个口，可以提升上颌窦黏膜，以及检查钻的方向。

- 当种植体位置符合要求（图A-64），使用练习种植体植入3D打印模型（图A-65）。
- 总之，推荐在3D打印模型上模拟植入两个颧骨种植体，或者4个种植体呈四边形植入。
- 模型上的模拟可以评估种植体植入涉及的解剖结构，精确定位种植体入口点与穿出点，并评估它们窦内和窦外的路径（图A-66）。
- 对于这些评估，临床医师可以选择原来的或更新的规范。任何一种情况下，模型上的模拟都允许医师在手术之前进行各种考量。

4.制作开窗导板

- 和之前的窦底骨增量规范相似，笔者使用改进的"上颌窦开窗导板"。
- 导板用于窦开窗的预备（图A-67）。在这种情况下，有必要开一个大小为1.5/2.0mm×0.5/1.0mm的矩形开口。
- 这个上颌窦侧壁的开口必须足够宽，以利于分离上颌窦黏膜，并且要沿着颧牙槽嵴前将要植入的穿颧种植体长轴方向。这个步骤可以在种植体植入之前或之后（步骤3），因为3D打印模型是透明的可以直视判定钻的路径。

5.画出颧骨手术导板外形

- 直接在3D打印模型上（植入种植体后），笔者确定了导板支持区，为手术导板提供稳定支持。
- 通过画出导板外形，临床医师能指出导板如何设计才能适合每个独特的临床病例。
- 笔者推荐扩大颊侧表面的支持区域延伸到颧骨体底部，几乎包裹住颧牙槽嵴。通过这种方法，导板获得了更多的广泛的支持。这样，既有牙槽嵴又有上颌骨前壁部分的支持，导板的稳定性也增加了。
- 在上颌窦壁开窗处必须制备一开口，用以在种植位置预备过程中控制钻的路径。矩形的开口参照"开窗导板"实施（步骤4）。这样，穿颧手术导板就可控制从植入点和直到颧骨体的钻的整个过程（图A-64～图A-66）。
- 笔者推荐制作两个独立导板，一边一个（右边和左边）。由于它们的长度，钻常常由口外从另一侧进入，单独一个导板可能在使用钻的过程中产生阻碍。

6.3D打印模型的光学扫描模型

- 3D打印模型和植入的种植体一起，进行光学扫描（3D Imetric SA，库尔热奈，瑞士）。
- 获得的图像输入软件（Simplant 登士柏种植公司，哈瑟尔特，比利时）构成我们的数字化设计，就像用软件设计一样。

- 手术设计将被用于（图A-68）3D打印制作手术导板（图A-69和图A-70）。

7.制作穿颧手术导板

- 根据临床医师的指示制作的手术导板。提供钻精确的植入点，在窦内、窦外都中间路径和颧部的穿出点，在颧骨体部检查种植体的预备直到穿出点（图A-71）。
- 通过特殊的PEEK套管，手术导板也可与特别为颧骨种植手术设计的超声刀头一起使用（ES052XZT，ES3，5ZT，Esacrom， 伊莫拉，博洛尼亚，意大利）（图A-72）。

8.上颌窦开窗使用开窗导板

- "开窗导板"放于骨面上，引导矩形上颌窦开窗的骨切开（图A-73和图A-74）。
- 通过开窗，分离上颌窦黏膜（图A-75），并在种植位置预备过程中检查钻的路径。

9.骨支持穿颧手术导板

- 放于牙槽嵴上的颧骨手术导板也在上颌窦骨表面获得支持，最后终止于颧骨体底部并保持与上颌骨颧突的贴合（图A-76）。对种植位置的预备起到引导作用。

10.穿颧种植体位点预备

- 笔者推荐使用钻或者超声骨刀用制备颧种植位点（图A-77和图A-78）。
- 在植入点水平，工具进入导板套管，穿过上颌窦一直到颧骨体的穿出点，都可通过骨窗观察（图A-79）。

11.穿颧种植体植入

- 在通过导板预备的种植位点后，徒手植入穿颧种植体（图A-80）。
- 当旋入种植体时，能不断地检查它们的中间路径（经常在窦内）（图A-81），直到颧骨体的穿出点。
- 在此水平，确认种植体不要穿出颧骨体太多（图A-82）。

12.手术后CT/CBCT控制

- 手术后即刻的放射性检查通常不是必需的，可在术后任何时候做。
- 通过术后CT/CBCT扫描，可以利用O&O软件（Simplant，登士柏种植公司，哈瑟尔特，比利时）通过重叠术前、术后的影像评估手术的准确性。通过使用这个软件，可以获得空间各平面的长度和角度的测量，计算实际植入与设计间的平均误差（图A-83和图A-84）。

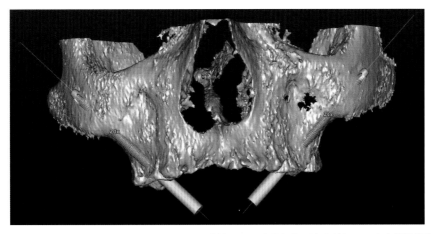

图A-61　计算机软件中设计（Simplant 登士柏种植公司，哈瑟尔特，比利时）了两个穿颧骨种植体

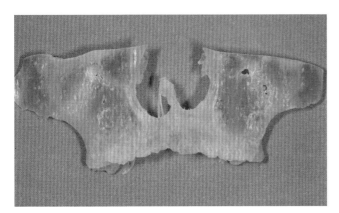

图A-62　3D打印模型（Simplant 登士柏种植公司，哈瑟尔特，比利时）
允许对患者的解剖结构做直接的评估

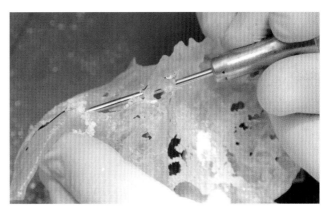

图A-63　在3D打印模型上进行模拟手术，为穿颧种植体预备植入位置

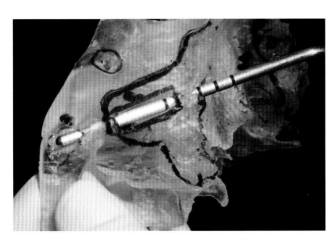

图A-64　在模型上可以用特殊器械估算种植体的长度
也可以看到沿着上颌骨颧突的矩形上颌窦开窗，紧贴着颧牙槽嵴前方。临床医师能直接在模型上画出手术导板的轮廓线

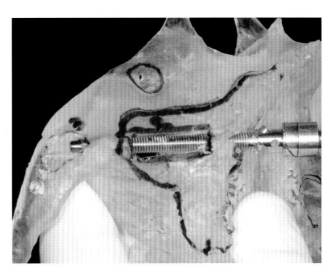

图A-65　一个训练用颧骨种植体植入3D打印模型

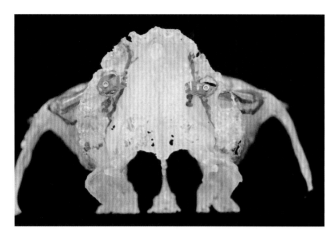

图A-66　在模型上植入两个穿颧种植体

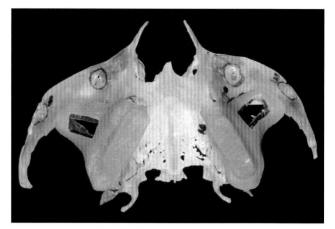

图A-67　改良后开窗导板用于颧部手术

开窗是矩形的，方向朝上沿着上颌窦颧突并沿着种植体方向到上颌骨颧突

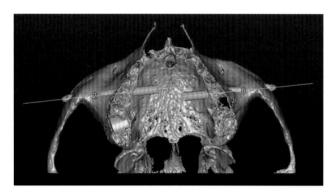

图A-68　植入种植体后的模型作光学扫描（Imetric 3D SA，库尔热奈，瑞士），图像被输入Simplant软件中（Simplant 登士柏种植公司，哈瑟尔特，比利时）

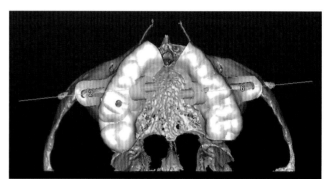

图A-69　手术导板预览

导板的边界与临床医师画在3D打印模型上的轮廓线相吻合

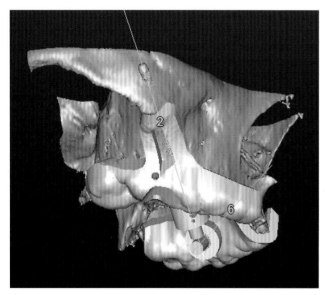

图A-70　右侧面手术导板预览

导板从咬合平面的植入点，沿着窦内种植体方向延伸到颧骨体底部，终止于种植体穿出点附近

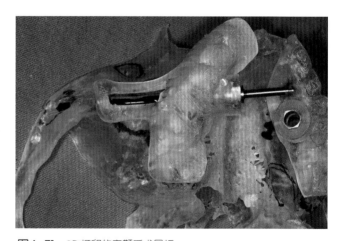

图A-71　3D打印的穿颧手术导板

导板在牙槽嵴上获得支持，包绕上颌骨颧突，依靠在颧骨体的底部。这种延伸的形状保证了导板更好的稳定性。此外，侧面的开口能控制钻在窦内和窦外的中间路径。导板因此能一直跟随钻到接近穿出点，减少了角度偏差造成的问题

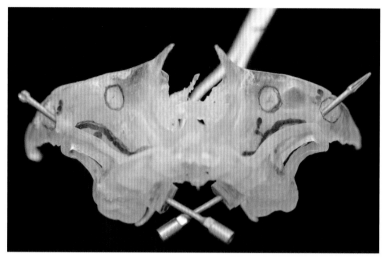

图A-72　两个穿颧手术导板也可以和超声骨刀一起使用

放于左侧颧骨的超声骨刀关呈尖形（ES052XZT），手术时首先使用，右边的（ES3，5ZT）用于最后的预备。这些特别为颧骨手术所设计的刀头（Esacrom，伊莫拉，意大利）能在种植位置的预备中提高安全性和准确性。这些超声刀头也可以与装上了PEEK套管的手术导板一起使用

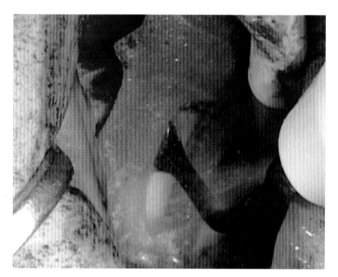

图A-73　用开窗导板和超声骨刀预备上颌窦开窗

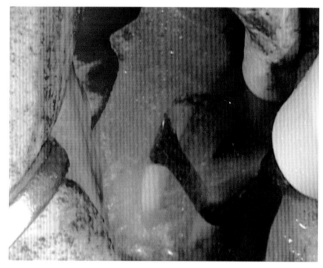

图A-74　在颧牙槽嵴前方行四边形骨切开

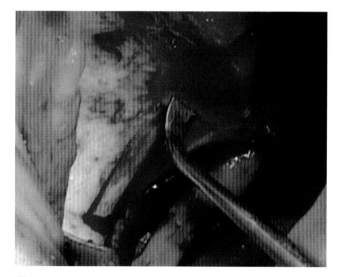

图A-75　提升上颌窦黏膜

骨瓣被推入窦腔

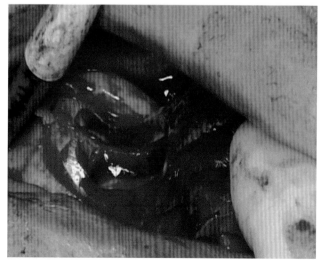

图A-76　穿颧手术导板就位

导板侧方开口以便于检查钻通过开窗的上颌窦时的路径

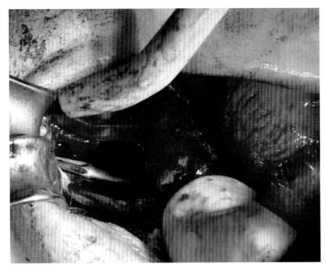

图A-77　用超声骨刀预备种植位点
颊侧的导板开口使我们能容易地控制工具的路径

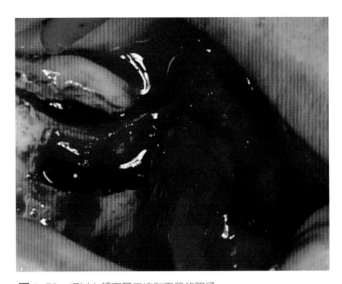

图A-78　通过上颌窦开口控制工具的路径

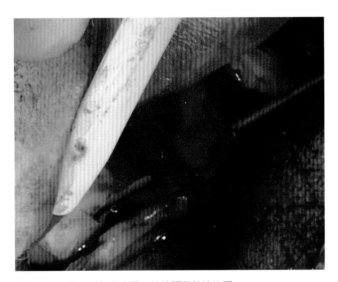

图A-79　使用长的超声骨刀继续预备种植位置

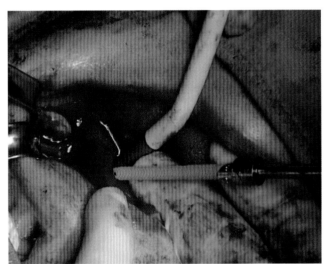

图A-80　植入穿颧种植体

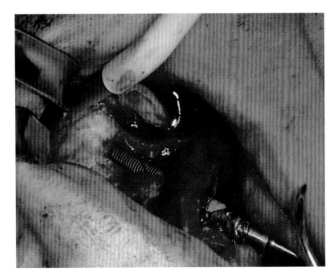

图A-81　穿颧种植体在牙槽嵴水平从植入点放入，穿过上颌窦腔直到到达颧突前表面的穿出点

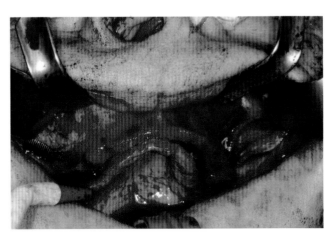

图A-82　通过穿颧手术导板植入两个穿颧种植体

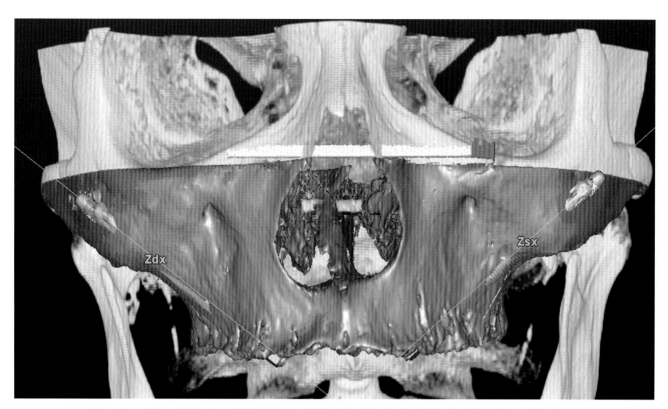

图A-83 术前CT扫描与术后扫描图像叠加，能够非常准确地评估设计和完成后情况之间的一致性（O&O 软件，Simplant登士柏种植公司，哈瑟尔特，比利时）

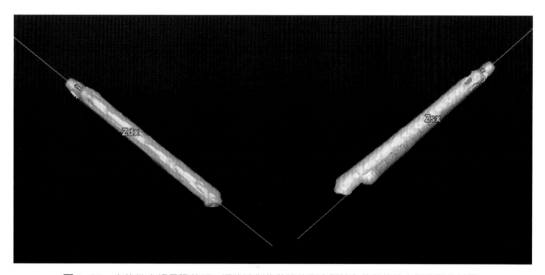

图A-84 在软件中将骨隐藏后，评估计划的种植体和实际植入的种植体之间位置的差异。利用这个软件可以测量轴向和角度的差异，并计算平均值

（郑 谧 译　邵现红 校）

参考文献

[1] Gentile L, Mottola A, Rinaldi M. *VI International Symposium SimPlant Academy: Innovative Solutions in Guided Implantology* October 26th and 27th. Bologna, Italy: Medimond International Proceedings; 2012: 151-152.

[2] Van Assche N, Vercruyssen M, Coucke W, Teughels W, Jacobs R, Quirynen M. Accuracy of computer-aided implant placement. *Clin Oral Implants Res*, 2012, 23(Suppl 6): 112-123.

[3] Aparicio C. A proposed classification for zygomatic implant patient based on the zygoma anatomy guided approach (ZAGA): a cross-sectional survey. *Eur J Oral Implantol*, 2011, 4(3): 269-275. Autumn.

[4] Piccinini. *personal communication*, 2011.